Regulatory Strategies for Perioperative Anesthesia-related Quality to Life

围术期麻醉相关生命质量调控策略

余奇劲　肖兴鹏　主编

中国科学技术出版社

·北京·

图书在版编目（CIP）数据

围术期麻醉相关生命质量调控策略 / 余奇劲，肖兴鹏主编 . — 北京：中国科学技术出版社，2020.7
ISBN 978-7-5046-8628-2

Ⅰ.①围… Ⅱ.①余… ②肖… Ⅲ.①围手术期—麻醉学 Ⅳ.① R614 ② R619

中国版本图书馆 CIP 数据核字 (2020) 第 056896 号

策划编辑　焦健姿　王久红
责任编辑　孙　超
装帧设计　佳木水轩
责任印制　李晓霖

出　　版　中国科学技术出版社
发　　行　中国科学技术出版社有限公司发行部
地　　址　北京市海淀区中关村南大街 16 号
邮　　编　100081
发行电话　010-62173865
传　　真　010-62179148
网　　址　http://www.cspbooks.com.cn

开　　本　889mm×1194mm　1/16
字　　数　606 千字
印　　张　20.5
版　　次　2020 年 7 月第 1 版
印　　次　2020 年 7 月第 1 次印刷
印　　刷　北京威远印刷有限公司
书　　号　ISBN 978-7-5046-8628-2 / R·2524
定　　价　168.00 元

编著者名单

主　编　余奇劲　武汉大学人民医院
　　　　肖兴鹏　武汉大学人民医院

副主编　徐金金　武汉大学人民医院
　　　　黄亚医　武汉大学人民医院
　　　　贾一帆　武汉大学人民医院
　　　　杨云朝　武汉大学人民医院
　　　　黄　磊　武汉大学人民医院
　　　　朱宏飞　湖北省中医院、湖北省中医药研究院

编　者（以姓氏笔画为序）
　　　　王　颖　武汉大学人民医院
　　　　王创业　湖北省应城市人民医院
　　　　尹述洲　江苏省苏州九龙医院
　　　　田文华　武汉市中医医院
　　　　吕　刚　武汉大学人民医院
　　　　朱宏飞　湖北省中医院、湖北省中医院研究院
　　　　朱德文　新疆生产建设兵团第五师医院
　　　　刘　莉　武汉市第三医院光谷院区
　　　　刘　颖　湖北医药学院附属襄阳市第一人民医院
　　　　闫瑞琪　郑州大学第五附属医院
　　　　孙　楗　郑州大学第五附属医院
　　　　杨　力　湖北医药学院附属襄阳市第一人民医院
　　　　杨　洁　江苏省中医院
　　　　杨云朝　武汉大学人民医院
　　　　肖兴鹏　武汉大学人民医院
　　　　何　旋　武汉大学人民医院
　　　　余　峰　湖北省中西医结合医院
　　　　余奇劲　武汉大学人民医院
　　　　陈　益　湖北省荆州市第一人民医院

陈　烨　武汉大学人民医院

范倩倩　空军军医大学西京医院

林丽娜　福建省泉州市中医院

罗辉宇　湖北医药学院附属襄阳市第一人民医院

周瑞祥　武汉市第一医院

胡小平　武汉大学人民医院

胡强夫　郑州大学第五附属医院

祝德刚　武汉市第一医院

贾一帆　武汉大学人民医院

贾熙鳌　武汉大学人民医院

夏　夏　湖北省恩施州中心医院

徐金金　武汉大学人民医院

郭　敏　北京市海淀区妇幼保健院

郭佩垒　郑州大学第五附属医院

陶　红　华中科技大学同济医学院附属同济医院

黄　磊　武汉大学人民医院

黄亚医　武汉大学人民医院

彭　坚　武汉市第三医院光谷院区

蒋文军　西安交通大学第二附属医院

韩小霞　郑州大学第五附属医院

覃　斌　湖北省恩施州中心医院

熊　庆　湖北省应城市人民医院

熊　勇　湖北省荆州市第三人民医院

魏海燕　南京市第一人民医院

协　编　曹振明

内容提要

　　新时代科学理论发现与技术发展日新月异，促进麻醉相关的药物、方法、技术、管理及装备迅猛革新，同时迫使麻醉人员面临诸多新的现实课题与思考。针对"围术期患者生命质量的有效调控，麻醉医生应如何作为"这一现实问题，我们组织编写了本书。

　　全书共四篇48章。第一篇围术期患者生命质量调控相关麻醉技术，呈现了麻醉相关的核心或新颖独特的技术；第二篇围术期患者生命质量调控相关麻醉管理，叙述了有关规章制度（程序）的优化、特殊情景的应对和麻醉护理的实施；第三篇围术期患者生命质量调控相关麻醉变革，展示了在日间手术、全科医学、互联网时代等新形势下，麻醉医生的应对与成长；第四篇围术期患者生命质量调控相关麻醉思考，探讨了随着时代的发展，麻醉相关工作人员常在思考和疑虑的现实问题。

　　本书内容丰富，可读性强，仅为抛砖引玉之用，相信麻醉专业、急危重症专业及相关医学专业从业者和学习人员仔细研读之后，必有裨益。

自 序

　　麻醉学是一门古老学科，源于人类为消除痛苦的美好愿望而诞生的。我国古代名医华佗使用"麻沸散"令患者在无痛的状态下，为其进行外科手术。随着手术禁区和手术方式的不断突破，术中患者生理功能的干扰也随之增加。近年来，越来越多的麻醉相关新药物和新技术不断涌现出来，并被广泛推广运用，麻醉医生的工作范畴已不再局限于手术室，从院前急救复苏，到术前麻醉门诊、术中麻醉、术后镇痛，乃至术后重症监护治疗，都已成为麻醉科不可或缺的工作领域。"麻醉科"这一名称已远不能涵盖麻醉医生的工作范畴。

　　作为调控管理手术患者生命功能的专业人士，麻醉医生在整个围术期医学领域发挥了主导作用。随着麻醉门诊、术前评估中心、日间病房、无痛诊疗中心等新医疗单元的出现，麻醉专业将承担围术期患者术前评估、术中麻醉管理、术后重症监护治疗与促进康复策略管理，实施院内急性疼痛管理与慢性疼痛治疗等职能，从而处于医院运行的支撑学科地位。目前我国医疗结构正逐步转变为以社区医院及专科医院承担大部分内科诊疗，而大型医疗机构主要承担外科及介入治疗。医疗需求的增长变化对麻醉医疗服务提出了新的要求和挑战。

　　面对新时代对麻醉医生的更高要求，麻醉医生的角色必将产生新的社会认识，麻醉医生的自身价值也必将获得更高层次的体现。人们普遍认为，麻醉医生是通过药物治疗解除疼痛使患者失去知觉的医生，但其实麻醉医生在手术室的任务除了保证患者无痛外，更重要的是在手术期间和麻醉恢复期对由多种因素（麻醉、手术、原发疾病等）引起的重要生命功能的变化进行监测、诊断，并对此进行治疗，保证围术期患者机体的功能安全与快速康复。虽然麻醉科医生已经在围术期患者生命质量调控中展示"举足轻重"的作用，但是"神一样"的麻醉医生到底是怎样的存在或者如何存在？基于这样的思索，我们组织编写了本书，期待对各位读者有所裨益。

余奇劲　肖兴鹏

前　言

随着临床医学领域对围术期患者生存、恢复质量和远期生存质量关注度的增加，围术期医学的建立与发展已逐渐成为广大医学界的共识，医院也在逐渐向第五代医院（即将临床科室按功能分群、弱化内外科界限及虚拟病床管理等）发展。在这一形势下，麻醉科作为医院中手术科室平台学科的地位越发重要，麻醉学科已在快速向围术期医学拓展（少数已更名为麻醉与围术期医学科），并逐渐改变其工作模式。

与此同时，麻醉医生必将面临更高的时代要求，未来的麻醉医生需要具备更为全面的素质。除了专业知识水平需要深入和拓展外，更应特别注意的，同时也是我们欠缺的，是对围术期医疗系统的整体把握和相应的沟通技巧。如何树立作为一名围术期医学专家的职业认同感，是当下国内麻醉界面临的一个重要课题。围绕围术期和舒适化医疗期间患者生命质量如何更优化的调控，我们组织了40余位临床麻醉一线工作者，从围术期患者生命质量调控相关麻醉技术、麻醉管理、麻醉变革和麻醉思考等方面着手，编写了本书。我们期待在临床麻醉技术的改革与提升、理论知识的丰富与传播、舒适化医疗与围术期医学理念的推广等诸多事件中不被时代淘汰。

最后，我们要强调的是本书在编写中可能还存在一些遗憾和不足。由于参与编写的医务工作者对编写要求的理解不一，致使部分章节的编写风格不统一。围绕围术期患者生命质量的调控，每位麻醉医生的视野与格局均有差异，书中内容仅反映作者自己的观点，可能存在局限性和认识偏差。本书编写的目的在于探讨和推进学术交流，期待同道们在阅读时及时指正缺点和错误，以期再版时改正。

余奇劲　肖兴鹏

目　录

第一篇　围术期患者生命质量调控相关麻醉技术

第一篇　围术期患者生命质量调控相关麻醉技术

第1章　中心静脉压的监测技术

中心静脉压（CVP）即上、下腔静脉进入右心房处的压力，它由右心室充盈压、静脉内壁压、静脉张力和收缩压、静脉毛细血管压四部分组成，并受心功能、循环血容量及血管张力等因素的影响。成人 CVP 正常值为 $5 \sim 12 cmH_2O$（$0.49 \sim 1.18 kPa$），小儿为 $3 \sim 10 cmH_2O$。

CVP 是临床观察血流动力学的常用指标，测定 CVP 对了解有效循环血容量、心功能状况及周围循环阻力具有重要的临床意义。CVP 可通过上、下腔静脉或右心房内置管直接测得，动态 CVP 监测对危重症患者的容量管理具有尤其重要的价值。CVP 的变化一般较动脉压的变化出现要早。CVP 的变化主要取决于静脉回心血量和心脏射血能力之间的关系：若静脉回心血量过少，或者心脏射血能力较强，可以将回心血量及时射到动脉内，则导致 CVP 值下降；反之，若回心血量过多，或者由于心力衰竭等原因造成心脏射血能力下降，不能及时将回心血量射到动脉内，则导致 CVP 值升高。一般认为：$CVP < 5 cmH_2O$，提示右心房充盈不足或循环血容量不足；$CVP > 15 cmH_2O$，提示心功能不全、静脉血管床过度收缩或肺循环阻力增高；CVP 超过 $20 cmH_2O$，则提示存在充血性心力衰竭的可能。

一、CVP 的监测方法

1. 传统开放式手工标尺测压法　选用一次性塑料输液器，将其放置于标尺内并固定到输液架上，连接三通，在连接管内注满液体。将标尺的"0"点与患者的体表位置对准，将其作为右心水平，连接管内的液面高度应高出预计的 CVP 水平 25cm 左右，然后转动三通管将测压管与中心静脉导管连通，可见测压管内的液面下降，液面轻微波动不再继续下降时的刻度即为 CVP 值（图 1-1）。

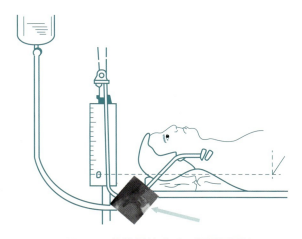

▲ 图 1-1　传统开放式手工标尺测压法

2. 简易输液器测压法　在中心静脉导管外端接肝素帽，消毒，取一次性输液器并连接 7 号头皮针，将头皮针插入肝素帽内进行输液，将输液瓶摘下并倒置，此时可见输液管内液面下降，当液面不再下降时，液平面与患者体表位置（相当于右心房水平）的垂直距离即为 CVP 值。此法简单易行，较适合急诊、普通病房的患者使用。

3. 密闭式压力传感器测压法　临床常用的 CVP 监测方法是用一次性压力传感器连接中心静脉导管和监护仪连续动态监测 CVP（图 1-2）。与开放式手工标尺测压法和简易输液器测压法相比，密闭式压力传感器法能直观、连续地观察 CVP 的动态变化，且整套测压装置密闭，可减少感染风险。

电子化的 CVP 测量装置由一次性压力传感器、连接中心静脉导管的管路、压力阀和三通等组成。连接中心静脉导管之前，要充分排净压力传感器管道中的空气，冲洗液用加压袋加压（压力 300mmHg）以确保持续给予 2 ～ 4ml/h 的液体，从而防止管腔末端形成血栓。加压袋内的氯化钠肝素溶液应保证在 1/4 袋以上，以防止出现下列问题：波幅衰减、CVP 读数偏低或不准确、通路堵塞、气体进入、导管尖端血栓形成等。

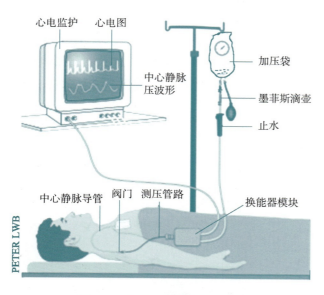

▲ 图 1-2　密闭式压力传感器测压法

压力传感器连接中心静脉导管和心电监护仪后，CVP 的波形和数值即可在监护仪上显示，正常的 CVP 波形包括 3 个正向波 a、c、v，2 个负向波 x、y（图 1-3）。

腋中线第四肋间（图 1-4）最接近于右心房水平，故临床上常将此位置视为 CVP 的"0"点，连续动态监测 CVP 时，亦需确保压力传感器的三通处于该水平。

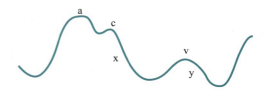

▲ 图 1-3　正常的 CVP 波形

a 波，心房收缩导致右心房压力增加；c 波，心室收缩导致三尖瓣向右心房突出；x 波，右心室射血，三尖瓣发生位移，右心房压下降；v 波，心室收缩，三尖瓣关闭，心房压达到峰值；y 波，舒张期，三尖瓣开放，右心房血液快速排空至右心室

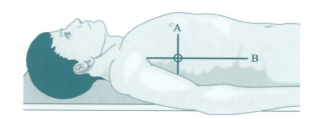

▲ 图 1-4　连续动态监测 CVP 时的零点

A 为第四肋间隙，B 为腋中线

二、CVP 监测的适应证与禁忌证

1. 适应证

(1) 严重外伤、休克以及急性循环衰竭等危重患者的抢救。

(2) 需要大量补液、输血时，借以监测血容量的动态变化，防止发生循环负荷超重的危险。

(3) 体外循环下各种心血管手术以及估计术中将出现血流动力学变化较大的非体外循环手术。

(4) 血压正常而伴少尿或无尿时，借以鉴别少尿为肾前性因素（脱水）或肾性因素（肾功能衰竭）。

(5) 需要血液管理的治疗，如血液净化、ECMO 等。

(6) 需长期高营养治疗或颈静脉抗生素治疗者。

2. 禁忌证　一般禁忌证包括穿刺静脉局部感染或血栓形成；相对禁忌证为凝血功能障碍，但并非绝对禁忌证。

三、置管路径的选择

临床常用的穿刺路径为右侧颈内或锁骨下静脉，其次为股静脉、腋静脉等。

1. 经中心静脉穿刺置管　经中心静脉穿刺置管测压是最传统、最常用的 CVP 监测方法。临床上常选择右侧颈内静脉、锁骨下静脉和股静脉进行穿刺置管。

(1) 经颈内静脉穿刺置管：首选右颈内静脉，该部位穿刺置管成功率高，但当头部活动时容易造成导管闭塞。穿刺时患者取平卧位，头低 20°～30° 或者肩枕过伸位，头转向对侧，在胸锁乳突肌的锁骨头、胸骨头和锁骨三者形成的三角区进行穿刺：①中间径路，经三角区的顶端位穿刺点；②后侧径路，经胸锁乳突肌 – 颈外静脉交汇点上缘进针，针头指向骶尾，向前对准胸骨上切迹穿刺；③前侧径路，在甲状软骨水平，胸锁乳突肌内侧缘，颈动脉搏动外侧缘向同侧乳头方向平行水平方向约 30° 进针。

(2) 经锁骨下静脉穿刺置管：感染率最低，患者最舒适，但由于其解剖部位在锁骨下，发生气胸的风险较高。穿刺时患者取仰卧位，去枕，头低 15° 并转向对侧，在锁骨中、外 1/3 交界处的锁骨下方 1～2cm 处进针。

(3) 经股静脉穿刺置管：对于创伤性颅脑损伤、颅内高压、头部创伤的患者可采用，但由于排泄物、汗液、潮湿等因素影响，股静脉路管发生感染的风险最高，并且导管维护存在不便。穿刺时患者取平卧位，穿刺侧大腿外展、外旋 30°，在腹股沟韧带下方 3～4cm，股动脉搏动最强处的内侧进针。

2. 经外周静脉穿刺置管　除中心静脉外，还可以通过选择肘部适宜静脉（选择次序为：贵要静脉、肘正中静脉或头静脉）置入中心静脉导管（PICC）监测 CVP。

四、CVP 监测的影响因素

CVP 监测的影响因素有很多，主要包括病理因素、神经体液因素、药物因素以及测量方法的准确性、零点的定位、患者的体位、胸腔内压力、是否使用机械通气以及管道的通畅性等。

1. 病理因素对 CVP 的影响　CVP 升高多见于心力衰竭、有效血容量过多、张力性气胸及血胸、心脏压塞、缩窄性心包炎、肺梗死、支气管痉挛、

纵隔压迫等；而 CVP 降低的原因有失血和脱水引起的血容量减少，以及周围血管扩张所致的分布性休克等。

(1) 神经体液因素对 CVP 的影响：当交感神经兴奋时，人体内的儿茶酚胺、醛固酮、肾素、抗利尿激素等分泌增加，血管张力增加，导致 CVP 升高；反之，当交感神经兴奋性降低时，血管张力减少，血容量相对不足，导致 CVP 降低。

(2) 药物因素对 CVP 的影响：当使用去甲肾上腺素等收缩血管的药物或快速输液时，可见 CVP 明显升高；反之，当使用硝普钠等扩血管药物或对心功能不全的患者使用强心药物后，可见 CVP 降低。

2. 中心静脉导管对 CVP 的影响　CVP 的单位是压强单位，而压强的大小受液体高度、密度及重力加速度的影响，并与上述指标成正比。在中心静脉导管处于通畅的状态时，导管长度及面积不会对 CVP 造成影响，但是由浅静脉到深静脉、右心房，静脉压是逐渐降低的，导管置入的深度过深则会导致 CVP 降低，反之则升高。双腔静脉导管测压应选择主孔通道，若选择侧孔则由于置入深度较浅常导致 CVP 升高。中心静脉导管的通畅性亦会影响 CVP，同时置管时间越长、输注的液体营养过高、封管方法不正确等导致导管阻塞，都可使 CVP 升高，故每次测压前均应评估导管的通畅情况。

3. 零点对 CVP 的影响　CVP 零点多采用传统定位法，即平卧位腋中线平第 4 肋间来确定右心房的水平，零点若低于此标准，测得的 CVP 偏高，反之则偏低。然而，只有保持心脏与床平行，才能保证测定零点的正确。同时，由于患者的胸壁厚度存在个体差异以及病情等客观原因可致第 4 肋和腋中线定位出现偏移，从而影响定位的准确性。在德国，临床常应用贝朗（BBraun）公司生产设计的"胸标尺"确定零点位置，该方法充分考虑到患者的胸侧壁厚度，减少了因胸侧壁厚度不同及不同医护人员关于零点定位误差所造成的影响，使定位更精确。目前国内关于"胸标尺"三分法的研究较少，是否可取代传统法尚需进一步的临床研究。

4. 体位对 CVP 的影响　平卧位时，由于腋中线第 4 肋间与右心房在同一水平线上，因此我们常将第 4 肋间腋中线交点作为 CVP 零点的体表参考点。但当患者处于平卧位时，静脉回心血量增加，

且膈肌上抬会降低胸腔内的容积，增大胸腔内压力，导致呼吸运动增强，进而对患者的舒张压与收缩压产生影响，减弱心脏射血功能，因此平卧位会增加CVP；反之，患者处于半卧位时，则会使CVP降低。

临床测量CVP时，应尽量使患者保持平卧位，但危重症患者因病情差异需采取不同体位测量CVP：对机械通气患者最好保持30°半卧位；而循环衰竭，尤其是右心功能衰竭的患者应保持45°半卧位。

5. 胸腔内压力对CVP的影响　临床研究表明，接受机械通气时，由于胸腔内压的改变而影响CVP。CVP随呼气末正压（PEEP）增加而升高：若PEEP超过$10cmH_2O$则会增加CVP，且呼吸系统顺应性越高的患者PEEP对CVP影响越为显著；当PEEP $\leqslant 3cmH_2O$时，测得的CVP可视为实际CVP；PEEP在$6 \sim 15cmH_2O$时，测量值相应减去$1 \sim 4cmH_2O$，即为实际CVP。测量CVP时，应尽量使胸膜腔内压保持不变，当患者出现烦躁、咳嗽、抽搐时，应待其安静后再测量。此外，由于呼吸费力及咳嗽等均会导致所测CVP不准确，因此在为患者进行吸痰处理前不建议进行CVP监测。

6. 人工气腹对CVP的影响　建立人工气腹时会对患者进行快速大量充气，使腹腔内大血管承受一定压力，增加静脉回心血量并导致CVP上升；随着人工气腹时间延长，气腹压在腹腔内形成的压力减慢腹部及下肢血液回流，CVP下降。研究发现，人工气腹对CVP的影响有一定规律可循：在气腹早期CVP会呈现快速上升趋势，在$20 \sim 30min$达到高峰，$45 \sim 60min$开始逐渐下降，60min时达到基本平稳的状态，但也明显高于麻醉前，手术后30min可回到麻醉前水平。

7. 共用输液通道对CVP的影响　临床常用的中心静脉导管包括单通道、双通道、三通道三种类型。使用单通道中心静脉导管的患者，尤其是危重患者常需要在导管外端接上三通装置用以同时输入两组以上的液体或药物。研究结果表明，若将其中一组液体用于测压，另一组液体照常输入，则测出的CVP偏高；若测压时关闭另一组液体，则测出的CVP值与未加三通装置的单通道测出的CVP相比差异无统计学意义。因此，为防止增加工作量及

感染机会，监测CVP时可无须取下三通装置，但如果有两组液体通过三通装置同时输入，测压时必须暂时关闭另一组液体。

五、CVP置管的并发症及其防治策略

1. CVP置管中的并发症

(1) 误穿动脉：一般为穿刺点选择不当或进针过深所致。

防治策略：超声引导穿刺；按照个体化原则进行操作，熟悉动脉及静脉解剖结构，控制进针深度。如误穿动脉后，可停止操作，穿刺点按压5min，以减少血肿的形成。

(2) 气胸、血胸：多由于初学者进针角度过大或熟练程度不够引起，部分因患者躁动不安损伤肺或大血管所致。

防治策略：超声引导穿刺；对躁动不安的患者，可首选颈内静脉、股静脉进行穿刺。

(3) 失败及导丝送入困难：多因初学者不熟练，对穿刺部位解剖结构不清引起。

防治策略：①熟悉穿刺血管的解剖，注意进针角度；②注意防止导丝送入过程中发生扭曲、打折等；③发生导丝送入困难时不能急躁，可轻柔转动导丝或穿刺针，必要时重新穿刺，切忌动作粗暴、用力过大；④穿刺失败时，可更换穿刺路径，尤其需注意老人、小孩、断肢、胸廓畸形的患者，因人而异选择穿刺部位。

(4) 心律失常：多为导丝置入过深刺激心脏内壁所致。

防治策略：置入导丝时需严密观察心电图变化，不可置入过深，一般成人为$10 \sim 12cm$，儿童为$6 \sim 9cm$。

(5) 穿刺部位局部肿胀：多因误穿动脉或扩皮过深损伤静脉引起，也有部分患者因液体沿导管与颈内静脉的间隙渗出所致。因国内有颈部严重血肿压迫气道而影响呼吸的报道，所以一旦发现穿刺部位肿胀应及时处理。

防治策略：①避免反复穿刺；②进针要慢，尽量避免穿透静脉；③进针至预计深度时要果断退针，避免损伤深部组织血管；④扩皮不宜过深；⑤穿刺及缝合固定时应避开颈外静脉。

2. CVP 置管后的并发症

(1) 中心静脉导管相关性感染 (CVC-RI)：CVC-RI 的高危因素有导管的选择（材料、单腔或多腔、是否结合抗生素或消毒剂等）、穿刺部位、无菌技术、日常护理、导管附加装置、患者状况（基础疾病、免疫状态和抗生素治疗等）及置管时间等。

防治策略：注意无菌操作规范，避免多次穿刺，避免误穿动脉，避免误入假道，防止患者汗液、二次污染，及时更换敷贴，发现有感染征象和不明原因的发热应尽早拔管。

(2) 气栓：中心静脉导管脱管后，患者剧咳或深吸气时，大量气体进入血管造成心脏气栓和肺动脉气栓。

防治策略：注意观察液体不要走空，更换输液管或封管时要排净气体。

(3) 脱管与拔管：多由患者烦躁不安导致。

防治策略：牢靠固定，胶布固定后可盘曲导管增加牵拉的缓冲力，必要时加强患者的镇静处理，配备合适的床护比，加强值班期间巡视次数，注意翻身等护理过程中的操作。

(4) 血栓及堵管：血栓的原因可能有输液过慢，静脉压过高，失血、高热、呕吐、腹泻补液不足，血管内膜损伤及血液黏稠度增高等。堵管的常见原因有冲洗不当损伤管腔、纤维蛋白在导管内沉积、血小板及纤维蛋白黏附管腔。

防治策略：补充血容量；用微量泵控制输液；用 20 ~ 30U/ml 的肝素生理盐水封管；堵管时可用尿激酶 5U 加盐水 5ml 稀释后推入导管溶解血栓；完全堵塞时要及时拔管，不可用注射器强行推注药物，以免发生栓塞事件。

六、CVP 置管的临床护理

1. 术前护理 ①心理护理：由于专业知识缺乏，家属及患者对深静脉置管缺乏了解，较难取得配合。因此，护士必须热情、主动、耐心、细致地讲解置管目的、注意事项、配合要点及安全性，消除家属及患者的紧张和恐惧心理，配合医护人员完成操作。②体位护理：协助患者按穿刺要求取正确体位，是保证穿刺成功的重要因素。

2. 术中护理 ①预防感染：规范无菌技术操作，避免同一部位反复多次穿刺。②严密观察：观察穿刺点有无出血、肿胀、皮下气肿等并发症，注意患者是否有呼吸急促、呼吸困难、口唇发绀及心律失常等症状和体征。③稳妥固定：置管成功后，规范冲洗导管并接肝素帽，稳妥固定导管，标上置管深度。

3. 术后护理

(1) 固定与消毒：用无菌透明贴膜或无菌敷贴固定，有效防止导管移位、受压、扭曲及脱出等；穿刺点定时消毒及更换无菌敷贴；一旦患者发生不明原因的发热应拔除导管并作相应处理。

(2) 一般护理：置管期间，护理人员应严格交接班，密切观察患者生命体征和穿刺部位局部皮肤情况，注意有无高热，穿刺部位有无渗血、渗液、硬结、疼痛等感染征象以及血肿等出血征象。

(3) 导管的护理：每日更换静脉输液装置；观察液体滴注是否通畅；导管是否有扭曲、受压，连接有无漏液现象；每次输液结束后肝素液封管并妥善消毒固定；严格遵守无菌操作。

(4) 防止血肿：拔除导管时，注意压迫穿刺部位以防止发生血肿。

七、CVP 监测的临床意义

在临床诊疗过程中，测定 CVP 对了解患者的有效循环血容量、心功能状况及周围循环阻力具有重要的临床意义。但需要注意的是，相对于单次测量所得 CVP 值，对患者进行多次或连续动态的 CVP 监测，并重点评估 CVP 的动态变化趋势，能更好地指导患者的诊治。

1. CVP 监测在急危重症患者诊疗中的应用 CVP 的价值体现在其动态的变化和观察中。CVP 可作为静脉回心血量及心脏耐受输液能力的参考指标，但必须结合动脉压、脉搏、毛细血管充盈度、尿量及临床征象进行综合分析，从血容量、心功能及血管状态三方面考虑，而不能孤立地观察其变化。

在一些休克、心力衰竭、心功能不全的急危重症患者诊疗中，虽然血压、心率、尿量等也能反映循环变化，但其缺乏特异性，不能对循环变化的较复杂原因作出鉴别。此时通过分析 CVP 与动脉压的变化情况，可快速评估患者的右心功能状态及有效循环容量。

在左、右心协调，肺血管阻力正常的情况下，CVP 在反映右心功能的同时也可间接反映左心功能，但危重患者的许多病理因素都可以改变上述关系。因此，当 CVP 增幅较大，甚至确定已经发生右心功能不全时也不宜立即限制输液，而应同时监测肺动脉楔压综合判断。

原则上，在处理右心功能问题时，要同时兼顾对左心功能的影响，并将其放在更重要的位置上。基于此点，由肺栓塞和肺动脉高压导致的右心衰竭更需要慎重对待。在这类右心衰竭时，增加输液和使用正性肌力药物往往不能如愿以偿地增加左心充盈，相反，却极易导致右心压力进一步急促升高，并严重压迫室间隔向左偏移，或由于心包的限制，从而减少左心室的容量和导致左心排血量的进一步降低，因此对这类右心衰竭适宜限制输液，并应将右心房压控制在 2.67kPa 以内。

2. **持续有创动脉压监测（ABP）联合 CVP 监测的应用价值** 持续 ABP 联合 CVP 监测显示，CVP 与动脉压同时升高提示容量负荷过重；CVP 与动脉压同时下降提示有效血容量缺乏，需快速补液治疗；CVP 升高而动脉压降低提示心功能不全，心排血量减少，肺循环阻力增加，临床治疗时应给予利尿、供氧、纠正酸中毒、提高心肌收缩力等针对性治疗，必要时也可控制补液及输血，但需慎用血管扩张药物；出现 CVP 进行性上升、动脉压进行性下降时，提示患者存在严重心功能不全；若 CVP

无变化，而动脉压下降，则提示患者心功能不全或血容量不足，需给予补液治疗（表 1-1）。

3. **连续动态 CVP 监测有助于指导临床诊疗** CVP 是术后观察血流动力学的重要监测指标之一。国内外诸多研究显示，危重症患者实施 CVP 监测，可为临床诊疗提供有效依据，提高临床救治成功率。

（1）低血容量性休克诊疗中：CVP 监测能及时反应休克状态并估计输液量。例如低血容量性休克初期，循环血容量锐减，但血管紧张素的分泌能维持血压相对正常，此时患者易被忽视。因此，低血容量性休克时除监测血压、心率、尿量外，还应及时地进行动态 CVP 监测，并根据 CVP 监测结果来估计输液量和输液速度，以及时纠正休克。

（2）复合伤诊疗中：CVP 监测除了指导输液外，还可以帮助我们分析和判断患者病情，以便及时做出正确处理。复合伤患者的特点是涉及多学科，包括脑、四肢、胸腹等，特别是颅脑外伤患者，因有不同程度的意识障碍，不能诉说自己受伤的情况，而颅内血肿、脑外伤引起的颅内高压，临床上往往表现为血压升高，脉搏有力而缓慢，因此早期胸腹腔内出血常常被掩盖。此时行连续动态的 CVP 监测，能及时发现血容量不足，以便及早发现隐匿损伤，避免漏诊。

（3）围术期诊疗中：一般来说，疑难危重患者的手术用时较长，且术中、术后出血及失液量较多，尤其是老年或心功能不全的患者，由于其心肺功能欠佳，病情多变，此时，通过 CVP 监测以及血压、尿量、心率等综合分析，可以帮助我们迅速

表 1-1　持续有创动脉压监测联合持续 CVP 监测的临床意义

动脉压	CVP	临床意义	处理原则
低	低	有效血容量缺乏，心排血量减少	快速补液
低	正常	心排血量减少，容量血管收缩，血容量不足或充足	补液试验
低	高	心功能不全，心排血量减少，肺循环阻力增加	强心、利尿、限制补液*，氧疗、纠正酸中毒，谨慎扩血管
正常	低	血容量轻度不足	适当补液
正常	高	容量血管收缩	扩血管

*.补液治疗：取 0.9% 氯化钠注射液 250ml，在 5～10min 内静脉注入，若动脉压升高而 CVP 不变，则提示血容量不足；若动脉压不变而 CVP 升高，则提示心功能不全

判断这些危重症患者的循环及心功能状况，及时纠正心功能不全和循环容量不足等情况。

八、CVP 监测的不足与局限

1. 既往对 CVP 的认识　由于生理情况下，CVP 值接近于右心房压（RAP），因此其常被作为前负荷的替代指标，补液后 CVP 值的变化亦曾被用于预测患者的容量反应性。CVP 值的大小取决于心脏射血能力和静脉回心血量之间的相互关系，既往临床上一般认为 CVP 正常值为 5 ～ 12cmH$_2$O，若 CVP ＜ 5cmH$_2$O，则提示右心房充盈不足或血容量不足；若 CVP ＞ 15cmH$_2$O，则提示心功能不全、静脉血管床过度收缩或肺循环阻力增高；若 CVP ＞ 20cmH$_2$O，则提示存在充血性心力衰竭。

2. 对 CVP 的质疑　近年来，越来越多的研究结果表明 CVP 的绝对值并不能真实反映患者的血容量或前负荷，补液试验后 CVP 的变化亦不能用于预测患者的液体反应性。

(1) CVP 与前负荷：①通过 CVP 评估前负荷的理论基础。根据 Frank-Starling 机制，心肌收缩力与肌节初长度明显相关。前负荷可使肌肉收缩前处于一定初长度，对于中空、近球形的心脏来说，心室肌的初长度决定于心室舒张末期血液充盈量，即心室舒张末期容积（EDV）相当于心室的前负荷。对于心脏而言，由于 EDV 与室内压在一定范围内具有良好的相关性，而腔内压力测定较容积测定更为方便，并且在生理情况下，舒张末期 CVP、右心房压（RAP）与右心室压近似相等，故常用舒张末期 CVP 来反映右心室的前负荷。② CVP 反映前负荷的价值有限。其一是 CVP 反应前负荷有前提条件，即 CVP/RAP 测量的是腔内压力，其大小受到心脏周围压力的影响，相比较而言，跨壁压（PTM）直接代表扩张心腔的压力，能更准确地反映前负荷的大小。生理情况下，呼气末胸腔内压接近于零，CVP 与 PTM 近似相等，而病理状态下如心包大量积液、腹腔高压、正压通气等心腔外压力显著增加，可使 CVP 增加，而实际上 PTM 减小，前负荷下降。其二是 CVP 与前负荷对应关系并不唯一。一方面，心室顺应性影响 CVP 与前负荷的对应关系，EDV 随压力变化曲线与心室顺应性密切相关，然而心室顺应性并非一成不变，在不同病理状态下，如缺血性心肌病、感染性休克时，心室顺应性不同，可使 CVP 与 EDV 对应关系发生变化，即不同状态下，同一 CVP 对应的心脏前负荷可能不同。另一方面，CVP 是心脏功能、静脉回流（VR）或两者同时变化的结果，同一 CVP 可能对应多种不同的心脏功能和 VR 状态。

(2) CVP 与液体反应性：①静态 CVP 与液体反应性。液体反应性是对患者进行液体复苏的前提和基础。从根本上来说，给予患者进行补液试验的唯一理由就是增加每搏量（SV），如果 SV 没有增加，液体治疗就没有达到目的，并且可能是有害的。通常来讲，液体反应性的存在需要同时满足两个条件：两个心室的功能均处于 Frank-Starling 曲线的上升支；液体输注增加张力性容量导致体循环平均充盈压（MSP）的增加大于 CVP 增加，从而增加 VR 的压力梯度。②静态 CVP 的变化与液体反应性。理论上讲，在 Frank-Starling 曲线到达平台期之前，在一定范围内患者心输出量（CO）会随着 CVP 增加而增加。然而，由于不同人群不同状态下 Frank-Starling 曲线存在较大的个体差异，因而靠单一静态 CVP 判断患者液体反应性价值有限。

3. CVP 自身的生理学意义

(1) CVP 是 VR 的决定性因素：VR ≈（MSP-CVP）/SVR，在其他因素不变的情况下，任何原因引起 CVP 增高都可能对 VR 产生不利影响。

(2) CVP 可能影响脏器血液灌注：目前有观点认为，脏器灌注压与平均动脉压（MAP）和 CVP 之间的压力梯度呈正相关，CVP 的异常增加可能导致微循环灌注阻力增加、组织水肿甚至脏器功能损伤。

(3) 将 CVP 作为安全性指标：一般来说，健康心脏总是伴随尽可能低的 CVP，CVP 异常升高可能会对 VR 及微循环灌注产生不利影响。因此，可以考虑将 CVP 作为重症患者液体复苏的安全性指标而非目标值。一方面，高 CVP 总是病理性，并与患者不良预后存在相关性，因此 CVP 持续升高应被视为预警指标，应及早查明原因并给予针对性治疗。在此过程中，结合患者病情，给予个体化的治疗 / 复苏策略是非常必要的，如患者 CVP=12cmH$_2$O 对于心脏功能不全患者可能提示循环超负荷，但对于腹腔间隔室综合征患者，可能代表 VR 阻力过高，前负荷相对不足。另一方面，液体复苏达到某一水平后，CVP 显著升高应被解释为右心室功能障碍的征兆，超过该临界点，继续补液不仅可能导致心脏功能恶化，还会带来高 CVP 负面效应，因此通过持续监测 CVP 变化来决定何时应停止补液是可行并且必要的。

（4）CVP 与 CO 结合判断患者循环状态：虽然仅仅从 CVP 的变化难以判断患者容量反应性，但是若将 CVP 与 CO 的动态变化综合评估，或许能得到患者心功能及外周血管状态一些参考信息。观察 Guyton 曲线（图 1-5），若患者血容量 / 血管张力不变，患者心肌收缩增强（A→B），则出现 CO 增加，CVP 下降；心肌收缩力减弱（A→C），则出现 CO 下降，CVP 增加；若心功能状态不变，血容量增加（A→D），则 CO 和 CVP 均增加；血容量减少（D→A），则 CO 和 CVP 均降低。由此可见，在无血管外因素对 CVP 影响的条件下（如正压通气、心包大量积液等），若 CO 和 CVP 同向变化（即同时增加或同时降低），主要反映有效循环血量 / 外周血管功能的变化；而 CO 和 CVP 反向变化则主要反映心脏功能 / 后负荷的变化。

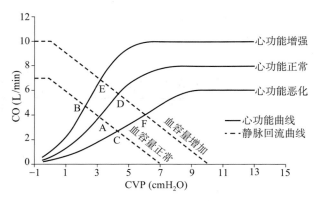

▲ 图 1-5　心脏功能曲线

九、结语

CVP 在评估前负荷及液体反应性中可能确实价值有限，而且仅仅凭补液试验后的 CVP 变化无法判断患者是否有液体反应性，所以在应用 CVP 监测时应该慎重。在一些重症患者中，尤其是那些患有肺部疾病的患者、单纯的右心或左心功能障碍的患者，测量的右心房压并不能够准确地反映左心功能。在临床实践中，虽然 CVP 有一定的局限性，但 CVP 监测仍然是患者整体评估诊疗中不可或缺的一部分。

（韩小霞　郭佩垒　胡强夫）

第 2 章　体外膜肺氧合技术

体外膜肺氧合（ECMO）是通过体外循环系统为心肺功能衰竭患者提供持续体外生命支持（ECLS）的一种心肺辅助治疗技术。ECMO 可较长时间代替患者的心肺功能，不仅是难治性心肺功能衰竭的首选治疗手段，还可帮助并发心肺衰竭的重症患者延长生命以获得救治原发病的机会。

ECMO 的概念源自于 1953 年 Gibbon 为心脏手术患者实施的体外循环技术。在心脏手术期间，体外循环可以短期完全替代心肺，进而可以实施心内直视手术。同时，在心脏手术室快速建立体外循环后的抢救成功率非常高。研究者们从中得到启发，想把这种技术转化成可以在手术室外进行的一种急救技术，但实施起来遇到许多技术难题。其中主要的问题是肝素抗凝与出血的矛盾、溶血、生物材料组织相容性差，导致体外循环始终突破不了数小时的时间限制。直到 1972 年，Hill 等采用 ECMO 成功治愈 1 例多发伤并呼吸衰竭患者，此后该技术才逐步得到发展应用。20 世纪 80 年代一些医院将 ECMO 用于新生儿呼吸衰竭取得成功。1993 年 Zwushenberrger 等对 5000 例 ECMO 治疗的呼吸衰竭患儿调查表明，其生存率为 82%，而常规治疗死亡率为 80%。近年来性能更稳定的第二代便携式 ECMO 设备已进入临床，ECMO 的支持时间不断延长，临床疗效不断提高。据国际体外生命支持组织（ELSO）统计，截至 2018 年 1 月，世界范围内共计 98 840 例患者接受了 ECMO 辅助治疗。

我国 ECMO 起步较晚，1990 年北京阜外医院报告 1 例 ECMO 治疗的心肺复苏患者，但因多脏器衰竭而死亡。直到 1993 年阜外医院才用 ECMO 成功抢救了 1 例心脏术后严重肺功能衰竭的患者。此后这项技术逐渐在国内多家医院得到开展，并在全国成立了多个 ECMO 中心。据中国医师协会体外生命支持专业委员会统计，国内 ECMO 例数呈逐年上升趋势，2017 年全国共有 233 家医院上报总例数为 2816 例，较 2016 年（1234 例）增加 129%。

一、ECMO 系统介绍

1. ECMO 的工作原理　ECMO 基本工作原理是将患者体内的静脉血引至体外，经过膜肺氧合并排除二氧化碳后再经静脉或动脉系统回输至体内，以部分代替患者的心肺功能，维持患者组织脏器的灌注和氧合。

2. ECMO 的工作模式　ECMO 的工作模式可分为三种：静脉 - 静脉体外膜肺氧合（VV-ECMO）、静脉 - 动脉体外膜肺氧合（VA-ECMO）和动脉 - 静脉体外膜肺氧合（AV-ECMO）。

(1) VV-ECMO 模式：患者的血液经静脉插管引出，动力泵（人工心脏）将其泵入膜式氧合器（人工肺），在氧合器内血液进行氧合并排出二氧化碳，然后经另一静脉通路回输进体内。通常选择股静脉引出，颈内静脉泵入，也可根据患者情况选择双侧股静脉。此模式仅有呼吸支持作用，无循环支持作用，故只适用于单纯呼吸功能衰竭的患者。VV-ECMO 模式只能部分代替肺功能，因为只有一部分血液被引至体外氧合，并且存在重复氧合现象，即部分血液经过 ECMO 管路泵入静脉后未及经动脉系统循环至全身就又被吸入 ECMO 管路，重复氧合。

(2) VA-ECMO 模式：患者的血液同样经静脉插管引出，在膜式氧合器内进行氧合并排出二氧化碳，再经动脉插管回至体内。成人通常选择股动静脉；新生儿及幼儿由于股动静脉偏细选择颈动静脉；也可开胸进行动静脉插管。此模式同时具有呼吸和循环支持作用，适用于心肺功能衰竭患者。

(3) AV-ECMO 模式：患者的血液直接由动脉插管引流进入膜式氧合器进行氧合并排出二氧化碳，然后经静脉插管回至体内。血液流动的动力来源于患者体内的动静脉压力差，而非动力泵，因此该模式只有呼吸支持作用，而且 ECMO 管道与心肺并联，运转时增加心脏后负荷，临床上较少应用。

3. ECMO 与体外循环的区别及优越性　ECMO 起源于体外循环技术，但还是与传统体外循环有一些区别，也有其独特优越性。现分述如下。

(1) ECMO 与体外循环的区别

①管路不同：ECMO 是密闭性管路，无体外循环过程中的储血罐装置；体外循环是开放式管路，有储血罐作为排气装置。

②抗凝不同：ECMO 是密闭系统，血液一直循环流动，血－气交换平面减少、凝血激活和炎症反应减少，并且管路均有肝素涂层，因此激活全血凝固时间（ACT）只需维持在 120～180s，而体外循环则要求 ACT > 480s 才可转机。

③运转时间不同：ECMO 是一种生命支持技术，所以运转时间较长，通常需维持 1～2 周，甚至有超过 100d 的报道，而体外循环一般不超过 8h。

④建立方式不同：ECMO 系统的建立操作相对简单便捷，而体外循环的建立通常需开胸手术，实施条件和操作技术要求都较高。

(2) ECMO 的优越性：简单便捷的操作方法几乎可以全天候在较短的时间内迅速建立起 ECMO 系统，应用于临床急救。对低 ACT 水平患者进行抗凝也大大地减少了出血的并发症，尤其对有凝血功能障碍、出血倾向或创伤者有重要意义。而长时间的呼吸循环支持不仅能让衰竭的心肺得到休息，而且还保证了机体全身的氧供和灌注，具有很大的优越性，主要表现在以下几个方面。

①改善氧合：ECMO 以膜式氧合器代替患者肺脏来进行氧和二氧化碳的交换，能显著增加血液中的氧分压，改善血液的氧合；同时以动力泵代替患者心脏来提供血液循环的动力，可以增加机体组织脏器的灌注，增加氧供。

②循环支持：ECMO 可快速为循环衰竭患者提供稳定的血流动力学支持，能进行左心辅助、右心辅助或全心辅助。通过引流大部分回心血量，可降低右心室前负荷，进而降低左心室前负荷。

③避免氧中毒：膜肺在给空气时就可达到正常肺氧合效果，还可根据血气分析结果分别调节 FiO_2 和通气量，可以避免肺功能衰竭的患者长期吸入高浓度氧所致的氧中毒。

④气道保护：ECMO 治疗期间，同时进行机械通气只是为了避免肺泡萎缩，不需要很高的压力，减少了气道损伤。

⑤维持内环境稳定：ECMO 治疗中可用人工肾对机体内环境如电解质进行可控性调节。

4. ECMO 的系统装置　ECMO 的装置大部分来自于体外循环的观念，其系统基本结构包括驱动泵（代替循环系统血液驱动功能的装置）、氧合器（代替呼吸系统气体交换功能的装置）、动静脉导管及管路（代替循环系统回路的装置）、空氧混合调节器、加热器、各种血液参数监测器、各种安全监测器和其他附加装置。

(1) 驱动泵：代替心脏的泵血功能，为血液在循环管路中流动提供动力。目前临床上用于 ECMO 的驱动泵主要有两类，即滚轴泵和离心泵。由于滚轴泵不易移动、管理困难，在急救专业首选离心泵作为动力泵，其优势是安装移动方便、管理方便、血液破坏小。

滚轴泵在体外循环中的应用已有多年的经验，技术工艺也不断发展和完善，其功能也更趋于安全、有效和符合生理。泵头是滚轴泵的核心部件，包括滚轮压轴和泵槽两大部分。泵管路放入泵槽中，通过滚轮压轴对管路外壁的滚动方向挤压，推动管内的液体向一定的方向流动。当滚轴泵推动血液向前时，其后方产生的负压将血液吸入管道，这就要求管路有很好的弹性和抗挤压能力，一般使用硅胶管，也可使用具有良好弹性和耐久性的 PVC 管。滚轴泵的输出量取决于泵管路的尺寸、泵的阻力、泵的转速和供应血液总量。泵的流量与泵管路的尺寸、泵的转速成正比。使用滚轴泵必须调整泵管路的尺寸，以提供足够的输出量。在流量一定的情况下，使用直径较大的泵管路能降低转速、减少管路磨损。新生儿、儿童和成人患者要使用不同直径的泵管路。对新生儿和体重 < 14kg 的儿童，使用内径 1/4in 的泵管路，能传输约 9.7ml/rpm 的流速（使用 6in 泵头）。体重 15～30kg 的患者，使用内径 3/8in 的泵管路，输出量约 22ml/rpm。体重 >

30kg 的患者，使用内径 1/2in 的泵管路，输出量约 39ml/rpm。

离心泵是根据离心力的原理设计的。在密闭圆形容器（泵头）的圆心和圆周部各开一孔，当其内圆锥部高速转动时，圆心中央部为负压，可将血液吸入，而圆周部为正压，可将血液甩出。离心泵的驱动部分由电机和泵头组成。电机带动磁性转子高速旋转，转子磁力带动密封泵头内的磁性轴承及其上的圆锥部旋转产生离心力。离心泵的转子与电机用导线连接，增加了活动性，可进行远距离操作。泵头内采用了肝素结合技术，生物兼容性好，可不用或少用肝素，安全性更高。控制部分采用计算机技术，可对自身状态进行检测，一旦出现问题，及时报警并出现提示信息以利调整，且所有离心泵都有流量、转速两个窗口同时显示。为了预防意外断电，有些离心泵还备有内部电池，在断电时能在 5.0L/min 流量下工作近 30min。为了使灌注更接近生理，依靠微处理机控制电机在高速和低速交替运转而使血流形成脉冲，离心泵还可进行搏动灌注。

与滚轴泵相比，离心泵驱动一定量的血液所需的动力较少。另外，通常不会产生过大的负压而造成血液空泡，也不会产生过大的正压。而且离心泵能捕获少量气体，使其留在泵头中。虽然离心泵不会产生过大的负压或正压，增强了它的安全性，但任何导致流出阻力增加的情况，如体循环血管阻力或血压上升、动脉插管扭折、患者翻转时压迫胸腔等都会减少回流到患者的血流量。此外，在低流量时，相比滚轴泵，离心泵的高转速和产生的热量可能会导致溶血增加。

(2) 氧合器：即气体交换装置，有氧气交换、二氧化碳排出与血液温度调节功能。根据其制造材质可分为两大类：硅胶膜与中空纤维。

硅胶膜缠绕在聚碳酸酯核心外面，装在硅胶套筒内。血流从一端通过与另一端反方向通过的气体进行交换，使气体交换面积最大化，因此气体交换效率很高。这种氧合器气体交换表面积的规格为 0.4～4.5m²。根据患者的体重和预期需要的血流量选择氧合器的规格。最大血流量等于 1.5 倍氧合器膜表面积，最大的吹入气体流量限制在 3 倍氧合器膜表面积。例如，0.8m² 氧合器的最大血流量是 2.4rpm。膜肺前、后压力监测很重要，血流产生的

跨氧合器压力可以提供关于患者、管路和氧合器功能的重要信息。氧合器前、后压力均上升表明氧合器后阻力增加，可能的原因包括动脉插管扭折、高血压或高血容量；前、后压力均降低表明泵血流减少，可能是泵头太松、低血压或低血容量；压力差增大表明氧合器阻力增加，最可能的原因是有血栓形成。

越来越多的 ECMO 中心把新一代中空纤维氧合器使用在 ECMO 系统中。实验表明中空纤维氧合器可以使用 72h 或更长时间。中空纤维氧合器的优点在于以下几点。

① 易于预充：一个有经验的操作者可以在 5min 内完成预充排气。

② 易于涂层：中空纤维氧合器的纤维表面可以涂层以减少血液接触异物产生活化的发生。

③ 表面积小：减小表面积可以减少血小板活化。

④ 阻力低：阻力越低红细胞破坏越少，硅胶膜氧合器的压差往往在 100～150mmHg，而中空纤维氧气合器的压差为 10～20mmHg。

(3) 管路：ECMO 管路的内径尺寸从新生儿的 1/4in、儿童的 3/8in 到成人的 1/2in。每个 ECMO 中心可能会设计一种更符合本单位需求和习惯的 ECMO 管路，比如把监测探头和注射孔放置在不同的位置，但无论怎样设计，都应遵循以下原则。

① 管路尽量短：管路中的阻力与长度成正比，而且，ECMO 管路越长，血液与异物接触的表面积越大、预充液体总量和热量损失越多。管路应刚好够从泵到患者，能保证患者安全运送。

② 接头尽量少：管路中每一个接头处都有可能产生湍流，而湍流的部位就是容易导致血栓形成和红细胞破坏的部位。

③ 接头要牢靠：目前多用化学方法密封，减少高压情况下接头脱落的可能性。

血液接触到 ECMO 管路的异物表面会激活凝血系统和纤溶系统，释放出补体及其他炎性介质，造成急性肺损伤和其他器官功能不全的发生。降低此反应最重要的技术就是肝素涂抹表面（HCS）技术。目前最常用的是 Carmeda® 涂层，肝素分子共价结合于塑料表面，而抗血栓结合位点与血液接触。凡是接触患者血液的人工制造装置都应该进行表面涂层，使用 HCS 技术可以使血液在低 ACT 水平时不会在管路形成血栓；并且可减少肝素用量、减轻炎

症反应、保护血小板及凝血因子，从而使 ECMO 的并发症减少，并大大延长其使用时间。

5. 变温装置　在心脏手术的体外循环中，常规需要低温或浅低温以降低机体代谢、保护心肌和中枢神经系统，但 ECMO 的治疗目的是持续生命支持，长期低体温会导致许多并发症，因此一般需变温装置保持常温。

(1) 热交换器：由于血液在管路流动会丢失很多热量，故所有的 ECMO 系统都有一个热交换器，整合于氧气合器中，若置于氧合器后则还可作为气泡俘获器。ECMO 的热交换器是不锈钢管外包裹一个透明、中空的聚碳酸酯壳。血液在不锈钢管内流动，管外 37 ～ 40℃的热水与血流相向而行，为血液充分加温。一般可将流经热交换器的血液加热至略高于体温，上限约为 42℃，以避免溶血和气泡形成。另外，管外的水流必须为低压，保证即使热交换器一旦出现破漏，血液是往外渗漏而不是管道外的水进入血液中。

(2) 变温水箱：普通变温水箱无自动降温、复温功能，仅有加温和泵水作用，可将冰水、温水或非加温水快速泵至热交换器内。加热有 4 个温度档（30℃、38℃、40℃、42℃），可据需要而选择。温度控制器在加热至 42℃时能自动停泵和停止加热，超温报警灯亮，以防血液温度过高给患者造成严重后果。降温时则需往水箱内加冰块。

全自动变温水箱具有自动制冷、制冰、加温、温度显示及温控报警功能。温度控制及监护系统可同时进行动脉血热交换、变温水毯和心脏停搏液输送系统的回圈水温的控制。温度选择范围可达 0 ～ 42℃，内藏式制冷，无须添加冰块。

6. 监测装置　为确保患者安全，ECMO 过程中还需要用到以下监测装置。

(1) 血气分析与氧饱和度监测器：ECMO 系统能通过血气分析与氧饱和度监测器持续监测动静脉血液的酸碱值（pH）、氧饱和度（SaO_2）、氧分压（PO_2）和二氧化碳分压（$PaCO_2$）等。血液中氧气和二氧化碳的分压反映了泵流量、氧合器功能和患者状态，也是评判 ECMO 支持治疗的效果的重要指标。ECMO 系统中动脉血氧分压（PaO_2）、氧饱和度（SaO_2）和二氧化碳分压（$PaCO_2$）直接反映气体交换装置的功能，同时也能间接反映患者的心肺功能。静脉血氧饱和度（SvO_2）直接反映氧气输送的有效性、患者氧耗状况与肺脏功能。

(2) 流量测定装置：超声流量测定装置可以精确测定泵的流量，尤其在 ECMO 系统中有旁路如血液过滤装置时非常有用。其原理是通过超声透过时间来测定血流的体积。血流管路穿过能产生超声波束的感测器，根据液体的流动得出超声波从一个感测器穿行到另一个感测器的精确时间，然后计算出流量显示于流量表上。

(3) 气泡探测器：ECMO 是一个密闭系统，若空气进入将会产生严重后果，尤其是在 VA-ECMO 模式中，空气会进入动脉系统，导致心脑动脉供血管的栓塞。气泡探测器常使用超声或红外技术。超声感测器可检测出最少 300 ～ 600μl 的气泡，但快速输入不同密度的液体（如血小板）也会触发报警。红外感受器能检测出最少 500μl 的气泡。

(4) 压力监测器：正压监测器监测进出气体交换装置的压力与压力差，以了解患者血容量多少、血压高低、动脉插管是否通畅、氧合器和循环管路中是否有血块。静脉引流不足会导致泵后管路负压过大，且负压＞ 30mmHg 容易造成溶血，因此负压监测器可监测静脉引流是否足够，判断患者血量是否足够，静脉插管位置是否正确。

(5) 其他监测器：血液温度监测器监测进入患者体内前血液温度而得知变温器效能；血液逆流监测器是一种阻止 ECMO 动力泵无法转动时患者血液经动脉插管逆流至静脉插管的安全装置；游离血红素监测器监测血液的溶血程度，可作为更换氧合器指标；ACT 监测器监测血液肝素化的抗凝程度，判断是否需要追加肝素；TEG 监测器监测患者凝血功能，包括纤维酶原形成、血块形成、血块稳定、血小板功能及溶解血块功能。

二、ECMO 的建立

1. 插管的选择和准备　主要包括插管部位、插管技术、引流管的选择及插管前的准备四个方面。

(1) 插管部位的选择：ECMO 的建立，必须先根据患者年龄、体重、病情等决定采用 VV-ECMO 或 VA-ECMO 模式，再决定插管的位置。VV-ECMO 模式的引血端静脉插管通常选择股静脉，回血端经常选择颈内静脉（优先选择右侧）。VA-ECMO 模式的引血端静脉插管通常也选择股静脉，回血端选择同侧或对侧的股动脉。AV-ECMO 模式的血管通常选择同侧或对侧的股动脉和股静脉。

(2) 插管技术选择：大部分 ECMO 置管都能采用穿刺的方式，通常采用 Seldinger 技术。穿刺针回血后置入导引钢丝，然后用扩张管沿导丝对皮肤和皮下组织进行逐级扩张后置入引流管。通常情况下颈内静脉、股动脉回血端管路的置入深度为 14～15cm，而股静脉引血端的置入深度为 43～47cm。可通过 X 线摄片或床旁超声确定导管的位置，股静脉引血端开口应在下腔静脉接近右心房开口处，大约在横膈水平、第 10 胸椎左右，颈内静脉回血端开口应在上腔静脉接近右心房开口处，大约以第 4 胸椎下缘为标记。经皮置管使用 Seldinger 技术的优点是创伤小、操作简单方便，但由于无法直观看到血管的粗细，若选择的引流管尺寸不合适，可能导致血管破裂。因此，也可以使用半开放技术。即先切开一个小切口看到血管后再选择合适的引流管型号，然后进行穿刺置管，也无须血管结扎。该技术的优点在于：①可以在直视下进行置管，减少血管破裂的风险；②血管在拔管后保持开放（如有需要可再置管）；③引流管扭折的风险降低，因为引流管和血管没有靠结扎固定在一起、插管没有扭转的支点；④便于调整引流管的深度。

对于少数不宜经皮穿刺置管的患者，常需外科医生在床旁或手术室内切开置管。血管切开后需结扎以避免插管周围渗血以及血液从插管旁流过引起远端栓塞。在婴幼儿中，颈动脉一般可以安全地在远端结扎，不会留下严重后遗症。虽然颈静脉结扎一般耐受良好，但也有证据表明静脉结扎会使静脉压升高、可导致脑缺血。

(3) 引流管的选择：管径的大小是提供理想 ECMO 流量的主要因素之一。血流阻力与引流管长度成正比，与内径成反比，通常泵的流量应保持在 60～120ml/（kg·min），所以要根据患者的体重来选择尽可能粗和短的引流管，引流管太细会造成流量不足。而且减小血流阻力还可以减少溶血，并降低 ECMO 系统的后负荷，后者在使用离心泵时尤其重要。引流管规格以法制单位（F）来表示外径，不同厂家生产的相同规格的插管，内径可能并不相同。M 系数（M-number）根据长度、内径和侧孔位置来描述了插管的流量 - 压力特性，可测定各种规格插管的阻力。通常以动脉引流管压力不超过 200mmHg、静脉引流管不超过 40mmHg 为选择标准。

静脉引流管的末端和侧面都有孔，即使末端堵塞血流也可通过。双腔 VV 导管通过颈内静脉直接进入右心房，能确保氧合血回流入右心房，为 VV-ECMO 支持提供了一个简便的方法。动脉引流管一般只有末端有孔。虽然导管要求壁薄、可弯曲以尽可能减少阻力，但应不易扭折。带金属丝的导管不易扭折。

(4) 插管前的准备：在监护病房、急诊室或手术室都可进行 ECMO 插管。ECMO 所使用的管路、动静脉导管、手术器械，巡回护士与操作 ECMO 的人员必须能够到场。ECMO 插管前的准备与常规的深静脉及大动脉穿刺类似。通常需要双侧同时准备，在一侧穿刺失败时可更换至对侧。颈内静脉导管固定点要延伸至耳后乳突位置，需要剪除同侧或全部头发，以便消毒和护理。股静脉穿刺的皮肤准备需要到达膝盖水平。常备血管切开包，以便在穿刺置管不成功时随时改切开置管。穿刺前可用床旁超声定位，标记血管位置，或在超声引导下进行穿刺。穿刺前应延长静脉通路以便在操作过程中需要应用肝素、血管活性药物等治疗时不会影响到操作区域。

2. ECMO 建立的主要步骤　主要包括以下 6 个方面。

(1) 患者准备：①主管医生向患者或家属交代病情并签署知情同意书；②患者必须进行心电监护，必要时需有创动脉血压监测；③建立快速输血、输液的静脉通路，并常规联系血库备血；④一般进行局部浸润麻醉，需要时可进行全身麻醉，使用镇静、镇痛和肌松药物时需行气管插管；⑤ ECMO 系统开机运行前，应提前补充容量，以避免或减少开机后出现容量不足造成的低血压。

(2) 预充：①预充排气。常用晶体液如乳酸林格液、复方电解质液、生理盐水等进行预充排气。通过管道钳控制分别预充动静脉管道和离心泵氧合器，排气时轻敲管壁赶走附壁气泡，保持足够的重力落差，避免预充液流速过快。②预充后试运行。

确认预充排气完成后，打开控制开关，自检完成后打开流量开关，观察离心泵运转是否正常。松开管道钳，观察流量显示是否正确。检查管道各接口和氧合器有无渗漏、氧气管连接是否正确。再次检查管道内有无气体，确保一切正常后夹闭管道，备用。③预充液置换。根据血气指标调整预充液酸碱度、电解质浓度，并加入适当人工胶体维持胶体渗透压，对于低体重患者或婴幼儿需加入人血白蛋白或血浆，贫血患者还需加入红细胞悬液。

(3) 插管：①根据患者病情和治疗目的确定 ECMO 模式；②选择合适的插管部位和插管型号；③插管部位消毒、铺无菌巾，1% ～ 2% 利多卡因局部浸润麻醉或全身麻醉下进行穿刺置管或切开插管；④置管前静脉注射 100U/kg 肝素进行全身肝素化。

(4) 启动：①插管与管道连接后，台上台下核对引流与回血管道方向。②台上松开管道钳，然后台下先松开静脉引流管管道钳，打开流量开关，离心泵转速达到要求后再松开泵后管道钳，开始运转，并逐步提高转速以增大流量，并确定最大辅助流量，然后根据患者情况确定最佳辅助流量，并尽量维持此流量；③根据流量给予适当通气量，观察动脉血颜色，检查动静脉血氧饱和度读数是否正常，并根据血气结果调整 FiO_2，检查氧合器、循环管路和接头是否有渗漏。

(5) 参数调整：① VA-ECMO 模式早期辅助流量较高，成人为 40 ～ 80ml/（kg·min），儿童为 80 ～ 120ml/（kg·min），新生儿和婴幼儿为 100 ～ 150ml/（kg·min）。目的是尽快偿还"氧债"，改善微循环。② VV-ECMO 模式初始流量一般为 20ml/（kg·min），在 20min 后增大至最大预计目标流量。此后根据患者的各项临床监测指标来确定最佳辅助流量进行维持。③早期 FiO_2 为 70% ～ 80%，气流量与血流量比为（0.5 ～ 0.8）：1，必要时吹入纯氧和增大气流量，使膜肺后氧饱和度为 100%，静脉血氧饱和度 > 60%。稳定期调整 FiO_2 至 40% ～ 50%，定期检测血气指标，降低机械通气参数。后期降低流量的同时降低 FiO_2，为撤机做准备。

(6) 效果评估

① VA-ECMO 模式效果评估：呼吸支持有效的表现为静脉血和脉搏氧饱和度增高，微循环改善，血气分析结果 PaO_2 增高、$PaCO_2$ 降低、血乳酸水平下降，酸中毒减轻。循环支持有效的表现为四肢皮肤逐渐温暖，尿量增加，血压逐渐上升，血管活性药物剂量减少。

② VV-ECMO 模式效果评估：主要通过监测动静脉血氧饱和度和血气分析来评估呼吸支持的效果。在辅助早期，VV-ECMO 增加氧合和排出二氧化碳的效果比较显著，但在"氧债"偿还后，其气体交换的作用会逐渐降低。

三、ECMO 的管理

1. ECMO 实施前的准备　主要包括患者、ECMO 及管理团队的准备。

(1) 患者准备：在制订 ECMO 治疗方案前应对患者病情进行全面和准确的评估，并对治疗期间可能出现的问题制订针对性的处理措施。在实施 ECMO 辅助治疗前还应向患者或家属交代相关风险并签署相关文件。

(2) ECMO 准备：根据患者病情确定合适的 ECMO 模式以及具体的插管部位和方式；选择合适的氧合器、插管、预充液；备好 ECMO 支持期间必要的物品和仪器设备。

(3) ECMO 管理团队准备：ECMO 是一项系统的综合性治疗技术，需要多学科合作才能完成。ECMO 管理团队应包括体外科医生、体外循环医生、ICU 医生和护理人员。ECMO 治疗方案由管理团队共同讨论后制订，并且各组人员负责相应的工作：外科医生负责建立和撤除 ECMO、处理支持期间的活动性出血、心包填塞等并发症；体外循环医生负责 ECMO 系统调试和运行管理、处理支持期间的紧急情况；ICU 医生负责支持期间常规治疗工作；ICU 护士负责支持期间日常护理工作和协助监测。

2. ECMO 运行期间的管理　主要包括麻醉、流量管理等 11 项内容。

(1) 麻醉：一般情况下，ECMO 支持期间患者应保持全身麻醉状态，应用镇静、镇痛和肌松药保证患者安静，避免插管等刺激使患者发生躁动而影响 ECMO 的正常运行。对于部分清醒合作的患者，肺功能明显改善至可脱离呼吸机的程度，可拔除气管导管，在清醒状态下进行 ECMO 支持。

(2) 流量管理：ECMO 开始阶段，在测试系统运行正常后，应迅速增加流量并尽可能维持高流量，以尽快偿还"氧债"，改善缺氧状况。此后根据血流动力学调整到适当的流量，并根据血气结果调整。

(3) 氧合状态管理：ECMO 运行期间要严密监测氧合器的氧合性能，仔细观察动静脉管道内血液的颜色和监测 SvO_2，判断氧合器的工作情况。氧合器工作正常、机体组织灌注充分和氧代谢正常的情况下，患者 SvO_2 维持在 70% 左右为最佳。如果早期即出现氧合不佳，应先排查气源是否正常和气体通路是否通畅，若气血比值已达高限而氧合仍不满意，应考虑氧合器质量问题；如果 ECMO 运行一段时间后出现氧合不佳，一般与氧合器出现血浆渗漏、栓塞等情况有关，应及时更换氧合器。

(4) 血流动力学管理：ECMO 早期由于患者内环境紊乱尚未纠正，再加上血液稀释、平流灌注和炎性介质释放等因素，血压多偏低，此时维持平均动脉压在 50 ~ 60mmHg 即可。在内环境改善、血流动力学平稳后，可逐渐减少血管活性药和正性肌力药的用量，以 ECMO 支持为保持血流动力学稳定的主要手段，使心肺得到充分的休息。此时平均动脉压可维持在 60 ~ 80mmHg，同时根据 SvO_2、SpO_2、血气分析和尿量等指标来评估组织灌注情况。

(5) 抗凝管理：ECMO 运行期间需全身肝素化进行抗凝，若抗凝不足会导致血栓形成，而抗凝过度则造成出血，因此应定时监测 ACT 以判断抗凝水平。ECMO 运行期间 ACT 一般维持在 140 ~ 180s，但应注意 ACT 仪的稳定性和肝素抗凝的个体差异。如抗凝不足应追加肝素，先从小剂量开始，不断监测 ACT，直至达到要求。适当使用抗纤溶药物可减少血液纤溶系统的激活，减少血小板破坏，防止血栓形成。ECMO 运行期间应保持血小板 $> 50 \times 10^9/L$、纤维蛋白原 $> 1g/L$，低于此值应补充血小板、新鲜血浆和凝血因子。

(6) 温度管理：患者体温过高，会增加氧耗，影响偿还"氧债"和纠正内环境紊乱；体温过低则易引起凝血功能障碍，因此 ECMO 运行期间应维持合适的温度，保持在 35 ~ 37℃ 为宜。为防止体温下降，应做好体温保护措施，可通过变温毯、血液变温装置等调节体温，但在 ECMO 早期可将体温保持在稍低状态，以利于偿还"氧债"。

(7) 内环境管理：纠正机体内环境紊乱，保持机体内环境稳定是 ECMO 辅助的重要目标，ECMO 运行期间要严密监测血气，维持水、电解质平衡。

ECMO 期间应保持 $PaO_2 \leq 200mmHg$，PaO_2 在 35 ~ 50mmHg 范围，$SaO_2 \geq 99\%$，SvO_2 在 70% 左右。对于 VV-ECMO 模式，由于再循环的原因，应维持 PaO_2 在 50 ~ 80mmHg，SaO_2 在 85% ~ 95%。ECMO 预充导致患者血液稀释，新生儿和儿童的 HCT 应维持在 35% ~ 40%，成人在 30% ~ 35%。体内过多的水分应尽量经肾排出，适当使用利尿剂可促进肾脏排水，必要时可用 CRRT 滤除多余水分。胶体渗透压应超过 15mmHg，若胶体渗透压降低应补充人工胶体或白蛋白、血浆等血制品以维持胶体渗透压。

ECMO 早期由于患者长时间的低灌注和缺氧，表现出严重的代谢性酸中毒，此时不宜立即用碳酸氢钠来纠正酸中毒，大量使用碳酸氢钠导致血钠升高，大量钾离子转移至细胞内，血钾降低，此时再补钾会导致机体钾含量增加，后期微循环改善后，大量钾重新释放入血，导致高钾血症。内环境紊乱的纠正依赖于血流动力学的改善，而且需要血流动力学的稳定保持较长时间后才会表现出内环境改善的迹象。

ECMO 支持的患者血糖水平常增高，这与应激反应、胰腺功能障碍、胰岛素抵抗等因素有关。高血糖可使血浆渗透压增加，细胞脱水，增加神经系统和其他脏器功能障碍。静脉持续泵注胰岛素可有效降低血糖。

(8) 呼吸机管理：ECMO 可提供呼吸支持，因此 ECMO 期间呼吸机的参数可调整为：呼吸频率 5 ~ 10/min，潮气量 7 ~ 10ml/kg，$FiO_2 < 50\%$，气道峰压 20 ~ 25cmH₂O。定期膨肺，防止肺不张。

(9) 营养管理：ECMO 期间患者处于高分解代谢状态，所需热量极大，营养支持必不可少。ECMO 支持患者的营养管理方式与大多数危重患者相同，要重视能量的补充。主要通过肠外营养给予蛋白质、葡萄糖、维生素、电解质、微量元素和水的补充。ECMO 期间应维持正氮平衡。

（10）监测管理：每日应常规进行床旁超声心动图检查，了解心脏功能恢复情况。X 线摄片可了解插管位置和肺脏恢复情况。监测游离血红蛋白浓度，了解溶血情况，若溶血严重，应适当碱化尿液，促进游离血红蛋白排出，保护肾功能。

（11）ECMO 停机和撤除：ECMO 停机指标包括：①心电图恢复正常；② SaO_2 和 SvO_2 恢复正常；③血流动力学平稳；④气道峰压降低，肺顺应性改善；⑤胸部 X 线片改善；⑥血气和水、电解质正常。若患者出现不可逆的脑或肺的损伤、顽固性出血，也应终止 ECMO。在 ECMO 停机后，应继续观察患者情况 30min，若病情仍然稳定方可拔除插管，缝合伤口，撤除机器。拔管前静脉注入肝素 50～100U/kg，然后在无菌条件下拔除插管。一般先拔静脉插管，再拔动脉插管。成人需修复血管后缝合伤口，新生儿可直接结扎血管。

四、ECMO 的适应证和禁忌证

1. 适应证　ECMO 适应证因其强大的心肺替代功能并且操作简单而非常广泛。ECMO 的出现使许多危重症患者的抢救成功率明显上升，如 ARDS。更令人振奋的是使许多令医生束手无策的难题有了新的有效解决方法，如心搏和呼吸骤停。

（1）呼吸支持适应证：VV-ECMO 和 AV-ECMO 模式均可用于各种原因导致的、经传统治疗无法改善的急性呼吸功能衰竭患者的呼吸支持。但当患者出现心力衰竭和严重慢性肺动脉高压（肺动脉压＞50mmHg）时，VV-ECMO 模式需更换为 VA-ECMO 模式。ECMO 呼吸支持适应证包括：①急性呼吸窘迫综合征（ARDS），如各种急性肺炎、肺泡蛋白沉积征等；②肺损伤，如肺梗死、气道梗阻、肺挫裂伤和吸入性损伤等；③肺动脉高压，如严重新生儿肺动脉高压、肺移植术后肺动脉高压等；④肺移植围术期管理，如肺移植术前等待、肺移植术后支持治疗；⑤呼吸机或药物治疗无效的新生儿呼吸衰竭，如新生儿先天性膈疝、新生儿胎粪吸入性肺炎等。

（2）循环支持适应证：VA-ECMO 模式主要适用于各种病因导致的难治性低心排综合征以及各种危重状态的循环支持，为急性疾病提供治疗窗或等

待脏器功能恢复。包括：①体外循环心脏手术后心肌顿抑或心力衰竭而不能停机；②心脏移植术后心力衰竭；③严重器质性心脏病终末期等待心脏移植或人工心脏的支持治疗；④恶性心律失常或心搏骤停；⑤围生期心肌病；⑥新生儿、婴幼儿复杂先天性心脏病手术后抢救；⑦各种原因所致严重心力衰竭和心源性休克，如急性冠状动脉综合征、急性心肌梗死、急性重症心肌炎、心脏破裂、急性肺栓塞、脓毒血症、严重过敏性休克、中毒或药物过量等。

（3）ECMO 支持治疗的时机和指征：虽然目前没有公认的金标准来指导 ECMO 进行呼吸支持的准确时机，但呼吸衰竭患者使用 ECMO 不仅可以迅速改善低氧，而且还可避免高浓度氧吸入和呼吸机相关肺损伤，因此对于预计短期内无法脱离机械通气的患者，应尽早使用 ECMO，以避免肺的不可逆损伤。

对于心源性休克的患者，在最大剂量血管活性药物和（或）主动脉球囊反搏支持下，心脏指数（CI）＜2L/（m^2·min），收缩压＜90mmHg，尿量＜0.5ml/（kg·h）即可使用 ECMO。但在实际临床治疗中，如果将血管活性药物等传统治疗方法应用到极限再使用 ECMO 时，往往患者因长时间低灌注已造成其他重要脏器出现不可逆损伤，从而错过使用 ECMO 的最佳时机。已有较多研究显示使用大剂量血管活性药物和正性肌力药物的心源性休克患者预后较差，而经 ECMO 循环辅助的患者出院存活率为 15%～45%。因此，需要临床医生根据实际情况和临床经验来判断，对于预计需要长时间大剂量血管活性药物治疗的患者，应尽早开始 ECMO 辅助，保障有效灌注，维持内环境稳定，可能有助于改善患者预后。

对于院内心搏骤停患者，常规 CPR 抢救持续 10min 仍未能恢复有效自主循环。且无 ECMO 辅助禁忌证时，可立刻启动体外辅助心肺复苏（ECPR）抢救流程。院内心搏骤停患者接受 ECPR，能够提高出院存活率，神经系统预后较好。传统 CPR 抢救无自主循环到开始 ECMO 辅助之间的时间间隔与院内心搏骤停患者临床预后密切相关。因此，对于符合 ECPR 适应证，无禁忌证者，应尽早开始实施 ECPR。对于院外心搏骤停患者临床效果尚存在较

大的不确定性，而且不同 ECMO 中心报道的 ECPR 患者的出院存活率存在较大差异，部分 ECMO 中心对于院外心搏骤停患者积极实施 ECPR 抢救仍然持保守态度。

2. 禁忌证　ECMO 的禁忌证大多为相对禁忌证，主要考虑如何权衡患者的风险和获益。而且随着技术和设备的不断发展进步，其适应证和禁忌证也处于不断变化之中，适应证不断扩展，而禁忌证有缩小趋势。ECMO 的禁忌证主要包括：①胎龄＜ 34 周，体重＜ 2000g；年龄＞ 65 岁。② FiO_2 ＞ 0.9，且平台压（Pplat）＞ 30cmH_2O，持续使用呼吸机 ≥ 7d。③凝血功能紊乱且无法接受抗凝治疗者。④严重肥胖者。⑤不可逆的心肺功能衰竭且无法进行移植或心室辅助治疗者。⑥不可逆的重度颅脑损伤者。⑦晚期恶性肿瘤患者。⑧有致命性先天性缺陷的新生儿。⑨近期发生颅内出血，或颅内出血较前加重者。⑩合并严重肝肾等重要器官功能衰竭者。⑪合并主动脉瓣中、重度关闭不全与急性主动脉夹层动脉瘤者。⑫未知时间的心肺复苏术后，或心肺复苏时间长且器官灌注不良者。⑬因家庭经济条件、自身认知功能障碍或存在精神疾病等导致治疗依从性差者。

五、ECMO 在围术期的应用

1. ECMO 在心脏移植围术期的应用

(1) ECMO 在心脏移植术前的应用：心脏移植是各种终末期心脏病的有效治疗方法，但许多患者在等待供体期间因难治性心力衰竭而死亡。由于药物治疗对终末期心脏病患者的效果很差，因此各种机械循环辅助装置如人工心脏、左心辅助装置和 ECMO 等就成为延长患者生命的有效方法。其中 ECMO 因具有使用简便、费用相对较低和良好的心肺支持功能的优点而被广泛应用。

虽然各个医疗中心对在 ECMO 过渡下进行心脏移植的患者与未进行 ECMO 辅助的移植患者远期预后的报道结果有较大差异，但对于无心搏骤停病史的终末期心肌病患者，ECMO 在等待期的应用会显著提高其生存率，因此对于此类患者应积极行 ECMO 支持治疗。需要注意的是，在 ECMO 支持治疗期间，可能会发生一些并发症如不可逆的严重中枢神经系统损伤、难治性细菌或真菌性败血症等导致移植禁忌证，从而失去移植机会。

目前器官移植的供体一般为脑死亡患者，往往会出现循环不稳定，血流动力学的维持可能需要大剂量的血管活性药物和正性肌力药物，这对供体心脏会造成损害，从而影响手术的成功率和移植患者的预后。而通过 ECMO 对脑死亡患者进行循环支持，不仅能保持血流动力学的稳定、改善氧供，还能让心脏得到休息，增加心肌能量储备，提供高质量的供体心脏，保障心脏移植的成功。

(2) ECMO 在心脏移植术后的应用：心脏移植术后 ECMO 的适应证包括体外循环不能停机、移植后进行性低心排、严重排斥反应后的循环衰竭和迟发性供体血管病变等。ECMO 在儿童患者中的使用率要远远高于成人患者，这主要与先天性心脏病患者的肺动脉高压发生率更高有关。移植后的供心右心室无法耐受突然出现的肺动脉高压，这类患者常常早期就需要 ECMO 支持治疗，而且其生存率要低于那些因急性排斥反应导致一过性脏器功能不全而行 ECMO 支持的患者。

心脏移植术后 ECMO 支持采用 VA-ECMO 模式，对供心提供辅助，助其逐渐适应受体的循环负荷。一般在 ECMO 辅助 3 ～ 5d 后，供心心功能即有改善，否则需要重新评估心肺功能。

2. ECMO 在肺移植围术期的应用

(1) ECMO 在肺移植术前的应用：等待肺移植的终末期肺病患者均存在氧合功能降低、二氧化碳潴留、肺动脉高压甚至右心衰竭等各种情况，ECMO 可在患者出现快速呼吸功能恶化时进行过渡治疗，辅助心肺功能，改善组织氧供，以延长等待时间，同时还可改善虚弱患者的身体素质，为移植术提供更好的机体储备条件。肺移植术前需 ECMO 支持的主要适应证为患者发生难以纠正的高碳酸血症或缺氧性呼吸衰竭，通常 $PaCO_2$ ＞ 80mmHg，$PaCO_2/FiO_2$ ＜ 80mmHg 时就需 ECMO 支持治疗。对于移植名单上的患者是否需要 ECMO 支持常由多学科的决策队伍来讨论决定，需要考虑患者年龄、功能状态、基础疾病、感染、其他重要脏器功能等因素。年龄越小、机体功能状态越好的患者是 ECMO 支持治疗的最佳人选。

对于术前无右心功能不全的患者，一般采用

VV-ECMO 模式；而对于进行性呼吸功能衰竭的患者，VV-ECMO 经常无法提供足够的辅助支持，而需采用 VA-ECMO 模式。ECMO 支持的一个重要目的就是减少患者对机械通气的依赖，因此在 ECMO 启动后，应调整机械通气参数，尽量降低 PEEP 和 FiO_2，以减少机械通气对气道的损伤。

(2) ECMO 在肺移植术中的应用：肺移植患者往往术前一般情况较差，术中管理的难度增大，呼吸循环的不稳定严重影响手术成功。对于术前已经进行 ECMO 支持的患者，亦可在 ECMO 辅助下完成手术；而对于术前未行 ECMO 辅助的患者，若术中出现以下情况，也应进行心肺辅助：①术中单肺通气无法保证氧合；②阻断一侧肺动脉后出现难以纠正的右心衰；③血管活性药物无法维持的循环不稳定；④保护性通气策略无法纠正的因肺水肿导致的低氧。由于 ECMO 较常规体外循环有肝素用量少、炎症反应轻的优点，因此术中若无需要处理心脏的情况，通常用 ECMO 代替常规体外循环来进行心肺辅助。

术中 ECMO 辅助的选择有赖于术前进行的准确评估：①若患者术前心肺功能尚可，可先在外周血管预留鞘管，一旦需要可快速建立 ECMO；②若患者单纯高碳酸血症或低氧血症，而无肺动脉高压，可选择 VV-ECMO 模式；③若患者并发中重度肺动脉高压或心功能不全，则可选择 VA-ECMO 模式。

VA-ECMO 模式有循环支持功能，因此在术中对循环的稳定有重要作用。术中阻断一侧肺动脉时，会导致肺动脉压增高，此时增加 VA-ECMO 的流量可减少肺循环的血流量，从而降低肺动脉压。在肺静脉游离和吻合过程中，心脏受压可导致静脉回流受限、静脉压升高、动脉压降低，通过增加 VA-ECMO 的流量可以增加静脉血的引流，同时增加体循环血液的泵入，增高血压。在肺动脉吻合完成开放后，大量血液进入肺循环造成体循环容量相对不足，此时增加 ECMO 的流量同样有保持血流动力学稳定的作用。

(3) ECMO 在肺移植术后的应用：肺移植术后由于原发性移植肺功能丧失、缺血再灌注损伤、急性排斥反应和感染等因素，导致急性肺功能不全，表现为高碳酸血症、低氧血症、肺水肿、肺动脉高压和酸中毒。此时应用 ECMO 不仅可改善氧合、纠正低氧血症，还能降低移植肺再灌注的压力，减轻肺水肿，并降低呼吸机支持条件，减轻机械通气导致的肺损伤。另外对于术后循环不稳定或体外循环辅助下肺移植术后无法脱机的患者，ECMO 的及时介入有助于维持患者血流动力学的稳定，减少血管活性药的用量，改善预后。同样，对于单纯肺功能不全的患者，一般采用 VV-ECMO 模式；而对于伴有肺动脉高压、右心功能不全、循环不稳定的患者，宜采用 VA-ECMO 模式。

对于肺移植患者，当机械通气不足以改善患者临床症状时，ECMO 是唯一可以挽救移植肺和患者的辅助方式，因此术后 ECMO 辅助期间对于呼吸机的管理尤为重要。基本原则是要减少机械通气对移植肺的进一步损伤，促进其功能恢复。ECMO 启动后，即应调整呼吸机的潮气量为 $4 \sim 6ml/kg$，吸入峰值压力低于 $28 \sim 30cmH_2O$，PEEP 压力尽可能降低，FiO_2 也应降低至能耐受的氧合状态。

3. ECMO 在心脏手术后的应用

(1) ECMO 在小儿先天性心脏病术后的应用：先天性心脏病患儿由于机体本身尚未发育完全，并且心脏畸形导致机体组织器官灌注和供氧不足，重要器官发育迟缓，储备功能严重降低，再加上手术创伤、体外循环全身炎症反应等因素的作用，导致术后呼吸循环功能衰竭的发生率较高。目前国内外许多心脏中心均证实术后对高危患者及时进行 ECMO 辅助支持可保证心脏、脑、肾、肝和其他重要器官的灌注，避免在术后早期因灌注不足而造成重要器官出现不可逆的损伤。

先天性心脏病患儿术后需要 ECMO 辅助的常见病症包括：①急性呼吸功能衰竭：患儿因心脏畸形和肺本身先天发育未成熟，术后易发生灌注肺，导致急性呼吸功能衰竭，氧合无法维持，在机械通气无法改善供氧时应及时进行 ECMO 辅助，不仅可以减少肺的灌注，促进肺功能的恢复，而且能改善氧供，避免长时间缺氧导致的严重后果。②难治性肺动脉高压：对于药物治疗效果不佳的肺动脉高压，应考虑使用 ECMO 进行支持治疗，通过减少肺动脉的血流量降低肺动脉压，也能保护右心功能。③术后低心排综合征：长时间体外循环、深低温停循环、心肌保护不良、心肌缺血再灌注损伤或残留的心脏解剖缺陷都可能导致术后早期低心排综合征（LCOS），是患儿术后早期死亡的主要原因之一。ECMO 可以减轻心脏负荷，并为周围组织和器官提供足够的灌注，帮助患儿度过危险期，为下一步治疗提供机会。④术后心搏骤停：先天性心脏病术后恶性心律失常、心搏骤停的发生率较高，对于此类患者，ECPR 的抢救成功率较传统 CPR 更高。ECPR 需要在 ICU 内准备一套改良的便携式 ECMO 管路，并且处于预充状态，一旦发生心搏骤停，可在 5min 内快速建立 ECMO 系统进行辅助复苏。

由于婴幼儿的代谢旺盛并且机体储备低下的生理特点，周围组织器官对缺氧的耐受性差，因此对于患儿术后出现心肺功能衰竭时应尽早进行 ECMO 辅助支持。

（2）ECMO 在成人心脏术后的应用：随着医疗技术的发展和进步，高龄、术前心功能差和复杂心血管病患者的手术也不断增多，术后心功能衰竭的发生率也增高。据统计，心脏术后患者心功能障碍的发病率为 3% ～ 5%，虽然大部分患者可通过药物或主动脉球囊反搏（IABP）等治疗手段维持循环，但仍有约 1% 的患者无法脱离体外循环的辅助。

术后难以脱离体外循环的危险因素包括年龄＞60 岁、再次手术、急诊手术、左主干病变、有心肌病或心肌梗死病史、肾衰竭、肝衰竭和神经系统并发症等。必要时应对伴有以上危险因素的心力衰竭患者进行 48 ～ 72h 的 ECMO 辅助，30% ～ 77% 的患者可顺利脱机。

六、ECMO 并发症和处理

1. 临床常见并发症　尽管随着生物工程技术及相关技术理论的完善和提高，ECMO 的疗效较前已有很大改善，但是患者行 ECMO 支持治疗期间，仍然会发生很多相关并发症，包括患者机体和机械装置两方面。前者主要有出血或血栓、感染、肾功能衰竭、溶血、局部缺血、神经系统并发症等，后者主要为氧合器氧合不良。据国内六大医疗中心（广东中山大学附属中山医院、阜外心血管病医院、北京安贞医院、天津市第三中心医院、上海交通大学附属胸科医院和北京朝阳医院）汇总的 339 例 ECMO 辅助支持治疗患者的临床资料统计显示，相关并发症包括出血（呼吸支持 47.7%，循环支持 45.3%）、血栓（呼吸支持 29.2%，循环支持 20.4%）、感染（呼吸支持 15.4%，循环支持 8%）、肾功能不全（呼吸支持 29.3%，循环支持 28.9%；包括透析、人工肾及持续动静脉血液透析）、溶血（呼吸支持 10.8%，循环支持 10.2%）、神经系统并发症（呼吸支持 1.5%，循环支持 2.8%）、氧合器故障（呼吸支持 18.5%，循环支持 17.1%）等。此外，ECMO 并发症还有高血糖、高胆红素、DIC 和多器官功能衰竭等。

2. 机体并发症

（1）出血：出血是 ECMO 期间患者最常见的并发症，发生率为 32.7% ～ 70%。出血的常见部位为手术切口、插管处和气管切开伤口。导致出血的主要原因有：①外科性出血，如插管引起的血管撕裂、手术止血不彻底等；②抗凝监测不精确，肝素过量；③低温、机器长时间运转导致凝血功能障碍；④肝素诱导性血小板减少；⑤严重应激反应、感染。

处理原则是根据临床表现和实验室检查迅速判断出血原因、出血部位和出血量，并进行对症处理。对于外科性出血应预防为主，心脏手术止血应充分，插管操作避免暴力损伤血管，插管部位彻底止血，双股丝线结扎插管防止滑脱。规范抗凝，使用肝素涂抹技术的循环管路以减少肝素用量。北京安贞医院采用的抗凝策略是根据患者有无活动性出血和 ECMO 管路血栓情况来决定抗凝程度，如有出血倾向，初始 24h 内不予抗凝；待引流量减少且无活动性出血再开始静脉泵注肝素抗凝；每隔 4h 监测一次 ACT，维持 ACT 180 ～ 220s。及时补充血小板，维持血小板计数 ≥ 50×10^9/L。对于小面积局部渗血可通过调整肝素用量、补充血小板和局部使用止血剂等措施来处理；对于活动性大量出血应考虑外科手术止血。

（2）感染：感染也是 ECMO 期间常见并发症，发生率为 20.5% ～ 35%。主要为下呼吸道感染，其次为血液系统和泌尿系统感染。发生感染的主要原因为：①严重营养不良导致免疫力低下；②气道开放导致气道生理性防御遭到破坏；③插管处护理不当或局部血肿形成；④全身炎症反应综合征；⑤肺不张；⑥肠源性感染。

ECMO 运行期间要注意加强营养支持，改善患者全身状态。注意无菌操作，出现局部血肿或感染灶应及时进行外科处理。加强肺部护理，定时吸痰，避免肺不张。常规应用抗生素，发生感染后及时行病原学检查和药敏试验，选择敏感抗生素进行抗感染治疗。加强各种导管和插管的护理，每日消毒和更换敷料。

(3) 急性肾损伤：急性肾损伤在 ECMO 支持患者中较为常见，发生率为 28.3% ~ 62.5%，常需行连续肾脏替代疗法（CRRT）。急性肾损伤的主要原因为：①毒性代谢产物和药物对肾脏的直接损伤；②缺血再灌注损伤；③全身炎症反应；④大剂量血管活性药物导致肾脏供血不足。

ECMO 相关的急性肾损伤的预防措施主要有：维持肾脏有效灌注；优化液体治疗；避免肾毒性损害。ECMO 期间，出血、过度利尿、感染、过敏反应和全身炎症反应均可导致有效循环血容量减少，对此应进行补液和使用血管活性药物以维持有效循环血容量来保障肾脏有效灌注。由于患者存在心肺功能衰竭，在液体治疗方面往往更倾向于"干"状态，即欠容量的状态，但应考虑这可能导致肾脏灌注不足的情况，因此应在综合性容量监测手段下进行准确评估，指导液体治疗，而不是一味强求降低心脏负荷而控制液体的输入。液体治疗首选晶体液和白蛋白，羟乙基淀粉因其可能的肾毒性而应尽量避免使用。游离血红蛋白、肌红蛋白和肾毒性药物是肾毒性损害的主要来源，因此应采取措施减少溶血、预防肢体缺血和避免使用肾毒性药物。

ECMO 期间出现急性肾损伤，应立即评估是否合并水、电解质、酸碱平衡相关并发症，消除病因，对症处理。一般药物治疗效果不佳时应考虑肾脏替代治疗。当尿量 < 0.5ml/（kg·h）且持续 3h，肌酐持续升高 > 200μmol/L 时应积极行 CRRT 治疗。

(4) 溶血：溶血也是 ECMO 期间常见并发症，其发生率在 5% ~ 12%。严重的溶血可导致肾功能不全、DIC 等，甚至死亡。剪切力和气血直接接触是导致溶血的主要因素。长期高流量、离心泵内血栓形成、静脉引流负压过大、管路扭折、红细胞比积过高和 ECMO 管路的非生物材料表面等也可导致溶血。

管路扭折不仅使剪切力增加，还会导致静脉引流负压增大，因此在 ECMO 运行期间应注意观察，减少患者躁动，避免管路扭折。容量不足也会导致静脉引流负压过大，应适当补液，维持引流负压 < −30mmHg。ECMO 运行期间红细胞比积以维持在 0.3 ~ 0.35 为宜。当出现血红蛋白尿时，应碱化尿液，维持尿量 > 3ml/h。

(5) 中枢神经系统并发症：ECMO 期间中枢神经系统并发症，主要是指脑出血和脑栓塞及其后遗症。一部分患者在 ECMO 装置撤除后，甚至出院后仍然遗留神经系统的后遗症，如癫痫、视觉障碍等。由于重症新生儿常存在酸中毒、缺血缺氧、CO_2 潴留、脓毒血症、凝血功能障碍、血小板减少、惊厥、产伤等问题，以及快速输注各种胶体或高张液，均极大增加了新生儿颅内出血的风险，另外颈内动静脉插管也影响了脑组织灌注和静脉血回流，因此婴幼儿应用 ECMO 支持治疗期中枢神经系统并发症发生率更高。

预防措施主要有：选择合适的插管；充分镇静减少躁动，降低脑氧耗；维持循环及气体交换稳定，保证脑的氧供；纠正凝血功能障碍。头颅超声检查是检测脑损伤的标准方法，患者如有脑出血倾向或已经出现脑出血，应立即停止 ECMO；相反，如果发现患者有脑梗死表现，应该适当提高 ECMO 辅助流量，增加脑部灌注，防止出现缺血缺氧性脑病。

(6) 肺部并发症：ECPR 的肺部并发症主要有胸腔出血、肺不张、肺水肿和肺部感染等。在抗凝条件下易发生肺部、胸腔出血并发症；肺不张与肺感染多见于机械通气的患者，痰液引流不畅或气道内出血堵塞支气管可导致肺不张、肺感染；肺再灌注损伤和炎症反应可引起肺毛细血管通透性增加，导致肺水肿。

加强呼吸道护理，采用肺保护通气策略，及时清除气道的分泌物，必要时使用纤维支气管镜检查和清除阻塞气道的痰液和血块等。积极处理张力行血、气胸，必要时开胸探查，清除胸腔内积血和血块。

3. 机械并发症

(1) 氧合器功能异常：氧合器功能异常主要表现为：①氧合能力下降；②血栓形成；③血浆渗漏；④血小板减少，游离血红蛋白和纤维蛋白单体增加。氧合器功能异常多与 ECMO 持续时间过长有关。ECMO 长期转流在加重血液成分破坏的同时，氧合器功能也逐步下降，膜的稳定性逐渐减退，当氧合器功能减退到不能承受其所负担的负荷时，则会发生氧合器渗漏。氧合器血流入及流出口压力差变大提示氧合器可能已有血栓形成。因此对于长期 ECMO 转流者，必要时需及时更换氧合器，以减少机械并发症的发生。

(2) 空气栓塞：ECMO 是一个密闭系统，正常情况下循环管路中不应存在气体，发生空气栓塞的主要原因有：①泵前静脉引流管松开或滑脱；②血氧分压过高；③泵前管不通畅，离心泵吸力导致溶解在血液中的气体析出；④氧合器中空纤维膜破裂。

应避免在泵前血管区域内进行操作，同时使患者保持安静状态，以免泵前血管出现松动或扭折。系统运行前应检查氧合器和空氧混合器功能是否正常。钳夹管道应先夹泵后管道，松钳时先松泵前管道。VV-ECMO 模式下少量进气可只需严密观察，而大量进气或 VA-ECMO 模式下进气则应立即停止 ECMO，进行排气。若气栓进入体内则应采取相应措施：①头低足高体位，防止气栓进入脑血管；②若气栓进入冠状动脉，则需使用血管活性药物提高灌注压和扩张冠状动脉，促进气栓的排出；③若气栓集中于心腔内，可置入导管抽吸排气。

七、展望

随着生物医学工程的进步和临床技术的不断提高，ECMO 的适应证不断扩大，并发症越来越少，成功率越来越高，以往的禁区也不断被突破。2017 年中国体外生命支持数据显示，我国年 ECMO 例数与中心数较前有大幅度增长，而中心规模也有所扩大。在适应证分布上我国逐渐与全球趋于一致，已在不同人群、疾病中开展 ECMO 救治。成人患者因呼吸适应证应用 ECMO 辅助的患者比例逐渐升高，心脏适应证已不再独占主导地位，但儿童和新生儿患者 ECMO 开展例数仍然有限。

尽管 ECMO 技术广泛开展，但 ECMO 技术用于危重症患者辅助治疗时，仍然具有较大的不确定性。ECMO 作为一种有创、高消耗性医疗技术，最佳的临床可能受益人群仍然并不明确，针对每例具体患者如何在风险和受益之间取得较好平衡等相关问题仍然有待于进一步的探讨。

（魏海燕）

第3章　自体血回输与血液保护技术

对外科手术而言，术中用血必不可少。在我国，医疗单位每年用血量高达800t，血源日趋紧张，全国各地出现血慌，已经被认为达到了近些年来最严重的程度，有八成以上的手术因"缺血"被迫推迟。有的医院储血量甚至不够一次手术使用。在一些地方，医院接到了限血令"省着点用"。手术被迫推迟，患者安全受到威胁。而一些被称为"熊猫血"Rh阴性血的患者，因其人群稀少手术用血更是难上加难。传统方式的异体输血尚存一定的风险，可能使受体发生免疫反应或感染病毒性肝炎、艾滋病等，因此血液保护技术的发展是顺应医学发展要求的重要环节。输血虽可挽救很多人的生命，但也有一些人群因宗教信仰等原因拒绝手术输血。因此如何解决血源紧张，减少库血用量，解决输血传播疾病的难题，解决少数患者因民族、宗教信仰、生活方式等原因拒绝输血延误治疗的难题，是全行业共同关注的问题。

一、自体血回输方法

20世纪60年代开始研发血液回收仪器，1970年，美国生产的第一台ATS100自体输血机创造了血液回收新纪元。1974年，由美国Hsemonetics公司研发的Cell Ssver血液回收机问世。1976年，noon等研制出更为先进的自体血回收机。从此以后，自体血回收的使用在不断增加。目前有三大类自体输血方法：预存式自体输血（术前储血）、急性血液稀释技术、回收式自身输血（手术中自体血回输）。

（一）预存式自体输血

预存式自体输血一般是在术前一段时间（通常为2～4周），采集一定量的自体血，以满足手术用血的需要。一般要求自体供血者每次采血前Hb > 110g/L，Hct > 33%，对年龄无限制，体重低于50kg，相应的采血量减少。

1. **临床上的适用人群**　①身体状况好，准备择期手术，而预期术中出血多，需要输血者；②孕妇和计划怀孕者（避免生孩子或剖宫产时输异体血）；③有过严重输血反应病史者；④稀有血型或曾经配血发生困难者等。

2. **临床上的不适用人群**　①可能患有脓毒血症或菌血症或正在使用抗生素的患者；②肝肾功能不良者；③有严重心脏疾病；④贫血、出血及血压偏低者；⑤有献血史并发生过迟发性昏厥者；⑥采血可能诱发疾病发作或加重的患者；⑦凝血因子缺乏者等。

3. **具体方法**

（1）单纯采血法：同普通的献血，即手术前一次或若干次，将患者的血采集出来，储存于4～6℃冰箱，时间一般不宜超过10d，以备手术中或术后输血。采血次数一般每周不得超过1次，最好采至术前1周，一般允许采血4～5单位。自体输血量较大时（或手术延期），可采取"蛙跳法"采血，即回输患者保存最久的血然后再采血。首次采血200～400ml，一周后将第1次所采血回输并加量采血，如回输400ml，同时采出600ml，再回输时，采血约800ml，并根据情况适量补充晶体液或加强营养，以确保患者安全及保持采集血液新鲜。每次采血前均须测定血红蛋白。缺点：全血保存期限短，限制了术前采血量。保存过程中，代谢产物增加，有效血液成分活性丢失，血液品质下降，有污染的危险。术前有一段相当时间的贫血期（3周），不利于术前的治疗。

（2）血浆红细胞分离采集法：在采血同时，利用血液分离机，将红细胞与血浆成分分离，红细胞返输回体内，或制成冰冻红细胞，血浆则予以冰冻以利长时间保存。缺点：虽保护了大部分的血液有效成分，但设备昂贵，仅限于稀有血型的保藏。准备期仍较长。

(3) 转换（switch back）式采血返还法：术前 6 周始，采 200ml 血，2 周后采血 400ml，回输前一次所采血液。以此类推。这样术前可采得 800 ～ 1200ml 自体全血。缺点：准备时间过长，操作不便，患者反复抽血较难接受。

(4) 术前促红细胞生成素加强储血法：促红细胞生成素（EPO）是一种糖蛋白，由肝脏合成、肾脏释放。贫血、缺氧情况下刺激其释放，并作用于骨髓增加红细胞的数量。临床研究发现短时期内（10d）的中等量失血，经过 4 周仅能代偿其 1/3 丢失的红细胞使用 EPO 后骨髓红细胞的增殖反应可增加 3 ～ 4 倍起效，需要 5d，术前 2 周使用 EPO 可使血红蛋白平均增至 150g。术前使用 EPO 以增加 PAD、ANH 的效果。传统 EPO 使用方法是 500U/kg，皮下注射，1 次 / 周 ×3 周，术前 3 周开始用。术前大剂量用法是首次静注 300U/kg+ 皮下 500U/kg，隔日皮下 500U/kg。低剂量用法是 300U/kg，皮下注射，1 次 / 周 ×2 周，术前 2 周开始用。治疗的理想目标是 HCT 达 45%：①发挥骨髓生血的最大效应，必须保证血浆游离铁及转铁蛋白的饱和度；②保证每日摄铁 > 100mg；③静脉用铁首选右旋糖酐铁，葡萄糖二酸铁。

（二）急性血液稀释技术

急性血液稀释技术（麻醉后开刀前储血）即在手术主要出血步骤开始前，采集患者一定量自体血液，进行抗凝处理后保存备用。同时输入胶体液或晶体液补充血容量，使血液适度稀释，降低红细胞压积，以减少手术出血时血液有形成分的丢失。然后根据术中失血量及患者情况在术中或术后将自体血回输给患者本人。

1. 临床适应证　①患者身体一般情况良好，血红蛋白 ≥ 110g/L（血细胞比容 ≥ 0.33），估计术中失血量超过 800ml 或全身血容量的 20%；②稀有血型配血困难者；③对输异体血产生免疫抗体者；④拒绝同种异体输血者。

2. 临床禁忌证　①血红蛋白 < 100g/L；②凝血功能障碍；③低蛋白血症；④心肺功能不良患者；⑤不具备监护条件。

3. 方法

(1) 路径：经外周动脉或中心静脉采集患者自体血液。

(2) 稀释：应用胶体液或同时输注适量晶体液（胶体液或 1：0.5 晶体液 + 胶体液）。

(3) 采血量计算：计算公式：$V=EBV \times (H_0-H_f)/Hav$，$Hav=(H_0-H_f)/2$。

V 为采血量，EBV 为全身血容量，H_0 为稀释前 Hct 值，H_f 为稀释后预计 Hct 值。

(4) 质控：麻醉记录单应体现采集血液总量，血液稀释期间的监测指标及特殊事件。

(5) 回输及保存：采集的血液确保 4h 内完全回输，否则应放入血库冰箱保存，严格执行血液科提供的采血操作流程。

4. 注意事项

(1) 保证组织氧供，理论标准是 Hct > 20%，Hb > 7g/dl，组织供氧不变。

(2) 维持正常凝血功能，理论标准：血小板 > 50×10^9/L，凝血因子 > 30% 能满足凝血的需要。

(3) 操作人员需接受正规培训。

(4) 需专用储血袋、多环节质控、掌握采血和回输的时机。

(5) 术中必须密切监测血压、心率、脉搏血氧饱和度、红细胞压积和尿量的变化，必要时监测中心静脉压。

(6) 签署知情同意书。

（三）回收式自身输血（手术中自体血回输）

血液回收是指用血液回收机通过负压吸收装置，将创伤出血或术中出血收集到储血器，在吸引过程中与适量抗凝剂混合，经多层过滤后再利用高速离心的血液回收罐把细胞分离出来，把废液、破碎细胞及有害成分分流到废液袋中，用生理盐水对血细胞进行清洗、净化和浓缩，最后再把纯净、浓缩的血细胞保存在血液袋中，回输给患者。血液回收必须采用合格的设备，回收处理的血必须达到一定的质量标准。

1. 回收式自体输血的适应证

(1) 择期手术：术前备红细胞 ≥ 2 单位，无回收式自体输血禁忌证，如创伤比较大的骨科手术。

(2) 急症手术：如肝脾破裂、异位妊娠、颅脑外伤、心脏及大血管损伤等。

(3) 体外循环。

(4) 稀有血型或曾经配血发生困难者。

(5) 因宗教信仰而拒绝异体输血者。

(6) 术中意外大出血。

(7) 术后无污染的引流血，如纵隔引流、估计出血量较多的创口引流血。

2. 回收式自体输血的禁忌证

(1) 被污染的血液：①腹部空腔脏器破裂；②感染伤口、菌血症、败血症等；③开放性创伤超过 4h 的积血；④术中其他污染（创面洗涤液如安尔碘、乙醇、高渗糖、过氧化氢等；创面有外用止血药物，如胶原、纤维素、凝血酶等）。

(2) 恶性肿瘤：手术部位失血可能含有肿瘤细胞未经灭活者，经白细胞滤器可以减少肿瘤细胞，但不能完全消除；辐照可抑制增殖活性，但不能将其杀死（濒临生命危急状态除外）。

(3) 大量溶血红细胞大量破坏，无回收价值。

(4) 镰状细胞性贫血。

(5) 血液流出血管外超过 6h。

二、自体血回输的时机及对机体的影响

（一）自体血回输的时机

采集的血液置于 ACD 保存液中，在室温下可保存，如超过 6h，则冷藏保存并于 24h 内回输。先采集的血液含有血红蛋白、血浆蛋白和血小板浓度最高，一般等到手术止血完毕或手术结束后回输，以最大限度地提高术后血红蛋白、改善术后凝血功能。但术中一旦大出血或渗血失控，出现血压维持不住甚至低血容量性休克，则应立即将自体血回输。

（二）自体血回输对机体的影响

1. "回收血综合征"（SBS） 临床上有极少数患者在回输自体血后出现血压下降、术中或术后伤口弥漫性出血、呼吸道阻力上升、肺顺应性和动脉氧分压下降、呼气末二氧化碳分压升高和肺水肿等类似急性呼吸窘迫综合征（ARDS）的表现，尽管非常罕见，但危害却是致命的。为避免和减轻血小板活化，有学者提出用枸橼酸钠替代肝素做抗凝剂，因为枸橼酸钠可抑制血小板的聚集而肝素却不

能，值得临床研究推广。

2. 溶血 如果吸引负压过高，就会发生溶血。如果回输大量含有游离血红蛋白和红细胞基质的血液，会诱发肾脏损伤。

3. 凝血功能障碍 由于经洗涤的自体血含凝血因子、血浆蛋白和血小板明显减少，因此在大量输自体血后，可产生稀释行凝血功能障碍如 PT 延长等，回收血量大于 3000ml 时应常规补充 3～4 单位新鲜冰冻血浆（FFP）和血小板，以免发生凝血障碍，造成术后大量渗血。

4. 对机体内环境的影响 由于洗涤液的 Na^+、Cl^- 含量较高，大量输入可能会对内环境造成一定的影响，导致高氯性代谢性酸中毒，甚至低钙、低镁，需注意监测患者的酸碱度和电解质变化。用平衡盐液代替生理盐水可减轻或避免上述并发症。

5. 回收式自体输血的注意事项 ①术中处理的血液不得转让其他患者；②自体血经洗涤后，血小板、凝血因子、血浆蛋白等基本丢失，故应根据回收血量或出血量予以补充；③术中快速回收处理的血液若未经洗涤处理，其中含有抗凝剂，故应根据抗凝剂使用的剂量给予相应的拮抗剂；④术中回收处理的血中若残留血红蛋白（特别是快速回收处理的血液），应视血红蛋白残留量给予相应的治疗；⑤术中回收操作应严格执行无菌操作规范，特别是人工回收操作；⑥回输术中处理的血液时，必须使用输血器；⑦血液保存：暂不回输可保存在 22℃左右，若超过 6h，应置于储血专用冰箱，但不超过 24h。

三、自体血回输机的使用（以 Ziti-2000 型为例）

自体 Ziti-2000 型血液回收机（简称血液回收机），是利用现代化医学成果和高科技手段，从患者术中收集起来的血液，进行过滤、分离、清洗、净化后再回输给患者。

（一）血液回收机的工作原理

血液回收机通过负压吸收装置，将创伤出血或术中出血收集到储血器，在吸引过程中与适量抗凝剂混合，经多层过滤后再利用高速离心的血液回收罐把细胞分离出来，把废液、破碎细胞及有害成分

分流到废液袋中，用生理盐水对血细胞进行清洗、净化和浓缩，最后再把纯净、浓缩的血细胞保存在血液袋中，回输给患者。

（二）产品结构组成

该产品由离心机、显示器、管道夹、液体滚压泵组成。离心机最高转速：在额定电压、对应载荷下转速应达到 5600r/min，误差不超过 ±2%；离心机转动：在最高转速和对应载荷下离心机的振动速度应不大于 0.5cm/s；液体滚压泵流量：50 ～ 1000ml/min（分级可调），流量不低于标称值的 80%；血液经回收机处理后，红细胞压积不低于 45%；红细胞回收率不低于 90%。

（三）血液回收机主要功能

主要包括以下 5 种：①把手术中的失血收集处理后，进行自体血液回输；②用于大出血患者的抢救（疾病、战争、野外作业、自然灾害等）；③术前分离自体红细胞、血小板和血浆，进行成分输血；④可回收心血管手术、关节置换、脊柱等大手术后无污染的引流液中的血液；⑤提供洗涤红细胞给特殊患者使用。

（四）血液回收机临床适用范围

主要有以下 10 项：①创伤外科手术、外伤、战伤出血，如大血管损伤、肝破裂、脾破裂、脊柱外伤闭合性骨折出血、大出血抢救；②心血管外科手术；③血管外科大手术；④骨科全髋置换、脊柱手术（滑椎、脊柱融合术、畸形矫正等）；⑤脑外科手术；⑥妇产科异位妊娠破裂大出血手术及剖宫产大出血手术等；⑦腹部外科肝脾手术，门脉高压分流手术等；⑧器官移植手术（心脏、肝脏等移植）；⑨泌尿外科大出血手术；⑩对于一些术中粘连重、渗血多、血小板消耗破坏严重的手术，可于术前麻醉后用血液回收机分离提出血小板，术后再回输给患者，以减少血小板损耗，防止术后渗血。

（五）血液回收机临床使用禁忌证

主要包括以下 3 项：①被严重污染的血不能回收；②败血症；③血液中被恶性肿瘤细胞严重污染的病例。

（六）自体 –2000 型血液回收机的技术规格指标和参数

主机尺寸：长 490mm，宽 365mm，高 400mm；主机重量：40kg；专用仪器车尺寸：长 547mm，宽

426mm，高 500mm；工作电压：220V，50Hz；最大功率：280W；工作环境温度 5 ～ 40℃，相对湿度 ≤ 80%；离心机转速：5600r/min，2400r/min；噪声：≤ 60dB；液体滚压泵流量：20 ～ 1000ml/min；血细胞回收率：≥ 95%；回收后血细胞压积：≥ 50%；抗凝剂清除率：≥ 98%；游离血红蛋白、破碎细胞清除率：≥ 98%；成分血采集：自动状态，独立血小板分离界面。

（七）产品标准（YZB/ 国产 1917–45–2004　血液回收机）

1. 用物准备　血液回收机 1 架及其一次性使用的配套物品 1 套，包括吸引管、抗凝药袋、储血器、血液回收罐、清洗液袋、浓缩血袋、废液袋；肝素 2 支，生理盐水数瓶，负压吸引装置 1 套。

2. 使用方法

(1) 准备配套用品：先把一次性使用的配套物品安装好，并检查各管道是否安装正确。

(2) 失血的收集与抗凝：利用负压吸引使储血器形成持续负压，通过吸引头和吸血管把患者创口内血液吸入储血器中，并经多层滤网过滤。在吸血的同时，通过连在吸血管上的抗凝药滴管，抗凝药被吸入吸血管与血液混合，使血液不凝固。收集的血液和抗凝剂暂时储存在储血器内备用。抗凝药为肝素生理盐水，即生理盐水 500ml 加肝素 2000U，抗凝药与吸血量比例为 1：8。

(3) 血液回收机操作要点：血液回收机采用手动操作或自动操作，两者可随意转换。本文均采用手动操作，先接通电源，打开电源开关，当"欢迎使用自体 –2000 型血液回收机"界面出现时，按手动键。①进血：按进血键，离心机开始运转，达 5600r/min。调速泵以 500ml/min 流量速度正向转动，收集在储血器内的原血进入回收血罐。血细胞被 留在罐内，废液被 分离流入废液袋。当血层探头探到血层后，进行清洗程序。②清洗：按清洗键，调速泵仍以 500ml/min 流量转动。清洗液（生理盐水）进入罐内清洗，当流出的清洗液干净（即流出液接近无色），即可进入排空程序。一般情况下，清洗液量为 1000ml。③排空：按排空键，离心机停，调速泵反方向转动，血液被泵入血液袋内。一般情况下，一次收血 250ml。若储血罐内仍有血液，可重复按进血、清洗、排空操作，直至储血器内血液全

部清洗完为止。④浓缩：浓缩只有在特殊情况下才使用，即当储血器内原血全部进入血液回收罐内，血层较薄，血球压积很低，无法使血层探头感知，而血液袋内存放有浓缩血细胞。可按浓缩键，使血液袋中的浓缩细胞进入血液回收罐，原来较薄的血层迅速增厚，被血层探头感知，进血停止，再进入清洗，本组中只有 1 例进行浓缩处理。⑤回血：回血只在特殊情况下使用，当储血器内原血全部进入血液回收罐，血细胞少，血层较薄，血袋中又无浓缩血细胞，可用回血的方式，把血液重新排到储血器中，等收集到更多的血液时，再重新进行回收处理。

(4) 避免医源性交叉感染：血液回收机配套物品（名称见用物准备）均采用环氧乙烷消毒灭菌，且一次性使用，在安装与连接各管道接头时，严格执行无菌操作，即可避免医源性交叉感染。因血液回收均在密闭的配套物品中进行，保持清洁即可。

(八) 自体血回输机常见问题

1. 用自体血回输机的患者是否需要备血　手术中的出血量，在术前往往很难预见。如果患者手术中出现大量失血时，在回收过程中，血液的损失可能影响患者血容量的维持。在补充晶体和胶体液无效时，应适当输血。所以对一些预计可能发生大出血的手术，术前还应准备一定量的血小板、血浆或新鲜全血，也可采用术前自体储血。

2. 大出血患者在使用自体血回输后，是否会出现凝血障碍　在大出血的患者，由于回收的血液经过伤口刺激后，其中的凝血因子和血小板因激活而被破坏，回收后的最终血制品中是完整红细胞和盐水。由于患者的病情对出血有直接的影响，故对这样的患者应在手术前采集血小板，以弥补术后凝血功能，或术后补充干冻血浆。

3. 混有杂质的不洁血（如骨科手术中的回收血）应使用大量液体进行洗涤，洗涤量以多少为宜　清洗回收血在美国 FDA 有严格的判断标准。对一般的手术而言，清洗盐水量为离心血容量的 3～5 倍，对明显有较多脂肪滴和组织液的不洁血，清洗量为 5～7 倍，甚至于 10～12 倍。而临床操作者的即时判断标准为，废物管的流出液已变得澄清。在回收血杂质较多，需要用大量液体并彻底清洗时，可改用手控操作，延长洗涤时间，增加有害物质和游离血红蛋白的去除率。

4. 如何判断血液是否已经洗涤充分　Cell Saver 5 在全自动模式时可以根据"清洗质量监测器"自动检测，手动模式时根据肉眼观察从一次性血液离心杯流出的废液变成清亮时即表明血液已洗涤充分。

5. 在开放性外伤手术中是否可以使用血液回收　开放性伤口由于无法证实其污染程度，因此不首选使用。但是当临床上已经发现有较大血管出血时，为争分夺秒抢救患者生命，可以有选择地使用，以补充血容量，但一定要作预防性抗菌治疗。

6. 在产科手术中是否可以使用血液回收　剖宫产大出血手术中自体血液回收技术的应用，目前国际上报道较多，但尚存在一定争议，主要涉及两个方面的问题：一是如何预防阴道污染，二是回收的羊水能否被完全滤除。我们的经验是在术前注意外阴消毒、阴道填塞碘仿纱布，术中将羊水及胎粪、胎毛等用普通吸引器吸走后再回收失血，并用大量生理盐水（每杯 1500ml）清洗回收的原血。

7. 在进行血液回收时可使用哪些液体作为清洗液　理论上只要不引起溶血，可以使用各种液体进行清洗。国外目前常规使用林格液，因其在各方面（pH、渗透压、各种离子的浓度等）更符合生理情况。国内目前多使用生理盐水作为清洗液。但在条件允许，或希望减少清洗对红细胞形态、功能的影响时，应尽量使用林格液清洗。

8. 血细胞比容达到多少才符合标准　判断何时回输应以血液是否洗涤干净为标准，而不是血球压积。血细胞比容的高低取决于离心机的速度和离心碗的容量。血细胞比容太低，会影响回输的质量，血细胞比容太高，会影响回输的速度。一般为 40%～60%。

9. 在小儿外科手术中是否可以进行血液回收　在成人，当出血量小于 300ml 时一般不进行自体血液回收，但小儿因为其全身血容量基数小，即使回收少量的血液（50～100ml）也是有意义的，能明显减少异体血的用量。当血液较稀时可以使用胶体液或林格液代替生理盐水进行洗涤，以减少红细胞的破坏，提高回收率。在小儿心脏外科手术，可以常规应用血液回收。一般认为，小儿更不主张输异体血。

10. 洗涤后血可放置多长时间　一般在常温下放置不宜超过 6h，低温（1～6℃）下放置不宜超过 24h，以避免感染和细胞破坏。

11. 洗涤能否除去血液中的细菌　清洗的目的是冲洗干净红细胞表面黏附的脂肪滴。如果存在的细菌质量和体积，与红细胞相仿，就会和红细胞一起保留下来。正常的清洗是无法洗去的，因此含菌血不提倡使用。

12. 术中自体血液回收有哪些并发症　术中自体血液回收常见的并发症为低蛋白血症和凝血障碍，主要是发生在一些洗涤血量超过 3000ml 的大出血病例。国外相关研究表明，使用自体血回输并不增加患者的感染发生率。

13. 在回收血时，负压吸引应控制在多大压力范围内合适　一般认为，在进行术中血液回收时，负压以控制在 150mmHg 以下为宜。但目前国内多数医院采取中心负压，无法对其进行具体调节。有人采取开放吸引管侧孔的方法来降低吸引管口的负压，但据文献报道，如果在吸血的同时有空气混入，红细胞溶解率将显著增加，明显大于单纯增加负压时的溶血增加率，二者之间有协同作用。故当负压不可调时，应注意尽量避免吸血时混入空气。

14. 何谓运动血液兴奋剂　源于人体自身的血液，称为血液兴奋剂或称自血回输。即从运动员本人体内抽出一定数量的血液，经处理后储备待用，赛前 1～7d 再将血细胞随生理盐水输回原抽血者体内，目的是增加循环系统中的红细胞数，借此提高血液的携氧能力。研究表明，运动员经自血回输后，最大吸氧量和持续运动到极限的时间均有增加。这种技术可在一定程度上提高长时间耐久力项目的运动成绩。输血常用自身血液回输和异体输血。输血使人体内的血量突然增加，会引起血压升高，加重心脏负荷，导致心力衰竭或代谢性休克。异体输血则会出现严重输血反应，如过敏、急性溶血或有感染肝炎和艾滋病的危险。

四、英国产科术中自体血回收的发展历程

产科大出血仍是导致产妇死亡的主要原因，在产科手术中应用有效的血液保护措施是极为重要

的。自体输血技术是一项重要的血液保护措施，主要包括贮存式自体输血、急性等容血液稀释和回收式自体输血。贮存式自体输血需要在术前一段时间采集患者自身血液保存备用，而产科手术多为急诊，故该技术的临床应用受到限制。急性等容血液稀释是在手术主要步骤开始前，采集患者自身血液保存备用，同时输入胶体液或晶体液补充血容量，由于产妇特殊的血容量改变，容量负荷的变化可能导致产妇心力衰竭和胎盘供氧不足，因此不适合在产科开展。

（一）术中自体血回收

术中自体血回收是指利用血液回收装置，收集患者手术失血，进行抗凝、过滤和洗涤，然后回输给患者本人。据记载，早在 19 世纪，产科医师 James Blundell 首次为产妇使用自体血回收，尽管是使用最简陋的方法来收集、过滤和回输，却挽救了许多母亲的生命。后来，由于考虑到羊水和血液一起被回收，回输血中含有的羊水成分可能会引起羊水栓塞等相关并发症的发生，产科术中自体血回收被列为禁忌证。时至今日，在世界的多个临床机构中，产科术中自体血回收已经具有相当数量的临床应用案例，并且没有羊水栓塞等相关并发症的发生，但是由于羊水和免疫等的顾虑，该技术并未普及使用。

英国在产科术中自体血回收方面的发展居于世界先列。在英国，该技术在产科的有效性已经得到证实，并且处于推广阶段。2013 年英国在其自体血回收的指南中首次将产科手术作为适应证之一。本文将英国产科术中自体血回收的发展历程进行总结，介绍其相关研究与临床应用，对促进国内产科血液保护措施的进一步发展具有重要意义。

（二）早期实验室检测

在产科应用自体血回收时，会在回输的过程中使用白细胞滤器进行过滤，洗涤过滤后的回收血中，羊水成分是可以被有效清除的。1996 年，英国威尔士的辛格尔顿医院使用自体血液回收机和白细胞滤器，对 27 例剖宫产术中收集的自体血进行了洗涤和过滤，以一些代表成分为指标，对羊水和胎儿红细胞的去除效果进行了评价。结果发现滋养层组织、甲胎蛋白、白细胞能够被完全清除，胎儿鳞状上皮细胞和不定型碎片仍存在于回收血中。胎儿红

细胞的含量为 2 ～ 19ml。其中甲胎蛋白是检测自体血回收机洗涤性能的标志物，胎儿鳞状上皮细胞是诊断羊水栓塞的重要指标，IML 红细胞与免疫有关。

虽然胎儿鳞状上皮细胞和不定型碎片存在于回收血中，但是以往的研究发现，正常妊娠的母体血液中也存在有羊水成分，而回收血中的羊水成分的浓度低于母体血液。所以，该研究得出结论，在产妇发生致命大出血，或产妇拒绝接受异体输血的情况下，应当考虑使用自体血回收。

（三）2005 年首次发布指南

英国国家血液服务机构、英国皇家助产士协会、英国皇家妇产科学院和大不列颠与爱尔兰麻醉医师协会于 2004 年针对产科自体血回收的有效性和安全性进行了全面的回顾性文献检索，其中 1998 年美国进行的多中心回顾研究及意大利进行的随机对照试验分别成为其发布指南的重要依据。

美国 1998 年的研究，纳入了三所医院共 139 例剖宫产术中使用自体血回输的案例，平均回输血量为 250 ～ 543ml，除 1 例出现肝素毒性，其他产妇未出现相关并发症。意大利 1998 年的随机对照试验中 34 例剖宫产产妇使用了自体血回输。该组产妇血红蛋白水平从术前 107g/L 降至术后 102g/L；对照组 34 例妇女使用异体输血，血红蛋白水平从术前 117g/L 降至术后 86g/L；自体血回输组的平均住院日为 5.3d，明显少于异体输血组的 7.3d（$P < 0.05$），由此可见与异体输血组比较，对于产妇的转归自体血回输有着绝对的优势。英国的 Catling 等于 2002 年报道了 4 个案例，其中 3 例为剖宫产术中自体血回输，另外 1 例为术后第 5 天发生阴道大出血时使用自体血回输。

根据上述研究，英国国家健康卫生医疗质量标准署（NICE）于 2005 年发布了产科术中自体血回收的指南，指出在剖宫产术中，与异体输血比较，自体血回输可以减少异体输血相关的并发症；当交叉配型难以实施时，可以使用自体血回输。

虽然存在羊水和免疫的顾虑，但是英国的专家认为有足够的理由来证实产科自体血回收的安全性。首先，自体血液回收机联合白细胞滤器能够有效清除羊水成分，智能化的自体血液回收机本身就可以去除组织因子、甲胎蛋白等小分子物质，而白细胞滤器可以去除类似于红细胞大小的成分。其次

羊水栓塞已经被认为是过敏反应而非机械性栓塞，所以即使有少量的羊水存在于回收血中，也不会引起羊水栓塞。而免疫的问题在于母婴 Rh 血型不合会引起下一胎的新生儿溶血病。这可以通过使用抗 D 球蛋白进行阻断，即在自体血回输以后，进行 Kleihauer–Betke Test 来检测体内的胎儿红细胞浓度，从而确定抗 D 球蛋白的使用量。

（四）指南发布以后的推广

2006 年，在都柏林召开的产科麻醉师协会 / 产科麻醉与围产医学会年会（OAA/SOAP）会议上，辛格尔顿医院陈述了产科血液保护技术在英国的发展。在有关产科自体血回收的内容里提到，如果英国所有的医院能够实现自体血回收，并在出血量大于 1000ml 的剖宫产术中使用，那么每年将会节省 16 万单位的异体红细胞，这对改善产妇预后、促进产科血液保护发展具有重要意义。

利物浦妇女保健院（Liverpool Women's NHS Foundation Trust）从 2006 年至 2011 年，记录了所有使用产科自体血回收的案例：自体血液回收机共进行了 587 次装配，有 137 例患者回输了自体血，总回输血量为 47 143ml，相当于 189 单位的异体红细胞。急诊手术的回输率明显高于择期手术（$P=0.03$）。出血量与回输血量明显相关（出血量 $=3.45x+454$，x 为回输血量）。谢菲尔德皇家医院（Royal Hallamshire Hospital），从 2007 年 5—10 月，将产科自体血回收进行了推广。回收的指征包括：前置胎盘、胎盘植入、多胎妊娠、多次剖宫产史、既往产科大出血病史、拒绝异体输血和产前贫血等。共有 46 例产妇进行了回收，根据出血量和术前血红蛋白的水平，最终有 19 例产妇进行了回输，其中 9 例为急诊手术，10 例为择期手术，平均回输血量为 390ml（200 ～ 800ml）。与上年同期比较，异体输血率从上年的 10.2% 降至当年的 7.9%（$P=0.126$）。英国皇家赫尔医院（Hull Royal Infirmary），从 2007 年 1 月至 2009 年 7 月，共有 36 位产妇进行了自体血回收与回输，其中 31 例择期手术中，只有 6 例进行了异体输血；其他 5 例为急诊手术。平均出血量为 1274ml，平均回输血量为 231ml（择期）和 287ml（急诊）。以上案例均无相关不良反应的发生。

2005 年 7 月至 2008 年 8 月，英国莱斯特综合

医院共纳入 147 例产妇计划进行自体血回收，最终只有 77 例实现了回收与回输，共回输 2600ml 的自体血。原因是急诊手术区缺少经过培训并能够熟练操作的人员。虽然英国在产科自体血回收方面的发展居于世界先列，但是其面临的一个重要问题就是没有足够的人员来进行及时而准确的操作，这成为其在推广产科自体血回收过程中的主要障碍。根据 2011 年英国的一项调查，有 49% 的医疗机构具备自体血液回收机，这一数字在 2007 年为 38%。但是实际上超过一半的机构不能实现急诊手术的即时装配，同时近 1/5 的机构是依靠非医院人员来进行自体血液回收机的装配。

在 2009 年泽西召开的产科麻醉医师协会会议上，康沃尔皇家医院陈述了其有关回收血中胎儿红细胞的研究。70 例产妇接受了自体血回输，平均回输血量为 324ml。回收血中均含有胎儿红细胞，平均 0.8ml（0.2 ～ 12.9ml）。其中 48 例在术后 3 ～ 6 个月参与了后续研究，有 1 例检测出抗体 S（anti-S），但抗体 S 的产生是否与自体血回输有关尚没有明确结论。已经证实正常妊娠的母体血液中也存在有血红细胞，即经胎盘输血（TPH）。而目前的观点认为自体血中含有的 IML 红细胞对母体的影响不具有临床意义。

（五）最新指南适应证

英国在 2013 年颁布了有关自体血回收的指南，明确地将产科手术作为自体血回收的适应证，即成年患者行择期或急诊手术，预计出血量大于血容量的 20% 为自体血回收的适应证，这包括但不限于心外科、血管外科、骨科、妇科和产科。这项指南的颁布标志着术中自体血回收技术将会在英国产科血液保护领域中发挥重要作用，众多高危产妇将会因此而受益。

在世界范围内，美国、澳大利亚、埃及、日本和中国等多个国家已经有临床使用的案例报道。美国等国家也进行了许多有关产科自体血回收的体外研究，主要的研究结果与英国基本一致。但是目前英国是唯一一个明确地将产科作为自体血回收适应证的国家，因此我们可以借鉴其发展历程，结合国内实际情况做进一步的研究，促进产科自体血回收在国内的发展。

（尹述洲　余奇劲　朱德文）

第 4 章　控制性降压技术

一、概述

1. 概念　控制性降压是在全身麻醉时人为地采用降压药物与降压技术等方法，将收缩压（SBP）降低至 80～90mmHg 或者将平均动脉血压（MAP）减低至 50～65mmHg，不致有重要器官发生缺血缺氧性损害，终止降压后血压可迅速回复至正常水平，不产生永久性器官损害。

2. 目的　控制性降压的目的在于减少失血从而降低对输血的需求。出血的减少给外科医生提供了一个无血的术野，使其能更清楚地观察重要结构并大大缩短手术时间，提高手术精确性，减少对神经血管的损伤，减少结扎烧灼组织，使水肿程度降低，伤口愈合加快。如果考虑到输血伴随的感染传播的危险，如人体免疫缺陷病毒和病毒性肝炎，这种好处是显而易见的。因而，针对每位一患者考虑其危险 / 益处比值是很重要的。

3. 机制　控制性降压能保证重要器官的安全并有利于手术创面出血减少，这与器官对血流的自身调节能力在一定血压范围内发挥作用有关。不同器官发挥自身调节血流作用的血压范围亦不同。当控制性低血压使平均动脉压低于某器官自身调节血流能力的最低限时，该器官血流灌注就会随血压降低而相应减少。器官血压的自身调节低限并不是该器官的缺血阈值。组织器官丧失自身调节血流能力的最低血压大大高于该组织缺血的临界血压。手术操作主要在皮肤、结缔组织间进行，这些部位的血管自主调节能力有限，当 MAP 低于 80～90mmHg 时，其血管的自主调节能力就基本丧失，组织血流灌注就会随血压的降低而减少。当控制性低血压维持 MAP 在 50～65mmHg 时，手术创面的血流灌注明

显降低，手术出血量减少，而此时重要器官（心脑肾等）的血管仍具有较强的自主调节能力，能维持足够的组织血供。控制性低血压正是利用这种不同组织间自主调节低限的差别，使手术出血减少，而重要脏器并不缺血。另一方面，皮肤、结缔组织对缺氧有很大的耐受力，即使完全缺血数小时，恢复再灌注后，仍然能够健康存活。因而控制性低血压引起的皮肤、结缔组织血流灌注减少，不会对其造成明显损伤。

4. 不同体位下血压的变化　直立位时，身体各部位动脉压有一定的差异，高于心脏的部分血压较低，低于心脏的部分灌注压较高。静脉也有同样的变化，直立位时，高于心脏的部分静脉压接近零，颅内静脉窦成负压；低于心脏部分静脉压进行性增高，在足部达最高。理论上，将术野升至全身的最高点有助于减少失血。如果手术位置在头部，动脉传感器应在头部水平校零以确保足够的脑灌注压。中心静脉压或肺动脉压的传感器应在心脏水平校零。体位对于控制性降压是有用的辅助手段。平卧位时，脑部供血没有了重力的影响，所以也没有必要在心脏水平制造太高的血压。

二、控制性降压对器官功能的影响

心输出量的保持依赖于后负荷（afterload）、前负荷（preload）、心肌收缩力（myocardial constractility）和心率之间作用的平衡。控制性低血压通过降低外周血管阻力，使动脉血压下降，组织器官血流是否减少是关键性的，因为稳定的心输出量对维持组织的血流灌注量十分重要。另外，足够的心输出量可以提供充足的氧和能量物质，同时又能将积聚的代谢废物、产物从组织带走。必须强调足够的有效循

环容量是维持器官血流充分灌注的必要条件，控制性降压手术过程中应定时评估血管内液体容量，以维持器官最理想的功能状态。

1. 对脑功能的影响 控制性低血压"安全"低限为 MAP 在 50～55mmHg，其依据就是脑血流量（CBF）的自主调节能力在这个范围之内，且 MAP 低于这个限度，脑血流量就会随血压降低而呈线性减少。对脑血管自主调节影响最重要的是脑的灌注压（CPP），而不是血压。灌注压是动静脉的压力差，由于脑的静脉压与颅内压（ICP）差不多，脑灌注压的计算公式一般为：脑灌注压（CPP）＝平均动脉压（MAP）－颅内压（ICP）。如果患者 ICP 升高，除非手术之前已开始监测 ICP，在切开硬脊膜之前不要进行控制性降压，否则可引起 CBF 急剧降低，产生脑缺血。颅骨打开后，脑灌注压基本等于颈内动脉的平均动脉压。蛛网膜下腔出血及脑创伤的患者，脑血管的自主调节能力可能受到损害。脑肿瘤周围的组织及术中受牵拉的脑组织，局部区域可能丧失自主调节能力。吸入麻醉药和血管扩张药可改变脑血流与脑耗氧代谢率的比例。血管扩张药（如硝普钠或硝酸甘油）可直接扩张脑血管而对脑耗氧代谢率无影响。这些药物以及吸入性麻醉药以剂量依赖性的方式削弱脑血流的自体调节而使血流降至基础水平以下。下降的程度随不同的药物和降压的程度而有所不同。如脑血流的减少超过脑耗氧代谢率的减少，则可能会发生脑缺血。

动脉血二氧化碳分压（$PaCO_2$）也是影响脑血流的重要因素。正常血压时，如 $PaCO_2$ 处于 2.7～9.3kPa（20～70mmHg），脑血流变化与 $PaCO_2$ 呈线性关系。$PaCO_2$ 每增加 1mmHg，脑血流增加 2.65%。血压逐渐降低，这种线性关系的斜度就逐渐变小，当 MAP 低于 6.7kPa（50mHg）时，脑血流对 $PaCO_2$ 的变化不再有反应。在临床应用的降压范围内高通气引起的低 $PaCO_2$ 有可能进一步降低脑血流（CBF），增加脑对缺血的敏感性，从而加重硝普钠、硝酸甘油和咪噻吩降压过程中的脑代谢紊乱。高 $PaCO_2$ 能增加 CBF，但却增强脑内窃血机制和加重血脑屏障功能紊乱。大多数临床研究认为，最好维持 $PaCO_2$ 于正常范围或稍低水平（尤其对脑血管疾病或颅脑损伤患者），应避免降压中发生过高或过低 $PaCO_2$。除非需要用低碳酸血症的方法降低颅内压（ICP）。控制性低血压时，一般应尽量维持 $PaCO_2$ 在正常范围。对颅内压增高患者使用控制性降压是有争议的。如果使用，技术上须加倍小心。在颅内压增高的情况下，降低平均动脉压可引起脑血流不足进而导致脑缺血。控制性降压也可影响脊髓血流，因为脊髓血流的调节和影响因素与脑血流是类似的。

2. 对心功能的影响 正常的冠状循环具有很好的自主调节能力，控制性低血压的扩血管药物会部分消耗冠状动脉扩张储备。如硝普钠等药物施行的控制性低血压常引起反射性心动过速，除能增加心肌氧耗，还能缩短心脏舒张期、减少心肌血流灌注。但研究发现，即使这样，由于心脏负荷减轻，心肌总体的氧耗明显下降，心肌代谢的氧供需平衡仍能维持正常。本身有冠状动脉疾病的患者，其冠状动脉扩张能力降低，对这种患者施行控制性低血压会直接减少心肌灌注，是否会出现心肌缺血依赖于心肌氧代谢需要的变化。实验表明，用降低心肌代谢的药物（如氟烷、β 受体阻滞药艾司洛尔）可以避免心肌缺血；硝酸甘油通过改善缺血心肌的血流灌注也可避免心肌缺血；强力扩血管药会引起心肌窃血，对这类患者非常有害。一般说来，疑有缺血性心脏病的患者，不主张施行控制性低血压。降压药物的心血管作用受很多因素的影响：麻醉及其他用药、患者体位、降压程度、胸膜腔内压、酸碱平衡状态、循环血容量、年龄以及心脏前后负荷的情况。血管扩张剂改变每搏量及心率，从而改变心输出量。降低动脉阻力使后负荷降低，有时增加静脉容积而使前负荷减少。根据心室功能及药物对前后负荷的相对作用，每搏量可能增加不变或降低。后负荷降低使心功能曲线左移；如果前负荷不变，每搏量增加；如果后负荷降低伴前负荷降低，则每搏量可仍不变；前负荷降低而后负荷不降低会使每搏量降低。影响冠状动脉灌注的主要因素是主动脉舒张压，在控制性低血压时，后负荷降低，心肌做功亦降低，所以对冠状动脉血流的需要降低。心肌氧需指数（心率 × 收缩压）在控制性低血压时明显下降。控制性低血压时冠状动脉灌注压尽管下降，但心肌血供是足够其代谢需要的，除非出现更为严重的低血压。控制性低血压的难易与心率密切相关。心率的变化主要取决于开始降压时自主张力的状态及降压时交感神经的活性。可选择 β- 肾上腺素能受体阻滞药或较高浓度的吸入性麻醉药降低心肌收缩力，二者均有负性肌力作用。舒张血管通过增加血管容量而相对减少循环血量。血管容积增加导致静脉回流减少，从而引起压力感受器发射介导的心动过速。应避免使用引起心动过速的药物（如阿托品和泮库溴铵）。另外，高碳酸血症因可引起儿茶酚胺分泌而致血压和心率增高。

3. 对肺功能的影响　扩血管药物通过血流向周围循环再分布而使肺循环血流减少。控制性降压期间，肺泡死腔和肺内分流均增加。这些变化的原因是肺动脉压增高、流经肺依赖区的血流增加和抑制缺氧性肺血管收缩，但这些变化在临床上是不明显的，应严密监测脉搏氧饱和度并定期核查动脉血气以及时发现氧合和通气的变化。

4. 对肝功能的影响　肝脏可以经由肝动脉得到一些氧合血，但肝脏的大部分血流来自门脉循环。所以，门脉血流的改变（受儿茶酚胺、$PaCO_2$、循环血容量、腹腔内操作以及麻醉药物的影响）对整个肝脏血流量有非常明显的影响。幸好，只要将平均动脉压维持在可接受的范围内，肝脏氧合足够。

5. 对肾功能的影响　平均动脉压在 80 ～ 180mmHg 时肾血流可保持自体调节。采用不同麻醉药（吸入麻醉药、阿片类）进行全麻对这种调节有不同程度的影响。然而，通过导尿管简单地测定尿量，可监测肾灌注和肾功能。正常情况下，肾血流量占心输出量的 20% ～ 25%，与肾的泌尿功能相适应。在静息状态下，肾动脉的血管张力很低，因而对降压药物的进一步扩血管作用反应有限。肾血流在平均动脉压 80 ～ 180mmHg 范围内自主调节不变，中等度降压就会超出肾血流的自主调节。控制性低血压期间，如 MAP 低于 75mmHg，肾小球滤过率就会降低，尿量减少甚至无尿。但这并不意味着肾的血流灌注不能满足肾组织的代谢需要。临床研究发现，控制性低血压时，肾血流灌注减少，但肾组织并没有缺血缺氧的证据；肾小球滤过率降低，但血肌酐、尿素氮并没有明显增加；停止控制性低血压后，泌尿功能很快恢复正常，因而没有必要非在降压期间维持一定的尿量。这说明控制性低血压时供

应肾小球滤过的血流降低，而供应肾组织代谢的血流仍是足够的。在控制性低血压时，尽管内源性肌酐清除率明显降低，但肾髓质组织氧合仍然不变。肾髓质组织氧合正常是肾组织正常的指征。影响肾血流的其他重要因素包括交感刺激，内源性及外源性儿茶酚胺，肾素—血管紧张素、抗利尿激素和高碳酸血症。

三、控制性降压的适应证

控制性降压技术的主要适应证是减少术中失血和获得一个相对无血的手术环境。这一技术可用于多种不同的手术，控制性降压对拒绝输血患者的管理也有帮助。主要包括以下 4 种。①复杂大手术、术中出血可能较多、止血困难的手术，如神经外科手术、大型骨手术如全髋关节成形术或复杂的背部手术、动脉瘤切除手术、巨大肿瘤的手术、头颈手术等；②显微外科手术、要求术野清晰的手术，如中耳手术、不同类型的整形外科手术；③拒绝输血的患者，大量输血有困难或有输血禁忌证的患者；④麻醉期间血压、颅内压和眼内压过度升高，可能引致严重不良后果的患者等。

四、控制性降压的禁忌证

禁忌使用控制性降压的情况包括对该项技术无经验或缺乏了解，不能对患者进行适当的监测；重要脏器实质性病变者，如脑血管病、心功能不全、肾功能不全、肝功不全；血管病变者，如外周血管性跛行、器官灌注不良；低血容量或严重贫血；对降压药物过敏。对颅内压增高的患者使用控制性降压有争议，因为所有的降压药物和吸入麻醉药都可增高颅内压。如果在上述情况下不恰当地使用控制性降压可导致不可逆的器官损害。

由于有更好的药物、更严密的监测和更先进的技术应用于控制性降压，其禁忌证已较前大为放宽。对心肌坏死或有心肌梗死病史的患者是否能进行控制性低血压，是有争议的。熟练掌握冠心病的相关知识，加强对患者心血管功能的监测，许多冠心病患者是可以进行控制性降压的。

五、控制性降压可能的并发症

控制性降压期间可出现一些明显的危险。最严重的危险是不可控制的低血压，可引起心输出量降低和脑灌注压不足，导致永久性脑损害。必须在脑水平而不是心脏水平监测血压，以确保足够的脑灌注压。然而，大部分并发症都是由于医生对所用技术和药物没有经验或在监测中缺乏警惕造成的。对于基本情况良好的患者进行密切观察，控制性降压的益处超过其潜在的危险。

六、控制性降压的方法

（一）蛛网膜下腔阻滞麻醉（脊麻）和硬膜外阻滞麻醉

蛛网膜下腔阻滞麻醉和硬膜外阻滞麻醉，今天仍被认为是控制性降压的有效方法之一。蛛网膜下腔阻滞麻醉和硬膜外阻滞麻醉导致小动脉与静脉扩张和低血压，可使静脉回流和心输出量减少。如果阻滞平面扩展至胸部中段区域，心脏交感神经亦受影响。硬膜外阻滞麻醉技术用作控制性降压时，适用于下腹和盆腔手术中减少失血量。

（二）麻醉药和血管活性药

包括吸入麻醉药（氟烷、安氟醚、异氟醚、七氟醚、地氟醚）；直接发挥作用的血管扩张药（硝普钠、硝酸甘油、嘌呤类衍生物等）；交感神经节阻滞药（三甲噻方）；α_1 肾上腺素能受体阻滞药（酚妥拉明，Phentolamie；乌拉地尔，Urapidil）；β 肾上腺素能受体阻断药（美托洛尔，Metrapolol；艾司洛尔，Esmolol）；α 和 β 肾上腺素能受体联合阻滞药（拉贝洛尔，Labetolol）；钙离子通道阻断药（尼卡地平，Nicardipine）；前列腺素 E_1（PGE_1）。

1. 吸入性麻醉药　吸入性麻醉药发挥控制性降压的机制有三方面：中枢性血管运动交感活性降低；直接降低动静脉平滑肌肌张力，使血管扩张，全身血管阻力降低；直接抑制心肌收缩力。吸入性麻醉药物降压特点为氧耗降低（脑、心、全身），对肺气体交换无损害，操作简单。随着吸入浓度的增加，MAP 可相应降低。在临床麻醉浓度，一般主要是血管扩张。但其扩张血管能力不强，降压程度

有限，往往不能有效地减少出血量。进一步增加吸入浓度则对心肌收缩力抑制增大，降低心输出量而加深低血压程度。一般不推荐用单一的吸入性麻醉药、高浓度加深麻醉来进行控制性低血压，因为其对心肌的抑制，使我们对血压的控制难以掌握，在需要血压回升时即使停止麻醉，血压的回复也需要相当长的时间。中枢交感活性的降低主要取决于麻醉深度，全身血管阻力的降低以异氟醚最明显，心肌抑制以异氟醚最小。所以常选用异氟醚。控制性低血压时，异氟醚用量一般在 2% ～ 4%。七氟醚的作用与异氟醚相似。

2. 硝普钠（Nitrprusside Sodium）　硝普钠是最常用于控制性降压的药物。它可直接舒张血管平滑肌，引起小动脉舒张、静脉舒张和血压下降。这一反应是由于其亚硝基（NO）扩散入血管平滑肌并增加环磷酸鸟苷，从而产生舒张作用。使用适当，它具有起效快（秒）、持续时间短（分）、不良反应小的特点。平均动脉压在 50mmHg 以上时，硝普钠可维持重要生命器官足够的血流量并通过其直接的脑血管舒张作用提供一个更均匀的脑血流分布。它对脑耗氧代谢率无直接作用，但以剂量依赖的形式使自体调节曲线左移。对心肌收缩力的抑制很小，心输出量通常因后负荷降低而得到改善，保持冠状动脉血流量，心肌氧需减少，血压降低可引起心动过速。硝普钠通过舒张肺血管也可降低右心室后负荷，减弱缺氧性肺血管收缩，引起肺内分流增加。突然停用硝普钠可发生体循环和肺循环高血压。快速耐药性是常见的，需要增加剂量以维持所需的低血压水平。通常硝普钠给药的推荐初始剂量是 0.5 ～ 1.0μg/（kg·min），然后缓慢增加剂量，直到达到所需血压水平。最大输注速度为 10μg/（kg·min）。硝普钠使用的禁忌证包括：肝肾功能衰竭、贫血、不稳定的心血管系统疾病。

另外，大剂量或长时间给药可引起毒副作用。硝普钠通过与红血细胞的蔬基相互作用而快速代谢，同时释放氰化物。这些氰化物被肝脏中的硫氰酸盐酶系统转化成硫氰酸盐（它是无毒的），然后经肾脏排泄。大剂量的硝普钠可超出该酶系统，将氰化物代谢为硫氰酸盐的能力，从而使游离的氰化物与细胞色素电子转移系统发生不可逆的结合，引起细胞毒性缺氧。这一结合导致从需氧代谢到无氧

代谢的变化继而造成代谢性酸中毒和死亡。

硝普钠在血液中降解后产生自由氰基，其浓度与硝普钠的用量呈正相关。氰化物迅速扩散入组织，与细胞色素氧化酶结合，干扰细胞电子传递，引起组织缺氧。有些氰化物扩散出红细胞，在肝脏和肾脏代谢成硫氰酸盐，在尿液中排泄。氰化物也是产生耐药性现象的原因之一。游离的氰化物可使主动脉环收缩，而收缩作用可能需要更大剂量的硝普钠使其松弛，但更大剂量的硝普钠可能产生更多的氰化物，形成恶性循环。氰化物与细胞色素系统的结合，导致氰化物中毒。治疗氰化物中毒的基本步骤是停止硝普钠输注、给予 100% 的氧气吸入、每 2min 吸入 30s 的亚硝酸异戊酯，接着经静脉单次给予 10mg/kg 的亚硝酸钠，继以 5mg/kg 持续 30min。输注后立即给予硫代硫酸钠 150mg/kg（不超过 12.5g）。

硝普钠引起心动过速的问题很复杂，包括交感神经系统、肾素 – 血管紧张素系统的激活，血管加压素释放增加，以及代谢产物氰离子的浓度。研究发现，辅助应用 β 肾上腺素能受体阻滞药，对降低交感活性，降低肾素及儿茶酚胺活性有益，并可预防停用硝普钠后的反跳性高血压，且可使硝普钠的用量降低 40%。必须强调，吸入麻醉药与 β 肾上腺素能受体阻滞药结合应用会产生进一步血流动力学的抑制。近几年有许多硝普钠与其他药物联合应用于控制性低血压的报道，如与硝酸甘油、柳胺苄心定、艾司洛尔、钙通道阻滞药尼卡地平、神经节阻滞药咪噻吩、吸入麻醉药、可乐定、卡托普利等合用。

3. 硝酸甘油　硝酸甘油是一种发挥直接作用的平滑肌松弛药，主要作用于静脉容量血管，引起前负荷下降。它对动脉平滑肌也有一定作用而降低血压。硝酸甘油具有相对的起效快（分）、持续时间短（分）、无快速耐药性的特点。它产生平稳的降压作用而突然低血压的危险很小。通过直接的脑血管舒张作用而均匀地维持脑血流，并且不影响脑耗氧代谢率。由于冠状动脉舒张而使血流增加，增加心肌氧供。心输出量和肺动脉压可降低。然而，由于突然停药引起的高血压反跳少见。初始输注速度 1μg/（kg·min），然后缓慢增加直到达到预计的低血压水平。但该药有时难以产生足够低的低血压。某些年轻患者用量达 40μg/（kg·min）时 MAP 还

不能降到 60mmHg。一般联合用药。

4. 肾上腺素能受体阻滞药

(1) 妥拉明：静注酚妥拉明 2min 内阻断 α₁肾上腺能受体，产生 MAP 降低，停药后 15min 之内血压回复至控制水平，停药后亦可有高血压反跳现象；颅内压无明显变化，但给药后 10min 即可出现脑内灌注压降低。不用于需要降颅内压者，常用于嗜酪细胞瘤手术降压。

(2) 压宁定：压宁定的抗高血压作用有两个机制：即阻滞外周 α₁肾上腺能受体和阻滞脑内 5- 羟色胺能受体（5-HT₁ₐ）。阻滞外周 α₁肾上腺素能受体，扩张血管，产生血压下降；但其中枢作用具有自限性降压效应，使用较大剂量亦不产生过度低血压，为诱导中度低血压（MAP 为 70mmHg）最合适的药物。

(3) 艾司洛尔：艾司洛尔是一种静注药，选择性阻滞 β₁- 肾上腺素能受体，起效十分快速，但作用时效短暂。艾司洛尔控制性降压期间，血清肾素活动轻微下降，可增加低血压的稳定性。

(4) 拉贝洛尔：拉贝洛尔为 α₁ 和 β₁ 肾上腺素能受体阻滞药，能降低心输出量和外周血管阻力。静注拉贝洛尔 5min 内即可出现血药峰值，半衰期较长，约 4h。拉贝洛尔降压时肺内分流较少，无心率增快。拉贝洛尔与吸入麻醉气体如氟烷和异氟烷联合使用，产生良好的低血压协同效应；而与静脉麻醉药合用时拉贝洛尔则效力较差。拉贝洛尔的一个重要优点是不会升高 ICP，即使患者原已存在颅内顺应性降低。与单独使用异氟醚相比，拉贝洛尔能更好维持生命器官的血流量。应当注意，拉贝洛尔有相对长的半衰期，它的作用会持续至术后，有可能掩盖了急性失血后的肾上腺素能反应。

(5) 美托洛尔（Metropolol）：又称甲氧乙心胺、美多心安，是选择性的 β₁ 肾上腺素能受体阻滞药，能明显减慢心率，降低血压，能有效抑制肾上腺素、异丙肾上腺素的升高血压、加快心率的作用，同时降低心肌耗氧量。较大剂量时亦有较弱的 β₂- 肾上腺能受体阻滞作用，但收缩周围血管和支气管的作用较轻微。多与其他药物联合使用进行控制性降压。首次药量为 2～3mg，起效时间为 2～3min。持续时间 15～25min。需要时可重复应用，但宜减量，目前临床应用较广泛。

5. 钙拮抗药　常用的是尼卡地平，能扩张外周血管、冠状动静脉和脑血管，不影响心肌收缩力和心输出量，降压后不产生反射性心动过速。滴注尼卡地平时需要多加注意，因为尼卡地平诱发的低血压难以用传统的升压药物如去氧肾上腺素等拮抗。静注钙剂可能恢复血压。其负性肌力作用主要限于血管平滑肌，所以只有扩血管作用，而不会抑制心肌功能，全身血管阻力降低与用药量呈线性关系，但起效慢，作用时间长。尼卡地平主要降低全身血管阻力产生低血压，用药期间心率不增加、输出量不变。将尼卡地平滴注速度控制在 $10 \sim 25\mu g/(k \cdot h)$ 非常重要，因为尼卡地平产生的低血压作用随时间增强，并且其低血压作用很难用常规方法逆转。

6. 内皮细胞松弛因子一氧化氮（NO）　NO 与有机硝酸盐一样（如硝酸甘油），通过鸟苷酸环化酶产生 cGMP。NO 除了能从血管内皮细胞中释放外，还可来自中性粒细胞、脑、肾及上皮细胞、肥大细胞等。NO 对循环的生理调节有重要作用，其持续释放维持着血管的扩张状态。高血压、动脉粥样硬化、糖尿病的可能机制就是 NO 基础释放减少。除了乙酰胆碱，很多物质都可以通过 NO 引起血管扩张，诸如缓激肽、ATP、花生四烯酸及 P 物质等。硝普钠、硝酸甘油也是通过同样的机制发挥血管扩张作用。内源性 NO 主要是在局部产生作用；外源性 NO 代谢快，很难进入全身循环发挥全身作用，目前仅用于缓解肺动脉高压，尚未用于控制性低血压。

7. 腺苷　腺苷是人体内一种生理性代谢物质，是体内组织血管床局部调节的内源性血管扩张因子。腺苷有较强的调节心血管系统功能的作用，使体内（或局部组织）血管扩张，血流量增加。静脉滴注腺苷产生低血压起效迅速（$1 \sim 3min$），作用持续时间短。药物在血中半衰期为 10s，主要通过细胞摄取，部分被分解代谢。腺苷复压迅速，易于控制。扩张阻力血管作用显著，对静脉血管床无作用；增加心输出量，增加冠状动脉血流，降低后负荷，降低心肌氧耗，所以有利于心肌的氧供/需平衡；而腺苷抑制肾素的释放，防止肾素-血管紧张素系统的激活，血浆儿茶酚胺及肾素活性不会增加，心率不会增快，不会出现反跳性高血压。低血压时可出现窦性心动过缓，P-R 间期延长。所以降

压时也没有必要用 - 肾上腺素能受体阻滞药来控制心率。腺苷还能抑制组织代谢率，降低组织氧耗；对中枢神经元突触前后有一定的抑制作用，使脑血流增加，脑氧耗下降；不影响肺血管舒缩，不影响通气/血流比血氧分压。腺苷控制性降压对脑、心血管、血液、肝肾均无明显毒性。咖啡因是腺苷受体阻滞剂，可以对抗腺苷的作用。双嘧达莫能抑制细胞对腺苷的摄取和腺苷的酶解，使腺苷用量减少，作用维持时间延长。但是，腺苷可干扰及损害各器官血管的自主调节能力，造成不开颅患者颅内压增高，部分患者会出现心肌窃血。腺苷可引起心脏传导阻滞，在动物实验中发现对窦房结直接抑制。腺苷的另一不利作用是使肾血管收缩。

8. 前列腺素 E_1（PGE_1）　前列腺素 E_1 也是人体内一种体液性扩血管物质，最近被用于控制性降压。一些研究发现，其主要的问题是扩血管效力有限。前列腺素 E_1 对肺及全身血管床都有很大的扩张作用。其用量为滴 $100 \sim 150\mu g/(kg \cdot min)$。但个别患者对药物不敏感，降压困难，停药后 15min 血压回到正常。用药后血浆肾素活性增加。PGE_1 对血小板集聚及血栓形成有抑制作用。该药的广泛临床应用尚需进一步研究。

9. 樟磺咪芬（咪噻吩）　为神经节阻滞药，具有直接的血管舒张作用。它通过阻断交感输出、直接舒张血管和释放组胺而降低血压。它具有快速起效（分）、持续时间短和易于调节的优点。因为其作用与神经节阻滞交感张力有关而不良反应较多，目前单独用于控制性降压已很少见。部分研究者极力推荐用 10∶1 的咪噻吩与硝普钠混合液，这样可以大大降低两药的用量及其各自的缺点。该药有组织胺释放作用及引起支气管痉挛的危险而禁用于哮喘患者，输注的初始速度为 $25\mu g/(kg \cdot min)$，再依效果调节。

七、控制性降压的监测

控制性降压的目的是减少失血，持续的无创血压监测是必要的。若尿量不能准确反映循环容量状态，中心静脉压或肺动脉压的监测也是必要的。如果控制性降压的目的改善外科术野，只需直接动脉压监测即可。麻醉诱导后，应在达到计划的低血压

水平前取得基础血气、氧饱和度、血细胞比容、血糖、中心静脉压或肺动脉压的数值。这些数值应每30～60min或如果需要在更短的时间内重复监测。一旦基础的中心静脉压或肺动脉压被评定，应在整个手术过程保持之。正常容量必须维持。在控制性降压期间，即使1～2mmHg的中心静脉压或肺动脉压的变化也可表现出显著的血容量减少。应维持正常二氧化碳和氧合以确保足够的脑灌注压和防止肺内分流引起的低氧。尿量是肾脏灌注和功能的良好监测指标。即使在控制性降压期间，尿量不应少于$0.5～1.0ml/（kg·h）$。如使用β肾上腺素能受体阻滞药作为辅助，需监测血糖水平，因β肾上腺素能受体阻滞药能抑制糖原分解而引起低血糖。温度也必须被监测，因为血管舒张导致体内热量丧失和温度下降。所以，必须采取保持体温的措施。

八、降压诱导及复压过程注意事宜

降压过程必须慢慢诱导，使脑血管、冠状动脉及肾血管有一定的时间逐渐适应低压，达到一定舒张，以维持足够血流灌注。如果血压降得太急，PaO_2、SpO_2及$PaCO_2$都会降低，表明了组织氧合不足。控制性降压的并发症与降压过快有关。如5min内使血压降至50mmHg，机体组织可出现明显缺氧；而在15min内逐渐降低血压至同样水平，则机体组织不表现缺氧。动脉压降低速率应低于10mmHg/min。停止降压时应缓慢恢复血压，使血压在10～20min逐渐恢复至原水平，尤其在应用脑血管扩张药、降压时间较长、降压程度深、怀疑存在缺血性脑损伤和血脑屏障破坏及复压困难需应用血管活性药等情况下，以防血压突然升高、脑血管扩张和充血等因素综合损伤血脑屏障功能和引起血管源性脑水肿。复压后应等待血压回升至原水平，并彻底止血后再缝合切口，以免术后继发出血。

（祝德刚　余奇劲）

第 5 章　心排血量监测技术

心排血量,又称心输出量(cardiac output),简称 CO,是反映心脏功能的重要参数,用以了解心脏的泵血功能,诊断心力衰竭和低心排血量综合征,评估患者预后。

早在 1733 年,牧师 Stephan Hales 就尝试测量心排血量。他在马的颈动脉处安置一个测压计,以此来测量马的颈动脉血流量。真正有意义的心排血量监测始于 1870 年,Adolf Fick 博士发现可用 Fick 方程式来计算心排血量。Fick 方程式原理认为耗氧量等于血流量与动静脉氧含量差值的乘积。

$$CO=(VO_2)/(CaO_2 - CvO_2)$$

其中,VO_2 为每分钟耗氧量;CaO_2 为动脉血氧含量;CvO_2 为混合静脉血氧含量。

在 Fick 原理提出后,Georger Stewart 于 1893 年发明了使用高渗盐水检测循环血流信号的指示剂稀释法。该方法是通过导电性能的变化来计算心排血量的。1897 年,William Hamilton 测量了人类循环中吲哚菁绿的浓度变化,并绘制了浓度/时间曲线,心排血量等于曲线下区域的燃料含量。1929 年,Werner Forssman 将一根导尿管经左肘前静脉送入自己的右心房,然后经此通路注入浓碘化钠溶液拍摄右心造影片。直到 1970 年 Swan 和 Ganz 两位博士引进了带气囊的漂浮导管之后,床边心排血量监测才得以在临床广泛应用,心排血量作为临床重要的监测参数也越来越受到医生的关注。

近二十多年来,随着人们对于肺动脉漂浮导管有创性和缺点的认识,一些新的微创甚至无创的心排血量监测设备已进入临床。微创血流动力学监测是指在有创的基础上发展出来的对机体创伤较小的监测方法;无创血流动力学监测是指采用对机体没有机械损害的方法获得的各种心血管的参数。本章将从有创、微创和无创层面提供一些心排血量监测技术的最新资料,也将通过讨论不同患者、不同设备在使用过程中的特点、适应证、禁忌证和局限性,让读者对各个不同技术有一定的了解。

一、有创心排血量监测——热稀释法(金标准)

1. **技术简介**　热稀释法(Thermal-Dilution)最早由 Fegler 于 20 世纪 50 年代提出,1970 年 Swan 和 Ganz 医生用以其名字命名的 Swan-Ganz 导管(又称肺动脉漂浮导管)验证了此法,1972 年此技术开始应用于临床,热稀释法也开始成为心排血量测量的"金标准"。监测原理:通过肘静脉、股静脉、颈内静脉或锁骨下静脉穿刺置管,将顶端带有球囊、可随血液漂浮的 Swan-Ganz 漂浮导管(又称肺动脉导管)经上下腔静脉进入右心房、右心室到肺动脉及其分支,在 4s 内将一定体积、一定温度的无菌冰盐水迅速注入导管,通过导管前端的温敏探头计算温度变化,从而计算 CO(图 5-1)。

肺动脉导管(PAC)是有创操作,需要放置一个大内径、多管腔的静脉导管,沿颈内静脉或其他大静脉前行,并穿过两个心腔和两个心瓣膜,最后将导管尖端嵌在肺动脉的小分支上面。

2. **优缺点**　优点包括可连续监测混合静脉血氧饱和度,估计患者预后;通过肺动脉舒张压及楔压,估计左心室充盈压;连续监测肺动脉收缩压和平均压,估计肺循环阻力变化。缺点包括监测结果有 5～12min 的延迟;指导液体管理易受心室顺应性的影响;并发症多,包括心律失常、感染、败血症、肺动脉破裂及出血、相邻动脉损伤、严重的栓

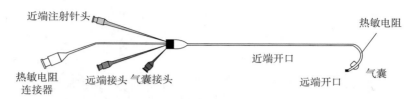

近端注射针头　　　　　　　　　　　　　　　　　　　　　热敏电阻

近端开口

热敏电阻　　远端接头　气囊接头　　　　　　　　　　远端开口　气囊
连接器

▲ 图 5-1　漂浮导管结构示意图

塞、肺梗死、心脏瓣膜损伤、心包积液及心内导管打结等（表 5-1）；操作复杂，对技术、设备、操作人员要求高，费用也较昂贵。

表 5-1　肺动脉导管置入术相关并发症

PAC 并发症	发生率（%）
中心静脉导管穿刺相关的并发症	
动脉破裂	0.1 ～ 13
神经损伤	0.3 ～ 1.1
气胸	0.3 ～ 4.5
空气栓塞	0.5
中心静脉穿刺相关的并发症	
轻度心律失常	4.7 ～ 68.7
严重心律失常（室性心动过速或室颤）	0.3 ～ 62.7
三尖瓣反流轻度增加	17
右束支传导阻滞	0.1 ～ 4.3
完全型传导阻滞（左束支传导阻滞患者）	0 ～ 8.5
与静脉导管留置体内相关的并发症	
肺动脉破裂	0.03 ～ 1.5
导管尖端培养阳性	1.4 ～ 34.8
导管相关败血症	0.7 ～ 11.4
血栓性静脉炎	6.5
静脉血栓	0.5 ～ 66.7
附壁血栓	28 ～ 61
瓣膜 / 心内膜赘生物或心内膜炎	2.2 ～ 100
死亡（肺动脉导管）	0.02 ～ 1.5
导管在心内打结	个案报道

3. 临床应用　Swan-Ganz 导管价格昂贵、来源困难，当患者有不稳定的血流动力学改变或肺功能严重障碍，需应用复杂呼吸形式支持其功能时，为最佳置管时机。因 Swan-Ganz 导管不能长期留置，故临床医生应注重其临床改变以掌握置管的适当时机，使其能充分发挥作用。对于三尖瓣或肺动脉狭窄、右心房或右心室肿瘤、法洛四联症的患者一般不建议使用。严重心律失常、凝血功能障碍、近期放置起搏导管者常作为相对禁忌证。

肺动脉导管的有效性及临床效果目前仍存在争议，有研究认为 PAC 可改善临床预后的证据不足，甚至有研究认为 PAC 可增加患者住院期间的死亡率。但也有前瞻性临床研究显示 PAC 可改善手术患者、危重患者以及脓毒症患者的死亡率。因此，对一些特殊患者，如需要进行血管扩张治疗的右心衰竭、肺动脉高压患者以及脓毒症患者，PAC 仍有一定的应用价值。

虽然 PAC 导管被公认为是测定 CO 的"金标准"，但由于其监测的有创性和对设备、技术和操作人员的要求，严重限制了它的临床应用。目前其在国内医院的实际使用量很少，也是主要受上述因素的限制。

二、微创心排血量监测

（一）有创动脉波形分析法

Erlanger 和 Hooker 早在 1904 年就发现可以通过脉搏压力来估算每搏输出量（SV）。通过曲线下面积来估算每搏输出量，压力曲线下方的面积与 SV 成正比，与主动脉阻抗成反比。SV 的具体计算公式如下。

$$SV = \int dP/dt \times 1/Z$$

其中，SV 为每搏输出量；$\int dP/dt$ 为从舒张末期到收缩末期压力改变积分；Z 为主动脉阻抗。

目前，市场上存在的根据脉冲波形分析原理设计的监测系统包括 FloTrac/Vigileo 系统、PiCCO 热稀释系统、LiDCO 锂稀释系统等。

1. 脉搏轮廓动脉压波形分析法（PiCCO）

(1) 技术简介：目前市场上存在的 PiCCO 产品是德国 PULSION Medical Systems 公司研发的产品，有独立检测仪和床边监测仪插件模块。此技术由两部分组成，即经肺温度稀释技术和动脉脉搏波形法，PiCCO 将两种技术整合在一起，只需要放置动脉导管和中心静脉导管，不经过心腔和瓣膜（图 5-2）。中心静脉常选用的部位是颈内静脉和锁骨下静脉，股静脉置管可作为备选方案。大动脉置管选用的部位是股动脉，备选动脉还有腋动脉、肱动脉和桡动脉。在中心静脉注射指示剂后，可通过 PiCCO 动脉导管尖端的热敏电阻测量温度的变化。通过两种技术的整合来测量一系列的血流动力学数据（表 5-2）。

使用时应采用热稀释法进行校准，确保测定的准确性（开始连续 3 次，之后一般 8h 校准一次，每次校正用注射 3～5 次 2～15℃生理盐水，指示的剂量一般为 10～15ml；外周血管阻力显著变化时也需要校准）。应该注意的是病情变化或测量参数变异较大时，不校准测得的数值就没有临床指导意义。

表 5-2 PiCCO 可监测的参数

经肺热稀释法得到的非连续性参数	动脉轮廓分析法得到的连续性参数
心输出量	连续心输出量
全心舒张末期容积	动脉压
血管外肺水	心率
肺血管通透性指数	每搏量
心功能指数	每搏量变异度
全心射血分数	脉压分析
	系统血管阻力
	左心室收缩力指数

(2) 优缺点及禁忌证：优点是较 PAC 方法创伤小；可动态连续监测心排血量；可监测心脏舒张末期总容积和肺间质含水量；对于肺动脉内径较小、不适宜置入肺动脉导管的小儿使用 PiCCO 具有明显的优势；不受呼吸机和呼吸周期的影响。缺点是有创，虽较标准热稀释法创伤小，但仍需要动脉穿刺置管；不能直接监测混合静脉血氧饱和度；影响手术范围；对凝血功能障碍患者不适宜；可能产生并发症（血栓、气栓，手术部位出血、疼痛、发炎，远端肢体缺血）；操作复杂，耗材较贵。

PiCCO 对血管张力变化的敏感性还没得到临床

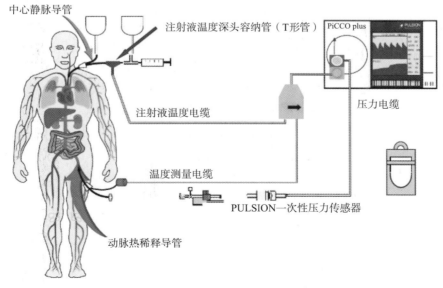

▲ 图 5-2 PiCCO 系统连接示意图

验证；需要频繁校准（尤其是血流动力学发生变化时），校准时的很多参数是非连续的。禁忌证包括血管置入的禁忌证和严重的周围性血管疾病（动脉移植）；导致误差的解剖或生理变异（瓣膜关闭不全、心内分流、体外循环）。

（3）临床应用：PiCCO可检测心脏舒张末期容积和肺血管外间质含水量的优点使其在一系列的心输出量监测方法中仍有其独特的市场。大量的研究显示，心脏舒张末期容积对于心脏前负荷的评估，优于中心静脉压和肺动脉压。肺血管外间质含水量可用于指导肺水肿的防治，且在指导容量控制和液体平衡方面也具有重要的参考价值。另外，由于其不受呼吸机和呼吸周期的影响，在非ICU病房的危重患者中也可以使用。

2. 锂稀释法心排血量监测系统（LiDCO*plus*）

（1）技术简介：与注射冷生理盐水的热稀释技术不同，LiDCO*plus*是使用锂盐作为指示剂测量心排血量。由于正常人体内无锂离子分布，锂离子具有不与肺组织、血浆蛋白吸附及迅速从肾脏以原型排泄的优点，故可选择氯化锂作为指示剂进行心排血量监测。

操作原理为将锂传感器置入动脉血管，当从静脉血管注射锂盐时，立即自动从动脉采集血样本，绘制锂浓度时间曲线，通过曲线下面积计算心排血量。锂盐的注射途径可选择中心静脉或外周静脉，两种途径监测的数据类似。

LiDCO*plus*的数据来源于两套系统：锂系统和脉搏系统。锂系统可监测CO胸廓内血容量。脉搏系统可测定平均动脉压、心率、全身外周血管阻力、SV、每搏收缩压变异度、脉压变异度和SVV。

（2）优缺点及禁忌证：优点是不需要肺动脉置管和中心静脉置管，仅需一条动脉通路和外周静脉通路；与PiCCO*plus*相比，可直接经外周静脉注入锂盐；与PAC相比，能测量收缩压变异度和动脉压变异度；操作简单易行。缺点是动脉波形、脉率、非去极化肌松剂会影响数据的准确性。禁忌证包括接受锂剂治疗的患者会使血浆锂浓度增加，也使心排血量监测值增加；接受非去极化肌松药的患者会影响锂传感器的效果；其他影响监测准确性的因素有体重低于40kg、早期妊娠、严重心律失常、心脏解剖异常如主动脉反流、心内分流、主动脉内球囊反搏，和动脉内信号减弱如外周血管明显收缩的患者。

（3）临床应用：LiDCO*plus*系统对CO测量结果的准确性已经得到认可，在不断校正的情况下，结果可媲美PAC热稀释法。已经有大量的研究显示，LiDCO*plus*系统与PAC热稀释法测量的CO具有很好的相关性，对于大量使用血管活性药物的患者、冠状动脉搭桥术后的患者、肝移植术后患者、心脏移植术后患者以及严重先兆子痫产妇也同样适用。但LiDCO*plus*技术对于非体外循环冠脉搭桥患者CO评估的准确性仍有待进一步证实。人体研究发现，LiDCO*plus*、PiCCO及FloTrac/Vigileo三种技术与PAC相比，LiDCO*plus*系统的误差率最低；与经食管超声心动图和PAC相比，LiDCO*plus*对血管内容量的评估敏感性更高。

3. FloTrac/Vigileo系统

（1）技术简介：FloTrac/Vigileo是由Edwards Lifesciences公司生产，由FloTrac传感器（可直接连接现有动脉管路）和Vigileo监测仪两部分组成（图5-3）。通过外周动脉插管，连续监测动脉压力波形，结合患者基本信息（年龄、性别、身高、体重、体表面积）所得SV进行运算分析，从而得到CO和其他血流动力学指标，包括心排血量/心排指数（CO/CI）、每搏量/每搏指数（SV/SVI）、外周血管阻力/外周血管阻力指数（SVR/SVRI）、每搏量变异度（SVV）等血流动力学指标，可自动持续校正，进行个体化监测。

（2）优缺点：优点是与PAC相比，方法微创，仅需外周动脉插管，无须中心静脉插管，因此也没有中心静脉置管的并发症；无须热稀释法注射进行人工校准；可持续动态监测；可进行血氧测定。缺

Vigileo 监控器　　　　FloTrac 传感器

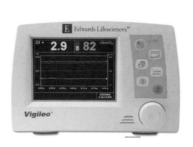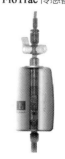

▲ 图5-3　FloTrac/Vigileo 系统

点是有创方法，有并发症血栓、气栓，手术部位出血、疼痛、炎症等）；对凝血功能障碍患者不适宜；易受患者体动等因素影响；对于循环不稳定的患者，如主动脉瓣膜病变、主动脉球囊反搏、心律失常、血管病变及大剂量应用血管活性药物的患者，其临床可靠性及有效性受到限制；只能应用于控制性机械通气、潮气量大于 8 ～ 10ml/kg 且无心律失常的患者，且 SVV 只能反映患者在一定范围内的血容量变化；在监测数据上不能提供右房压、肺动脉压和 PCWP 等参数，在评价右心功能上有限制性；不能用于儿童的监测。

（3）临床应用：FloTrac/Vigileo 系统凭借其不需要外部校准及中心静脉置管的优势，在临床中广泛应用于需要血流动力学监测及目标导向液体治疗的患者，有助于提高患者安全和减少术后并发症的发生。另外，Vigileo 可以实时动态的监测 SVV，很多研究证实这对预测液体反应具有重要的应用价值。但值得一提的是，应用 SVV 预测液体反应必须满足以下几个条件：机械通气、潮气量大于 8ml/kg，规律的窦性心律、心率 / 呼吸大于 3.6，手术期间自主神经兴奋性保持稳定、PEEP 小于 5mmHg。

对于一些循环不稳定的患者，由于其动脉压力波形会发生改变，其临床有效性和准确度受到质疑。有学者认为，第四代 FloTrac/Vigileo 系统可准确的测量正常动力和低动力状态时的心排血量，但不能有效测量高动力状态时的心排血量。但也有报道称对于低外周血管阻力的患者使用大剂量血管活性药物后，FloTrac 3.0 系统的误差高达 65%。

虽然目前 Edward Lifesciences 公司为提高其准确性，在 2014 年已经更新其版本为 4.0，但目前其

并不是完美无瑕的，还需要进一步完善其监测机制，提高其监测的精确性和准确性。临床中应用 Vigileo 系统还需充分了解其适应证和局限性。

4. 压力记录分析法（PRAM）

（1）技术简介：由意大利帕洛瓦保健公司研发。采用压力记录分析方法对动脉血压进行分析，不需要额外校正而直接提供心输出量监测，只需要一条动脉通路。桡动脉和股动脉导管均可进行这种监测。PRAM 技术的代表作是 MostCare 系统，目前已在市场销售（图 5-4）。此技术的原理是基于物理的扰动原理，任一血管中，容量的变化都是由压力作用下的血管内径变化决定的。也就是说，收缩期曲线下面积的改变反映了 SV 的变化。MostCare 系统与其他动脉波形分析法的区别见表 5-3。PRAM 技术计算血流动力学参数与其他技术的区别是：① PRAM 计算曲线下面积时，同时分析收缩期和舒

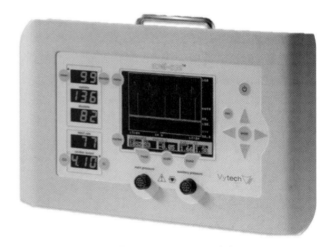

▲ 图 5-4　MostCare 系统

表 5-3　常见动脉波形分析法的比较

设　备	校　准	是否需专门设备	其他信息
MostCare	不需要	不需要	压力记录分析法
PiCCO	热稀释法	专用导管及监测仪	有专门的估计血管阻力和顺应性的运算方法
LiDCO	锂稀释法	不需要	动脉压力分析
Vigileo	内部校准	FloTrac 传感器	自动校准估计血管阻力和顺应性
EV1000	肺热稀释法或内部校准	Volume View FloTrac	VolumeView 传感器用热稀释法，FloTrac 自动校准估计血管阻力和顺应性

张期的压力曲线；②该算法必须精确地识别出重搏切迹；③PRAM采样频率是1000Hz而其他脉冲波分析法是100Hz。

(2) 优缺点：优点是比PiCCO创伤性小，不需要中心静脉插管，只需要经桡动脉或股动脉采用微创方法，就能够连续测量心排血量；在使用前和检测中不需要任何校准，可大大减低对操作者技术的要求；对患者心输出量的测量是实时准确的，因为其对曲线下面积的计算考虑了物理应力所引起的压力曲线形态和血流关系的脉冲作用和持续作用；定义了一个新的连续血流动力学监测参数——心脏循环效率（CCE），该参数可反映心血管系统维持血流动力学平衡时心血管系统所需耗能，可更加直接地反映患者的心脏功能变化。缺点是技术局限（动脉波形有增强或衰减）、患者不良信号采集（主动脉球囊反搏）、外周血管变异（主动脉夹层、动脉粥样硬化斑块）。

(3) 临床应用：PRAM系统采样率高，在危重患者、脓毒症患者、儿童患者及安装主动脉内球囊反搏泵的患者中均可使用。目前，已经有研究显示PRAM技术可成功用于1个月到18周岁的患者，

所采集的数据与超声心动图得到的数据具有高度的一致性。另外，由于MostCare监护仪可提供CCE参数，可及时发现隐匿性心衰的发生，实时反映心脏收缩功能状态。

但也有研究提示，与FloTrac/Vigileo系统监测的SVV相比，MostCare监护仪监测的SVV参数频繁较大幅度的波动，所以该设备的SVV对患者的循环容量状态评估的准确性仍有待进一步的研究。

5. 容量、动/静脉压力测量系统（商品名：EV1000/VolumeView） EV1000/VolumeView是一种校准脉搏波分析系统，由VolumeView电子感应器、VolumeView动脉导管、一次性压力传感器和CVC热敏电阻导管组成，是2010年由Edward Lifescience公司推出的（图5-5）。

该产品适用于需持续/间歇性测量呼吸循环功能、血流动力学状态及血管阻力的重症患者，可同时监测多个容量参数和血流动力学参数。其中VolumeView电子感应器用于测量间歇性肺间压热稀释（TPTD）参数，如间歇性心排血量（iCO）和全心舒张末期容积（GEDV）；VolumeView动脉导管可用于动脉穿刺；一次性压力传感器用于测量血

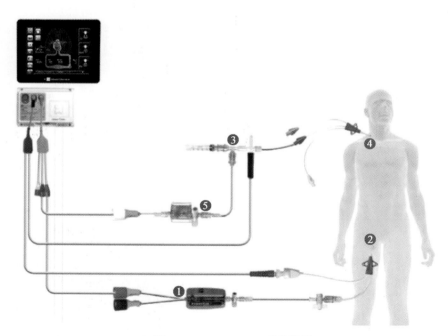

▲ 图5-5 VolumeView系统简图

①为VolumeView传感器；②为VolumeView股动脉导管；③为VolumeView热敏电阻；
④为中心静脉导管；⑤为TruMave压力传感器

管内压力；CVC 热敏电阻导管用于连接热敏电阻探头和向管路内注射热稀释液。该系统可监测多个容量参数，包括：血管外肺水（EVLW）、肺血管通透性指数（PVPI）、全心舒张末期容积（GEDV）、胸腔内血容量（ITBV）和全心射血分数（GEF）；也可监测多项血流动力学参数，包括 CO、SV、SVI、SVV 和 SVR。

（二）经食管超声心动图（TEE）

1. 技术简介　经食管超声将带有多普勒和 M 型超声探头的导管经口插入食道，距门齿 25～30cm，根据显示屏上的主动脉壁、波形和多普勒声音上下旋转调整探头位置获得满意信号质量，以此测量降主动脉血流、主动脉直径、CO、SV、SVR 等。计算公式：CO＝降主动脉血流 × 降主动脉截面积 /70%。此技术虽无动脉穿刺，但导管需要经口腔进入食管，非完全无创（图 5-6）。

2. 优缺点　优点是较动脉插管微创；直接监测容量与心腔内径；反映心脏结构与功能问题；术中监测不干扰术野。缺点是非完全无创，可产生并发症（食管穿孔、气管插管异位、上消化道出血、严重吞咽痛、牙损伤等）；准确度依赖于超声心动图的图片质量和操作人员的技能；声束与肺动脉血流始终有较大角，难以用于右心 CO；难以在 ICU 持续监测；不适用于食管重度狭窄的患者，慎用于食管静脉曲张和近期食管手术的患者；由于尺寸问题，不能用于非常小的儿童。

3. 临床应用　TEE 的优势明显，不仅可监测心输出量，对于心脏解剖异常，容量状态，心肌收缩力等参数均可实施动态评估，广泛应用于心脏手术及其他危重症患者。

（三）无创二氧化碳重复呼吸法（NICO）

1. 技术简介　1980 年 Gedeon 提出无创二氧化碳重复呼吸法测量心排血量的技术，1985 年 Capek 及 Roy 完善了该方法，1999 年被美国 Novametrix Medical Systems 公司研制出 NICO（图 5-7）。临床数据显示，该技术与肺热稀释法金标准的相关系数为 0.83～0.94。

该方法是依据 Fick 方程式，人体二氧化碳的排出量等于心排血量与静动脉二氧化碳含量之差的乘积，所以采集的相关二氧化碳参数可以计算人体心排血量。

2. 优缺点　优点是几乎完全无创，且能够连续监测心输出量；可协助呼吸管理；与热稀释法具有很好的相关性，探头的位置易于安放，且多数不会移位，移位也便于随时调整；NICO 监护仪可用于包括成人、儿童和新生儿在内的所有患者。缺点是仅限于气管插管、镇静和机械通气的患者；不适用于重度气体交换异常的患者；仅适用于 PaCO$_2$

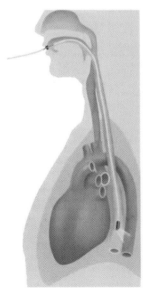

▲ 图 5-6　TEE 方法示意图

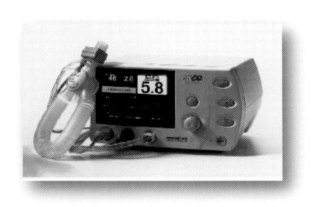

▲ 图 5-7　无创二氧化碳重复呼吸法设备示意图

＞ 30mmHg 的患者；禁用于不能耐受短暂重复呼吸的患者；缺少测量心脏前负荷的指标；急性循环改变、每分通气量下降和肺内分流增加会影响其准确性。

三、完全无创心输出量监测系统

（一）无创超声心排血量监测（USCOM）

1. 技术简介　USCOM 采用的是无创床旁多普勒超声设备，使用连续多普勒超声波技术经胸探测出主动脉瓣或肺动脉直接测量流出道直径、红细胞在给定时间里的运行距离、血流方向、收缩期射血和舒张期时间、HR。结合公式可连续性获得每搏量、心排血量、每搏变异度、心脏指数、全身血管阻力、心肌收缩力、氧运送量等参数（图 5-8）。

2. 优缺点　优点是无创、便捷、不需要昂贵的一次性耗材；操作简单易学；测量结果不受心律不齐、休克等影响。缺点是适用人群的年龄存在限制，年龄 ＞ 50 岁时 USCOM 图像质量显著下降，由此获得的数据可靠性也降低，年龄 ＞ 80 岁时 USCOM 因信号收集困难等因素几乎无法使用；不能配合的患者会严重影响检查效果。

3. 临床应用　在成人和儿科危重患者的血流动力学评估中，USCOM 的应用日益广泛。在高风险手术中，USCOM 是一种可替代 PAC 持续监测 CO，进行心血管功能和液体管理评估的无创监测手段。

（二）T-LINE

1. 技术简介　T-Line® Tensymeter 是一种基于动脉扁平张力法原理的连续无创血压监测，通过患者腕部手环上的感受器，连续监测与有创血压相似的动脉波形和数值。仪器主要由三部分组成：①固定板：帮助压力传感器准确定位在桡动脉表面；②包含压力传感器的手镯；③显示屏：用于显示和记录患者的数据及动脉血压波形和数。准确测量的关键在于压力传感器能接收到最佳桡动脉波形信号的皮肤表面。目前最新版的 TL-400 监测系统（图 5-9）能获得连续的动脉参数、心功能参数以及容量参数，总计 15 个参数。通过这些参数实现对血流动力学的实时监测，其参数及指导意义如下。

（1）评价前负荷的指标：反映液体容量管理的参数如 PPV、SVV（指导液体容量管理治疗）。

（2）评价后负荷的指标：包括反映血压的参数 SBP、DBP、MAP，反映心率的参数 HR，反映心功能的参数 CCO、CCI、SV、SVI（心衰药物及液体管理治疗），反映血管外周阻力的参数 SVR、SVRI（指导血管活性药物治疗）。

（3）评价心肌收缩力的指标：包括反映全心状况表现的参数 CPO、CPI（CPO=MAP × CO 表明血管血液流速与其遇到的反作用力有关，是指导预防心源性休克的最佳指标），反映等容收缩期的参数 dp/dt max（等容收缩期左心室内压力上升的最大速率，是评价心肌松弛性的可靠性指标之一）。

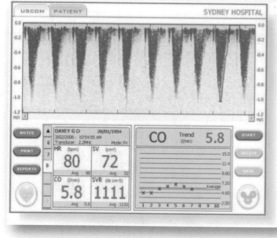
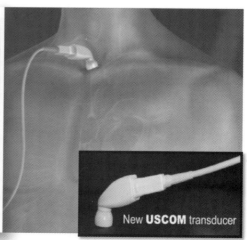

▲ 图 5-8　USCOM 探头及示意图

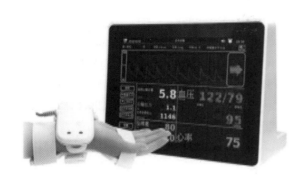

▲ 图 5-9　T-Line® Tensymeter TL-400 腕部装置

2. 优缺点　优点是可无创、实时、连续监测血压；操作简单，穿戴方便。缺点：①对于以下患者无法使用：没有明显的桡动脉搏动，腕部皮肤解剖异常（皮肤移植、囊肿、蜂窝织炎）或受伤（瘢痕、伤口、烧伤、擦伤），皮肤划痕症；②一次性耗材较昂贵；③手腕部长时间强制弯曲不动会导致患者不舒适，适应性差；④准确性差，易受患者姿势和体位等身体条件影响，定位不易精准。

3. 临床应用　最新版的 TL-400 无创血流动力学监测系统采用无创安全的手段，共有 15 个血流动力学参数，在无创实时血压监测的同时进行无创实时血流动力学监测，多方位反映患者灌注情况，通过目标导向液体治疗，避免输液不足引起的隐匿性低血容量和组织低灌注，及输液过多引起的心功能不全和外周组织水肿等。可适用于麻醉科、ICU、心内（外）科、急诊室、妇产科，整形外科和神经外科等多个科室。

（三）连续无创血压监测系统（CNAP）

1. 技术简介　CNAP 能够及时、准确、连续反映每个心动周期的血压变化，其工作原理是以袖带血压作为定标，基于 VERIFI 运算法则和指套传感器的血管负载原理，将测得每搏收缩压、舒张压、平均动脉压和脉搏汇成动脉血压波形和脉搏趋势图（图 5-10）。该系统设计重复使用的双手指套，交替连续使用，可以长达 24h 或更持久测量，避免对手指远端的血运造成影响；而且系统通过渗透指数对患者手指末端的灌注作出测量，确保操作测量的质量。

2. 优缺点　优点是可连续、及时、准确地进行血流动力学监测；操作简单；无一次性耗材，成本低，双指套传感器可循环重复使用；内置电池，可持续使用至少 2h，适用于危重症患者转运。缺点是准确度较其他几个无创心排血量监测系统较差，达不到临床应用标准；具有延时性；无法在外周动脉疾病（如雷诺综合征）、相应部位动静脉瘘、上肢末端血管手术时使用；严重心律失常（如快速性房颤）患者不能使用；4 岁以下患者不能使用。

3. 临床应用　CNAP 能同时提供无创连续血压、无创连续心排血量、无创连续外周阻力、无创容量反应性参数，主要在麻醉科、产科及重症医学科使用，尤其适用于各种危重症患者的生命体征监测和转运，心衰患者判断水负荷、呼吸变异度等。

（四）胸阻抗法

1. 技术简介　胸阻抗法是一种简便、无创的血流动力学监测方法，其基本原理是基于生物体容积变化引起的电阻抗变化。随着心脏舒缩，血管内血流量发生变化，血流通过胸部的阻抗也产生相应的变化，从而计算出 CO、CI 及 SV 等参数（图 5-11）。

2. 优缺点　优点是无创伤感染的风险；患者无痛苦；操作简单易用；操作者无须非常专业的知识即可操作。缺点是测量精度差；24h 后信号稳定性消退；测量结果易受其他因素影响，如生物呼吸机的噪音、电凝止血、手术方式、电极接触或位置的变化、胸液负荷过多、心肌收缩力的显著改变等；

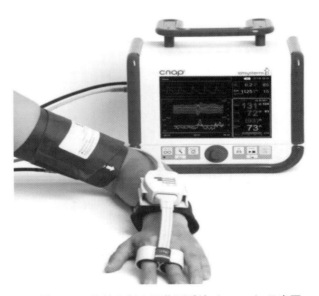

▲ 图 5-10　连续无创血压监测系统（CNAP）示意图

在心律失常、特殊体型（肥胖、消瘦等）患者中使用受限。

（五）生物电阻抗

1. 技术简介　生物电阻抗是对 CO 的完全无创性实时监测，是对胸电阻抗的一种改进，提高了检测的抗干扰能力和准确性，通过在患者的胸部及颈部放置皮肤表面电极提供一个高频电流，当一个固定的交流电通过胸部时，检测到的电压曲线与交流电曲线之间存在一个相位移，相位移会随着每次心脏搏动时心脏和大血管内血容量的变化而变化这一原理，计算出每搏输出量、心输出量以及胸部液体容量等血流动力学指标。

2. 优缺点　优点是无创，经济，简单（测量仅需 30s ~ 1min）。缺点是不能监测右心系统；与 PiCCO 相比，生物电阻抗无法提供前负荷和肺水的数据；与心脏超声相比，不能观察到心脏结构；不能用于超重的患者，胸腔内容积增加（肺水肿，胸腔积液）及心律失常的患者。

3. 临床应用

(1) 指导容量复苏：虽然生物电阻抗法无法直接测量前负荷和血管外肺水，但 TFC 可以反映出胸腔积液和胸腔含水状态，可将 TFC 和 SV 结合起来评价容量状态。如低 TFC 和低 SV 提示低容量状态，需增加输液量；高 TFC 和低 SV 提示心功能不全或胸腔积液；高 TFC 和高 SV 提示高容量状态。

(2) 呼吸困难的鉴别：用于鉴别是心源性还是肺源性呼吸困难。研究显示：急性心衰患者 TFC 高于哮喘和 COPD 患者，且急性心力衰竭患者 CI 对体位变化的反应性低于非急性心力衰竭患者。相比生物标记物检测，生物电阻抗法只需几分钟便可鉴别，且不受肥胖、肾功能不全等因素的影响。

(3) 血液透析患者干体质量的评估：生物电阻抗所测得 TFC 可间接反映肾功能衰竭患者的液体容量，指导血液透析患者的液体出入。

（六）ClearSight 系统

1. 技术简介　ClearSight设备（ex-Nexfin, Edwards Life-Sciences）是一种新型、无创的监测方法，它利用光体积描记技术，可通过环绕一根手指中间指骨的充气囊来无创监测手指 ABP 波形，进而提供实时 CO 监测（图 5-12）。这项技术采用了容量爬坡原理、换能器校正、脉搏轮廓波形的收缩压曲线下面积及三元素 Windkessel 病理生理模型。

2. 优缺点　优点是可无创、动态、持续监测；可提供实时动态多种参数 BP、SV、CO、SVR、SVV 和 PPV，临床可实施目标导向治疗。缺点是容量钳技术需要指端气囊持续充气，每个指端最长使用时间小于 8h；对于外周血压严重收缩、极重度指端水肿、动脉反流和动脉瘤患者不适用。

四、结语

近年来，心血管疾病发病率和死亡率在诸多死因中一直居于首位，医院心内科的住院患者数量庞大，因此心排血量监测产品有很大的市场需求。监测结果精确、创伤小、并发症少、有连续性、操作简单、费用低廉的心排血量监测设备不仅能减轻患

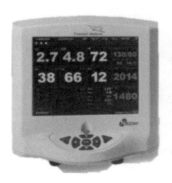
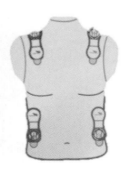

▲ 图 5-11　胸阻抗法示意图

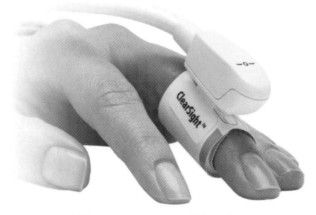

▲ 图 5-12　ClearSight 设备示意图

者的病痛和医疗负担，也可节省临床医生大量的时间与精力，缓解医生的压力。

就目前来看，有创的热稀释法和连续微创的 PiCCO 法仍是临床医生认可的方法，广泛应用于 ICU 和危重症患者。经食管超声多普勒法随着探头的升级革新，诊断质量趋于完善。二氧化碳重吸入法能与机械通气患者的呼吸动力学监测相结合，在需要施行机械通气的手术中具有独特的优势。胸阻抗法参数丰富，随着信号处理技术的进步和算法的完善其准确性不断提高，市场前景广阔。基于脉搏波形特征研究的心排血量监测产品将会在未来的移动和家庭医疗中大有用武之地。经胸超声连续多普勒技术是近年来的新产品，操作简单，其准确性和重复性经临床验证表现较佳，产品以监护仪形式放置于病床旁，被广大医护人员及患者接受。随着技术的进步，工程技术不断渗透到医学应用领域，拓宽了该参数的解决思路，新的技术手段也在蓬勃发展。目前临床金标准仍是有创方法，但从有创到微创再到无创，从瞬时心排血量到连续心排血量的测量是技术发展的必然趋势。

总之，目前血流动力学监测技术在不断趋向于微创化、实时化、精确化发展，相信未来能出现一种更理想化的监测技术，在各种情况下都能无创并动态、及时、精确监测血流动力学。作为临床医师，有必要熟悉并掌握目前所有的血流动力学监测技术，了解其缺陷及优势并灵活应用，加强术中血流动力学监测和调控，提高临床麻醉质量，从而减少麻醉意外，降低麻醉病死率。

（范倩倩）

第6章　主动脉内球囊反搏技术

主动脉内球囊反搏（IABP）是一种有效的机械性辅助循环方法，是临床救治严重心力衰竭的有效方法之一。

一、辅助作用原理

IABP 是将一个特制球囊导管置于左锁骨下动脉开口远端之降主动脉内，当心室舒张伊始、主动脉瓣关闭的瞬间，球囊快速充气膨胀（二氧化碳或氦气），使升主动脉内舒张压升高，从而提高冠状动脉灌注压，增加心肌供血，改善心肌氧供。当心室收缩前的瞬间，球囊快速放气，使主动脉内压力骤降，从而降低左室射血阻力，减轻后负荷，使心肌耗氧量下降，可使衰竭的心肌逐渐恢复。

二、IABP 装置

1. 气囊导管　气囊导管为一次性使用，导管末端连一聚氨酯材料制成的气囊。气囊形状有单囊、双囊两种，目前应用的多为单囊。导管有单腔、双腔两种，单腔导管只能通气，双腔导管除通气外还能监测动脉压，插入引导钢丝，注入造影剂，确定血管是否有狭窄及气囊位置，还可采集动脉血液标本。根据气囊充气量多少分为 2.5ml、5ml、7ml、9ml、12ml、20ml、25ml、35ml、40ml、50ml 等不同容积规格，可供不同体重的儿童和成人选用。

2. 反搏机器　为气囊导管的驱动部分，由监测、调控、动力部分组成。监测部分可以通过显示屏显示患者的心电图、动脉压及波形；动力部分由气体压缩机和真空泵组成，使气体（二氧化碳或氦气）充进气囊和排出；调控部分根据监测的心电图、动脉压触发反搏，使驱动反搏与心搏同步。

自 IABP 应用于临床以来，反搏机器和气囊导管不断得到改进提高，趋于更简便的操作。驱动装置自动化程度不断提高，更加安全，目前普遍采用计算机技术，在输入的参数条件下，自动识别心电或压力信号，并自动调控充排气时相，达到最佳反搏效果，机器体积减小、重量减轻。操作按键由原来的 40 多个减少至现在的十几个。气囊导管置管方法在 20 世纪 70 年代为经吻合于股动脉的人工血管植入；80 年代研制出了经皮穿刺导管，最初气囊为卷绕式，要人工旋转才能打开，80 年代末改为折叠状，可自动打开，但要经穿刺鞘管植入；近年来研制了经皮穿刺无鞘管气囊导管，适用于股动脉偏细的患者，可避免或减少穿刺部位远端缺血情况的发生。这些改进使气囊导管植入更加简单方便，置入操作时间大大缩短。

三、适应证、应用指征和禁忌证

1. 适应证

(1) 各种原因导致的心源性休克，如心脏手术后不能脱离体外循环者，急性心肌梗死伴心源性休克者。

(2) 严重冠状动脉病变需经皮介入治疗者，可先置入 IABP，然后行介入治疗，可大大提高介入治疗的安全性。

(3) 预防性应用心功能较差者，在手术前置入 IABP 可降低手术死亡率，如瓣膜病患者术前心功能IV级，尤其是冠心病心功能较差者（EF < 0.3），在非体外循环下施行冠状动脉旁路移植术，可增加手术安全性。

(4) 心脏移植前后的辅助。

(5) 体外循环时产生搏动性血流。

2. 应用指征　一旦有指征，应尽早应用，如果犹豫不决，待病情进一步恶化多脏器衰竭后再用，就会影响抢救效果，患者很难存活。

(1) 多巴胺用量 > 10μg/（kg·min），或并用两种升压药，且血压仍有下降趋势。在临床工作中需根据患者情况具体分析，例如风湿性心脏病、先天性心脏病术后多巴胺用量虽然大于 10μg/（kg·min），但病情稳定，尿量好，可密切观察，暂不用 IABP。冠心病术后多巴胺用量虽不足 10μg/（kg·min），但心率大于 120/min，应及早应用 IABP。

(2) 心脏指数 < 2.0L/（m²·min）。

(3) 平均动脉压 < 50mmHg。

(4) 左房压 > 15mmHg。

(5) CVP > 15cmH₂O。

(6) 尿量 < 0.5ml/（kg·h）。

(7) 末梢循环差，手足凉。

(8) 精神萎靡，组织供氧不足，混合血氧饱和度低。

3. 禁忌证

(1) 严重股动脉病变：严重股动脉、髂动脉狭窄或动脉瘤，不可经股动脉置入球囊导管。

(2) 严重主动脉瓣关闭不全：由于主动脉瓣关闭不全，置入 IABP 后不能提高舒张压，所以效果很差。

(3) 胸主动脉病变：例如主动脉夹层分离和主动脉瘤患者，置入 IABP 可能造成动脉瘤破裂或附壁血栓脱落。

(4) 心室颤动：因室颤时左心室不能有效射血，IABP 无效。

(5) 心功能极差者：严重低心排血量综合征，心脏指数 < 1.7L/（m²·min）者，IABP 效果很差。

(6) 脑出血者：脑出血时使用 IABP 会使病情加重，甚至危及生命。

四、气囊导管的选择

选择合适大小的气囊导管非常重要，气囊太小会降低辅助效果；气囊过大不能正常扩张，易于疲劳破裂，并且破坏血液成分，有造成动脉壁损伤的危险。气囊导管的选择标准是气囊充气后阻塞主动脉管腔的 90% ～ 95%，气囊容积大于心脏每搏量

的 50%。按照标准，根据患者身高选择合适的气囊导管，身高大于 180cm，选择 50ml 气囊导管；身高 165 ～ 180cm，选择 40ml 气囊导管；身高小于 165cm 选择 35ml 气囊导管，儿童根据体重酌情选择。

五、气囊导管植入与撤除方法

1. 经皮穿刺法　为目前常用的方法，操作简便，适用于手术室、ICU、病房、导管室。

(1) 植入方法：腹股沟区皮肤消毒铺巾，局部麻醉，动脉穿刺针刺入股动脉，通过穿刺针芯将导引钢丝送入股动脉。保留导引钢丝，退出穿刺针，在导引钢丝旁做皮肤小切口，沿导引钢丝将扩张器送入股动脉，扩张血管。退出扩张器，以手压迫皮肤控制出血，沿导引钢丝将带管芯的鞘管送入股动脉，将其保留在动脉内。准备气囊导管，气囊导管接上单通，用注射器抽净气囊内气体，使气囊膜紧密地贴附到一起，从盘内将其抽出，保留单通，将气囊在生理盐水内浸润起润滑作用，退出管芯，沿导引钢丝将气囊导管通过鞘管腔送入股动脉直至确定位置（主动脉内左锁骨下动脉开口远端 2cm），外撤鞘管，体内保留 12cm 鞘管。如体内保留鞘管过多，气囊不能完全退出鞘管，不能正常充气排气。固定鞘管和气囊导管，撤去单通，导管连接至反搏机器，开始反搏。

无鞘管经皮穿刺植入气囊导管法，与上述方法相似，只是退出血管扩张器后，用血管钳扩张皮下组织，不送入带扩张器的鞘管，而直接将气囊导管沿导引钢丝送入股动脉。

(2) 撤除方法：用注射器吸净气囊内的气体，将气囊拔至鞘管（不拔出），一手压迫股动脉穿刺点下方，一手拔除鞘管及气囊，喷出少量血液，冲出可能存在的栓子，用手指局部压迫 30min，加压包扎 24h。

2. 股动脉切开法　现已经被经皮穿刺法取代，该法只用于成人穿刺法失败者或用于儿童。

(1) 植入方法：选择股动脉搏动较强的一侧，局部消毒铺巾，0.5% ～ 1% 利多卡因局部麻醉，自腹股沟韧带下缘开始在股动脉表面做长约 10cm 的皮肤切口，游离股动脉及其分支并阻断，纵行切

开股动脉 1～1.5cm，取一段内径 8～10mm，长 5cm 的预凝的人工血管，近端剪成 45° 的斜面，用 4-0 Prolene 或 5-0 Prolene 线连续吻合于股动脉，开放股动脉远端阻断钳，检查吻合口有无漏血，如有漏血应补针缝合。测量切口至胸骨角距离为气囊导管插入长度，用丝线在导管上结扎作标记，以止血钳提起人工血管边缘，插入气囊，用手捏紧人工血管控制出血，双重结扎人工血管，防止漏血。也可将气囊导管套入人工血管后植入，开始反搏后再吻合人工血管。

在紧急情况下，股动脉作荷包缝线，气囊导管套入人工血管后，从荷包缝线中插入股动脉，立即开始反搏，如影响下肢血液供应，则吻合人工血管。

(2) 撤除方法：拆开皮肤缝线，剪开人工血管结扎线，气囊充入少量气体后拔出，拉出可能存在的栓子，喷出少量血液，冲出凝血块，钳夹人工血管根部，剪短人工血管，对端连续缝合，用抗生素或活力碘反复冲洗后缝合皮肤。

3. 经胸升主动脉植入法　适用于股动脉不能植入气囊导管或心脏手术过程中。

(1) 植入方法：用主动脉侧壁钳夹住部分升主动脉侧壁，将直径 10mm、长约 20cm 的人工血管与主动脉切口做端 - 侧吻合，插入气囊导管，结扎人工血管远端，并使之固定于胸壁皮下。

(2) 撤除方法：拆开皮肤缝线，取出气囊导管，结扎或缝合人工血管远端，将其包埋于皮下。

以上 3 种方法，可根据医院条件和患者情况酌情选择。无论选用哪种方法，最好在 X 线监测下送入导管，如无 X 线监测，送入导管后应尽快拍 X 线片，以确定导管位置是否合适，及时调整气囊位置。

六、反搏机器的操作与抗凝

反搏机器种类不同，操作规程也不同。应用前要仔细阅读说明书，熟练掌握其性能及操作规程。

反搏机器的一般操作规程

(1) 监测动脉压及波形：可通过桡动脉穿刺，应用双腔气囊导管者可通过导管测压，观察动脉压力波形变化，根据动脉波形调整反搏时相。

(2) 连接心电图：选择 R 波高尖、T 波低平的导联，触发反搏，并观察心率、心律变化。

(3) 调整反搏时相：使气囊在舒张期相当于重搏波切迹处充气，使舒张压高于收缩压，在心脏收缩期前排气，使舒张末压比对照值低 0.65～1.3kPa（5～10mmHg）。调整好反搏时相非常重要，它是获得最佳辅助效果的关键；否则，会降低辅助效果，甚至有害。充气过早，主动脉瓣尚未关闭，阻碍心室排空，可加重心脏负担；充气过迟，减少舒张压升高时间，减少冠状动脉血流的增加，辅助效果降低。排气过早亦可使辅助效果减低；排气过迟，左心室收缩时气囊尚未排气，增加心脏射血阻力，增加心肌耗氧量。

(4) 其他事项：①操作者应熟悉机器性能及操作，密切注意血流动力学变化及辅助效果，分析动脉压力曲线是否达到最佳辅助效果，根据病情变化及心率快慢随时调整。②气囊材料由血液相容性好的聚氨酯制成，所以抗凝要求不严格，血栓形成多由于停搏所致。术后心包、纵隔引流管未拔，渗血多，可暂时不用抗凝药。术前应用或术后渗血少者，可予肝素 0.5～1mg/kg，每 4～6 小时静脉注射 1 次，使 ACT 维持在 150～200s。

七、辅助效果

1. 辅助有效的表现　应用 IABP 后要密切观察反搏效果及病情变化。辅助有效的表现如下。

(1) 动脉压力波形改变：舒张压升高，大部分舒张压高于收缩压，但有时血管张力低，心率过快（大于 120/min）或血容量不足，舒张压虽升高，但略低于收缩压，也有辅助效果；收缩压及舒张末压下降。

(2) 临床情况改善：升压药用量逐渐减少；心输出量增加；血压逐渐回升，静脉压或左心房压逐渐减低；心率、心律恢复正常；尿量增加；末梢微循环改善，手足变暖。

如果用 IABP 后病情无改善，甚至恶化，应进一步查找原因，采取其他措施。

2. 辅助失败的原因　应用 IABP 者部分失败，常见的原因如下。

(1) 应用太晚：医生试图用药物纠正心力衰竭，对应用 IABP 犹豫不决，低血压时间长，组织缺氧，造成多脏器不可逆性衰竭。

(2) 病情过重：IABP 在心脏具有一定的收缩功能和维持一定血压的情况下才有效，动脉收缩压不能低于 6.6kPa（50mmHg）。心室收缩力甚差者，需用心室辅助装置。

(3) 存在机械性因素：如先天性心脏病畸形纠正不满意，冠状动脉旁路移植术后主要桥血管阻塞。如应用 IABP 无效，应分析原因，如怀疑畸形纠正不满意，应尽快做床旁超声检查，明确原因后应尽早再次手术，否则患者不能存活。

(4) 撤除过早：患者病情有所恢复，但尚未稳定，撤除 IABP 后病情又重新恶化。这种情况应及时再次植入气囊导管，进行辅助。

3. 提高辅助效果的其他措施　尽管 IABP 疗效优于目前应用的任何药物，但 IABP 不能替代常规疗法。下列措施对于提高辅助效果是必要的。

(1) 保持血容量平衡：既要补足血容量，预防低血压及心率过快，又要针对术后组织间隙水潴留，防止过多的体液进入血液循环后造成循环血量过多，加重心脏负荷。

(2) 纠正酸中毒：低心排血量综合征，组织灌注不足，易致代谢性酸中毒，影响心肌收缩力，应给予碳酸氢钠纠正。

(3) 纠正心律失常：心率过快（＞ 120 次 /min）和心律不齐都影响辅助效果，要针对不同原因，给予纠正。心率快、为低血容量所致者要补足血容量，应用毛花苷 C、β 受体阻滞药、钙拮抗药；心房纤颤且心率较慢者，应用心脏起搏器。

(4) 正性肌力药物：维持一定的动脉压和血管张力，有助于提高反搏压，升压药只能根据血压回升情况逐渐减量，不能减得过快或骤停用药。

八、停用指征

患者经 IABP 辅助、心功能恢复，可逐渐减少反搏频率 1∶1、1∶2、1∶3，并密切观察病情变化，如病情稳定，可停反搏机并立即撤除气囊导管，切不可停搏后留在体内观察，这样易致血栓形成。下列情况，可以考虑停用 IABP：①多巴胺用量小于 5μg/（kg·min），且依赖性小，减药后对血流动力学影响小；②心指数大于 2.5L/（m²·min）。

平均动脉压大于 10.67kPa（80mmHg）；③尿量大于 1mg/（kg·h）；④手足暖，末梢循环好，意识清醒，对答正确；⑤已撤除呼吸机且血气正常；⑥减少反搏频率时，上述指标稳定。

九、并发症

据文献报道，应用 IABP 并发症发生率高达 13.5% ～ 36%，某些并发症可延长患者住院时间，严重者如动脉穿孔，下肢缺血可致死致残。因此，了解并发症发生的原因，采取预防措施，减少并发症的发生，发现并发症并及时正确地处理，对于提高抢救成功率非常重要。

（一）下肢缺血

为多见而严重的并发症，由于导管的改进及经验的增加，现已有所减少。

1. 原因　血管痉挛；气囊导管或鞘管过粗，股动脉细；动脉粥样硬化造成的股动脉狭窄；气囊导管或鞘管周围血栓形成；经皮穿刺者，血管片形成活瓣；血栓脱落栓塞。

2. 表现　缺血肢体疼痛、肌肉痉挛、颜色苍白、变凉、足背动脉搏动消失。

3. 预防　选择搏动较好的一侧股动脉植入气囊导管；选择合适的气囊导管，应用无鞘管经皮穿刺气囊导管，以防阻塞股动脉血流。适当抗凝，持续反搏，不能停、搏交替，以防停搏时在气囊表面形成血栓，在搏动时血栓脱落。注意下肢脉搏、温度、颜色变化，发现情况及时处理，否则有造成下肢缺血坏死的危险。

4. 处理　手术取出脱落的血栓，如心功能稳定，则拔出气囊；如病情不稳，可采用人工血管搭桥术，即用人工血管将髂动脉或对侧股动脉的血液引流到阻塞部位的远端，或取出气囊导管后在对侧重新植入股动脉。如下肢因缺血肿胀严重，应行筋膜切开术减压。如下肢已经坏死，应行截肢手术，以防毒素吸收导致肾衰。

（二）感染

切开植入法多见，经皮穿刺法发生较少。

1. 原因　紧急情况下操作，消毒不彻底。

2. 预防　注意无菌操作，全身及切口局部用抗生素。

3. 处理　局部换药，如感染经久不愈，取出残留的人工血管，以滑线缝合血管壁。

（三）出血和血肿形成

1. 原因　切开法人工血管吻合口不严密，股动脉或血管分支损伤，止血不彻底。经皮穿刺法导管植入时血管壁撕裂或拔除后加压压迫不够，形成血肿。

2. 预防及处理　人工血管吻合要严密；体外循环后，暂不用抗凝药；腹股沟局部加压包扎或止血器压迫止血，血管损伤较重者应外科修复。出血多者应输血。

（四）导管插入夹层

1. 原因　动脉迂曲，动脉内膜有斑块狭窄，内膜不平。患者不能平卧，动脉形成角度。植入气囊导管时过度用力。

2. 表现　如仅仅导管进入夹层，血液未进入夹层，夹层不限制气囊扩张，反搏效果与气囊在主动脉腔内时相似，只在尸检和动脉造影时发现。如气囊扩张受限，则有气囊充气不全的表现。如血液进入夹层形成夹层动脉瘤，动脉瘤压迫重要脏器动脉开口，可造成相应脏器缺血衰竭，如肾衰。

3. 预防　切开法植入导管时认清解剖层次，先吻合人工血管，后插入气囊导管。经皮穿刺法植入时，穿刺针回抽血液通畅，以保证穿刺针在血管腔内，插入导管时动作轻柔，不可过度用力，如遇阻力，应旋转导管插入，停止插入或经升主动脉插入。

4. 处理　如怀疑导管进入夹层，应该做血管造影，经证实后要立即撤除导管。但往往患者病情严重，转运到导管室做血管造影比较困难。夹层动脉瘤造成脏器缺血，要急诊手术修复。

（五）动脉穿孔

1. 原因　同导管插入夹层。

2. 表现　患者腰背疼痛，不可解释的低血容量、低血压，腹主动脉、髂动脉穿孔表现为局部隆起。

3. 预防　参考导管插入夹层的预防。

4. 处理　快速输血，维持血压，急诊手术。

（六）导管插入困难

1. 原因　小体重患者或儿童股动脉细，动脉痉挛，动脉扭曲，动脉腔内狭窄。

2. 处理　选较细的气囊导管，用导引钢丝插入，或选对侧股动脉、肱动脉、腹主动脉、胸主动脉插入导管。

（七）气囊破裂

1. 原因　在插入气囊导管时，尖锐物擦划气囊；动脉粥样硬化斑块刺破气囊；动脉内壁有突出的硬化斑块，气囊未全部退出鞘管或植入锁骨下动脉内形成折曲，折曲部位膜易折破裂。

2. 表现　反搏波形消失，导管内有血液吸入。

3. 预防　应用前常规检查气囊有无破裂，气囊不要接触尖锐、粗糙物品。送入气囊导管后，鞘管要部分撤除，体内保留12cm，将气囊送至合适位置。

4. 处理　一旦发生，要立即拔出气囊导管，否则进入气囊内的血液凝固，气囊将无法拔出，只能通过动脉切开取出。

十、应用效果

在临床实践中，IABP的效果优于目前应用的任何药物，是抢救重症心力衰竭的有效手段。由于IABP置入造成死亡者罕见，患者死亡多与原发病有关。据文献报道，应用IABP者总死亡率在26%～50%。死亡率与应用时机、原发病有关。手术中应用者死亡率为27%～32%，术后应用者为39%～40%，心力衰竭者为68%，冠心病心肌缺血者为34%，心脏手术围术期应用者为34%。远期存活率与原发病有关，5年存活率约为50%。

十一、结语

IABP可明显增加冠状动脉血流，降低左心室前、后负荷，是简便、经济、有效的短期左心室辅助手段。治疗效果最好的疾病是冠心病，而瓣膜病和其他疾病虽然有效但效果较差。近年来发现应用时机很重要，尽早应用能提高存活率，而应用过迟则效果较差。心脏手术前预防性置入IABP可明显提高存活率。文献报道术前预防性应用者，死亡率仅为18%。由于IABP对心脏辅助能力有限，辅助时间较短，对右心室衰竭无效，仍不能替代其他心室辅助装置。

（胡小平　肖兴鹏）

第7章 经食管超声心动图技术

近年来，随着科学技术的不断进步，越来越多的可视化技术已经应用在各个医疗领域之中。早在20世纪70年代就有人尝试将连续的多普勒探头镶嵌于胃镜顶端，然后置入食管以观察胸主动脉内的多普勒效应。1976年，经食管超声心动图（TEE）被 Leon Frazin 等报道，它克服了经胸超声心动图（TTE）因肥胖、肺气肿等所致成像不佳问题，但是也存在检查过程中患者较难耐受设备等问题。超声技术的发展使得围术期监测手段越来越完善，但是经食管超声心动图在临床麻醉监测中的应用还相对较晚。随着 TEE 概念和技术的不断完善，经食管超声心动图已经作为一种诊断和监测工具，成为围术期的重要管理手段，尤其用于心脏外科麻醉，主要包括麻醉后手术前诊断、术中心功能监测、术中即刻评价手术效果及容量监测等。麻醉医师、外科医师和重症监护医师可以通过 TEE 提供的即时信息快速调整患者的治疗方法，也可以减少患者和外科医生的辐射暴露时间，降低患者并发症的发生和医护人员的职业暴露。目前围术期应用经食管超声的医院仍然为数不多，而且由于时间限制和诊断目标范围相对较窄，麻醉医师在应用 TEE 时更多的是局限于术中检查，但是随着计算能力和处理能力的提高，TEE 在围术期的作用已经越来越明显，其应用价值也得到了越来越多人的认识。

一、仪器与检查技术

超声心动图的探头一般分为单平面、双平面及多平面三种，采用频率为 2.5 ~ 7.5MHz 的超声波。当超声波频率超过 7.5MHz 时，产生的波长太短往往不足以穿透组织。TEE 探头类似于一个安装在胃镜顶端的小型化超声心动图传感器，是工程学上的一个奇迹。一般成人探头管体的直径为 9mm，顶端直径为 14mm，目前已有直径 < 7mm 的小儿探头，拓展了 TEE 在幼儿患者甚至是婴儿和新生儿中的应用。

TEE 探头置入食管的操作同电子胃镜的操作方法，探头安全置入后，前进至食管中段水平，一般距离上门齿 28 ~ 32cm，通过进退、旋转和前后左右弯曲，调整其在食管中的深度，即可由浅入深探查心脏大血管结构，获取包括心脏长轴、短轴和四腔心三组基本切面在内的多个连续切面，为检查者提供良好的诊断信息。

二、TEE 在围术期的应用

（一）在心脏手术中的应用

1. 先天性心脏病　直到1989年，TEE 检查在儿童人群中的应用仅限于较大儿童（> 7 岁），随着超声技术的进步，小型化探头逐步出现，婴幼儿也可以接受 TEE 检查，主要用于检测心室功能、心脏瓣膜结构异常、血流动力学状态，并作为围术期医疗和外科干预的指导。在先天性心脏病患者的心脏矫正术中，在手术开始前或者体外循环（CPB）开始前，经食管超声有助于发现术前漏诊的病变。有研究报道，在先天性心脏病矫正术中，术中 TEE 检查可以检测出约 7.4% 的残余心脏缺损，但是该中心随后又报道了术中 TEE 的残余心脏缺损识别率可以更高，其中检查者的熟练度对及时发现心脏缺损有着重要的影响，这也从另一个方面反映出术中 TEE 检查对于先天性心脏病患者具有重要作用。我国也有小样本研究表明，TEE 检查可以快速发现先天性心脏病患儿手术中封堵器周围残余分流，通过及时干预，所有患儿最终都康复出院。房间隔缺损是常见的成人先天性心脏病，目前房间隔治疗的方法主要分为三类：外科修补手术，包括经胸骨正中切口体外循环辅助下直视修补术，经右侧胸骨小切口体外循环下直视修补术，或者胸腔镜辅助体外循环下修补术；经皮介入封堵术；经胸介入封堵术，即结合外科手术和介入治疗的杂交手术。治疗方法在不断改变，发展方向是创伤小、安全性高、美观，并在不断的进步和改变中。早期的心脏介入治疗中，医生和患者需要经常暴露在射线中观察封堵器的位置和封堵效果，同时患者也需要承受造影剂过敏甚至是加重肾功能损伤的风险，但随着 TEE 技术的不断发展与成熟，一方面医患双方介入暴露风险逐步降低，另一方面，TEE 也避免了成人患者胸壁厚、胸腔深，介入暴露不良的弊端，可以实时动态观察心脏的解剖结构，指导外科医生手术操作，术后及时反映封堵器的状态。

2. 主动脉疾病　在主动脉外科疾病中，TEE 检查的应用也有着重要意义。对于主动脉夹层手术的患者而言，TEE 检查有着多种重要的作用：判断术后真假腔残余漏和假腔封闭情况、确定破口定位和大小以及是否累及冠状动脉等。有一项研究表明，相较于主动脉造影的诊断时间、可能存在的肾功能损害以及过敏等情况，TEE 检查可以快速区分主动脉外膜破裂和内膜撕裂，这对于手术医生决定是否进行急诊手术修补主动脉有着重要的辅助作用，同时，TEE 检查的费用相对 MRI、主动脉造影而言是比较低的；但是，TEE 的结果也有可能受气管影像的干扰，这些干扰因素可能会影响检查者对于结果的判断。

经颅多普勒检测表明，几乎所有的体外循环（CPB）心脏手术患者术中均有不同程度的脑栓塞，脑栓子的数量与术后认知功能的改变呈正相关。主动脉粥样硬化是导致 CPB 患者脑栓塞的重要因素，少量栓子可致严重脑梗死，主动脉根部手术操作，如分离、插管、阻断、开放、上侧壁钳、高流量灌注等均可引起斑块脱落，预防斑块脱落、快速识别以及尽可能避开主动脉斑块是减少颅脑栓塞的有效途径。目前主动脉插管的措施正在不断改进，比如使用带侧孔的主动脉插管，使用带滤器的主动脉插管，或改变插管技术，选择经皮外周动脉插管等，这些措施在一定程度上减少了脑栓塞的发生。另一

方面，也有研究证实，TEE 检测出升主动脉突出斑块是卒中唯一的独立预测因子，当 TEE 检出升主动脉粥样斑块时，及时改变主动脉插管技术或者调整体外循环期间的灌注压力可以有效降低卒中的发生率。

尽管 TEE 检测主动脉粥样斑块没有主动脉造影或者 MRI 那么可靠，但是术中使用 TEE 检测主动脉情况也是一个方便快速的良好选择，可以减少主动脉插管患者围术期脑卒中的发生率。TEE 检查对于主动脉活动性斑块的诊断是非常准确的，当 TEE 未发现升主动脉或者降主动脉有粥样斑块时，主动脉弓存在粥样斑块的可能性不大。有多项研究表明，在治疗严重的冠状动脉粥样硬化患者时，接受体外循环的患者术后脑卒中的发生率高于非体外循环的患者，也给我们一个提示：如果准备接受冠状动脉搭桥的患者在术前或者术中经 TEE 检测发现主动脉严重的粥样斑块，此时选择非体外循环下进行手术或者更改手术方式患者预后更佳。

3. 瓣膜疾病　对于保障患者围术期安全，TEE 检查发挥的作用已经越来越明显，TEE 检查为心脏外科麻醉及手术团队提供患者心脏的实时动态信息，对指导结构性心脏病矫正手术正发挥着越来越重要的作用，对心脏瓣膜手术术前判断病变部位以及术中评价瓣膜成形效果等也具有重要的作用。术前 TTE 检查可以初步了解患者主动脉瓣、二尖瓣、三尖瓣瓣膜的反流及狭窄程度，术中或者手术开始前使用 TEE 近距离地观察各个瓣膜，可在术中实时监测瓣膜修补情况、置换效果、反流程度、是否存在瓣周漏，并及时调整瓣膜或者改变术式，降低患者术后心内膜感染发生率，同时避免术后预后不良导致的二次手术的发生。

近几年，经导管主动脉瓣置换术（TAVR）已经成为心脏介入领域中一项革命性的技术，目前的指南推荐常规属于外科手术禁忌或者高危的主动脉瓣狭窄患者是该技术的主要适应证，其中术前筛选、术中及时监测瓣膜位置、术后有效评价三个环节对于患者的预后都很重要。目前 TEE 检查已经成为 TAVR 术前筛选、术中及时评估的重要手段，对于术中及时发现瓣周漏、调整瓣膜位置、改善患者预后有着重要的临床指导意义。随着结构性心脏病

干预变得更具微创性，TEE 检查提供的术中指导将继续成为这些心脏手术的关键组成部分，这也进一步要求手术团队中至少有一位医师能够熟练掌握 TEE 这项技术。

4. 冠状动脉疾病 目前 TEE 技术已经应用在越来越多的冠心病患者的手术治疗中，监测的内容主要是冠状动脉搭桥后是否出现新的节段性室壁运动异常，是否存在心肌缺血或者心肌梗死，根据上述征象从而辅助判断血管桥是否通畅；同时，还可借助 TEE 明确出现室壁运动异常的心脏部位，从而判断出现异常的冠状动脉部位，更加有针对性地进行干预和治疗。此外，心肌缺血与冠状动脉桥的异常、冠状动脉进气以及冠状动脉痉挛都有着紧密的联系，明确疾病原因才能针对不同的病因进行处理，方能改善患者的预后。

5. 其他心脏疾病 TEE 检查除了用于上述多种心脏疾病的诊治外，还适用于肥厚型心肌病、心内膜炎和心包开窗术等。肥厚性心肌病的一般手术方式是室间隔心肌切除，而心肌细胞切除的部位、长度以及深度的选择是影响患者预后的重要因素，TEE 的出现正好可以对上述操作的效果进行实时监测。有大量研究显示，TEE 可以及时评价扩大室间隔肥厚心肌切除术，即改良 Morrow 法的效果，评估左心室流出道梗阻缓解效果，二尖瓣反流程度，同时也可以及时发现外科治疗中的一些并发症，如医源性室间隔缺损，给予外科医生辅助诊断，及时补救。此外，由于 TEE 传感器距离左心房和二尖瓣较近，因此检测到左心房和二尖瓣的异常情况较为敏感，包括血栓、气栓等，特别是气栓的诊断尤为敏感；对于终末期心肌病行心脏移植的患者，TEE 检查可以用来评估右心功能及吻合口狭窄情况；在区分缩窄性心包炎和限制型心肌病方面，TEE 检查可清楚显示心包壁的厚度以及房壁、室壁与心包粘连的程度，从而将二者区分开；对于感染性心内膜炎，TEE 的诊断敏感性高达 90%，可精确显示主动脉瓣或二尖瓣损害及赘生物的存在；对于心房血栓或者癌栓的诊断，TEE 检查也具有较高的敏感性，可以准确判断血栓与肿瘤的大小、数目、附着点和形态特征，尤其对左心耳血栓。

（二）TEE 在非心脏手术中的应用

目前，围术期 TEE 检查在非心脏手术中的应用已经越来越广泛，包括危重症患者麻醉循环管理，作为麻醉医生的"第三只眼睛"在术中实时监测患者的血流动力学指标变化，快速评估患者的心功能，了解前后负荷、心肌收缩状态及室壁运动情况，或者辅助诊断不明原因的肺动脉高压；此外，对于一些栓塞高风险的手术还可以协助诊断栓子的性质和大小。围术期实施 TEE 检查更多的是进行术中监测，而不是对特定疾病的诊断。

对于危重症患者，稳定的循环是良好预后的重要前提，术中出现长时间低血压时，快速判断、纠正病因显得尤为重要。围术期 TEE 检查的使用，可以协助外科医生和麻醉医生在患者出现严重循环不稳定时，快速鉴别诊断呼吸困难、休克的具体原因，特别是对于休克的患者提供良好的诊疗依据，是心源性休克还是非心源性休克，是容量不足还是心肌收缩力减弱，是选择液体治疗还是使用正性肌力药物，或者是血管收缩剂等，从而改善患者的预后。即使是在长时间的心肺复苏的情况下，TEE 检查的指导作用也是存在的，主要是协助诊断以及决定下一步的治疗方案。

对于非心脏病患者的非心脏手术，TEE 在指导围术期容量管理方面作用也越来越突出。围术期容量管理一直是麻醉实践的重要组成部分，目前补液的方式主要包括近几年比较推崇的限制性液体输入，即尽量减少围术期输液量，避免患者的液体超负荷，避免患者术后组织和器官水肿，但是这种情况往往伴随着潜在的围术期低血压风险，导致组织器官灌注不足；而另外一种方式则是经典的经验性补液，但是经验性补液则容易忽视个体差异和手术方式差异对患者机体的影响，补液过多容易导致脑水肿、肺水肿等，补液过少容易出现组织脏器灌注不足，增加围术期心脑血管意外的风险。随着围术期监测措施的增多，目标导向液体治疗概念被提出，具体指的是根据患者的年龄、体重、术前全身状况、容量状态及并发症等，采用准确、实时、连续的监测，并在反馈信息指导下实施个体化补液的方法，而 TEE 具有创伤小、操作简单、安全性高、可连续动态监测等优点，对于实施液体导向治疗作用明显。

此外，对于不明原因的肺动脉高压患者，TEE 检查可以更加直观地显示心脏、大血管结构和血流动力学改变，弥补 TTE 难以显示心房或者心室水平分流的不足，及时发现合并重度肺动脉高压的各种类型的房间隔缺损或室间隔缺损。

除了上述的作用外，对于某些并发症，TEE 的使用也可以起到一定的监测作用。如神经外科和腔镜手术中的气体栓塞，骨科手术中的脂肪或空气栓塞等。神经外科坐位或者半坐位手术，术中出现空气栓塞的风险增高；另一方面，现在微创手术日益普及，CO_2 人工气腹的出现为外科提供了良好的手术视野，但是也给患者带来了新的风险与挑战，气体栓塞就是一种可能存在的并发症，严重时甚至危及患者生命。一项研究表明，在腹腔镜根治性前列腺切除术中，约 17.1% 的患者出现了亚临床气体栓塞。随着我国快速步入老年化社会，髋关节骨折发病率逐步增高，髋关节置换术中由于骨水泥、假体的植入，骨髓脂肪或者空气等容易形成栓子，进入静脉系统，引起肺血管阻力增高，最终导致肺栓塞、右心衰竭甚至心搏骤停。大多数情况下右心中出现的空气栓子很小，对患者的影响不明显，几乎没有临床意义，但一旦出现巨大的栓子，或即便是小栓子通过未闭卵圆孔右向左分流而发生反常栓塞，对患者的影响都可能是灾难性的，而事实证明，在不影响手术操作的前提下使用 TEE 监测，可以及时发现气栓的存在。当出现气栓时，及时指导外科医生用湿纱布覆盖手术创面，同时用骨蜡封堵颅骨断面，减少气体的进一步进入；同时，麻醉医生积极调整患者的循环，当气栓较大时，及时抽吸，改善患者的预后。目前认为 TEE 检查是诊断空气栓塞的敏感方式，术中 TEE 的使用可以方便麻醉医生尽早发现问题，及时处理，改善患者的预后。

三、经食管超声心动图监测的并发症

1. **主要并发症** 经食管超声属于一种侵入性检查，因此在决定对患者实施 TEE 检查之前，检查者应该明确该检查项目对于患者而言益处大于风险，方可选择。TEE 检查的主要并发症可能发生在探头置入及调整、检查过程以及探头移除的过程中，主要包括口咽损伤、食管损伤、胃损伤、气管支气管痉挛、低血压和心搏骤停等。对于非手术患者而言，在检查过程中，有些不良反应可以通过患者的清晰反应来阻止或者避免，但是对于术中接受 TEE 检查的患者，患者不能对可能的 TEE 探头伤害做出反应，而某些患者则需要术中持续的 TEE 监测。因此 TEE 的应用存在一些明确禁忌证，如食管疾病或损伤，有食管切除手术史，严重食管梗阻、穿孔和活动性出血等。当患者合并某些疾病或者疾病史时，也有可能增加 TEE 检查操作的难度，如食管憩室、食管静脉曲张，或者患者有上消化道手术史、纵隔放射治疗史、无法解释的吞咽困难等。对于此类患者，检查者应该权衡该项检查对于患者的利弊，同时应仔细识别危险因素，轻柔熟练地操作 TEE 探头，尽量减少盲目操作的次数，尽量减少 TEE 探头对食管的机械损伤，降低发生并发症的风险。

2. **出血** 出血是 TEE 检查相关的一种罕见并发症，发生率为 0.02%～0.1%。消化道出血的主要原因可能是消化道黏膜直接损伤，曲张的食管静脉或者食管肿瘤被 TEE 探头机械性破坏，而非消化道出血的主要原因则可能是主动脉瘤破裂、主动脉夹层破裂、脾破裂等。考虑到 TEE 检查可能对消化道黏膜造成损伤，在心脏手术中，尤其是在使用抗凝和体外循环的状态，TEE 存在公认的胃肠道出血风险，但是众多回顾性研究并未证实 TEE 检查是胃肠道出血的独立预测因子，研究中对照组和 TEE（前瞻性和回顾性）组在鼻胃管吸入物中隐血发生率没有差异，因为心脏手术本身与上消化道出血有关，接受心脏手术的患者消化道出血常常继发于十二指肠溃疡或胃糜烂出血。

3. **食管穿孔** TEE 检查后食管穿孔发生率约为 0.02%，虽然不常见，但是对患者的不良影响却是显著的，目前国内外已经有多篇相关病例报道。目前认为盲目置入、推进、弯曲或操作 TEE 探头可能导致上消化道机械损伤；同时长时间、持续的 TEE 探头压迫会降低食管黏膜的血供，导致食管黏膜组织坏死；另一方面，TEE 探头产生的热能或超声能量也可能导致食管损伤。当食管穿孔未能及时发现时，可能导致术后不明原因发热、纵隔炎症、严重的脓毒血症，甚至死亡。

4. **心律失常** TEE 相关的心律失常也是罕见的，对于本身就有心肌病的患者而言，心律失常的发生率增加，可能表现为房颤、室性心律失常等。

此外，热损伤、感染等也是 TEE 检查的并发症，大多数 TEE 探头都设置有热敏电阻来感应探头的温度，当 TEE 探头温度达到阈值温度（42～44℃）时自动关闭，以减少热损伤。目前 TEE 探头多使用乙醛和非乙醛消毒溶液来降低内镜使用过程中可能导致的感染，但是当水冲洗不足时，容易发生化学烧伤，当冲洗水受污染时，则容易并发感染。

四、TEE 与其他技术的对比

随着超声设备与技术的不断进步，医学超声在临床中的应用范围也越来越广泛。除传统影像学领域外，作为麻醉医生的"第三只眼"，超声技术在临床麻醉中的应用日益广泛且具有很多的优越性，但目前并不能完全取代其他技术。

在心脏疾病诊断中，TEE 是 TTE 的重要补充措施，TEE 可以规避胸壁阻隔等情况，所得到的图像更为清晰准确，虽然二者诊断房间隔缺损的阳性率，以及房间隔缺损解剖类型的阳性率相当，但是对于筛孔型、多个、上腔静脉型房间隔缺损及卵圆孔未闭的诊断，TEE 检查的准确率更高；对于二尖瓣细小腱索断裂、瓣膜穿孔的诊断，TEE 检查的准确率相对更高；对于先天性心脏病术中监测以及术后即刻评估手术疗效，TEE 的应用价值更高；TEE 检查在心脏术后血栓形成、瓣周漏等并发症的诊断方面价值较高，可以即刻评价手术效果，适合于临床的应用；大量病历报道提示，TEE 检查可以揭示心脏的形态学或功能改变，同时 TEE 检查对于左心房和二尖瓣的异常敏感性更高，包括血栓、气栓和团块影，主要是因为 TEE 探头距离左心房和二尖瓣较近的缘故，而对于右心室和左心室、心尖部的病变检测敏感性减弱；虽然在诊断卵圆孔未闭右向左分流中，TEE 仍然是主要方法，但也有研究表明对于明确存在该疾病的患者，TTE 造影对动脉导管未闭右向左分流的检出效率优于 TEE 造影。但是，相较于 TTE 的无创操作而言，TEE 是经口腔操作，即便检查前对患者口腔实施表面麻醉，镜体进入食管的刺激仍然较为强烈，患者耐受性和依从性较差，检查过程中甚至会发生损伤，因而 TEE 检查更多地适用于接受全身麻醉的患者，但良好的耐受程度并不能杜绝并发症的发生，同时费用相对较高，因此

TEE 检查并不能取代 TTE 检查成为术前的常规检查项目。

在液体导向治疗领域，TEE 检查也存在一定的优势。目前测量心输出量的金标准仍然是使用热稀释法的漂浮导管，但是该项检测有创且费用较高，临床应用相对较少，而常用的 FloTrac/Vigileo 方法的测量结果容易受血管活性药物作用的干扰，所得数据存在一定的不准确性。而通过经食管超声多普勒无创血流监护仪测量患者主动脉内血流速率的变化，并自动计算相关灌注或影响心肌收缩力的血流动力学参数和心排血量，所得数据与肺动脉导管插入法测量的心排血量存在良好的相关性，可以及时反应容量不足时心功能的变化，但是使用 TEE 检查技术，相对更加便捷、经济。

目前 TEE 检查是诊断静脉空气栓塞最敏感的技术，能发现 0.02ml/kg 的气泡，敏感性高；而常规监测空气栓塞的非超声方法包括听诊心音、呼气末 CO_2 分压、肺动脉压及气道压等，但是，听诊心脏杂音会随着空气的增加发生变化，小量气栓时表现为鼓膜征，气栓增大则出现柔和乃至粗糙的收缩期杂音，同时术中听诊心音也受患者体位、胸壁厚度以及听诊者自身经验的影响；呼气末 CO_2 分压也是一个间接有效的办法，主要是当肺内大量进气，使得肺动脉血流阻力增加，引起分流，导致肺通气/血流比值失调，影响 CO_2 的排出，最后引起呼气末 CO_2 分压的变化，此法对于少量较小的气体栓子敏感性相对不高；胸部 X 线可以发现肺动脉主干内的空气，以及肺水肿、肺不张等情况，但是需要透视机，检查过程相对不方便；气道压的改变也是因肺栓塞较为严重，引起了血管和支气管收缩，使得肺顺应性降低。小量气栓，无血流动力学变化的情况一般不需特殊处理，但是气栓较大时可能危及患者生命，因此对于一些空气栓塞高危的患者或者手术，必要时实施 TEE 检查是有重要意义的。

五、结语

超声技术一直在不断发展与进步，TEE 检查技术及其临床应用进展迅速，在先天性心脏病、心脏瓣膜疾病、心肌相关疾病及主动脉疾病诊断中的作用日益凸显，同时在非心脏手术中的应用也逐渐广泛，

包括实时监测血流动力学变化、快速评估心功能、辅助诊断休克病因，协助诊断气栓、血栓等，相信在不久的将来，这项检查技术会更加简易，安全有效，如此方能更广泛地应用于临床。但是 TEE 检查仍然属于一项有创的医学影像学检查，虽然并发症发生率较低，但是严重者可以威胁患者生命，因此 TEE 检查必须由经过规范化培训、具有一定资格的执业医师完成。在技术进步的同时，我们临床工作者需要能够更加熟练地掌握这项操作技术，提高判读的成功率，而围术期 TEE 检查会影响患者围术期管理的决策，因此操作者还应该具备必要的围术期管理能力，这样才能为患者提供更安全的医疗保障。

（陶　红　余奇劲　徐金金　杨云朝）

第 8 章　靶控输注技术

靶控输注（TCI）技术是一种以药代动力学和药效动力学理论为依据，以血浆或效应室目标药物浓度为调控目标，通过计算机自动控制药物注射速率，进而维持目标药物浓度，并可根据临床需要随时调整的给药技术。相较于药物输注速度，药物的血浆或效应室浓度与药物的靶效应关系更为密切，因此想要达到药物预定的临床疗效，需要严格靶控目标药物血浆或效应室浓度。

本章将重点介绍靶控输注技术的概念和发展历程。围术期靶控输注技术的合理管理需要掌握适当的药代动力学和浓度 – 效应关系的相关知识，因此，本章节讨论了麻醉镇痛药的药代动力学和药效动力学参数。众多研究表明，围术期通过靶控输注药物可快速达到目标药物所需浓度和临床效果。靶控输注技术用于术后镇痛的相关研究虽然仍在试验探索阶段，但已有研究结果显示靶控输注技术用于术后镇痛可明显减少静脉持续滴注或患者自控镇痛（PCA）所带来的相关不良反应。

1970—1980 年，随着起效快速、作用时间短暂的一系列新药研发上市和大量麻醉药物的药代动力学和药效动力学相关数据的收集，促使了全凭静脉麻醉（TIVA）的快速发展，使得镇静催眠药和阿片类镇痛药广泛联合应用于临床麻醉。但是在最初的使用过程中，这些药物通常是先给予负荷剂量后再按预先设定的速率人工手动恒速给药。

药物作用和输注速率的关系与输注时间的长短有明显的相关性。使用恒定速率输注，作用部位药物浓度将会持续上升，直到达到稳态浓度。达到稳态浓度的时间依据药物的理化特性和输注速率的不同而长短不一。血液中药物浓度和药物作用的关系并非与输注时间完全无关。输注后药物药代动力学

模型（图 8-1）可以描述试验过程中药物浓度 – 时间关系，通过使用模型参数，可以计算出达到预定的血药浓度需要的输注速度。

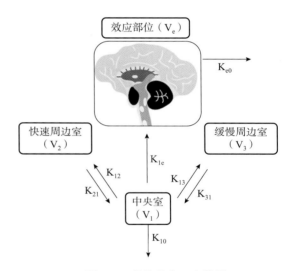

▲ 图 8-1　药物分布三室模型

药物的临床效果与血药浓度而非输注速度有密切关系这一观点被普遍接受后，随着计算机技术的发展更新，靶控输注技术应运而生。目前，靶控输注技术仍主要应用于麻醉手术过程中。最近，有报道显示丙泊酚靶控输注技术已经广泛用于多个国家和地区的临床治疗。然而，麻醉药物不仅仅在手术过程中使用，麻醉前用药和麻醉术后镇痛等过程均涉及麻醉镇静和镇痛药物，术前和术后使用麻醉药物所带来的风险却无法完全规避。因此，在整个围术期过程中合理使用靶控输注技术，实现精准麻醉用药，加强围术期生命质量调控，是现代麻醉学科追逐的方向和热点。

一、靶控输注技术的概念和发展历程

达到确切的临床疗效是药物使用的最终目标，然而在临床工作中对于疼痛和镇静等尚无完全客观可靠的量化指标。因此，使用麻醉药物时掌控药物的有效浓度便成为相对较优的选择。使用药物药代动力学 - 药效动力学参数，编程计算机程序，控制药物输注速度，维持目标药物有效血浆浓度。靶控输注技术可以自动调整输注速度，以动态保持所需的目标药物浓度（图 8-2）。

靶控输注设备由连接到计算机的输液泵组成（图 8-3）。使用药代动力学模型和药代动力学参数对计算机进行编程处理。计算机将来自模型的预测转换为指令以控制输注设备。由它计算出获得和维持所需目标血浆浓度的输液速率，然后输液泵控制输注速度。系统可间断重复计算浓度和需要输注的速度，自动调整输液速度以维持设定的血浆浓度。预设的血浆浓度并非固定不变，可随临床实际情况进行改变，如图 8-2 所示。

1983 年，Schüttler 教授首次提出使用计算机进行负荷剂量消除和改变药物输注方案。首次装载了靶控输注方案的试验系统体积庞大，由一个单独的计算机和注射泵构成。随着计算机的小型化和靶控输注泵的便携化，靶控输注技术也愈发成熟和易于

管理。现在，越来越多的靶控输注系统和设备已进入商用市场，保证了麻醉医师在围术期的使用。

二、药代动力学与个体化

在靶控输注系统中最常用的药代动力学模型是开放式三室模式，如图 8-1 所示。该模型由一个中央室组成，目标药物从该中央室分布到外周室中，并从该室中消除目标药物。

靶控输注系统中使用的药代动力学参数通常来自相应的研究文献。不管是自动靶控输注系统还是常规手控输注，都需要特别注意不同个体间的药代动力学存在差异。通常情况下单独预设定的药代动力学参数并不适用于所有个体。因此，应用靶控输注技术之前输入一组相关且有效的药代动力学参数非常重要，即输入计算机模型的药代动力学参数应该尽可能匹配接受药物治疗患者的药代动力学。

由于药代动力学参数通常来源于一小部分同种人群，因此选择合适的参数数据用于靶控输注非常困难。在患者血液或血浆中测得的目标药物浓度可能与靶控输注计算机系统预测的浓度有一定差异。设定特定药代动力学参数后，在药代动力学研究中采集样品的时间段、给药方式（静脉推注、缓慢泵注或组合给药）、取样部位和研究人群（人数）等因素都有可能影响靶控输注系统。目前可以在文献

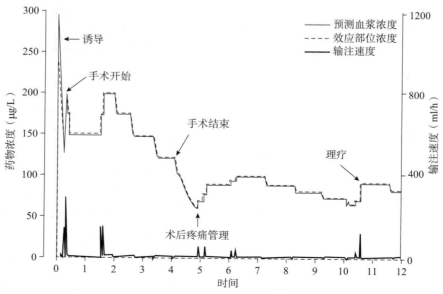

▲ 图 8-2　全身麻醉术中和术后靶控输注药物预测血浆浓度和效应部位药物浓度

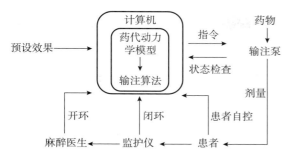

▲ 图 8-3　靶控输注药物示意图

中找到的药代动力学参数数据通常不是针对每个患者个体的。通常情况下药代动力学参数会针对每个个体的体重进行调整，但目前仍没有考虑其他个体特征。

Maitre 等采用群体药代动力学回顾性分析研究发现年龄和性别影响药物药代动力学参数。Minto 等的最新研究成果显示体重和年龄是瑞芬太尼群体药代动力学参数的协变量。同时，该研究还发现效应部位消除药物的速率常数（K_{e0}）似乎与年龄密切相关。在丙泊酚群体药代动力学研究中，年龄和体重均被证实为患者依赖的协变量。给药方式（推注和泵注）也会明显影响药代动力学参数。上述研究表明，靶控输注时选择最合适的药代动力学参数非常重要。

在靶控输注技术中采用个体药代动力学参数后，靶控输注技术的临床应用将会得到巨大发展。在麻醉手术中和术后，由于不同患者之间的药效学差异性和心率、血压的变化迫使麻醉医生在麻醉期间和术后调整目标药物浓度，通常认为药物浓度中位数误差小于 15% 和中位数绝对误差小于 30% 是可以接受的。Hill 等研究发现使用阿芬太尼个体化药代动力学参数后，靶控输注系统药物浓度的中位数绝对误差（20% ～ 23%）更小。

三、药效动力学与靶控输注

麻醉医生须精确控制镇静镇痛药用量，以便能够根据不同手术提供不同的镇静深度，并且能够抑制手术中的强烈刺激和术后的疼痛。为了选择与所需效果相对应的最佳目标浓度，麻醉医生应充分了解药物的浓度 – 效应关系。随着全凭静脉麻醉应用

的不断增加，掌握术中麻醉药物药效动力学信息非常必要，以便开发更加科学的输注方案，从而提高术中麻醉药物安全性和加快术后康复。

TCI 技术的应用促进了对不同静脉麻醉镇静镇痛药的药物浓度与作用效果之间关系的研究。通过了解药物浓度、药效和不良反应之间的关系，可以确定大多数个体都可以达到所需药效而未出现不良反应的治疗窗口。因此，可以使用浓度 – 效应关系来定义该治疗窗口并指导血药浓度的初始选择。

在过去数十年中，国内外已对阿片类药物和镇静药物的药效学进行了广泛的研究。Ausems 等描述了插管、皮肤切开、皮肤闭合和自主呼吸恢复时阿芬太尼的血浆浓度 – 效应曲线。为了抑制手术期间的各种刺激，必须使用不同的目标浓度，且个体间差异较大。因此，在使用靶控输注时连续泵注至目标血药浓度，达到所需临床效果至关重要。

此外，由于镇静药物和镇痛药物会相互影响浓度 – 效应关系，因此围术期也必须知晓联合用药之间的相互作用。随着对丙泊酚与各种阿片类药物之间的药效相互作用的详细了解，目前有关镇静镇痛药物目标浓度和最佳输注方案也已初步成型。

四、靶控输注与常规手控推注的对比

靶控输注技术出现之前静脉给药通常通过手控间歇推注来实现。然而，连续输注静脉内给药的使用带来了若干优点。由于避免了血液和作用部位的药物浓度波峰和波谷的出现，因此可以实现更稳定的药物血浆浓度。静脉间断推注给药带来的血药浓度巨大波动可能会导致麻醉过浅过深或增加麻醉相关不良反应发生率。

随着对药代动力学和药效学均受个体间显著差异的影响，以及所需的血药浓度随刺激强度变化而变化的认识，根据临床实际需要调整输注速度的需求变得越来越明显。与手动控制输注相比，靶控输注更容易、更快速地控制血药浓度。尽管靶控输注所测量的实际血药浓度确实与计算机系统预测的血药浓度存在微小差异，但是靶控输注系统却向麻醉医生展示了血药浓度的变化过程。靶控输注时可随时估算药物的血浆浓度，并可尽快地达到所需的目标血药浓度。如果通过手动控制输注泵以恒定的输

注速度泵注药物，血浆药物浓度会随时间不断变化。而使用靶控输注时，计算机系统可以更改输液速度，以维持血浆药物浓度的基本稳定。因此，相较于手动控制输注泵，靶控输注系统更易达到和维持特定的血浆药物浓度。

五、靶控输注在临床麻醉中的应用

在临床中应用靶控输注时，必须根据血药浓度－效应关系为所用药物确定初始目标血药浓度。另外，靶控输注技术需要在麻醉过浅过深或者出现不良反应时适当调整目标药物血药浓度。血药浓度的调整很大程度上取决于浓度－效应关系曲线和血液－效应部位药物浓度的平衡速率。在手术过程中对目标血药浓度进行控制必不可少，不仅可以使患者术中趋于平稳，也可促使麻醉后快速唤醒和用于术后良好的镇痛。

现阶段临床使用的麻醉药物中，快速短效静脉全麻药物丙泊酚和短效阿片类药物瑞芬太尼的药代动力学特性适合靶控输注技术，既可以快速达到并稳定于药物目标浓度，实现快速平稳的麻醉诱导和维持，又可以根据在麻醉过程中的实际需要迅速调节麻醉深度。目前国内外有关丙泊酚和瑞芬太尼靶控输注的研究结果显示，与常规静脉推注给药方式相比，靶控输注给药患者循环波动和术中知晓发生率明显减少。

临床中没有完全标准化的患者或标准化的手术疼痛刺激，因此标准化的用药输注方案并不适用于所有患者。靶控输注技术相较于大剂量推注和机械改变输注速度而言，能更合理的输注目标药物，从而获得合适稳定的血药浓度。麻醉药物从血液分布到效应部位（通常是大脑）通常需要一定的时间。分布时间的长短取决于药物的理化特性和药代动力学特征。因此，目标血药浓度的变化和相应的临床效果之间总会存在延迟，即效应存在后滞现象，后滞速率取决于药代动力学参数 K_{e0}。如果设定了目标血浆浓度（如芬太尼），则大约需要 20min 才能观察到该浓度下全部临床效果。因此，要使靶控输注达到效果而又不会出现血药浓度过高，可以将初始目标浓度设定稍高于所需目标，而后在效应室血药浓度达其期望值之前，必须降低目标血液浓

度。通过将效应室纳入药代动力学模型，可以显示血浆药物浓度和效应部位血药浓度之间的延迟，从而降低使用靶控输注时用药过量的风险。Wakeling 等采用校正的 K_{e0} 比较了以血浆浓度和效应部位浓度两种不同靶控目标输注方式对意识消失时间的影响，结果显示效应室药物浓度靶控可更准确预测意识消失时间，麻醉维持效果也优于血浆药物浓度靶控。但需注意的是，对于老年患者和体质虚弱患者而言，以效应室药物浓度为靶控目标时，迅速增加的血药浓度有可能导致患者全身血流动力学出现剧烈波动。

六、靶控输注在术后镇痛的应用

患者自控镇痛是术后镇痛的最佳给药方式，因为只有患者本人才能体会到疼痛的程度。因此，患者可控制目标药物血药浓度为消除术后疼痛达到镇痛和抑制不良反应之间的最佳平衡方法。

Hill 等首次记录了使用加载个体药代动力学参数算法的计算机控制输液泵，阿芬太尼和吗啡在输注 10min 内可产生稳定的血浆浓度。研究人员使用该系统获得稳定的血药浓度，用以研究其他等效阿片类药物产生的浓度－效应关系和不良反应。该团队采用了靶控输注控制口腔黏膜炎性疼痛的患者的个体药代动力学参数，研究了靶控输注吗啡对接受骨髓移植的癌症患者持续性疼痛的缓解效果。研究结果显示靶控输注系统是患者自控镇痛的常规有效替代方法。同时，使用个体化的药代动力学参数而非基于群体药代动力学参数计算的输注速率可以更好维持术后镇痛药物血药浓度。在患者主动靶控输注期间，血浆吗啡浓度被调节在 20 ～ 80μg/L，该血药浓度范围与吗啡术后镇痛的最小有效浓度相符合。而阿芬太尼用于骨髓移植患者术后镇痛靶控输注系统时需要较高的血浆浓度（250μg/L）才能充分缓解疼痛。

研究显示使用常规的患者自控镇痛泵很难在骨科和下腹部手术后用阿芬太尼提供足够的镇痛作用。术后镇痛效果只能由接受镇痛药物的个体患者充分评估。因此，闭环镇痛系统中的控制信号必须来自患者对疼痛控制的满意程度。常规的患者自控镇痛模式通常根据对疼痛的反应，以阿片类药物的

静脉推注形式维持镇痛。然而，这种方式的问题在于，患者通常需要初始负荷剂量才能达到缓解疼痛的效果，并且该镇痛方式不能保持患者处于持续无痛状态，因为患者需要开始有疼痛感觉才能开始下一次静脉推注。有学者建议将初始负荷推注和背景持续输注联合用于常规患者自控镇痛，但是此方法可能会导致药物蓄积和呼吸抑制。

相关研究结果显示，靶控输注芬太尼可快速达到镇痛血药浓度，确保发挥良好的镇痛作用。由于芬太尼清除半衰期较短，可以维持足够的血药浓度，保证良好的镇痛作用，同时可以防止因泵注时间长而导致的药物蓄积。另外，靶控输注芬太尼可随时因临床需要改变目标血药浓度，调整泵注速度，从而达到快速术后镇痛的作用。

与患者自控镇痛系统相比，Davies 等首次提出的护士控制镇痛系统通过护理人员对患者疼痛的反馈调整目标血药浓度。护士控制镇痛系统如果在一定时间内未检测到疼痛反馈，则会缓慢降低目标血药浓度。为增加该系统安全性，可将患者血氧饱和度信息链接至该系统中。如果患者氧饱和度下降至预定限值以下，计算机系统将会迅速下调镇痛药物输注速率，直到饱和浓度再次上升至预设限值以上。因此，在靶控输注系统中，需要额外的算法来决定降低预测血药浓度时间点，以避免在疼痛刺激强度降低后仍快速泵注镇痛药物。

在近期一项涉及 120 名接受心脏手术患者的研究中，将靶控输注阿芬太尼与常规患者自控镇痛吗啡用于术后镇痛进行了比较。结果显示靶控输注阿芬太尼组的患者术后拔管时间较短，术后疼痛评分总体中位数较低。

靶控输注术后镇痛特别适用于手术麻醉结束苏醒后疼痛最剧烈的时候。常规患者自控镇痛的锁定背景剂量和按压负荷剂量实际上是在最快缓解疼痛时间和药物分布过量之间的平衡。通过将靶控输注和患者自控镇痛相结合，使用相对较短血 - 脑平衡半衰期的镇痛药物（如阿芬太尼、瑞芬太尼），既可以快速达到镇痛血药浓度，又可以在治疗窗内保持血药浓度，长时间维持镇痛效果。

七、未来展望

靶控输注技术的发展，帮助麻醉医生实现了从临床经验用药到可视定量化精准用药的转变，提高了围术期麻醉用药的合理性和安全性。但现阶段，多种药物的药代动力学 - 药效动力学模型仍未完善，同时个体间药代 - 药效动力学参数也存在显著差异，这些都将影响靶控输注技术的普及和推广。随着研究者们对靶控输注理论的更加深入认识，可以通过对采集样品的时间段、给药方式、取样部位、研究人群等分析进一步完善药代动力学参数和模型，减少预测血药浓度和实际血药浓度之间的误差。同时，将年龄、体重、性别、体表面积等参数联合作为靶控输注给药方式的参考变量，以期望药代动力学和药效动力学参数更加精准，增加靶控输注准确性。

此外，目前我国使用的药代 - 药效动力学模型和参数多以欧美人群为基础而建立，在国内靶控输注的应用过程中还需优化，根据我国患者的药代 - 药效动力学模型和参数特点，计算出我国人群药代 - 药效动力学参数甚至是个体化参数，进而制定适用于我国人群的靶控输注方案，以利于指导整个围术期的合理用药，实现麻醉精准用药。

虽然目前靶控输注仍有诸多不足之处，但随着计算机技术和麻醉设备的不断更新发展，靶控输注技术定会进一步完善，靶控输注技术临床应用范围也会越来越广。

（蒋文军）

第9章 患者自控镇痛技术

一、疼痛对机体的影响与评估

(一)疼痛的定义及对机体的影响

1979 年国际疼痛学会(IASP)提出疼痛是一种主观上不愉快的感觉和情绪上的感受,伴随着现有的或潜在的组织损伤。2001—2002 年欧洲及亚太地区疼痛论坛上提出"消除疼痛是患者的基本权利"。目前,疼痛已成为继体温、脉搏、呼吸、血压四大生命体征之后的第五生命体征。强烈的疼痛不仅引起机体产生一些应激变化:如心率增快、血压升高、出汗增多,甚至导致代谢、内分泌、免疫功能改变等。而由于手术本身引起的组织损伤和炎性反应更会导致术后机体产生一系列生理变化,严重时影响患者的康复:①延缓胃肠功能的恢复,延长禁食时间;②延缓膀胱功能的恢复,延长尿管滞留时间;③患者咳痰能力下降,肺部感染的发生率上升;④患者活动能力受限,内脏粘连的机会增加;⑤冠心病患者心肌缺血及心肌梗死的危险性增加;⑥肺功能残气量下降,同期血流比值异常,顺应性和膈肌功能降低,呼吸并发症增加;⑦手术后疼痛控制不佳是发展为慢性疼痛的重要危险因素;⑧手术后长期疼痛是心理、精神改变的风险因素。因此,镇痛不仅能提高术后患者的舒适度,更能调整患者的生理功能,促使术后康复,减少住院成本并提高生活质量。

(二)疼痛的评定

疼痛的最小感知体验是可以被辨识的。痛阈是感知疼痛的最小刺激强度。目前主要有 3 种评估方法。

1. Wong-Baker 面部表情疼痛量表 通过观察患者的行为改变,用 6 个不同的面部表情(从微笑至悲伤至哭泣)来表达疼痛的程度。从左到右分别被标为 0 ~ 5 分,表示无痛、极轻微疼痛、稍显著疼痛、重度疼痛和剧痛。因其直观理解,较适用于病情较重、语言表达困难的患者。

2. 数字评分量表(NRS)见表 9-1。

表 9-1 数字评分量表

疼痛等级	评 分	临床表现	
无痛	0		无痛
轻度疼痛 (不影响睡眠)	1 ~ 3 分	安静平卧时不痛,翻身、咳嗽、深呼吸时疼痛	1 分:安静平卧不痛,翻身、咳嗽疼痛 2 分:咳嗽疼痛,深呼吸不痛 3 分:安静平卧不痛,咳嗽、深呼吸疼痛
中度疼痛 (入眠浅)	4 ~ 6 分	安静平卧时有疼痛,影响睡眠	4 分:安静平卧时有间隙疼痛 5 分:安静平卧时有持续疼痛 6 分:安静平卧时有较重疼痛
重度疼痛 (睡眠严重受扰)	7 ~ 10 分	翻转不安,无法入睡,全身大汗,无法忍受	7 分:疼痛较重,翻转不安,无法入眠 8 分:持续疼痛难忍,全身大汗 9 分:剧烈疼痛无法忍受 10 分:最疼痛,生不如死

3. 视觉模拟评估法（VAS） VAS 是 NRS 的改良版本，是使用一条长约 10cm 的游动标尺，一面标有 11 个刻度，两端分别为"0"分端和"10"分端，0 分表示无痛，10 分代表最剧烈的疼痛。使用时将有刻度的一面背向患者，让患者在游尺上把游标移到能代表自己疼痛程度的相应位置，观察者根据患者标出的位置记录评出分数（图 9-1）。0 分为无疼痛；3 分以下为有轻微的疼痛，患者能忍受；4～6 分为患者疼痛影响睡眠，尚能忍受，应给予临床治疗；7～10 分为患者有渐强烈的疼痛，疼痛剧烈或难忍。

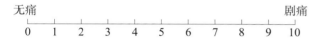

▲ 图 9-1 游动标尺示意

二、患者自控镇痛技术

随着自动和自控注射泵的发展，自控镇痛技术日趋成熟，在临床上取得了较满意的社会效益和经济效益。

（一）定义

患者自控镇痛（PCA）是一种经医护人员根据患者疼痛程度和身体情况，预先设置镇痛药物的剂量，再交由患者"自我管理"的一种疼痛处理技术。其特点是在医生设置的范围内，患者自己按需调控注射止痛药的时机和剂量达到不同时刻、不同疼痛强度下的镇痛要求。

（二）方式

PCA 是一种新型镇痛药给药装置。患者佩戴输液控制装置，当意识到疼痛时，通过控制器将一次镇痛药物注入体内，从而达到止痛目的。因此，PCA 是现代疼痛治疗的较好方法，是术后疼痛治疗的重要手段。

（三）优点

与传统的由医护人员单次注射镇痛药相比，PCA 有明显的优点。

1. 在镇痛治疗期间，镇痛药物维持最低有效镇痛血药峰浓度，血药浓度波动小，呼吸抑制发生率低，减少镇痛治疗时过度镇静的不良反应。

2. 镇痛效果好，能做到及时、迅速解除疼痛。

3. PCA 能克服镇痛药的药代动力学和药效动力学的个体差异，做到按需给药。

4. 减少患者疼痛时等待医护人员处理的时间。

5. 减少术后并发症的发生率。

6. 提高患者及其家属对医疗品质的满意率。

7. 减轻医护人员的工作负担。

8. 便携式设计，治疗时不受体位及空间的限制，患者使用方便。

9. 利于患者充分配合治疗，早期进食，增加营养，减轻家庭和社会的负担。

（四）PCA 所需的设备及参数设置

目前临床使用镇痛泵的种类主要分为电子自控镇痛泵和机械型自控镇痛泵。

1. 电子自控镇痛泵 电子自控镇痛泵是一种内含微电脑芯片，由显示屏、驱动装置、输液装置及 PCA 按键等部分组成的输液泵（图 9-2）。医生预先将给药程序设置在其中。镇痛泵外连一给药按钮由患者控制。患者觉得疼痛时按压给药键，镇痛泵就会按照预先设置好的给药程序，将小剂量的镇痛药物输入患者体内。

电子 PCA 泵的参数设置要求：负荷剂量应迅速达到药物的血液和效应室浓度，持续剂量应能维持有效浓度并有良好药物量效关系，锁定时间保证了药物达到最大作用后才能叠加第 2 次剂量，冲击剂量应能有效覆盖爆发性疼痛。

(1) 负荷量：负荷量（LD）是指 PCA 开始时首次用药的剂量。负荷量的目的是让患者迅速达到镇

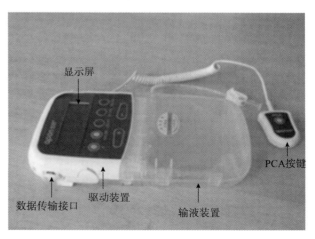

▲ 图 9-2 电子自控镇痛泵

痛所需的最小有效镇痛浓度（MEAC），使患者快速消除疼痛。负荷量一般由医护人员给药。负荷量的注射速度需控制，避免注速过快导致一过性血药浓度过高。某种药物的 LD 和 LD 泵入速度是由其药理学特性决定的。其计算公式如下：负荷量＝最小有效镇痛浓度 × 初始分布容积。

(2) 单次给药剂量：单次给药剂量（Bolus）是指患者疼痛未消除或疼痛复发时追加的药物剂量。其目的是维持一定的血药浓度，又不产生过度镇静。Bolus 是 PCA 克服镇痛药物个体差异的主要手段。根据疼痛的程度和患者镇静情况，每次调整 25%～50% 用药剂量。Bolus 每次增加血药浓度为 Bolus 剂量除以药物初始分布容积。Bolus 大小是决定 PCA 疼痛治疗效果的重要参数之一。Bolus 剂量过大，血药浓度过高，不良反应发生率增加；剂量过小，增加患者用药的次数，降低患者对 PCA 的依从性。

(3) 锁定时间：锁定时间（LT）是指 PCA 装置两次单次剂量间的间隔时间。锁定时间是 PCA 的安全保护方式之一。锁定时间的目的是防止前次单次剂量尚未起效患者再次给药，预防药物过量中毒。锁定时间由药物的起效速度、PCA 的用药途径决定。其反映药物在作用部位达到足够镇痛浓度所需时间。如吗啡静脉患者自控镇痛时锁定时间一般为 5～15min，硬膜外患者自控镇痛时锁定时间多为 10～30min。

(4) 持续输注速度（continuous infusion rate）：持续输注速度或背景输注速度（background infusion rate）的目的是维持相对稳定的血药浓度，减少指令用药的次数。恒速输注时的稳态血药浓度等于泵注速度除以药物清除率。理论上 PCA 的最小泵注速度等于 CI 与 MEAC 的乘积。

(5) 最大用药量：最大用药量（maximal dose）是 PCA 的另一安全保护装置。有 1h 剂量限制（1-hour limit）和 4h 剂量限制（4-hour limit）。其目的是对超过平均用药量的情况引起注意并加以限制。最大用药量的设置应因人而异。如吗啡 0.4～5.25mg/h，芬太尼 0.15～0.18mg/h。

2. 机械型自控镇痛泵　机械型自控镇痛泵是由硅胶储液囊、输液器外罩、过滤器、药液填充口、控制管、三通阀等组件组成的一次性镇痛泵，见

图 9-3。机械镇痛泵利用硅胶储液囊的弹性回缩力驱使镇痛药通过硬膜外导管进入椎管或通过静脉输液管道进入静脉而达到镇痛。麻醉医生根据患者情况选择 48h 泵，配好镇痛药物，加入镇痛泵使扩张囊的顶端到达泵体的 100ml 刻度处。在手术接近结束时先为患者推注一次首剂量，使镇痛药物迅速达到一定的浓度，以衔接麻醉后到镇痛泵起作用这段时间，保证患者不痛。通常机械性自控镇痛泵是以恒速将药物输入患者体内，但当患者疼痛未消除或疼痛复发时，可通过 PCA 按键追加一次单次给药剂量。

（五）给药模式

1. 根据患者的情况，PCA 给药模式分为以下 5 种。

(1) 单纯 PCA：患者完全自控，感觉疼痛时自行按压 PCA 启动键，给予一次单次剂量。

(2) 背景输注 + 单次剂量：在连续输注一定药物的基础上，感觉疼痛时自行按压 PCA 启动键增加一次单次剂量。

(3) 负荷量 + 背景输注 + 单次剂量：在患者疼痛时首先给一个负荷量让患者快速消除疼痛，再连续输注一定药物，感觉疼痛时自行按压 PCA 启动键增加一次单次剂量。

(4) 连续输注（continuous infusion）：以恒定的速度输注药物，不是真正意义上的 PCA，只能认为是一种镇痛药给药方式。

(5) 新型无线镇痛泵系统（WAMS）：新型 WAMS 系统在 PCA 信息化的基础上增设减量处理，即 1h 内无镇痛按压发生，持续量自动减少 10%，

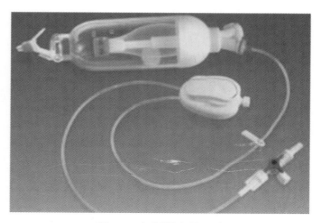

▲ 图9-3　机械性自控镇痛泵

并以此类推；一旦发生镇痛按压，持续量则恢复原设定量。此种处理在保证镇痛效果的同时，大大提高了患者的安全性，确保了最低有效维持量。

2. 根据 PCA 给药途径的不同，分为硬膜外患者自控镇痛、经静脉患者自控镇痛、神经丛患者自控镇痛、经皮下和肌内患者自控镇痛等。

(1) 硬膜外患者自控镇痛：硬膜外患者自控镇痛（PCEA），是利用 PCA 装置将药物用于硬膜外腔，主要适用于胸背部及其以下区域疼痛的治疗。PCEA 镇痛效果确切，不良反应相对较少。常用局麻药或阿片类镇痛药。局麻药与阿片类镇痛药联合使用（平衡镇痛法）可减低每种药物的剂量，降低药物的不良反应，可较好地抑制伤害性刺激导致的代谢和内分泌反应。硬膜外途径的不良反应：①呼吸抑制；②下肢肌肉无力；③恶心、呕吐；④瘙痒；⑤尿潴留；⑥延迟性呼吸抑制。

(2) 经静脉患者自控镇痛（PCIA）：是利用 PCA 装置经静脉途径用药，操作容易，使用药物广泛，包括麻醉性镇痛药和非甾体镇痛药。PCIA 起效快，适用范围较广，但其是全身用药，不良反应较高，镇痛效果逊于硬膜外患者自控镇痛。利用麻醉性镇痛药时 PCIA 若采用背景输注则呼吸抑制发生率较高，故该方法一般不用背景输注，只用单次剂量。静脉途径镇痛的不良反应：①嗜睡；②呼吸抑制；③恶心、呕吐；④瘙痒；⑤尿潴留。

(3) 神经丛患者自控镇痛（PCNA）：是利用 PCA 装置在神经丛或外周神经用药治疗外周疼痛。常用药物是局麻药布比卡因和若比卡因，可以在局麻药中加适量的麻醉性镇痛药。如臂丛神经阻滞可用 0.125% 布比卡因，PCNA 参数设置如下：背景输注速度 3 ～ 5ml/h，单次剂量 3 ～ 5ml/h，锁定时间 30 ～ 40min，最大剂量 10 ～ 15ml/h，用于上肢手术后镇痛可取得满意的疼痛效果，且该法阻滞交感神经，扩张上肢血管，可增加断肢（断指）再植的成功率。

(4) 经皮患者自控镇痛（PCSA）：是利用 PCA 装置经皮下给药镇痛。PCSA 在静脉穿刺困难的患者及长期需要 PCA 治疗的患者有其优点，可避免其他 PCA 方法穿刺和导管留置引起的并发症。与 PCIA 相比，其镇痛效果和不良反应相似。常用药物有吗啡、丁丙诺啡和氯胺酮。哌替啶具有组织刺激性不宜用于 PCSA。常在前臂近肘关节处局麻下皮下留置 22G 套管针外套管，连接 PCA 装置，若用吗啡，其参数一般设置如下：浓度为 5mg/ml，患者每按压一次给药 2.5ml（吗啡 2.5mg），锁定时间 20min。

(5) 经肌内患者自控镇痛（PCMA）：是利用 PCA 装置经肌内（如上臂三角肌）给药镇痛。PCMA 的镇痛方法操作简单，若管路脱落可以重新置入，在实用性上优于 PCEA 和 PCIA。研究发现 PCMA 与 PCIA 镇痛效果相当，而且无药物过量致镇静过度等情况，适用于术后镇痛。

（六）PCA 常用药物及配方

随着疼痛生理学研究的飞速发展，单一的药物和方法不可能达到充分镇痛并使不良反应减少，因此人们提出联合镇痛方案（平衡镇痛），通过不同镇痛作用的药物相加和协同以达到充分镇痛，同时因药物剂量的减低而使不良反应减少。

1. 镇痛药物的分类与不良反应

(1) 非甾体抗炎药（NSAIDs）：作用机制主要是减少感觉伤害性刺激，达到止痛效果，如布洛芬，氟比洛芬酯。可用于缓解各种疼痛症状，尚有解热、止痛及抗炎作用，无耐药性和依赖性，有剂量极限性（天花板效应），如出现天花板效应，应改用或合用阿片类药物。大剂量使用时可产生胃肠道反应、肾脏及肝脏功能的影响、心血管系统影响、过敏及神经系统不良反应等。

(2) 阿片类药物：作用机制主要与感觉神经元上的阿片受体结合，抑制 P 物质释放。阻断疼痛传入大脑，达到止痛效果，如芬太尼、舒芬太尼、布托啡诺等。不良反应包括镇静、嗜睡、意识模糊、恶心、呕吐、呼吸抑制、瘙痒、尿潴留、便秘、肌僵直、阵挛和惊厥、成瘾和依赖性等。

(3) 局麻药：罗哌卡因、布比卡因。

2. PCA 常用药物及配方

(1) 硬膜外途径（PCEA）患者自控镇痛：局麻药包括布比卡因（0.1% ～ 0.125%）、罗哌卡因（0.1% ～ 0.2%）；镇痛药包括吗啡、芬太尼、曲马多、丁丙诺啡等，其使用方法见表 9-2。止吐药包括甲氧氯普胺、格雷司琼、昂丹司琼、地塞米松、氟哌利多等。

表 9-2　PCEA 常用镇痛药物及参数设置

参　数	吗　啡	芬太尼	丁丙诺啡
负荷量	2～3mg	30～50μg	0.1～0.2mg
单次剂量	0.2mg	10～30μg	0.05～0.1mg
连续速度	0.4mg/h	15～20μg/h	0.01～0.02mg/h
锁定时间	10min	10～15min	45～60min

(2) 静脉途径 (PCIA) 患者自控镇痛：常用镇痛药包括吗啡、芬太尼、舒芬太尼、曲马多、氟比洛芬等，参数设置见表 9-3。常用镇静药为咪达唑仑；常用止吐药包括甲氧氯普胺、氟哌利多、恩丹西酮、格雷司琼、地塞米松等。

表 9-3　PCIA 常用镇痛药物及参数设置

参　数	吗　啡	芬太尼	舒芬太尼
药物浓度 (mg/ml)	1	0.01	0.002
单次剂量 (mg)	0.5～2.0	0.01～0.02	0.002～0.005
锁定时间 (min)	5～10	3～10	3～10

(七) 临床应用

PCA 是一种较理想的镇痛药物使用方式，可做到镇痛药用药个体化，临床应用范围较广，主要包括以下几个方面。

1. 术后急性疼痛的治疗　一般手术 3～7d；心脏围术期的心脏保护及镇痛可持续至术后数周。冠心患者围术期心脏保护与镇痛可持续 1 至数周。

2. 分娩镇痛　产科镇痛所用药物和方法要求对母体无害、不影响子宫的血流和收缩，对胎儿和新生儿呼吸循环无影响，故分娩镇痛一般采用 PCEA。临床多采用 0.0625%～0.125% 布比卡因加 2μg/ml 芬太尼的混合液，控制麻醉平面在胸$_{10}$平面以下。给予负荷量 5ml 左右，测得麻醉平面后，设置背景速度 5ml/h，单次剂量 3～5ml，锁定时间 10～20min，根据镇痛效果调节药物的用量，一般能够取得良好的镇痛效果。

3. 癌性疼痛的治疗　一般按照 WHO 三阶梯止痛方案治疗癌性疼痛。PCA 用于癌性疼痛属于后三阶梯治疗方法之一，适用于口服吗啡无效的癌性

疼痛患者，并可长期使用。PCA 方式多用吗啡行 PCEA 或 PCSA，具体的方案应根据患者疼痛的程度、患者对麻醉性镇痛药的耐受情况和患者身体的一般状态确定，难以制定统一的用药方案。

4. 烧伤性疼痛的治疗　烧伤患者多采用 PCIA。烧伤创面的处理及换药等操作会增加疼痛程度，应在进行操作前增加一次负荷剂量，减轻疼痛。大面积烧伤患者一般病情复杂，变化较快，PCIA 方案应及时调整。

5. 内科疼痛患者的治疗　常用于内科治疗无效的心绞痛、心肌梗死引起的胸痛及镰状细胞危象等的治疗，可持续数日至数周。

6. 创伤性疼痛的治疗　车祸、外伤等创伤往往导致患者处于极度痛苦之中，在明确患者诊断的情况下应积极控制患者的疼痛。可减轻创伤导致的应激反应，促使患者与医护人员合作，便于检查和治疗工作的开展。

7. 儿童患者的疼痛治疗。

8. 其他急性疼痛的治疗　急性发作的腰、下肢疼痛、神经痛等亦可应用 PCA 进行治疗。

(八) 镇痛泵使用中的护理要点

1. 术前宣教　术前向患者及家属积极宣教术后镇痛知识。术后在床旁宣教使用方法及求助方法。执行主管镇痛泵的麻醉医生负责制：制定镇痛计划，术后告知患者及家属镇痛泵的使用方法、注意事项、科室 24h 联系电话，并填写术后镇痛登记表。见表 9-4。

2. 使用中的管理

(1) 最好术前预先使用镇痛药以及术后及时使用镇痛药的负荷剂量，确保镇痛效果，避免疼痛对机体的不良影响。

(2) 注意倾听患者主诉，准确评估疼痛的性质和程度。

(3) 采取巡诊制，每天巡视 2 次以上，负责处理镇痛泵的一般情况，如镇痛泵的运行情况、镇痛效果及不良反应、输注管道的通畅情况、镇痛泵参数的调整并填写术后镇痛观察记录表 (表 9-5)。遇有疑难问题，需向主麻医生汇报。

3. 不良反应的观察与处理　早期发现并及时处理镇痛治疗的并发症，见表 9-6。

表 9-4 患者镇痛登记表

姓名		性别		年龄		病室		床位		住院号	
术前基础血压（mmHg）						心率（次 / 分）			呼吸（次 / 分）		
特殊情况：											
术后镇痛模式：PCEA/PCIA				药物配方：							
镇痛参数设置：	给药总量（ml）		负荷量（ml）		持续输注量（ml）		单次追加量（ml）		锁定时间（min）		
开始时间： 年 月 日 _____ : _____							麻醉科医生签名：				

表 9-5 患者自控镇痛泵使用观察记录表

时　间	术后 4h（第一次）	术后 8h（第二次）	术后 24h（第三次）	术后 36h（第四次）
生命体征监测				
心率（次 /min）				
呼吸（次 /min）				
SpO$_2$（%）				
VAS 镇痛评分（0～10 分）				
静息				
运动				
镇静状态（0～3 分）				
副作用				
恶心（0～10 分）				
呕吐（0～10 分）				
瘙痒（0～10 分）				
尿潴留				
运动障碍（0～2 分）				
感觉障碍				
镇痛设置调整				
负荷量（ml）				
持续输注量（ml）				
单次追加量（ml）				
锁定时间（min）				
随访护士签名				
拔除镇痛泵时间：		护士签名：		

表 9-6 PCA 并发症及处理

并发症	发生率	治 疗
呼吸抑制	同时使用镇静药发生率高，老人和婴幼儿易发生	①建立通畅呼吸道，辅助或控制通气；②呼吸复苏；③当呼吸次数≤ 8/min 时使用阿片拮抗药（纳洛酮 0.4mg+ 生理盐水 10ml，静推）
过度镇静	老年、婴幼儿及病危患者容易发生	调整参数或换药，吸氧，密切观察
尿潴留	＜ 5%	诱导自行排尿：①流水诱导法；②热水冲会阴法；③膀胱区按摩法；④导尿；⑤换药——持续难缓解者
恶心、呕吐	10% ～ 40%	①轻度：氯丙嗪、氟哌利多、甲氧氯普胺；②重度：止吐类药物，减少阿片类药用量或换药
瘙痒	15%	①一般停药或减量后消失；②严重可给苯海拉明、氯雷他定等；③可用小剂量纳洛酮（0.04mg）拮抗剂或呼吸抑制而不影响止痛

（徐金金　黄亚医）

第 10 章　超前镇痛技术

一、超前镇痛的基本概念

20 世纪初，Crile 通过临床观察首先提出超前镇痛的概念。后经 Woolf 及 Wall 重提并发展，其内涵随着临床、基础医学研究的争论和进展不断改变。根据神经病理生理学研究，机体创伤后最先出现的是保护性的生理性疼痛，持续时间较短，范围局限；继之是创伤后炎性反应与神经受损所致的病理性疼痛，即由致痛物质释放导致损伤区的痛阈降低、疼痛增强的"原发性痛觉过敏"；同时，损伤区周围的非损伤区也会出现疼痛，即继发性痛觉过敏，统称为"末梢可塑性变化"。组织损伤后，其伤害性冲动向上传导至脊髓，脊髓中枢亦发生可塑性变化，导致痛阈降低、兴奋增强，引起肌肉痉挛及周围血管收缩，疼痛进一步加重。Woolf 等在脊髓水平的研究发现，持续伤害性刺激可能导致神经元的基因改变，可以解释诸如损伤相关性慢性疼痛综合征和幻肢痛等长期疼痛的问题。动物疼痛模型研究结果表明，疼痛刺激会引起脊髓和脑内的疼痛传递增强，最终导致对疼痛感知的提高。这种"上调"和"中枢敏感化"的现象将导致术后疼痛加剧，甚至形成慢性疼痛综合征。

在伤害性刺激作用于机体之前采取一定的措施，通过阻滞整个伤害性刺激过程的疼痛信号传递，从而阻止外周损伤冲动向中枢传递；同时通过减少有害刺激传入导致的外周和中枢敏感化，抑制神经可塑性变化，从而消除或减轻术后疼痛，达到超前镇痛的目的，是围术期多模式镇痛的重要环节。目前超前镇痛被定义为一种阻止外周损伤冲动向中枢传递及传导而建立的一种镇痛治疗方法，并不特指在"切开皮肤前"所给予的镇痛。超前镇痛

的实质是防止外周及中枢敏感化的发生，就治疗时间而言，应覆盖高强度伤害性刺激激发中枢高兴奋状态的整个阶段，即包括手术所激发中枢敏感化的第一阶段，以及术后切口疼痛及炎性反应的第二阶段。后者能重新激发中枢的高兴奋状态。若术后最初阶段的伤害性刺激未被充分抑制，重新激发的中枢高兴奋状态则可能抵消超前镇痛的效果。有研究报道，与术中镇痛效果不佳者相比，围术期维持良好镇痛者术后疼痛明显改善，效果可持续至术后 9.5 周。神经系统具有一定的"可塑性"，即在疼痛出现之前给予某种镇痛药物，常常会产生完全性神经传导阻滞，就是应用超前镇痛影响神经系统的这种"可塑性"，从而阻滞神经敏感化的形成，最大限度地减少或消除创伤性伤害引起的疼痛。

超前镇痛中使用的神经阻滞必须能够持续至外周炎症组织的损害性刺激降低至足以产生中枢敏感化的程度以下；同时，对炎性因子的抑制应覆盖至术后的炎性反应阶段，否则中枢敏感化不能被有效抑制，达不到镇痛或者超前镇痛的效果。防止中枢敏感化的关键是如何减少外周敏感化的形成，很大程度上依赖于对末梢神经的阻滞，防止后角兴奋性的发展，使脊髓不"体验损伤"或减少损伤留下的"记忆"痕迹。

超前镇痛与预防性镇痛是两个概念，这两个概念既有不同，也有交叉，相对于 2～3 年前，超前镇痛的概念已经逐渐淡化，取而代之的一个新的概念是预防性镇痛。预防性镇痛是指从术前一直延续到术后一段时期的镇痛治疗，其方法是采用持续的、多模式的镇痛方式，达到消除手术应激创伤引起的疼痛，并防止和抑制中枢及外周的敏感化。超前镇痛与预防性镇痛两个概念的重要区别在于，前者是强调疼痛刺激出现前的治疗及其对术后镇痛

临床效应的影响，而后者则是注重整个围术期的持续、多模式预防性镇痛，以此彻底防止痛敏状态，取得完全、长时间的覆盖术前、术中、术后的有效镇痛手段；另外这两个概念也有重叠，两者都可以防止和抑制中枢及外周的敏感化，减少镇痛药物的用量，只是预防性镇痛的定义将治疗时间拓展到术前、术中和术后一段时期的镇痛治疗，强调的是预防。例如，术中应用瑞芬太尼复合丙泊酚或异氟醚全麻患者，术后因瑞芬太尼迅速代谢可使患者产生痛觉过敏，术后镇痛所需的阿片类药物剂量也显著增加；而如果在瑞芬太尼停药前预防性给予一定剂量其他镇痛药，可显著减轻患者术后疼痛，并可减少患者术后镇痛药物用量。从超前镇痛到预防性镇痛是一种跨越，要求镇痛时程更长，疗效更确切，达到完全预防疼痛的目的。

二、超前镇痛的药物应用

超前镇痛疗效是人们共同关注的问题。其镇痛方法包括：局部阻滞、神经干/丛阻滞、椎管内阻滞和全身麻醉等。临床上主要镇痛药物有：阿片类药物（包括阿片受体激动与拮抗药）、α_2 受体激动药、N- 甲基 -D- 天冬氨酸（NMDA）拮抗药、非甾类抗炎药和局麻药等。

1. 阿片类药物　在脊髓水平，阿片类药物通过刺激中枢神经系统的阿片受体，抑制 P 物质的释放来实现对传入冲动的调制，最终达到镇痛效果。研究发现，兴奋性神经肽类的释放依赖于背根神经节上阿片受体的活动，阿片受体是超前镇痛的重要靶点。根据疼痛的传导机制，阻断这些阿片受体可达到治疗疼痛的效果。阿片类药物在发挥其镇痛作用时往往伴随着显著的不良反应，如过度镇静、恶心呕吐、便秘、呼吸抑制等。在长期服用和用量较大时，还会出现诸如幻觉、昏迷和认知障碍等严重的不良反应。虽然如此，临床上仍然将阿片类药物作为镇痛的最佳选择之一。研究表明，阿片类药物的止痛作用并不与不良反应呈正相关。通过"阿片类转换"可以更好地实现镇痛作用，同时大大降低其不良反应。Grapeetal 报道阿片类药物上 δ 型阿片受体（DOR）活化可导致兴奋性自然杀伤细胞（NK）释放增多，将其超前阻断或使其受体下调，可有望

达到有效治疗炎性痛的作用。这些研究充分表明阿片类药物在超前镇痛中的应用前景是非常广阔的。

2. 局麻药区域阻滞　局麻药区域阻滞包括局部浸润、外周神经阻滞、椎管内阻滞等，涵盖范围较广。普遍认为手术前应用区域阻滞可有效阻断伤害性刺激传入中枢神经系统从而防止中枢敏感化。戎利民等将罗哌卡因局部浸润用于 83 例显微内镜椎间盘切除术，术后患者视觉模拟评分法（VAS）评分和阿片类药物用量显著减少，胃肠道不良反应低且缩短住院时间。Hebl 等将腰丛神经阻滞（腰大肌间隙或股神经）用于 100 例全膝关节或全髋关节置换术的超前镇痛，也证实了上述结果，并发现可提高关节活动度。Obata 将 70 例胸科手术患者随机分为两组，双盲比较在切皮前 20min 或手术结束前 20min 使用硬膜外阻滞，结果切皮前阻滞组 VAS 评分在术后 4h、第 2 天和第 3 天均较对照组低（$P < 0.05$），术后 3 个月（$P=0.035$）和术后 6 个月（$P=0.0086$）无痛患者百分率较对照组高，术后 6 个月数字评比量表数值较对照组小（$P < 0.015$），证明了硬膜外超前镇痛的有效性。Ong 等对 66 篇随机双盲对照研究（RCT）文献进行的 Meta 分析结论为：术前应用各类局麻区域阻滞超前镇痛有效减轻了术后疼痛，术后总镇痛药物的需求减少及首次追加镇痛药的时间延长。但最近 Hariharan 等对 80 例开腹全子宫切除术患者的随机双盲前瞻性对照研究显示，手术前和（或）手术后局部浸润麻醉并不显著减轻手术后疼痛及术后镇痛的用量。而 Coughlin 等对 26 篇腹腔镜手术 RCT 文献的 Meta 分析结论为：手术前局部浸润麻醉有超前镇痛作用。

3. NMDA 受体拮抗药　NMDA 受体拮抗药通过阻断与 NMDA 受体相关的离子通道并与阿片类受体相互作用，阻止中枢敏感化，从而产生镇痛的效果。目前临床上广泛使用的 NMDA 受体拮抗药有氯胺酮、右美沙芬等。近年来，学者提出的"复合镇痛""联合用药"的理念利用了氯胺酮与阿片类药物的协同作用，完美解决了大剂量氯胺酮严重的不良反应和阿片类药物的耐受性问题，成为临床镇痛的首选。但是仍然有不少学者质疑 NMDA 受体拮抗药在临床镇痛中的效果。Nesek-Adametal 评估了术前注射氯胺酮联合双氯芬酸对腹腔镜胆囊切除术患者术后镇痛的效果。研究结果表明，氯胺酮可

以缓解术后疼痛，但是当氯胺酮剂量为 0.15mg/kg 时，无法达到超前镇痛的效果。

4. NSAIDs 药物　NSAIDs 可以有效消除环氧合酶的生物活性同时抑制前列腺素的合成、聚集，通过阻断机体对内源性炎性因子的反应，抑制外周敏感化，从而发挥其超前镇痛的作用。AESukhunetal 在对选择性非甾体类抗炎药物塞来昔布与传统的非甾体抗炎药 [2- 甲基 -4-（2- 甲基丙基）苯乙酸] 术后镇痛效果的比较性临床研究中发现，小剂量的塞来昔布术后镇痛的效果更加显著。2006 年《美国医学杂志》在对全球范围内约 13 000 例非甾体类抗炎药物并发症病例的研究中发现，临床上塞来昔布引发的症状性溃疡和溃疡并发症比传统药物低 87.5%。Arici 证实非甾体类抗炎药物的术后镇痛效果部分取决于给药时间的差异，其对 90 例全子宫切除患者的双盲对比研究结果显示术前给药效果远好于术中给药。

5. α_2 肾上腺素受体激动药　脊髓或高级中枢 α_2 肾上腺素受体激活也能产生镇痛作用，这些受体可被下行去甲肾上腺素通路或外源性化合物（如肾上腺素、可乐定、右美托咪定）激活。研究表明，α_2 肾上腺素受体激动药具有良好的镇痛作用，与阿片类合用效果更佳，并可减少阿片类药物所致生理和心理依赖。但其镇痛机制目前还不清楚，有研究认为可能与乙酰胆碱释放有关。

6. 电刺激疗法　电刺激镇痛曾被认为是慢性疼痛行之有效的治疗措施，近年来不断有研究证明其具有超前镇痛的作用。

7. 其他药物　随着药理、生理等学科的发展以及临床经验的积累，用于临床镇痛的药物不断增加，如抗癫痫药加巴喷丁和抗痉挛药普加巴林等。

三、超前镇痛的方法

超前镇痛的临床意义不仅仅在于减少患者术后的不适感，其有效合理的应用可大大降低并发症，阻滞疼痛对机体脏器系统稳定性运转干扰，利于患者术后恢复。迄今为止，关于超前镇痛方法的选择依然是临床相关研究的热点，其具体方法包括以下 5 种。

1. 预先应用 NSAIDs　NSAIDs 可消除环氧合酶的生物活性同时抑制前列腺素的合成、聚积，阻断机体对内源性炎性因子的反应，从而达到中枢镇痛作用。

2. 区域阻滞　术前实施局部神经阻滞疼痛传导，抑制中枢敏感化。如椎管内注射阿片类药物、α_2 肾上腺素能受体激动剂等药物。

3. 预先使用中枢抑制药　如静脉注射阿片类药物等方法。研究表明，阿片类药物通过减少神经递质释放，作用于多个位点，抑制痛觉在中枢神经系统的传导。

4. 预先应用经静脉或椎管内注射非特异性 NMDA 受体拮抗药　如氯胺酮，以阻止中枢敏感化的形成。

5. 联合模式　"联合用药"是近年来临床治疗术后疼痛的新方向。阿片类药物与非甾体类抗炎药的协同作用优于单独施药的镇痛效果。因为阿片类药物作用于中枢，通过抑制 P 物质的释放来实现对传入冲动的调制。而非甾体类抗炎药主要是作用于外周，可有效消除环氧合酶的生物活性同时抑制前列腺素的合成、聚积，通过阻断机体对内源性炎性因子的反应，抑制外周敏感化。二者作用位点的差异使得"联合用药"效果最佳，并可缓解阿片类药物的不良反应和耐药性。相关研究表明，腹部手术时联合应用阿片类药物和局部麻醉药优于单独施药的镇痛效果。此外，持续给予 NASIDs（如酮咯酸）能使患者应用 PCA 的阿片类药物的需求量减少一半。

6. 生物学和基因工程技术　生物学和基因工程技术的日臻完善为基因治疗慢性疼痛提供了强大的理论和技术支持。它通过生物技术中的基因治疗和移植技术，下调致痛基因表达和上调抗痛基因表达，纠正基因缺陷，最终达到缓解疼痛的治疗效果。慢性疼痛的基因治疗目前还处于实验室研究阶段，其在生理性、高效性上的独特优势，受到医学界的关注，为术后疼痛治疗开辟了一条崭新的道路。

四、超前镇痛临床研究中的注意事项

近年来，伴随着疼痛的生理、病理生理、药理学知识的迅速发展，超前镇痛开始引发广泛关注。学者们围绕此项技术用于减轻术后疼痛进行了大量的研究。研究发现在临床中进行超前镇痛要特别注意以下几方面：①把手术前预治疗等同于超前镇痛，是临床相关研究的一大误区。超前镇痛应该强调在伤害性刺激的全过程中疼痛信号的阻断，这就要求疼痛的缓解应该贯穿术前的预治疗，术中的组织损伤以及术后的炎症刺激。②超前镇痛即是在外周及中枢敏感化之前给予镇痛措施，使之降低到产生中枢敏感化的程度以下。根据此原理，术前镇痛类药物的剂量不足或术后炎症期镇痛不充分或中止，对伤害性传入冲动阻断不充分，将直接影响超前镇痛的效果，延迟术后疼痛。③根据镇痛类药物的药代动力学和药效学，合理把握超前镇痛的用药种类、给药途径、时间点和量的控制，使其在切皮时达到峰效果，减弱疼痛。④此外，在临床研究中，要特别注意消除镇痛效果假阳性、假阴性的可能性。对照组和实验组在镇痛药物选择、药物剂量选择上应保持一致，两组的差异仅仅是给药途径和时间点的不同，实验结论更具科学性、说服力。⑤在超前镇痛的临床研究中，要充分考虑到患者的个体差异，如年龄、性别等。当然手术本身的复杂性、手术长短、大小等也不可避免地会影响到镇痛效果。研究者应设法排除此类因素的干扰，尽量保证实验结果的科学性。⑥在我国临床上广泛采用视觉模拟评分法评估疼痛，这种方法由患者标出疼痛的相应位置，医生根据患者标出的位置评估疼痛，带有较大的主观性，受患者心理因素影响较大。

五、超前镇痛展望及未来研究方向

面对如此多可被用于超前镇痛的药物，临床往往根据其不同的作用机制，针对不同的手术类型及手术刺激强度，采用两种或多种镇痛药物的联合镇痛方法，达到围术期镇痛目的。例如，手术切口局部麻醉药基础上，联合阿片类药物，通过减少局部疼痛刺激引起的血流动力学巨大波动，使患者术中循环更平稳，减少术后心、脑血管意外发生的概率。而对于骨科手术，可以在术前通过神经阻滞泵行持续性的神经阻滞，不仅可以减少术中麻醉药用量，还可在不影响患者肢体活动前提下，达到术后镇痛目的。同时，右美托咪定作为临床中辅助型镇静镇痛药，联合阿片类药物，不仅达到了较好的镇痛作用，同时使患者苏醒期躁动减少，苏醒平稳，对于本身合并有心血管疾病的患者，苏醒期心脑血管意外的发生率明显下降。综上所述，联合使用不同作用机制的药物，达到良好的超前镇痛效果是目前临床治疗中所推荐的模式。但在用药中仍需密切注意镇痛药物的药代和药动学问题，使用镇痛药物应足量，才能够完全预防和抑制外周敏感化和中枢敏感化的形成。同时，科学而合理的实验设计，更深入的疼痛机制的基础动物实验研究，才能为临床患者带来益处，并减轻由严重的疼痛刺激和疼痛慢性化所带来的个人精神和个人及社会经济负担。

（余　峰　杨云朝　熊　勇）

第 11 章 多模式镇痛技术

随着人们对疼痛发生发展的认识，更多镇痛药物的出现，更有效镇痛技术的应用，患者在就医过程中的急性疼痛、围术期疼痛、癌症疼痛等疼痛的治疗需求进一步得到满足。虽然如此，但一项随机调查研究发现，术后疼痛患者中 93% 接受了镇痛药物治疗，但仍有 82.3% 的患者报告疼痛，出院后仍有 87.9% 的患者报告疼痛，疼痛控制远未达到患者要求。Henrik 等的研究分析发现，疼痛成为患者术后延迟出院的主要因素之一。

20 世纪 70 年代是以哌替啶或吗啡肌内注射为主的镇痛模式，80 年代为硬膜外镇痛模式，90 年代发展为吗啡或患者自控镇痛（PCA）模式，但以上都是单一模式的术后镇痛。近年来选择 COX-2 性抑制药联合麻醉性镇痛药 PCA 镇痛模式，或辅助区域阻滞、硬膜外镇痛、静脉镇痛、局部浸润阻滞、小儿辅助非药物疗法如安抚奶嘴、蔗糖、按摩、音乐等多模式镇痛方法正在逐渐得到越来越多的认同和推荐。

多模式镇痛也称平衡镇痛，是指将作用于疼痛传导通路不同部位的药物或方法联合应用，实现镇痛效应的协同作用，以达到最佳镇痛效果和最低不良反应。由于作用机制不同而互补，可针对不同层面和不同靶位阻滞疼痛，实现镇痛作用相加或协同，不增加并发症，同时减少了每种药物使用剂量，不良反应减少。从而达到最大镇痛效应，并尽可能减少不良反应，实现平衡镇痛，有利于将患者手术疼痛降到最低水平。多模式镇痛还有助减少对神经、内分泌、免疫系统等的不利影响；有利于机体内环境稳定和术后康复；多模式镇痛还可更有效地缓解疼痛并可明显降低阿片类药物的剂量和不良反应。

一、术后疼痛定义及性质

疼痛是组织损伤或与潜在的组织损伤相关的一种不愉快的躯体感觉和情感经历。手术后疼痛是手术后即刻发生的急性疼痛，包括躯体痛和内脏痛，通常持续不超过 3～7d。手术后疼痛是伤害性疼痛，如果不能在初始状态下被充分控制，则可能发展为慢性疼痛（CPSP），其性质也可能转变为神经病理性疼痛或混合性疼痛。国内外的术后镇痛调查显示仍有超过 50% 的患者术后疼痛没有得到足够缓解，不良反应频繁发生，其中 20%～40% 发展为慢性疼痛。

二、术后疼痛的发生机制

术后疼痛的发生其本质是伤害性感受通过传导、传递、感知、调制 4 个过程在中枢神经系统中的表达。

（一）传导

伤害性感受器是激活阈值较高的感觉感受器，主要感知组织损伤或长期作用于可损伤组织的非伤害性刺激。这些感受器是初级传入神经纤维的游离末梢，遍布在机体外周。伤害性刺激（当刺激持续存在产生伤害时，可导致体液和细胞反应，并形成炎症）可激活有髓鞘的 A-δ 伤害性感受器和无髓鞘的 C 伤害性感受器。A-δ 伤害性感受器对机械性刺激敏感，并以 5～25m/s 的速率传导针刺样感觉；C 伤害性感受器呈多种模式，传导速度小于 2m/s，传递组织损伤产生的冲动，由于 C 伤害感受器呈多种模式，所以它们对温度、化学和机械损伤均可产生反应。

（二）传递

外周末梢产生的神经冲动传递到脊髓和大脑的过程分为几个阶段。感觉神经冲动通过脊髓背角初级传入神经元轴突传导。背根神经节（DRG）包含 A-δ 和 C 伤害性感受器的细胞体。进入脊髓后，伤害性感受器沿 Lissauer 束上行或下行数个节段后，与脊髓背角 Ⅰ、Ⅱ（脊髓灰质）和Ⅴ层中的二级神经元形成突触。

中枢性神经疼痛上传通路有两条主要的上传通路：新脊髓丘脑束和旧脊髓网状丘脑束。针刺样感觉（A-δ 传入）经由新脊髓丘脑束到达中央后回，而由组织损伤导致的疼痛（C 传入）是通过旧脊髓网状丘脑束穿过网状结构到达皮层。

（三）感知

身体伤害所产生的负面情感（恐惧）和典型的不愉快感受也被称之为疼痛。这与大脑皮质和边缘系统有关。信息从某些背角投射神经元经由丘脑传导到对侧躯体感觉皮层。这种传入映射保留了疼痛位置、强度和性质的信息。其他一些伤害性传入信息经由丘脑传到边缘系统，与来自脊髓网状束和脊髓中脑束的传入信息一起共同介导疼痛的情感感受。

疼痛在较高级中枢的整合非常复杂。疼痛识别能力部分具有躯体皮层点位特性，涉及初级和二级感觉皮层。躯体性疼痛的整合在该水平进行，使大脑对疼痛进行定位。情感部分的整合涉及各种边缘结构，尤其是扣带回皮质。

（四）调制

1. 下行抑制通路　大脑的许多区域与伤害性刺激的调制有关，包括躯体感觉皮层、下丘脑、PAG 和中缝大核。下行系统主要由三部分组成：阿片系统、去甲肾上腺素能神经元和 5- 羟色胺能神经元。阿片系统与下行性镇痛有关。来自蓝斑的去甲肾上腺素能神经元投射到后侧索。来自中缝大核的 5- 羟色胺能神经元经后侧索投射到脊髓。

2. 外周致敏　反复或长时间伤害性刺激和（或）暴露于某些炎症介质中都能使伤害性感受器致敏。致敏的伤害性感受器表现为激活阈值降低和放电频率增快。外周致敏在痛觉过敏、异常性疼痛和中枢性致敏中起到重要作用。

中枢致敏现象是脊髓神经元过度兴奋的一种状态。中枢致敏的背角发生的另一个变化是反应阈值降低，对阈上刺激的反应在强度和持续时间上都增强，并且背角神经元的感受范围扩大。

（五）术后疼痛对机体的影响

1. 短期不利影响

（1）对神经内分泌系统的影响：术后疼痛向中枢传送的伤害性刺激首先引起神经内分泌应激反应，包括丘脑 - 垂体 - 肾上腺皮质系统和交感肾上腺系统的相互作用。引起的神经内分泌反应使儿茶酚胺、皮质醇、血管紧张素、抗利尿激素、促肾上腺皮质激素、生长激素和胰高血糖素、醛固酮、肾素、血管紧张素Ⅱ分泌增加，而胰岛素和睾酮等分泌减少，结果导致水钠潴留，血糖、乳酸、酮体和游离脂肪酸增加，导致氧耗增加、高分解代谢和负氮平衡。神经内分泌应激反应能影响机体其他部位有关的生理效应，包括心血管、呼吸、消化、代谢、凝血功能等多个器官系统和生理内环境的功能。

（2）对心血管系统的影响：术后疼痛兴奋交感神经系统，儿茶酚胺分泌增加使全身血管收缩，心率加快、血压升高、心脏负荷增加、心肌耗氧量增加，在某些患者可能引起心肌缺血，甚至成为术后心肌梗死的重要诱因。醛固酮、皮质醇和抗利尿激素引起患者体内水钠潴留，在某些心脏储备功能差的患者可能引起充血性心力衰竭。

（3）对呼吸系统的影响：手术损伤后伤害性感受器的激活能触发多条脊髓反射弧，使膈神经的兴奋反射性抑制，引起手术后肺功能降低，特别是上腹部和胸部手术后。此外，水钠潴溜可以引起血管外肺水增多，而后者又可导致患者的通气 / 血流比失常。疼痛导致呼吸浅快、呼吸辅助肌僵硬致通气量减少、无法有力地咳嗽，无法清除呼吸道分泌物，导致肺不张和手术后肺部并发症。

（4）对胃肠道的影响：术后疼痛引起交感神经系统兴奋能抑制胃肠蠕动功能，导致胃肠功能恢复延迟。临床上患者可出现术后腹胀、恶心、呕吐等不良反应。

（5）对泌尿系统的影响：使膀胱平滑肌张力下降，引起尿潴留。

（6）对骨骼、肌肉的影响：使骨骼肌肌张力增加，肌肉痉挛，限制机体活动。

(7) 对凝血系统的影响：术后疼痛的应激反应可以使凝血功能增强，包括血小板活性和血浆黏性增加以及纤溶功能降低，使机体处于一种高凝状态，是术后深静脉血栓、心肌缺血、肺栓塞和血管移植手术失败的重要原因。

(8) 对免疫系统的影响：术后疼痛的应急反应可以导致机体淋巴结细胞减少、白细胞增多和单核 - 吞噬细胞系统处于抑制状态。使得术后免疫抑制，患者对病原体的抵抗力减弱。

(9) 其他：严重的术后疼痛可导致焦虑、恐惧、无助、忧郁、不满、过度敏感、挫折、沮丧以及睡眠障碍，而睡眠障碍会加重心理和行为上的不良影响。

2. 长期不利影响

术后疼痛不及时处理和控制不良可转变为慢性疼痛或成为导致术后长期慢性神经病理性疼痛的一个重要因素。研究表明，截肢手术发生术后幻肢痛的概率为 50%～80%，发生慢性疼痛的概率开胸手术后为 26%～80%、乳房手术约为 50%、疝手术为 12%、骨科手术为 2.3%～37%。来自手术损伤部位的持续传入冲动使中枢敏化是导致术后慢性疼痛的原因。有效控制术后疼痛，阻止中枢敏化的发生可以降低慢性疼痛的发生率。研究表明术后慢性疼痛会不同程度的影响患者术后的日常功能，随着 CPSP 疼痛程度加重，患者日常功能受影响的程度也越重。同时，焦虑、抑郁、恐惧等不良心境与慢性疼痛密切相关。

三、术后疼痛评估

根据疼痛的定义及其主观性特点，疼痛的评估目的应包括：①预估患者对损害的感知度或敏感性，以便准确下达镇痛治疗医嘱；②当患者疼痛时主动向医务人员反馈当时的疼痛等情况或定期反馈镇痛效果、不良反应、满意度等；③当患者对疼痛程度表达困难时，医护人员对患者疼痛等情况的评估。

因此在临床上不仅要研究反应疼痛强度的方法，还要研究如何方便让患者主动及时准确向医务人员反馈其疼痛情况，当然对具有主观性特点的疼痛如何客观表达和实时传递一直是个难点。

（一）常用疼痛强度评估方法

1. 视觉模拟评分法（VAS）　采用一条长 100mm、两端分别标记"不痛"和"想象中最剧烈的疼痛"的直线，患者依据自己感受的疼痛程度在 VAS 线上某一点做一标记。通过测量标记点与直线起点的距离得出疼痛分值（图 11-1）。VAS 可以设计成水平线，也可以设计成垂直线，均不影响评分结果。一般用于 8 岁以上患者。

不痛　　　　　　　　　　　　　　　　　　想象中最剧烈的疼痛

▲ 图 11-1　视觉模拟评分法（VAS）

2. 数字评分法（NRS）　是临床最常用也是最简单的疼痛评估方法之一。用 0～10 数字的刻度标示出不同程度的疼痛强度等级，由患者指认，"0"为无痛，"10"为最剧烈疼痛，1～3 为轻度痛（不影响睡眠），4～6 为中度痛（影响睡眠），7～10 为重度痛（不能入眠或从睡眠中痛醒），见图 11-2。NRS 的优点是简便、可重复、易领会，并且对疼痛的微小变化较敏感。小至 5 岁的儿童、只要会数数或对数字有一定认识的孩子（如知道 8 ＞ 4）都能采取此种方法。

NRS 与 VAS 相关性良好，尽管不是线性相关。

3. 语言评分法（VRS）　是患者用口述描绘对疼痛程度进行评分。一般用四级 VRS 将疼痛用"无痛""轻微痛""中度痛""重度痛"来表达。大量的文献显示，VRS 主要用于既往疼痛状况的评估。一般 3 岁以上的小儿就能较好描述疼痛，但对疼痛强度的判断不一定很准确。当患儿有能力主诉疼痛程度时，其口头的描述应作为药物治疗的首要参考依据。

4. Wong-Baker 面部表情量表（Wong-Baker face pain rating scale）　由六张从微笑幸福直至流泪

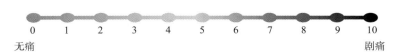

0　1　2　3　4　5　6　7　8　9　10

无痛　　　　　　　　　　　　　　　　　　　　剧痛

▲ 图 11-2　数字评分法（NRS）示意图

的不同表情的面部象形图组成（图 11-3）。这种方法适用于儿童、老年人等交流困难、意识不清或不能用言语准确表达的患者，但易受情绪、文化、教育程度、环境等因素的影响。

5. Prince-Henry 评分法　主要用于胸腹部大手术的患者和气管切开不能讲话者，术前训练患者用手势表达疼痛程度。从 0 ～ 4 分分为 5 级，0 分：咳嗽时无疼痛；1 分：咳嗽才有疼痛发生；2 分：深度呼吸时即有疼痛发生，安静时无痛；3 分：静息状态下即有疼痛，但较轻，可以忍受；4 分：静息状态下即有剧烈疼痛，难以忍受。此方法简便可

行，适用于 7 岁以上的患者。

6. 重症监护疼痛观察工具（CPOT）　见表 11-1。

（二）小儿疼痛强度评估方法

部分小儿尤其是婴幼儿不会主动主诉疼痛，小儿疼痛评估相对于成人更困难。目前还没有适用于所有种类疼痛或所有年龄段儿童的理想评估量表。小儿疼痛强度评估方法还可以采用以下评分。

1. Oucher 疼痛评分　是将垂直的 0 ～ 10 的数字量表和面部表情结合的一种评分方法，还有专门用不同亚洲儿童面部表情制作的评分尺。其与面部

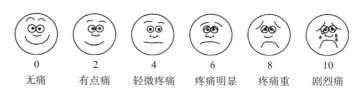

0	2	4	6	8	10
无痛	有点痛	轻微疼痛	疼痛明显	疼痛重	剧烈痛

▲ 图 11-3　面部表情量表

表 11-1　重症监护疼痛观察工具（CPOT）

指　标	描　述	评　分	
面部表情	无肌肉紧张表现	放松、平静	0
	皱眉、耸鼻、眼轮匝肌紧固	紧张	1
	皱眉、耸鼻、眼轮匝肌紧固、双目紧闭	表情痛苦	2
身体活动度	完全不动或正常体位	无运动	0
	缓慢小心地移动或轻抚痛处，通过运动寻求关注	防护状态	1
	拽管，试图坐起，捶打，不遵医嘱，撞击床柱，试图下床	焦躁不安	2
肌肉紧张（对上肢被动伸屈的评估）	对被动运动无抵抗	放松	0
	对被动运动有抵抗	紧张、僵硬	1
	对被动的运动做剧烈抵抗运动，无法完成被动	非常紧张、僵硬	2
人机协调（气管插管患者）	未报警，机械通气顺畅	人机协调	0
	自主呼吸报警	咳嗽但可耐管	1
	与呼吸机不同步：抵抗机械通气，频繁报警	人机对抗	2
发声（无气管插管患者）	言语正常或不发声	言语正常或不发声	0
	叹气，呻吟	叹气，呻吟	1
	喊叫，啜泣	喊叫，啜泣	2

总分 0 ～ 8 分，分值越高表示疼痛越明显。评分＞ 3 分为判定疼痛的截止值（cut off 值）

表情评分、VAS 评分有很好的相关性（图 11-4）。此量表可以较好地评估患儿术后或使用镇痛药物后的疼痛程度变化情况，但一般只适用能数到 100 的 6 岁以上儿童。

2. Manchester 疼痛评分　是在 Oucher 评分的基础上用全世界小朋友都钟爱的大熊猫面部表情代替了欧洲或者亚洲儿童的面像，将不同面部表情的大熊猫放在梯子上，越到梯子的上端疼痛越严重，同时小儿的活动也受到影响。分值 0～10 分，其适用范围同 Oucher 评分（图 11-5）。

3. CRIES（crying，requires O₂ saturation，increased vital signs，expression，sleeplessness）评分通过哭泣、呼吸、循环、面部表情和睡眠等进行评估，分值 0～10 分（表 11-2）。分值越高，认为疼

痛越严重。CRIES 评分适用于不能用言语表达疼痛的婴儿。

4. FLACC（face，legs，activity，crying，consolability）评分　是小儿手术后疼痛评估的常用方法，它包括 5 个内容：表情（face）、肢体动作（legs）、行为（activity）、哭闹（crying）和安慰性（consolability）。疼痛分数由医护人员根据观察到的小儿情况与量化表中内容对照而得。每一项内容按 0～2 评分，各项内容分数相加就是总评分，总评分值 0～10 分，分值越高，认为疼痛越严重。用 FALCC 量表法，医师需观察小儿 1～15min。常用于 1—18 岁患者术后疼痛的评估，是住院手术患儿首推的评估方法（表 11-3）。

5. CHEOPS（crying，facial，child verbal，torso，

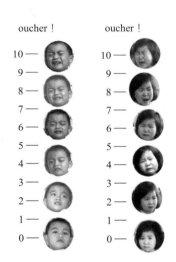

▲ 图 11-4　Oucher 疼痛评分示意图

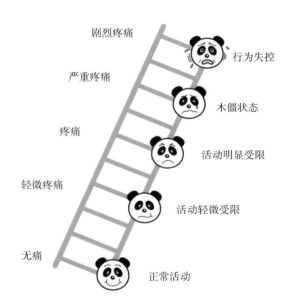

▲ 图 11-5　Manchester 疼痛评分示意图

表 11-2　CRIES 评估量表

	0	1	2
Crying（哭泣）	无	哭泣声音响亮，音调高	不易被安慰
Requires O₂ saturation（维持 SpO₂＞95% 是否需要吸氧）	否	氧浓度＜30%	氧浓度＞30%
Increased vital signs（循环体征）	HR 和 BP≤术前水平	HR and BP 较术前水平升高＜20%	HR and BP 较术前水平升高＞20%
Expression（表情）	无特殊	表情痛苦	表情非常痛苦 / 呻吟
Sleeplessness（睡眠困难）	无	经常清醒	始终清醒

touch，legs）疼痛评分　本疼痛行为评分包含6项疼痛行为类别：哭闹，面部表情，言语，腿部活动，躯体活动，伤口可触摸程度。每个类别的分值为0～2分或者1～3分，总分值4～13分，总分低于6分认为没有疼痛（表11-4）。因其分值与其他量表的统计方法不同，评估内容较复杂，在繁忙的临床工作中不太实用。CHEOPS疼痛评分适用于6个月以上儿童的术后疼痛评估。

表 11-3　FLACC 评分量表

	0 分	1 分	2 分
face（脸）	微笑或无特殊表情	偶尔出现痛苦表情，皱眉，不愿交流	经常或持续出现下腭颤抖或紧咬下腭
legs（腿）	放松或保持平常的姿势	不安，紧张，维持于不舒服的姿势	踢腿或腿部拖动
activity（活动度）	安静躺着，正常体位，或轻松活动	扭动，翻来覆去，紧张	痉挛，成弓形，僵硬
cry（哭闹）	不哭（清醒或睡眠中）	呻吟，啜泣，偶尔诉痛	一直哭泣，尖叫，经常诉痛
consolability（可安慰性）	满足，放松	偶尔抚摸拥抱和言语可以被安慰	难于被安慰

表 11-4　CHEOPS 疼痛评分

类　别	行　为	分　值	定　义
哭	不哭 悲啼 哭泣 尖叫	1 2 2 3	没有哭闹 悲啼或是不出声的哭 哭但哭声不大或者是抽噎的哭 放开大哭，呜咽，或者有/无抱怨
面部表情	微笑的 镇定的 鬼脸	0 1 2	明确的正面面部表情 面部表情正常 明确的负面面部表情
言语	无 抱怨其他 抱怨疼痛 抱怨两者 积极表现	1 1 2 2 0	不说话 抱怨，和疼痛无关，如："我想见妈妈"或"我口干" 抱怨疼痛 抱怨疼痛，也抱怨其他的如："好痛；我想我妈妈" 小儿诉说的积极话语或是谈论除疼痛外的其他事情
躯干	中立的 弯曲的 紧张的 战栗的 笔直的 强迫体位	1 2 2 2 2 2	身体（不是四肢）静止，躯干没有活动 身体呈移动或弯曲的姿势运动 身体弯曲成弓形的或僵硬的 身体在发抖或不由自主的摇动 小儿处于垂直位或直立位 身体强迫体位
触摸	无触摸 伸手 触摸 抓 受限制的	1 2 2 2 2	小儿没有触摸或抓伤口 小儿伸手拿东西但不是伤口 小儿轻轻地触摸伤口或伤口区域 小儿剧烈的抓伤口 小儿的手被限制的
腿	中立的 扭曲/踢 拖动/紧张的 直立 受限制的	1 2 2 2 2	腿处于任何放松的姿势，包括轻轻地游泳状或分隔开样的运动 腿和（或）除去足或双足确定的不舒服或不自在的运动 腿紧张地和（或）紧紧地拖动身体和保持不动 直立、蜷缩、跪位 小儿的腿被束缚

6. Comfort 评分　通过观察患儿警觉程度、平静或激动、呼吸反应、体动、血压、肌肉张力、面部紧张程度等了解患儿镇静舒适程度，常用于辅助上面介绍的各种疼痛评分。Comfort 评分主要用于新生儿到 17 岁的 ICU 患者的观察，以及新生儿至 3 岁手术后患儿的疼痛评估。

Comfort 评分共包括 8 个项目，每一个项目评分为 1 ～ 5 分，总分为 40 分（表 11-5）。将镇静程度分为 3 级：8 ～ 16 分为深度镇静；17 ～ 26 分为轻度镇静；27 ～ 40 分为镇静不足、躁动。其中，Comfort 评分 17 ～ 26 分（轻度镇静）为镇静满意。

表 11-5　Comfort 疼痛评分

	1	2	3	4	5
警觉程度	深睡眠	浅睡眠	昏昏欲睡	完全清醒和警觉	高度警惕
平静或激动	平静	轻度焦虑	焦虑	非常焦虑	惊恐
呼吸反应	无咳嗽或无自主呼吸	轻微的自主呼吸或对机械通气无反应	偶尔咳嗽或呼吸对抗	呼吸对抗活跃，频繁咳嗽	严重呼吸对抗、咳嗽 / 憋气
体动	无体动	偶尔轻微体动	频繁轻微体动	四肢有力活动	躯干及头部有力活动
血压	低于基础值	始终在基础值	偶尔升高超过 15% 或更多（观察期间 1 ～ 3 次）	频繁升高超过 15% 或更多（> 3 次）	持续升高超过 15%
心率	低于基础值	始终在基础值	偶尔升高超过 15% 或更多（观察期间 1 ～ 3 次）	频繁升高超过 15% 或更多（> 3 次）	持续升高超过 15%
肌肉张力	肌肉完全放松，没有张力	肌肉张力减低	肌肉张力正常	肌肉张力增加，手指和脚趾弯曲	肌肉极度僵硬，手指和脚趾弯曲
面部紧张程度	面部肌肉完全放松	面部肌肉张力正常，无面部肌肉紧张	面部部分肌肉张力增加	面部全部肌肉张力增加	面部扭曲，表情痛苦

四、多模式镇痛方法

多模式镇痛（MMA）是通过联合不同作用机制的镇痛药物和多种镇痛方法，作用于疼痛传导通路的不同靶点，发挥镇痛的相加或协同作用，减少外周和中枢敏感化，而获得最佳镇痛效果，同时减少单种镇痛药剂量，减少不良反应。除日间手术和创伤程度小的手术仅用单一药物或方法即可镇痛外，多模式镇痛是手术后镇痛尤其是中等以上手术镇痛的基石，主要采用的方法：以神经阻滞复合非甾体类消炎药（无禁忌时）作为基础镇痛，重度疼痛时加用不同剂量的阿片类药物以及非药物镇痛方法。如：硬膜外镇痛联合口服或肌内注射镇痛药如 NSAIDs、曲马多等；区域阻滞联合口服或肌内注射镇痛药；区域阻滞联合静脉 PCA；术前口服或肌内注射镇痛药，术中静脉给予镇痛药，术后硬膜外或静脉 PCA。

美国麻醉师协会（ASA）在 2012 版指南中强烈建议推荐多模式镇痛。该指南建议只要有可能，应尽量使用多模式镇痛方案。ASA 建议使用选择性 COX-2 抑制剂和 NSAIDs 作为多模式镇痛用药的一部分，2016 年美国疼痛学会等发布的《手术后疼痛管理指南》中提出，若无禁忌，推荐应用对乙酰氨基酚或 NSAIDs 药物作为多模式镇痛术后镇痛用药，患者可持续使用选择性 COX-2 抑制药、非选择性 NSAIDs 或对乙酰氨基酚，减少使用阿片类药物。

（一）药物联合镇痛

主要是指经胃肠道（口服或者直肠给药）或静脉途径进行镇痛的方法，应用方便，操作简单。对于持续性术后疼痛患者可连续静脉输注复合患者自控镇痛。

1. 阿片类药物 阿片类药物是一类最经典、镇痛作用最强的麻醉性镇痛药，是治疗中重度急、慢性疼痛的最常用药物，通过激动外周和中枢神经系统（脊髓和脑）阿片受体发挥镇痛作用。阿片类药物种类多样，根据镇痛强度的不同可分为强阿片药和弱阿片药。

弱阿片类药物有可待因、双氢可待因等，主要用于轻、中度急性疼痛镇痛。强阿片类药物包括吗啡、芬太尼、哌替啶、舒芬太尼、羟考酮和氢吗啡酮等，主要用于手术后中、重度疼痛治疗。除了上述阿片类激动药物外，还包括激动拮抗药和部分激动药，如布托啡诺、地佐辛、喷他佐辛、纳布啡、丁丙诺啡，主要用于手术后中度疼痛的治疗，也可作为多模式镇痛的组成部分用于重度疼痛治疗。

阿片类药物常见不良反应有术后恶心、呕吐（PONV）、瘙痒、便秘、组胺释放、过度镇静、瞳孔收缩、呼吸抑制等，使用时还应注意其成瘾性和耐受性。目前临床上主要是通过联合其他镇痛药物减少阿片类药物使用剂量，从而减少其不良反应。其中胃肠道功能抑制是影响外科康复的主要因素之一，在术后镇痛治疗时最危险的不良反应是呼吸抑制，应予以警惕。

（1）瑞芬太尼：在阿片类药物中，瑞芬太尼是一种具有出色的药代动力学的镇痛药，是真正的短效阿片类药物。瑞芬太尼对呼吸有抑制作用，但停药后恢复迅速，停止输注后 3～5min 可恢复自主呼吸。瑞芬太尼可使动脉压和心率下降20% 以上，下降幅度与剂量并不相关。瑞芬太尼不引起组胺释放，可引起恶心、呕吐和肌僵硬，但发生率较低。瑞芬太尼镇静效应较差，可以联用瑞芬太尼和丙泊酚使用，一般用于麻醉中和术后需要控制气道管理的患者。

（2）芬太尼：是当前临床麻醉中最常用的麻醉性镇痛药。芬太尼的镇痛强度为吗啡的 75～125 倍，作用时间约30min。芬太尼对呼吸有抑制作用，剂量较大时潮气量也减少，甚至呼吸停止。芬太尼对心血管系统的影响轻微，不抑制心肌收缩力，一般不影响血压。芬太尼可引起心动过缓，芬太尼也可引起恶心、呕吐，但没有引起组胺释放的作用。芬太尼的脂溶性很强，易于透过血－脑脊液屏障而

进入脑。反复多次注射芬太尼，可产生蓄积作用，其作用持续时间延长。快速静脉注射芬太尼可引起胸壁和腹壁肌肉僵硬而影响通气。

（3）舒芬太尼：舒芬太尼是芬太尼的衍生物，其作用与芬太尼基本相同。舒芬太尼的镇痛作用更强，为芬太尼的 5～10 倍，作用持续时间约为其 2 倍。舒芬太尼的亲脂性约为芬太尼的 2 倍，更易透过血－脑脊液屏障。

2. 非甾体抗炎药 虽然阿片类药物是术后急性疼痛的主流治疗药物，但是它们主要是在中枢神经系统内起作用，并不能阻止炎症介质的释放。非甾体类抗炎药（NSAIDs）是一类一直被用于阻断急性和慢性疼痛中炎症介质释放的成熟药物，是一类具有解热、镇痛作用、绝大多数还兼有抗炎和抗风湿作用的药物。它们可以在术中和术后保持恒定的前列腺素抑制水平，NSAIDs 在痛觉中枢和外周均起作用。

（1）作用机制：发挥镇痛作用的主要机制是抑制环氧化酶（COX），使前列腺素合成减少。COX 至少有 2 种同工酶，固有型 COX（COX-1）和诱生型 COX（COX-2），最近在人大脑皮质和心脏组织中发现一种新的同工酶 COX-3。对 COX-1 选择性越强，对胃黏膜损伤和对血小板聚集的抑制作用越强。

（2）化学结构分类：NSAIDs 分为水杨酸类、苯胺类、吡唑酮类、吲哚醋酸类、邻氨基苯甲酸类和芳基烷酸类。根据对环氧化酶（COX）的选择性，NSAIDs 可分为非选择性 COX 抑制剂（布洛芬、萘普生、氟比洛芬、双氯芬酸、萘丁美酮、酮咯酸、吲哚美辛）和选择性 COX-2 抑制剂（塞来昔布，帕瑞昔布针剂等），所有可获得的数据表明非选择性 COX 和选择性 COX-2 抑制剂具有相似的功效，尽管后者在短期围术期的不良反应较少。

（3）适用范围：NSAIDs 常与阿片类药物、非阿片类镇痛药以及区域阻滞组成多模式镇痛；亦可单独用于小手术术后镇痛。NSAIDs 有封顶效应，无耐受性和依赖性，凝血功能障碍、胃肠道出血、肾功能异常和影响骨骼愈合等不良反应主要与 NSAIDs 抑制环氧化酶和前列腺素合成有关，禁用于有消化性溃疡、肾功能不全、出血倾向病史、冠状动脉搭桥术的患者，同时也有证据表明 NSAIDs

在结直肠切除术中增加吻合口漏率。

3. 对乙酰氨基酚　是一种临床广泛应用的解热镇痛药物，口服在小肠被迅速吸收，生物利用度在 63% ～ 89%。也可以经直肠以及静脉给药。对乙酰氨基酚可以和其他 NSAIDs 合用。对乙酰氨基酚的作用机制尚不明确。大部分在肝脏代谢，中间代谢产物对肝脏有毒性，以葡萄糖醛酸结合物形式或从肾脏排泄，半衰期一般为 1 ～ 4h。适用于轻、中度疼痛；与阿片类药物合用治疗中、重度疼痛。

4. 辅助镇痛药　主要包括抗惊厥药物、糖皮质激素及利多卡因。

(1) 抗惊厥药物：对于神经病理性疼痛有良好的效果，在三叉神经痛和糖尿病性神经病变中作用尤为突出。研究表明钙离子通道、GABA 受体、P 物质和 NMDA 系统都能部分地解释许多抗惊厥药物的作用机制。适用于合并神经病理性疼痛或术后慢性疼痛高危手术（神经损伤大的手术，如骶骨肿瘤切除术）；加巴喷丁还可以用于术后疼痛治疗的辅助用药。

(2) 糖皮质激素：由于其抗炎和可能的镇痛作用而广泛应用于疼痛的治疗。可以局部、口服或者肠道外给药（静脉、皮下、滑囊内、关节内和硬膜外给药）。糖尿病患者慎用。

(3) 利多卡因：有时全身应用局部麻醉药物也可以用来治疗神经病理性疼痛。局部麻醉药物的全身应用可以产生镇静和中枢性镇痛作用，利多卡因是最为常用的药物。可以缓慢推注或者连续输注给药。输注过程中应监测心电图、血压、呼吸和精神状态；备齐复苏设备。中毒症状包括耳鸣、迟钝、过度镇静。有眼球震颤时应减缓或终止注药。

5. 其他　主要包括氯胺酮、曲马多及右美托咪定。

(1) 氯胺酮：是一种非竞争性的 NMDA 受体拮抗剂，其通过阻断 NMDA 受体，减少中枢和"上扬"的致敏作用，从而减少阿片类药的耐受。大量研究表明，氯胺酮可以减少术后恶心、呕吐的发生率，同时其不良反应轻微。

(2) 曲马多：被认为是一种非典型阿片类药物，与经典阿片类药物不同，它还通过抑制去甲肾上腺素能和血清素能再摄取来调节单胺能系统。这些特殊的药理特性使得曲马多成为治疗中度至重度疼痛最常用的处方止痛药之一。曲马多被认为在缓解神经性疼痛方面是有效的，此外，在同等剂量下曲马多比传统阿片类药物的戒断反应和呼吸抑制作用更少。曲马多与 NSAIDs 药物联合使用时还具有协同作用。

(3) 右美托咪定：是一种新型高选择性 α_2 肾上腺素能受体激动剂，能够激活神经元的 G_1 蛋白依赖性 K^+ 通道，使细胞膜超极化，从而阻断神经元的放电和局部信号传导。术后应用右美托咪定镇静的患者易被唤醒，并且具有抗焦虑、减少麻醉与手术引起的交感反射的作用，且可减少镇痛药物剂量，但对血容量不足和心脏传导阻滞的患者应慎用。

（二）微创镇痛技术

主要包括周围神经阻滞、中枢神经阻滞和伤口局部浸润。镇痛效果确切，全身不良反应轻微，是多模式镇痛中重要的基础镇痛方式。操作技术要求较高，超声引导下可大大提高安全性和准确性。单次注射维持时间不够时，可反复注射，或采用留置导管持续给药的方式。必要时联合应用 NSAIDs 或阿片类药物。

外周神经阻滞方法

(1) 臂丛神经阻滞：可阻滞 C_5 ～ T_1 神经覆盖范围。

(2) 股神经阻滞：可阻滞 L_2 ～ L_4 神经覆盖手术后镇痛范围，单次股神经镇痛不能为膝关节置换及髋关节置换提供完善的术后镇痛，特别是膝关节置换后腘窝痛，还应复合应用口服药物或加用坐骨神经阻滞。

(3) 坐骨神经阻滞：可阻滞 L_4 ～ S_3 神经覆盖手术后镇痛范围。

(4) 腰丛神经阻滞：可阻滞由第 12 胸神经前支的一部分、第 1 至第 3 腰神经前支和第 4 腰神经前支的一部分覆盖手术后镇痛范围。

(5) 腹横肌平面阻滞（TAP）：可阻滞 T_{10} ～ T_{12} 神经覆盖手术后镇痛范围。常用镇痛配方 0.25% ～ 0.35% 罗哌卡因 20 ～ 30ml，单次给药作用时间较短，术后应合用口服镇痛药物。

(6) 肋间神经阻滞：可阻滞除 T_1 神经前支和 T_{12} 神经前支分别参与组成臂丛和腰丛外，其余均走行于相应肋间隙。常用镇痛配方：每个肋间

0.5%～0.75% 罗哌卡因或布比卡因 2～3ml。注意：肋间神经阻滞可以作为外科手术后的辅助镇痛手段，此外还应应用口服阿片类药物、静脉镇痛等方式。高浓度局麻药阻滞时，一次不宜超过 4 个肋间，以避免影响同侧胸式呼吸。

(7) 椎旁阻滞：可分为颈椎旁阻滞（C_2～C_7 之间进行）和胸椎旁阻滞（可自 T_1～T_{12} 椎旁入路）。常用镇痛配方：椎旁神经阻滞每个穿刺点可给予 0.375%～0.5% 罗哌卡因或布比卡因 8～20ml。注意：椎旁神经阻滞可以作为外科手术后的基础镇痛手段，多模式镇痛中还应联合 NSAIDs，可口服或肠外用药。

(8) 颈丛阻滞：可阻滞 C_1～C_4 前支神经。一般单次给药，适用于颈部手术、锁骨手术及肩部手术（配合臂丛神经阻滞）术后镇痛。常用镇痛配方：0.25%～0.5% 罗哌卡因 /1% 利多卡因 10～15ml。注意：禁止双侧颈深丛阻滞；颈深丛阻滞可能出现 Horner 综合征和单侧膈神经阻滞；可能镇痛不全，需要配合应用静脉镇痛药物或口服镇痛药物。

(9) 前锯肌平面阻滞：可阻滞肋间神经侧皮支。适用于胸廓前、侧部术后镇痛。常用镇痛配方：0.5%～0.75% 罗哌卡因或布比卡因 20～30ml。注意：前锯肌阻滞可以作为外科手术后的辅助镇痛手段，此外还应联合应用口服阿片类药物、静脉镇痛等方式。

（三）中枢神经阻滞方法

1. 蛛网膜下腔阻滞　蛛网膜下腔注射局麻药或阿片类药物，用于下腹部手术术后镇痛及下肢手术术后镇痛。蛛网膜下腔注射吗啡可治疗全身任何部位手术的疼痛。常用镇痛配方单次给药：芬太尼 5～25μg；或舒芬太尼 2～10μg；或吗啡 0.1～0.2mg。注意事项：老年患者注射局麻药注意体位性低血压，多与血容量不足有关。注射阿片类药物需注意监测呼吸功能。

2. 硬膜外阻滞　在不同节段的硬膜外腔注射局部麻醉药或阿片类药物，硬膜外阻滞原则上能够满足颈部以下所有部位的手术后镇痛需求。常用镇痛配方罗哌卡因 0.125%～0.2%（年老体弱者用 0.125%）+ 芬太尼（2～4μg/ml，或吗啡 0.05～0.1mg/ml；或舒芬太尼 0.6μg/ml）。电子泵设置建议：背景剂量 1～3ml/h，PCA 量 3～4ml，锁定时间 10～

15min。注意事项：通过对试验剂量观察，避免误将局麻药注入蛛网膜下腔或血管。

（四）局部注射镇痛

1. 膝关节

(1) 适用范围：膝关节置换术后镇痛。

(2) 镇痛配方：0.2% 罗哌卡因 + 肾上腺素 0.25mg，总容量 100ml。

(3) 注意事项：膝关节周围浸润镇痛一般不单独应用于膝关节置换术后镇痛，需要配合应用股神经阻滞镇痛 / 收肌管阻滞镇痛或静脉镇痛药物或口服镇痛药物。

2. 髋关节

(1) 适用范围：髋关节手术术后镇痛。

(2) 镇痛配方：0.2% 罗哌卡因，总容量 20～50ml，伤口周围浸润。

(3) 注意事项：髋关节周围浸润镇痛一般不单独应用于髋关节置换术后镇痛，需要配合应用髂筋膜镇痛或静脉镇痛药物，同时还应加用口服镇痛药物。

3. 伤口周围浸润

(1) 适用范围：各种手术术后镇痛。

(2) 镇痛配方：0.2%～0.75% 罗哌卡因，总容量 20～50ml，伤口周围浸润。

(3) 注意事项：除非体表小手术，伤口周围浸润镇痛一般不单独应用，需要配合其他术后镇痛方式，同时还应加用口服镇痛药物。

（五）非药物镇痛方法

虽然术后疼痛有明确的创伤因素，多模式镇痛技术是缓解疼痛的重要方法，但某些非药物措施，包括心理调节，都可以有很好的辅助镇痛作用。绝大多数非药物治疗均由护士完成。包括选择适当的休息体位，应用辅助支具，针灸、按摩、冷热敷等。

（六）给药技术

1. 口服给药　中、重度术后疼痛患者可以口服阿片类药物治疗，按需或者按时给药。可以口服的阿片类药物主要有：氨酚羟考酮片（泰勒宁，按羟考酮含量计算）；羟考酮控释片（奥施康定）、盐酸曲马多缓释片（奇曼丁）、盐酸吗啡缓释片（美施康定）、可待因等。适用范围：术后可以马上进食者。可单独用，也可作为镇痛装置的补救措施，或者镇痛装置撤除后的序贯治疗。术后镇痛不推荐使用长效缓释制剂，除非术后疼痛时间较长，或伴有慢性疼痛。疼痛缓解后宜尽早减量直至停用阿片类药物。

2. 静脉给药　适用于手术室、恢复室、重症监护病房、能够监测呼吸的普通病房中对于中重度疼痛的治疗；其他疼痛治疗方式无效时的补救治疗。

3. 患者自控镇痛（patient controlled analgesia, PCA）　PCA 具有起效较快、无镇痛盲区、血药浓度相对稳定、可通过冲击（弹丸）剂量及时控制爆发痛，并有用药个体化、患者满意度高等优点，是目前手术后镇痛最常用和最理想的方法，适用于手术后中到重度疼痛。PCA 根据给药途径可以分为静脉 PCA（PCIA）、硬膜外 PCA（PCEA）、皮下 PCA（PCSA）和外周神经阻滞 PCA（PCNA）。

(1) PCIA：采用的主要镇痛药有阿片类（吗啡、羟考酮、氢吗啡酮、舒芬太尼、氢可酮、芬太尼、布托啡诺、地佐辛等）、曲马多或氟比洛芬酯、酮咯酸等。但应注意预防阿片类药物引起的恶心、呕吐等不良反应。阿片类药物和非甾体抗炎药（NSAIDs）有协同作用，如无禁忌，常联合应用。但阿片类药物应个体化给药，分次给予负荷剂量（如非阿片成瘾者，吗啡负荷量为每次 1～3mg），给药后应观察 5～20min 至最大作用出现，并酌情重复此量至 NRS 评分＜4 分（表 11-6）。

(2) PCEA：适用于手术后中、重度疼痛。虽然 PCEA 临床上取得了不错的镇痛效果，但其最佳镇痛配方和给药参数尚不明了，目前多采用低浓度罗哌卡因或布比卡因和局麻药复合芬太尼、吗啡、舒芬太尼等。中胸段 PCEA 更有利于术后患者胃肠道康复，但对凝血功能异常的患者应慎用。

(3) PCSA：适用于静脉穿刺困难的患者。药物在皮下可能有存留，如吗啡生物利用度约为静脉给药的 80%。起效慢于静脉给药，镇痛效果与 PCIA 相似，如采用留置管应注意可能发生导管堵塞或感染。常用药物为吗啡、曲马多、羟考酮、氯胺酮和丁丙诺啡。哌替啶具有组织刺激性不宜用于 PCIA。

(4) PCNA：神经丛或神经干留置导管采用 PCA 持续给药，对于高龄和全身情况较差的患者而言是一种安全有效的镇痛方法，临床上常选择长效局麻药如布比卡因、左布比卡因和罗哌卡因等。

表 11-6　常用 PCIA 药物的推荐方案

药　物	负荷（滴定）剂量 / 次	单次注射剂量	锁定时间	持续输注
吗啡	1～3mg	1～2mg	10～15min	0～1mg/h
芬太尼	10～30μg	10～30μg	5～10min	0～10μg/h
舒芬太尼	1～3μg	2～4μg	5～10min	1～2μg/h
羟考酮	1～3mg	1～2mg	5～10min	0～1mg/h
曲马多	1.5～3mg/kg，术毕前 30min 给予	20～30mg	6～10min	10～15mg/h
布托啡诺	0.25～1mg	0.25～0.5mg	10～15min	0.1～0.2mg/h
	10～15min	30～50mg/48h		
氟比洛芬酯	25～75mg	50mg	—	200～250mg/24h
氢吗啡酮	0.1～0.3mg	0.2～0.4mg	6～10min	0～0.4mg/h
	10～20min	0～3mg/h		

五、多模式镇痛管理计划

制定围术期镇痛管理计划，做好术后疼痛观察记录，围术期镇痛的药物种类、给药途径和技术方法有多种，只有遵从多模式镇痛、及早给药、个体化给药的治疗管理原则，才能达到最佳镇痛效果，且能减少药物的并发症。所以手术前应制定好镇痛计划：

1. 成立镇痛小组，由麻醉科医师、外科医师、恢复室护士、病房护士组成，相互间加强合作和反馈。

2. 重视对监护人和患儿的教育和心理指导，让监护人了解可选择的镇痛药物和方法，共同商定术后镇痛方案。患方的积极参与是取得良好镇痛效果的前提。

3. 根据手术的部位、大小、患儿年龄以及气道、心血管、呼吸、神经等系统的情况对患儿进行整体评估。

4. 镇痛过程中应定期评估疼痛程度，观察镇痛的不良反应，及时调整镇痛方案，做到个体化镇痛。

5. 开展多模式镇痛技术：应用不同的镇痛方法或不同的药物进行复合镇痛，以获得更好的镇痛效果，同时使并发症或不良反应降至最低。

6. 尽早进行术后镇痛，在伤害性刺激发生前给予镇痛治疗，以防止神经末梢和中枢敏感化的发生，从而起到减轻术后疼痛和减少镇痛药的需求量的作用。

7. 做好镇痛记录及随访，在术后镇痛观察记录单上记录患儿基本情况如姓名、性别、住院号、床号、体重、年龄、手术方式、麻醉方式、镇痛方式；术前主要的并发症。术后随访过程中记录疼痛评分，不良反应，镇痛方案调整情况。

六、多模式镇痛技术发展趋势

多模式镇痛仅是麻醉科医师在术后疼痛方面管理方式改进，目前流行的术后疼痛管理模式是急性疼痛服务（APS）小组和多学科疼痛管理组织（PMDT）。APS 小组是主要由麻醉医生领导的目标统一、训练有素的团队，其工作范围和目的包括：治疗手术后疼痛、创伤和分娩痛，评估和记录镇痛效果，处理不良反应和镇痛治疗中的问题；对手术后镇痛必要性和疼痛评估方法的宣教，既包括团队人员的培训，也包括患者教育；提高手术患者的舒适度和满意度；减少手术后并发症。PMDT 诊疗模式以患者为中心、以多学科专家组为依托，为患者提供最科学合理的疼痛诊疗方案。其核心是加强围术期的多学科合作、疼痛管理和规范化治疗，从而帮助患者实现快速康复，使患者获得更加舒适、安全的治疗体验。同时，PMDT 也是多学科协作、规范化管理住院患者疼痛的一次全新尝试。

七、疼痛管理展望

术后快速康复（enhanced recovery after surgery，ERAS）是近 20 年来麻醉科、外科领域的创新，主张术后早期活动，而术后早期活动的前提之一就是良好的疼痛控制，疼痛管理是 ERAS 的重要环节。随着信息化技术的快速发展，利用信息化、物联网、大数据、云计算、人工智能等技术改进医疗质量。随着 Ai-PCA 管理的更广泛使用，提高效率，促进镇痛管理规范化，也将加速促进镇痛药物与技术发展，两者相辅相成，使我们医护人员和患者均有更多的获得感。

（覃 斌）

第12章 分娩镇痛技术

分娩镇痛的历史可以追溯到现代麻醉学的开端。早在1846年 Wilian Thomas Morton 首次成功公开演示乙醚麻醉完成下颌肿瘤切除术之前，英国的妇产科医生 James Young Simpson 于1842年至1846年期间即采用乙醚麻醉来缓解分娩疼痛。1847年，Simpson 医生又尝试采用氯仿进行分娩镇痛，并在1853年为当时的 Victiria 女皇采用氯仿麻醉实施分娩镇痛，生下王子。150年后，美国麻醉学会在其专刊中称这一事件"开创了产科麻醉的新纪元"。1880年，Klikovicz 将吸入 N_2O 用于分娩镇痛。1938年，硬膜外麻醉被首次用于分娩镇痛。1988年，患者自控硬膜外镇痛（PCIA）技术被首次用于分娩镇痛，并逐渐在欧美国家流行开来。

1963年，张光波医生在北京大学第一医院采用低浓度普鲁卡因开展了中国首例硬膜外分娩镇痛，80年代后期我国逐步推广硬膜外分娩镇痛；到90年代后期全国各地普及了硬膜外分娩镇痛。随着麻醉学的不断发展，在西方发达国家，分娩镇痛率已高达85%，而我国没有翔实的统计数据，早些年我国不足1%的产妇选择了分娩镇痛。随着近年我国大力提倡分娩镇痛理念和技术，分娩镇痛率有所提高，但受传统观念、医疗体制、政策导向、医护人员短缺、无收费标准、科室利益等因素的影响，即使在一些发达地区（如北京），分娩镇痛率仍不足10%。国内调查显示，在非医学指征剖宫产中，产妇不能忍受分娩痛是第1位原因，合理应用与实施分娩镇痛是降低剖宫产率的一个有效手段。

一、分娩疼痛的机制及其对母婴的影响

分娩疼痛机制复杂，产痛的强度通常与产妇的痛阈和分娩次数等有关，不同的产程阶段疼痛具有不同的特点。第一产程主要来自子宫体的规律性收缩和宫颈、子宫下段的扩张形成的内脏痛，疼痛通过 $T_{10} \sim L_1$ 节段传入脊髓。此期疼痛的特点是范围弥散不定，产妇对疼痛部位和性质诉说不清。第二产程自宫颈口开全至胎儿娩出，疼痛主要源自阴道、会阴的膨胀牵拉及子宫的持续性收缩，疼痛刺激信号沿阴部神经，经 $S_2 \sim S_4$ 脊髓节段上传到大脑，构成典型的躯体痛。此期疼痛性质表现为刀割样尖锐剧烈疼痛，疼痛部位明确集中在阴道、直肠和会阴部。第三产程是自胎儿娩出至胎盘娩出的一段时间，进入第三产程后痛觉明显减轻。

分娩时剧烈的疼痛使产妇焦虑、紧张和恐惧，不仅使产妇痛阈降低、对医务人员的依从性下降，还将抑制泌乳素分泌，其产生的心理创伤也是导致产后抑郁的重要因素。疼痛可致使产妇血中儿茶酚胺、肾上腺皮质激素增高，导致血压升高，心脏负荷加重，对产妇及胎儿十分不利。产妇由于疼痛喊叫、过度通气、耗氧量增加，导致呼吸性碱中毒，由此引起血管收缩及氧离曲线左移，影响胎儿氧供，最终导致产妇、胎儿出现低氧血症。疼痛还将导致宫缩不协调、产程延长和胎心率异常，并可引起胃泌素增加，导致胃排空延长、胃内酸性物质增加、恶心、呕吐。

因此，在分娩期间有针对性地开展分娩镇痛是非常必要的。

二、分娩镇痛的时机及准备

既往观点认为宫口开大至 $2 \sim 3cm$，产程进入活跃期为分娩镇痛开始时机。但目前，已有大量临床研究及荟萃分析表明，潜伏期开始椎管内镇痛并不增加剖宫产率，也不延长第一产程。因此，不再

以产妇宫口大小作为分娩镇痛开始的时机,产妇进入产房后只要有镇痛需求,经产科医生评估可行阴道分娩试产者即可实施。

1. 分娩镇痛前评估 麻醉医生在分娩镇痛前对产妇系统的评估是保证镇痛安全及顺利实施的基础。评估内容包括:病史、体格检查、相关实验室检查等。

(1) 病史:产妇的现病史,既往史,麻醉手术史,药物过敏史,是否服用抗凝药物,是否能配合穿刺体位,产妇合并症、并发症等。

(2) 体格检查:基本生命体征,全身情况,是否存在困难气道,脊椎间隙异常,穿刺部位感染灶或占位性病变等禁忌证。

(3) 相关实验室检查:常规检查血常规、凝血功能;存在并发症或异常情况者,进行相应的特殊实验室检查。

2. 分娩镇痛前需做好如下准备。

(1) 设备及物品要求:麻醉机;多功能心电监护仪;气道管理用品,包括喉镜、气管导管、口咽通气管、喉罩、困难气道器具等;吸痰器、吸痰管、负压吸引器;供氧设备,包括中心供氧、氧气瓶、面罩;椎管内镇痛穿刺包、镇痛泵;胎心监护仪、新生儿抢救复苏设备;加压加热输血设备、加热毯;抢救车,包括抢救物品及药品。

(2) 药品要求:局麻药(利多卡因、罗哌卡因、布比卡因、氯普鲁卡因等),阿片类药物(芬太尼、舒芬太尼等),配制药品的生理盐水,急救类药品(肾上腺素、脂肪乳剂等),消毒液,抢救设备及麻醉药品由专人负责维护补充、定期检查并做登记。

(3) 场地要求:椎管内分娩镇痛的操作要求在无菌消毒房间实施,严格按照椎管内麻醉穿刺要求规范操作,避免发生感染。

(4) 产妇准备:①产妇进入产房后避免摄入固体食物,可饮用高能量无渣饮料;②签署分娩镇痛同意书(产妇本人或委托人);③开放静脉通路。

(5) 分娩镇痛路径:见图 12-1。

三、分娩镇痛的方法及用药

1. 椎管内分娩镇痛 分娩镇痛首选椎管内分娩镇痛(包括连续硬膜外镇痛和腰-硬联合镇痛),此为分娩镇痛的"金标准"。

(1) 连续硬膜外分娩镇痛(CEA):硬膜外分娩镇痛效果确切、对母婴影响小、产妇清醒能主动配合,是目前应用最为广泛的分娩镇痛方法之一,并且当分娩过程中发生异常情况需实施紧急剖宫产时,可直接用于剖宫产麻醉。硬膜外分娩镇痛常选择 $L_2 \sim L_3$ 或 $L_3 \sim L_4$ 间隙行硬膜外穿刺,向头侧置管,注入试验量 1.5% 利多卡因 3ml(含 1:20 万肾上腺素)后,予首剂量 10 ～ 12ml(0.1% 罗哌卡因 + 舒芬太尼 0.5µg/ml),测平面在 T_{10} 水平,据产妇疼痛情况个性化给药,连接 PCEA 镇痛泵。镇痛泵给药模式目前主要有脉冲输注模式(PIEB+PCEA)与连续输注模式(CEI+PCEA)两种。其中持续输注模式设背景量 6 ～ 8ml/h,单次自控量 4 ～ 6ml,锁定时间 30min。脉冲输注模式详见下述。

罗哌卡因是一种长效酰胺类局麻药,低浓度时感觉阻滞和运动阻滞分离明显,心肌毒性较低,对

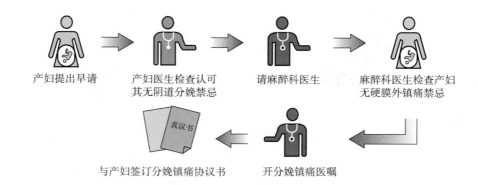

产妇提出早请 → 产妇医生检查认可其无阴道分娩禁忌 → 请麻醉科医生 → 麻醉科医生检查产妇无硬膜外镇痛禁忌

与产妇签订分娩镇痛协议书 ← 开分娩镇痛医嘱 ← (协议书)

▲ 图 12-1 产妇分娩镇痛流程示意图

子宫和胎盘血流无明显影响，椎管内应用罗哌卡因阻滞神经的顺序为交感神经、感觉神经、运动神经、本体感觉神经。低浓度罗哌卡因仅阻滞交感神经和大部分感觉神经，而不阻滞运动神经，为"可行走"的分娩镇痛。舒芬太尼为长效阿片类镇痛药，脂溶性较高，药物直接作用于脊髓阿片受体，而对支配子宫的内脏神经和运动神经无阻滞作用，因此几乎不影响宫缩，镇痛效能较强，持续时间长。二者协同，最低药物浓度达到最佳镇痛效果。

(2) 腰 – 硬联合分娩镇痛（CSEA）：与 CEA 相比，CSEA 分娩镇痛起效更快，第一产程镇痛效果更好。蛛网膜下腔注射药物推荐，局麻药：0.5% 布比卡因 2 ～ 2.5mg 或 0.1% 罗哌卡因 2.5 ～ 3.0mg；阿片类药物：舒芬太尼 3 ～ 5μg，这样单独应用的剂量一般可维持镇痛 60min。首剂 30min 后连接 PCEA 镇痛泵持续硬膜外输注，设定同上。

注意：鞘内注射局麻药 30min 内可以导致一过性的抑制宫缩，鞘内注射阿片类药物 30min 内也可导致一过性的胎心率下降，此两种现象均是药物抑制交感引起的，可自行缓解，产科医师应充分知晓，可暂停促子宫收缩药物，变换体位观察 5 ～ 10min，多数可自行缓解而无须急诊剖宫产。鞘内注射阿片类药还可导致产妇瘙痒，多出现于胸腹部，症状与剂量呈正相关。

与硬膜外阻滞比较，腰 – 硬联合阻滞产妇镇痛后 5min、10min 和 15min 时 VAS 评分降低，镇痛起效时间缩短，说明腰 – 硬联合阻滞较硬膜外阻滞用于分娩镇痛时起效迅速；2 组间剖宫产率、阴道助产率和新生儿出生后 1min 和 5min 时 Apgar 评分 < 7 分的发生率无差异，2 种镇痛方法对产妇的分娩方式和新生儿的影响无差别。但腰 – 硬联合分娩镇痛产妇发生低血压、瘙痒等不良反应的概率增多，故更适于经产妇或产程进展迅速，宫口已开大的初产妇。

(3) 连续蛛网膜下腔分娩镇痛：连续蛛网膜下腔阻滞是通过放置于蛛网膜下腔的微导管输注麻醉药物产生麻醉作用，该麻醉方式用药量小、效果确切、可控性好。最常应用的麻醉药物为罗哌卡因与舒芬太尼。罗哌卡因是临床分娩镇痛常用的酰胺类局麻药，其连续蛛网膜下腔阻滞用于分娩镇痛效果较好，但会造成产程延长，甚至导致剖宫产。通过

蛛网膜下腔导管连续输注舒芬太尼进行分娩镇痛，药物直接作用于脊髓阿片受体，而几乎不影响宫缩，但可导致瘙痒、恶心、呕吐等不良反应，甚至引起胎心过缓。两者合用，可同时减少两种药物的用量，并产生协同镇痛作用，减少上述不良反应的发生。

方法：产妇取左侧卧位，常规消毒铺巾，采用连续蛛网膜下腔阻滞穿刺包，选择 L_3 ～ L_4 间隙行连续蛛网膜下腔穿刺，确认穿刺针进入蛛网膜下腔后，向头侧置入 25G 微导管 3cm，妥善固定，平卧后开始给药。注入首剂量 0.3mg/ml 罗哌卡因 + 0.8μg/ml 舒芬太尼混合液 5ml，注入首剂量后 30min 连接电子镇痛泵输注 0.1mg/ml 罗哌卡因 + 0.1μg/ml 舒芬太尼。镇痛泵参数设置：背景输注剂量 5ml/h，锁定时间 15min，PCA 剂量 5ml。产后 2h 停药。

(4) 程控硬膜外间歇脉冲输入技术：脉冲泵是近年来分娩镇痛应用研究的热点，由于其较高的注射压力可使药物快速通过硬膜外导管前段与侧孔注入硬膜外腔，可以使局部麻醉药和阿片类药物分布更广，阻滞脊神经范围更广泛均匀，运动神经阻滞程度低，用药更趋于个体化，镇痛更加完善，且不需要人工推注，既能减少麻醉药物用量，缩短第 2 产程，又可增加产妇满意度。

分析原因为：首先，硬膜外导管远端有多个出药孔，当药液以脉冲的形式通过硬膜外导管时，由于速度和压力的影响，所有的出药孔都有药液流出。相比之下，持续输注流速缓慢，药液更多的是从最近端的出药孔流出，因此，脉冲输注使药液扩散范围更广泛。其次，由于硬膜外腔是一个潜在腔隙，持续输注时药液扩散成不均匀的圆球状，容易出现扩散平面不大，阻滞不全，并导致单侧阻滞，而脉冲输注产生的瞬间压力大，药物传递远，散布均匀，效果更好，特别适用于分娩过程中的"爆发痛"。

脉冲泵的推荐设置：0.1% 罗哌卡因 + 0.5μg/ml 舒芬太尼的配方，给予负荷剂量后，采用脉冲频率每小时 1 次，每次脉冲 10ml，首剂效能消失前脉冲泵自动快速给予单次剂量，使镇痛效应衔接更加紧密，产妇镇痛更加完善。脉冲泵是否应该被常规用作维持硬膜外分娩镇痛的最佳方式，尚存在较大争议，其优劣还需要更多的临床观察来验证。

2. 静脉分娩镇痛 若产妇合并有椎管内麻醉禁忌（如凝血功能障碍、脊柱脊髓疾病、穿刺局部感染等），或因体位摆放困难、不能配合，甚至不愿接受硬膜外穿刺等操作时，静脉分娩镇痛不失为第二选择。

理想的分娩镇痛药应起效快，在单个宫缩时止痛；消除快，在宫缩间歇时消失；不影响宫缩，且无母婴不良反应。尽管超短效阿片类药物——瑞芬太尼（REM）用于分娩镇痛只有近20年的历史，但其安全性和有效性已在西方发达国家得到大量的临床验证。在英国、比利时、瑞士等诸多欧洲国家，分娩时应用REM实施静脉镇痛的临床病例不断增加且愈发成熟，甚至从以往的替代角色，逐渐转变为受认可的分娩镇痛方式。

REM是一种超短效纯μ受体激动剂，具有独特的药代动力学特性：①脂溶性高、起效快；②消除和分布迅速且稳定；③很容易通过胎盘屏障，胎儿亦可快速代谢；④用于分娩镇痛时作用确切，呈剂量依赖性，与其他阿片类镇痛药一样具有封顶效应；⑤该药引起呼吸抑制的血药浓度阈值较低，因此用于分娩镇痛时必须关注用量，并密切监测产妇生命体征。

REM静脉分娩镇痛推荐患者静脉自控镇痛（PCIA）方案：产妇需要时给予一个固定的单次剂量（20～50μg）、无背景剂量、锁定时间2～4min，能够相对安全地实现较好的镇痛效果。

采用REM-PCIA进行分娩镇痛时，存在过度镇静、呼吸抑制及有效剂量个体差异较大等现象，故使用该法时务必谨慎，必须严密监护产妇的呼吸参数（$P_{ET}CO_2$、SpO_2）、心电图与血压等生命体征，并安排专职人员一对一全程陪伴、辅助供氧，以确保产时的母婴安全。

3. 吸入麻醉分娩镇痛 吸入性麻醉气体如氧化亚氮（N_2O）等镇痛，由于镇痛效果有限、存在气体污染、恶心、呕吐发生率高，被认为是一类不完善的镇痛手段，仅在偏远地区无条件开展椎管内分娩镇痛或产妇拒绝椎管内及静脉分娩镇痛时采用。

4. 非药物性分娩镇痛 包括水中分娩、音乐疏导、导乐心理陪伴分娩、针刺麻醉、穴位电刺激等非药物减轻产痛方式，因镇痛不充分，已较少采用，仅作为辅助镇痛手段。

四、椎管内分娩镇痛可能出现的不良反应与并发症

椎管内分娩镇痛的不良反应是由神经阻滞的生理作用或使用的局部麻醉药和（或）阿片类药物的直接作用引起的。常见不良反应包括低血压、恶心、呕吐、尿潴留、发热等。主要并发症包括局部麻醉药中毒、麻醉不足、硬脊膜穿刺后头痛、硬膜外出血与血肿、腰背痛、感染、高位椎管内阻滞、呼吸抑制以及硬膜外导管误入蛛网膜下腔。

近年来随着产科麻醉可视化技术的推广应用，经超声定位或超声实时引导下椎管内穿刺技术，大大提高了椎管内穿刺的一次成功率，避免反复穿刺造成的韧带损伤，减少腰背痛及神经损伤概率。超声扫描下可清楚显示进针深度、药物扩散方向及范围，避免误入蛛网膜下腔，为更多产妇带来福音。

五、分娩镇痛研究进展

1. 分娩镇痛对产程的影响

（1）第一产程：既往有研究显示，椎管内分娩镇痛通过抑制宫缩、减慢宫颈扩张速度、影响胎头内旋转，从而延长第一产程。近年来，随着椎管内分娩镇痛用药方案的改进，特别是临床上开始使用运动阻滞作用更小的罗哌卡因作为局部麻醉药，研究发现局部麻醉药对运动神经元的阻滞效应的程度取决于其浓度。2017年一项包含1809例产妇的Meta分析显示，低浓度的局部麻醉药用于椎管内分娩镇痛不会延长产程。甚至利于产妇休息，不致因疼痛在产床上翻滚、扭曲身体，配合纠正不良胎位，促进宫颈管扩张松弛，有时加速产程。

（2）第二产程：椎管内分娩镇痛使用局部麻醉药的浓度和药物种类均可能对第二产程进展有影响，既往椎管内分娩镇痛多使用布比卡因，会减轻胎头对盆底的压迫感，抑制腹肌收缩力，从而影响产妇在第二产程的主动用力而延长产程。国内许多产科医师和助产士顾虑第二产程延长，在宫口开至8～9cm时就关闭镇痛泵，而国外是持续给药至会阴缝合完毕的全产程镇痛。目前，多使用运动阻滞轻微的罗哌卡因，且复合使用舒芬太尼镇痛，局麻

药的浓度大大降低，是否国内大范围推行全产程镇痛尚存争议。因此平衡产妇镇痛满意度和对产程最小影响的用药方案，需进一步行高质量、大样本的临床随机对照研究。

(3) 缩宫素的使用：目前，关于分娩镇痛是否会增加缩宫素的使用观点仍不一致。除了药物浓度，分娩镇痛的实施方法和用药方案的不同亦可影响缩宫素的使用。

(4) 剖宫产率：剖宫产多与子宫收缩乏力、胎方位、头盆位置、脐带绕颈或脱垂、胎儿宫内窘迫等有关。因而关于椎管内分娩镇痛是否提高剖宫产率的争论始终存在。2018 年一项包含 40 个随机对照试验、11 000 例产妇的 Meta 分析结果显示，椎管内分娩镇痛不会增加剖宫产率。

(5) 阴道助产率：有研究显示，为使产妇得到良好的镇痛满意度，运动神经元会受到阻滞，使产妇对胎头挤压产道的感受减弱，影响其配合宫缩用力，因此导致其第二产程腹压使用不当，使得阴道助产率升高。但随着不同的药物使用方案和药物浓度在临床的广泛应用，研究发现分娩镇痛使用的局部麻醉药浓度与阴道助产率呈正相关，因此选择运动阻滞作用小的局部麻醉药如罗哌卡因，或使用低浓度的局部麻醉药进行分娩镇痛，不会增加阴道助产率。

2. 分娩镇痛与产时发热　硬膜外分娩镇痛期间产妇体温增高甚至发热（体温大于 37.5℃或 38.0℃）概率增加，不仅可引起产妇心率增快、儿茶酚胺释放增多、心排血量增加而致氧耗增加，而且可能导致新生儿体温增高、娩出时肌张力和 Apgar 评分降低甚至脑损伤。因为上述不良影响，产妇接受抗生素治疗、器械助产和剖宫产、感染排查性血培养、宫颈拭子培养及胎盘病理检查的概率增加，同时新生儿术后接受感染排查性血检测、血培养、咽拭子培养和抗生素治疗的概率也增加。

研究认为分娩镇痛期间产时发热与分娩镇痛期间体温调节失衡有关。分娩期间产妇产热增多，同时产痛引起的过度通气和出汗增加散热，维持机体的产热、散热平衡。分娩镇痛后，宫缩痛缓解，过度通气消失或减轻，镇痛区域的出汗消失而散热减少，使产热相对增多而体温逐渐增高甚至发热。

也有研究发现接受硬膜外分娩镇痛的产妇比未

接受者发热的概率明显增加，分娩即刻血白细胞介素 –6（IL–6）明显升高，同时发现镇痛开始时 IL–6 > 11ng/L 的产妇更易发热，因而认为硬膜外镇痛期间产妇的体温增高与非感染性炎性反应有关，硬膜外分娩镇痛可能引起炎性因子的产生或激活而增加非感染性炎性反应及发热的概率。产妇体内的 IL–6 在妊娠期间随胎龄的增加逐渐增高；在分娩启动中起着至关重要的作用；分娩期间随产程进展而增高，并与宫缩强度和频率密切相关。通过使用皮质类固醇药物降低 IL–6 的水平来降低产妇发热率以减少产妇和新生儿感染的排查机会似乎对产妇和新生儿是无益或有害的，可能增加新生儿发生无症状性细菌感染的概率。硬膜外分娩镇痛期间产妇体温增高的机制和预防措施仍需进一步研究。

3. 分娩镇痛与分娩相关神经损伤　分娩相关神经并发症较为罕见，主要指发生于产后的下肢感觉和（或）运动功能受损，通常在产妇分娩后尝试下地行走时发现。在与硬膜外分娩镇痛相关的神经并发症发生率方面，据报道神经根损伤为 1/13 298 ～ 1/2 846，硬膜外血肿为 1/168 000，硬膜外腔感染则为 1/145 000。研究表明，这些神经并发症主要由产妇自身因素造成，部分与分娩因素有关，妊娠与分娩因素往往更为多见。但临床对这些并发症的认识相对不足，易与硬膜外穿刺引起的神经并发症混淆。

(1) 腰背痛：孕期体重增加，子宫增大，重心前移引起姿势改变，以及激素水平改变和关节松弛等因素可造成一系列骨骼肌肉问题。除腰背痛、骨盆带疼痛、耻骨联合分离外，也可诱发椎间盘突出和破裂。研究表明，体重指数增加是造成孕产妇腰痛的独立危险因素，且约有 20% 的产妇腰痛持续到产后 2 ～ 3 年。现有文献未发现硬膜外分娩镇痛产后长期腰痛存在相关性。

(2) 腰骶丛神经受压：腰骶丛神经受压是发生产后神经并发症的主要原因。最易受累神经为股神经和股外侧皮神经。牵拉、压迫和血液供应减少可进一步引起神经元轴突缺失、节段性脱髓鞘，也可能是导致分娩后神经并发症的主要原因。胎头下降、外源性神经压迫（如产床腿架压迫）、第二产程中长时间牵拉神经所致缺血（如髋部过度屈曲）等造成腰骶丛神经受压、缺血、脱髓鞘，使神经纤维发生传导阻滞，引起麻木、疼痛、无力等症状。

(3) 股外侧皮神经损伤鉴别：股外侧皮神经为感觉神经，受损后表现为髋部外侧疼痛伴大腿上外侧刺痛、烧灼、麻木和感觉异常，运动无异常；多因肥胖、糖尿病、截石位过度屈曲、挤压、主动用力时间过长造成腹内压过度增加，以及长时间固定体位等原因引起。

(4) 股神经损伤：表现为产后髂腰肌及股四头肌肌力减弱，坐位不能伸腿，屈髋、屈膝无力，膝反射减弱或消失，不影响内收功能。还包括腹股沟区或股前区感觉丧失。多与肥胖、不当体位、巨大儿、器械助产有关。

(5) 腓总神经损伤：腓总神经损伤以单侧居多，主要表现为足下垂、跨阈步态、小腿外侧和足背麻木或感觉缺失。长时间蹲位、长时间屈膝、产妇截石位腿架放置不当、分娩过程中医护人员施压于产妇双膝协助产妇向下用力导致膝外侧长时间受压等因素均可导致腓总神经损伤。

(6) 腰骶干、坐骨神经损伤：巨大儿、先露异常、产钳助产、产妇骨盆形态异常都是造成腰骶干神经损伤的直接因素。受损后表现为产后足下垂。

对于接受硬膜外分娩镇痛的产妇，产后诊断分娩相关神经损伤的定位和鉴别诊断常需结合细致的神经系统查体、腰椎 MRI 检查以及下肢、会阴肌电图/神经传导检查等，做出综合评估。应首先排除椎管内穿刺针和置管的直接损伤、药物毒性，甚至是硬膜外血肿和感染，考虑是否与脊髓、脊神经根或者脊髓血管系统损伤有关。其中，直接损伤表现为中枢神经受损、穿刺过程中明显异感和剧烈疼痛；硬膜外感染常伴随全身感染表现、脑膜刺激征；以及硬膜外血肿的一些可能表现，如腰痛和双下肢运动功能障碍等。随着可视化技术的进展，应用超声指导椎管内阻滞有助于更好地确定棘突间隙的位置，准确估计硬膜外间隙深度，提高穿刺的成功率，并可降低创伤概率。硬膜外分娩镇痛引起的周围神经损伤是极罕见的。而分娩相关神经并发症与分娩因素有关，以周围神经损伤为主，发生率远高于椎管内镇痛所造成的神经损伤。多数可在产后6～8周恢复，严重、永久的产后神经功能受损少见。某些极严重的患者可危及肢体甚至生命安全，需要产科、麻醉科和神经科等多学科联合会诊，及

时积极诊断处理，防止发生永久性损害。

与未接受镇痛的产妇相比，接受分娩镇痛的产妇较少自觉地调整体位以缓解不适、感觉减退后不能识别症状等因素都可能增加神经损伤的风险。因此应用浓度极低的罗哌卡因/舒芬太尼实施分娩镇痛，使产妇麻木感最小，运动能力最大化。在麻醉过程中要做到严谨精确的处理。鼓励产妇在镇痛开始后经常变换体位，尤其是在感觉麻木或活动减弱后立即变换体位，以降低发生产后周围神经损伤的风险。

4. 分娩镇痛与早期盆底肌功能　盆底功能障碍性疾病（PFD）是由盆底组织损伤引发盆腔器官的位置和功能异常，主要包括盆腔器官脱垂（pelvic organ prolaps，POP）和压力性尿失禁（stress urinary incontinence，SUI）。PFD 的病因很多，妊娠和分娩是最重要的原因之一。妊娠期间子宫增大、重力的牵拉、激素（雌、孕激素，松弛素）水平改变、分娩时产程过长、胎头过度压迫等均会对盆底肌肉造成损伤。首先表现为盆底肌力、肌疲劳度和动态压力下降。现代研究发现无论是潜伏期还是活跃期给予椎管内阻滞分娩镇痛都可缩短第一产程活跃期及第二产程，并减轻分娩疼痛，降低疼痛部位炎性物质的产生，减轻盆底损伤，对盆底功能有保护作用。

5. 分娩镇痛对新生儿的影响　主要包括 5 个方面。

(1) 椎管内分娩镇痛可改善新生儿的状态：采用硬膜外分娩镇痛可以减少。

低出生体重儿（出生体重＜2.5kg）产后 1 周的死亡率。与接受静脉阿片类分娩镇痛的产妇比较，接受硬膜外分娩镇痛的产妇分娩的新生儿在出生后 1min 和 5min 时 Apgar 评分＜7 分的比例更少、脐动脉血气分析显示脐动脉血 pH 降低的比例也更低，明显地改善了新生儿的酸碱平衡状态。

(2) 椎管内分娩镇痛对儿童远期预后的影响：出生时 Apgar 评分＜5 分是儿童 2 岁时神经发育障碍的独立危险因素。从这方面考虑，硬膜外分娩镇痛通过改善新生儿的状态有利于儿童的远期发育，但该作用还有待进一步的临床研究证实。

(3) 椎管内分娩镇痛引发的产妇发热不增加新生儿感染的发生率：另一项队列研究对影响新生儿感染评估的因素进行了多因素回归分析，发现椎管

内分娩镇痛本身并不增加新生儿感染的风险, 低出生体重、低孕龄、出生时胎粪吸入和呼吸窘迫、出生时低体温、产妇 B 型溶血性链球菌定植、产妇合并先兆子痫或高血压等才是导致新生儿感染的危险因素。虽然硬膜外分娩镇痛增加了产妇发热比率和新生儿因发热而需要感染筛查的比率, 但明确诊断感染的新生儿比率并无明显增加。

(4) 椎管内分娩镇痛产妇发热对新生儿的危害: 研究表明在应用硬膜外镇痛的产妇中, 产妇最高体温与新生儿预后 (包括肌张力降低、辅助通气、Apgar 评分＜ 7 分和早发性癫痫的发生) 呈明显的线性负相关, 产妇发热使新生儿预后不良的风险增加了 2 ～ 6 倍。因此如何避免产妇发热对新生儿的不良影响是临床医师的重要任务。这方面应遵循产科处理的原则, 如果产妇体温升高并伴有血象升高等宫内感染的迹象, 应适时实施剖宫产终止妊娠。

(5) 椎管内镇痛药物对儿童脑发育的影响: 胎儿期和婴幼儿期是大脑发育易受损伤的敏感时期, 围产期使用的药物是否会对儿童大脑的生长、发育造成影响一直是人们关注的问题。目前椎管内分娩镇痛多采用低浓度罗哌卡因与舒芬太尼复合应用, 药物浓度为剖宫产术中麻醉用药的 1/10 ～ 1/5, 仅少量经椎管内血管吸收入血, 经母体血液循环, 再经胎盘屏障作用于胎儿的药量微乎其微, 几乎可忽略不计。一项队列研究对 4684 例经阴道分娩的儿童进行分析, 其中 1495 例儿童的母亲在分娩期间接受了椎管内镇痛。5 年后对这些儿童进行随访, 分析椎管内分娩镇痛与儿童学习障碍的关系。结果发现, 在校正混杂因素后, 椎管内分娩镇痛并未增加儿童远期学习障碍的风险。

（郭　敏　余奇劲）

第13章　胸腰筋膜阻滞技术

一、概述

近年来，加速康复外科（ERAS）理念深入人心，其中以区域麻醉为主的围术期多模式镇痛在促进腹部手术患者的康复中发挥重要作用。有研究报道局部麻醉技术能有效减轻术后疼痛、降低阿片类药物使用量，降低并发症发生率。腹部手术由于创伤大，术后常出现中到重度疼痛，目前，在临床上常用于腹部手术的镇痛技术包括硬膜外、静脉自控镇痛以及区域麻醉，除传统的胸椎旁神经阻滞以及腹横肌平面阻滞（TAPB）外，近年来出现的超声引导下腹横筋膜阻滞、腰方肌阻滞（QLB）、竖脊肌平面阻滞等胸腰筋膜阻滞为麻醉医师提供了更多的选择。

二、解剖基础

何为胸腰筋膜？它为复杂的结缔组织管状结构，由结合腱膜和筋膜层形成，在胸背区覆于竖脊肌表面，向上续项筋膜，内侧附于胸椎棘突和棘上韧带，外侧附于肋角，向下至腰区增厚，将前外侧腹壁与腰椎旁区连接起来。目前腰区解剖有两层学说和三层学说。

1. 三层学说　包括后层、中层和前层，其中后层附于腰椎棘突，骶正中髂嵴和棘上韧带，包裹着竖脊肌；中层内侧附于腰椎横突尖和横突间韧带，下附髂嵴，上附于第12肋下缘及腰肋韧带，竖脊肌和腰方肌之间，有脊神经前支和后支发出的神经通过；前层覆于QL前表面（腹侧）和PM前外侧面，与腹横筋膜相连，附于腰椎横突前面，向下附于髂腰韧带及附近的髂嵴，与髂筋膜相连，向上形

成外侧弓状韧带，与胸内筋膜相连；后层和中层在竖脊肌外侧缘汇合后，在腰方肌外侧缘处再与前层汇合，从而形成腹横肌腱膜的起点。

2. 两层学说　Willard后来又根据胚胎的起源不同，将胸腰筋膜分为前层和后层，其中后层覆盖于竖脊肌的背侧，有腹横肌 – 腹内斜肌腱膜和椎旁支持带鞘组成，前层位于腰方肌和竖脊肌之间，有椎旁支持带鞘、腹横肌 – 腹内斜肌腱膜和腰方肌腱膜组成，可以认为胸腰筋膜是包绕竖脊肌的筋膜，由于胚胎起源不同，位于腰方肌腹侧的腹横筋膜，不是胸腰筋膜结构，只是在与胸腰筋膜结构上相连续而已，故在腰方肌腹侧间隙是有腰方肌腱膜，腹横筋膜和腰大肌腱膜组成。具体见图 13–1。

目前关于胸腰筋膜阻滞中，最重要的就是腰方肌阻滞，腰方肌位于腹后壁，在脊柱两侧，起自 12 肋下缘及 $L_1 \sim L_4$ 横突和髂嵴的后部，终于髂嵴的上缘。腰方肌阻滞是 TAP 的一种改良方案，能更好地为腹部手术提供完善的镇痛。

三、镇痛机制及药物扩散

根据两层学说，腹横肌 – 腹内斜肌腱膜在腹外侧移行分成两层，分别覆盖在竖脊肌背侧和腹侧，与覆盖在竖脊肌表面的椎旁支持带鞘，共同形成了腰筋膜间三角的局麻药扩散范围，同时也是 QLB2 的局麻药扩散范围，类似于竖脊肌平面阻滞（腰段向胸段）。

QLB1 和 QLB3 阻滞都是在腱膜（腰方肌腱膜和腹横肌 – 腹内斜肌腱膜）与腹横筋膜之间扩散，并未突破腹横筋膜，向头端可扩散到胸椎旁，阻滞胸段神经。

QLB2 位于腰筋膜间三角内，类似于竖脊肌平

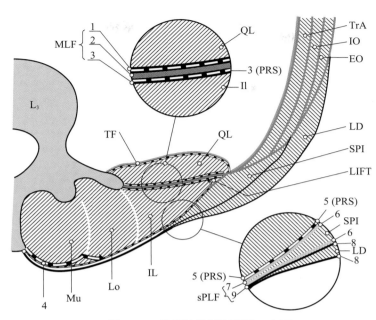

▲ 图 13-1　胸腰筋膜两层学说示意图

TrA. 腹横肌；IO. 腹内斜肌；EO. 腹外斜肌；LD. 背阔肌；SPI. 下后锯肌；QL. 腰方肌；Mu. 多裂肌；Lo. 最长肌；Il. 腰髂肋肌；TF. 腹横筋膜；LIFT. 腰筋膜间三角（筋膜和脂肪填充）；PRS. 椎旁支持带鞘（胸腰筋膜后层的深层）；sPLF. 胸腰筋膜后层的浅层；MLF（胸腰筋膜中层）。1 为腰方肌腱膜，2 为腹横肌 - 腹内斜肌腱膜，3 为椎旁支持带鞘；TF 间隙包括腰方肌腱膜、腹横筋膜和腰大肌腱膜）；4 为肌外膜（位于筋膜的前面）；5 为椎旁支持带鞘；6 为下后锯肌腱膜；7 为下后锯肌腱膜 - 椎旁支持带鞘后层腱膜；8 为背阔肌腱膜；9 为背阔肌腱膜 - 下后锯肌后层腱膜

面阻滞，向头端通过腰竖脊肌扩散到胸竖脊肌，目前研究表明这类阻滞效果不太确切，很少阻滞到胸椎旁间隙。目前有两种阻滞方法：腰筋膜间三角外侧阻滞和腰筋膜间三角内侧阻滞，外侧阻滞比内侧阻滞范围更有限：原因可能是腰方肌头端的腰肋韧带阻挡，还有外侧注药 - 后外侧注药，腰方肌外侧是多肌束，内侧是单肌束，更容易阻挡药物扩散。但是另外一些研究表明，QLB2 在腹部术后镇痛方面的效果仍不错，是因为有研究提出了胸腰筋膜本身不仅含有向椎旁间隙扩散的通道，同时包含走行高密度的交感神经纤维以及丰富的机械性刺激感受器，阻滞这些神经，可能是 QLB2 可以起到很好的镇痛效果的主要原因。

目前根据注药位置分为四种入路：腰方肌外路阻滞（QLB1）、腰方肌后路阻滞（QLB2）、腰方肌前路阻滞（QLB3）、腰方肌肌内阻滞（QLB4）。

QLB1：2007 年 Blanco 最初描述超声（USG）引导下 TAP 阻滞使用 "no-pops" 技术，即 I 型腰方肌阻滞（QLB1），旨在将局麻药注射于 QL 前外侧，由腹横筋膜向胸内筋膜扩散至胸椎旁间隙。研究表明扩散范围为 $T_7 \sim L_1$。

QLB3：后路 TAP 技术，即在腋中线后方、接近腰方肌（QL）前外侧缘进针，局麻药注射后其扩散向上经胸内筋膜扩散至胸椎旁间隙，向下可经髂筋膜扩散至腰丛扩散范围广（$T_6 \sim L_1$）。QLB3 目前有两种打法，一种是髂嵴上入路 QLB3（T_4 水平入路），一种是肋下入路 QLB3（T_2 水平入路）。有研究发现 T_2 水平入路，更容易向胸椎旁扩散，T_4 水平入路更容易向腰丛扩散。对于 T_2 水平入路，根据穿刺部位不同，分为竖脊肌途径穿刺和背阔肌途径穿刺，其优缺点为：前者有腰大肌保护，不太会穿刺至腹腔，造成腹腔脏器的损伤，但是穿刺路径太长，后者缩短了穿刺路径，但是因为没有腰大肌的保护，可能会损伤到肾脏。

QLB2：QLB2 是在胸腰筋膜的中层，即椎旁支持带鞘和腹横肌 - 腹内斜肌腱膜之间注射局麻药，类似竖脊肌阻滞，椎旁效果不确切，只要依靠胸腰筋膜本身发挥作用。

QLB4：有研究认为腰方肌内 QLB 的阻滞范围很难通过药液扩散范围来研究，因为药液可能一直被局限在腰方肌肌筋膜内。因为腰方肌本身有很致密的腰方肌腱膜结构包裹，局麻药物必须穿过腱膜到达胸腰筋膜才能起到阻滞神经的效果，并且局麻药物对肌肉本身是有毒药物。故对目前的阳性临床结果持怀疑态度，不推荐此类入路。

总之，QLB1、QLB3 都是通过腹横筋膜背侧，在腰方肌腹侧，向上通过胸内筋膜，达到胸椎旁阻滞的效果，QLB2 主要通过胸腰筋膜中层，类似于竖脊肌平面阻滞，在竖脊肌腹侧，椎旁效果不明显，主要通过阻滞胸腰筋膜本身内的组织，到达临床镇痛的效果。QLB4 效果不确定，不推荐使用。故在临床上需根据不同的镇痛部位，选择不同的腰方肌阻滞入路。

四、胸腰筋膜阻滞技术的临床应用

超声引导下腰方肌阻滞在 2007 年由 Blanco 首次提出，它是从腹横肌平面阻滞的基础上提出的围绕腰方肌进行的一种新的躯干阻滞方法。

初步临床经验表明，该阻滞可以减轻腹膜内和腹膜后手术的疼痛，如结直肠手术、腹腔镜肾脏切除术、经皮肾镜取石术和腹腔镜胆囊切除术和胸科手术（胸腔镜和开胸手术）。当双侧进行时，该阻滞可以减轻下腹部手术后的疼痛，如剖宫产、中线切开剖腹探查术和手术范围更广泛的腹腔镜手术（如肾切除术、半结肠切除术、子宫切除术和双侧输卵管卵巢切除术）。与之前腹横肌平面阻滞技术以及静脉镇痛相比，应用范围广（不仅可以提供切口镇痛，而且可以提供内脏镇痛），效果确切，副作用少，复合其他神经阻滞的方法可以进一步扩大其应用范围。

Blanco 等的研究表明，QLB 在剖宫产术后镇痛中取得了满意的效果，并较 TAPB 更具优势。对于妇科腔镜手术，Ishio 等将行腹腔镜妇科手术的患者分为两组，实验组行双侧后路腰方肌阻滞，在麻醉恢复后 1h、3h、24h，对照组运动和休息时的 NRS 评分均明显高于实验组。Dewinter 等通过对 125 例腹腔镜下结直肠手术的患者分为实验组（腰方肌阻滞 +PCIA）和对照组（PCIA），发现腰方肌阻滞可以减少术后阿片用量，提高术后镇痛效果，从而可以减少阿片药物的不良反应，对腹腔镜手术有良好的术后镇痛效果。Blanco 在剖宫产手术中比较了脊椎麻醉复合 QLB 及单独使用脊椎麻醉的效果，结果显示 QLB 在术后依然显示了优良的止痛作用。

这些研究数据表明，TQL 阻滞主要提供躯体镇痛，并在一定程度上通过阻滞胸椎旁区域躯体和交感神经而提供内脏痛镇痛。与可引起瘙痒、尿潴留、恶心、呕吐等不良反应的传统镇痛方式相比，QLB 可提供持续到术后 48h 的镇痛效果，且不引起相关不良反应，有一定优势。

目前腰方肌阻滞机制尚不明确，很多观点有冲突。临床上腰方肌阻滞能否阻滞腰丛呢？目前有两种说法，一种说法是 3 类腰方肌阻滞可以阻滞腰丛，进而用于下肢手术，并且目前已有研究表明了此观点：例如 Ueshima 等报道了 1 例 QLB3 用于股骨骨折切开复位内固定手术的麻醉，认为 QLB3 可能会阻滞腰丛从而完成手术。这种研究使用腰方肌阻滞技术达到腰丛阻滞效果用于下肢手术的做法，并取得了一定的效果，目前其机制有 3 种说法：①一部分学者认为，不同腰方肌阻滞平面的高低，决定了药物扩散，T_2 水平以上向胸椎旁间隙扩散，T_4 水平以下向腰丛扩散，可能是 T_2 以上椎旁肌肉只有腹横筋膜加固，T_2 以下椎旁肌肉外侧更多的筋膜加固，其中最有可能的胸腰筋膜在尾端与髂筋膜相连，从而达到了可以阻滞下肢腰丛神经的效果，但是也有学者通过实验对该机制持怀疑态度。②另一种说法是腰方肌阻滞没有腰丛阻滞效果，即出现这样临床现象是因为"打错了的腰方肌阻滞"，即穿刺时突破了腰方肌与腰大肌之间的致密筋膜层（腹横筋膜的延续），使得药液沿着腰大肌背侧与椎体之间的间隙扩散到 $L_2 \sim L_4$ 腰丛，从而形成了腰丛阻滞的效果，实际上真正的腰方肌阻滞并不会产生明显的腰丛阻滞。③最后还有一部分学者认可渗透学说，但是腰方肌和腰大肌之间的筋膜非常致密，有学者称之为"鞘"，因此渗透这一途径仍有待进一步的考察。所以目前在进行腰方肌阻滞时，要根据临床需求，采取不同的腰方肌阻滞，未来仍需大量的研究探索其具体作用机制及与其他阻滞入路效果进行比较。

五、胸腰筋膜阻滞技术的优点

首先对于麻醉安全来说，胸腰筋膜阻滞对深处内脏痛的抑制效果可以从椎管外间隙阻滞获得。达到提高了麻醉安全，阻滞适应证放宽。其次，对于椎管内麻醉禁忌或穿刺失败、全麻风险高的患者，此方法可减少相关并发症，同时用于术后镇痛，利于患者康复。同时与 TAP 相比，镇痛效果更好，时间更长。最后，操作方便，患者满意度高。

六、胸腰筋膜阻滞技术临床药物用量

自 QLB 被 Blanco 提出以来，各种注药路径被相继报道，QLB 已然成为术后多模式镇痛的有效方法之一。在局部麻醉药的用量方面，每个研究者的观点不同，因此尚无明确规定。不过从文献报道来看，要达到适宜的麻醉效果，至少不少于单边 20ml 的容量——可能是和 QLB 要达到需要的效果必需的扩散范围相关。大量研究表明，对于成年人，罗哌卡因 24h 总剂量，成年人不能超过 800mg。必要时实施置管，长期镇痛，例如，单侧给予 0.375% 的罗哌卡因 20ml 后，血液中罗哌卡因浓度低于 2.2mg/L，低于局部麻醉药毒性剂量，且能得到很好的阻滞水平。如果初始（双侧）给予负荷量 $2 \times 30ml$（0.375% 罗哌卡因 = 225mg），则建议随后的单次推注剂量为 $2 \times 30ml$ 的 0.2% 罗哌卡因，即每 12h 给予 120mg。因此，24h 的总剂量为 465mg。建议每天重复使用两次单次推注剂量，因为 TQL 阻滞似乎需要大容量的注射，以确保足够的头端扩散至胸椎旁区域。目前关于小儿行 QLB 使用罗哌卡因剂量较少，已有的报道使用 2.3mg/kg 的罗哌卡因患者并未出现局麻药毒性反应。TAP 的小儿罗哌卡因使用剂量可供参考，目前国内 TAP 小儿罗哌卡因使用剂量为 1.5mg/kg。尽管如此，在进行 QLB 后仍需观察足够时间，因为血液中罗哌卡因达峰值的时间是 $30 \sim 60min$，部分患者可以持续几个小时。所以，安全的 TAP 或者 QLB，都需要大容量，低剂量。关于局麻药中佐剂的使用种类，目前在其他神经阻滞研究，术后疼痛指南及神经病理性疼痛指南中，已有介绍，但是运用于胸腰筋膜的阻滞局麻药中的佐剂，研究甚少。

七、胸腰筋膜阻滞技术目前发生的并发症

综合国内外的相关研究，有关 QLB 的不良反应鲜有发生。Sa 等对 2 例全胃及右半结肠切除术的患者实行全身麻醉和双侧 QLB2，均在阻滞后 $30 \sim 40min$ 出现严重低血压和心率加快，给予麻黄碱和胶体补液后症状缓解，且没有出现远期并发症。排除其他因素，认为可能是由于局部麻醉药向头端椎旁间隙和硬膜外间隙扩散引起的交感神经阻滞，且这一反应可能与局部麻醉药的浓度、用量和是否置管相关。同时 Wikner 等报道了 1 例腹腔镜下子宫内膜异位症手术的患者行前路腰方肌阻滞镇痛后出现 L_2 皮肤感觉丧失和髋关节屈曲无力，同时伴腰大肌和股四头肌肌力减弱，排除其他因素后认为可能是局部麻醉药扩散到 L_2 椎旁间隙或腰丛所致。以上病例提示，虽然 QLB 相对安全，但仍应在临床中密切观察，警惕其他不良反应的发生。到目前为止，暂时还没有 QLB 严重并发症的相关文献报道。不过与 TAP 类似的是，我们要注意感染、腹腔脏器及大血管损伤、血肿等 TAP 会出现的并发症，腰方肌前 QLB 也需注意椎管内注射以及神经根损伤的可能。

八、展望

胸腰筋膜阻滞是近年来新兴的一种阻滞技术，作为术后多模式镇痛的一种方法，可减轻患者痛苦，提高患者的满意度同时使患者尽快康复。其具体作用机制及效果还有待大量的临床试验进一步证实。但就目前来看，相对于传统 TAPB 而言，QLB 中的局部麻醉药可以扩散至更多的节段，镇痛作用更持续、更广泛，且对内脏痛有一定的阻滞作用，同时操作难度不大，故值得在临床推广，因此，胸腰筋膜阻滞技术在临床麻醉镇痛中具有很广泛的应用前景。

（杨　洁　陈　烨　徐金金　杨云朝）

第 14 章　腹腔神经丛毁损术

腹腔神经丛毁损术是将药物注入腹腔神经丛（coeliac plexus），阻断支配内脏的交感神经丛，以缓解内脏痛的方法。这个方法早在 20 世纪 30 年代已盛行于欧洲，主要用于腹部手术的麻醉，时称内脏阻滞麻醉。后来随着全身麻醉药的发展逐渐被冷落。疼痛治疗的兴起后，腹腔神经毁损术常用于腹部脏器癌性镇痛。腹腔神经丛阻滞毁损术对 70% ~ 90% 胰腺癌和其他腹部癌症的患者具有长期疗效。随着医学的发展，近年众多的研究表明，在不损伤脏器的情况下，针尖通过影像引导能够到达腹腔神经的部位进行腹腔神经丛毁损达到止痛的目的。

一、腹腔神经丛解剖

1. 腹腔神经丛与膈角后隙　腹腔神经丛与膈角后隙的解剖关系见图 14-1。

2. 腹腔神经丛　腹腔神经丛解剖结构见图 14-2。

3. 腹腔神经丛上界　腹腔神经丛上界解剖结构（T_{12} 横断面）见图 14-3。

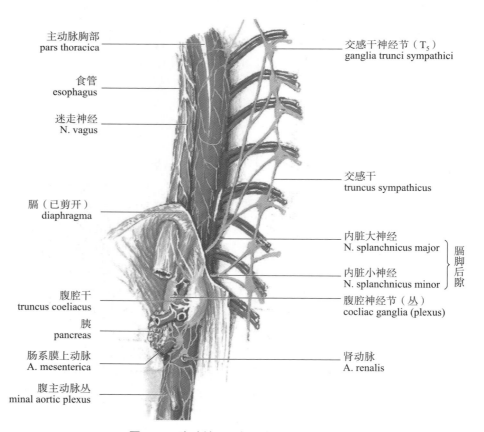

主动脉胸部
pars thoracica

食管
esophagus

迷走神经
N. vagus

膈（已剪开）
diaphragma

腹腔干
truncus coeliacus

胰
pancreas

肠系膜上动脉
A. mesenterica

腹主动脉丛
minal aortic plexus

交感干神经节（T_5）
ganglia trunci sympathici

交感干
truncus sympathicus

内脏大神经
N. splanchnicus major

内脏小神经
N. splanchnicus minor

膈脚后隙

腹腔神经节（丛）
cocliac ganglia (plexus)

肾动脉
A. renalis

▲ 图 14-1　腹腔神经丛与膈角后隙的解剖关系

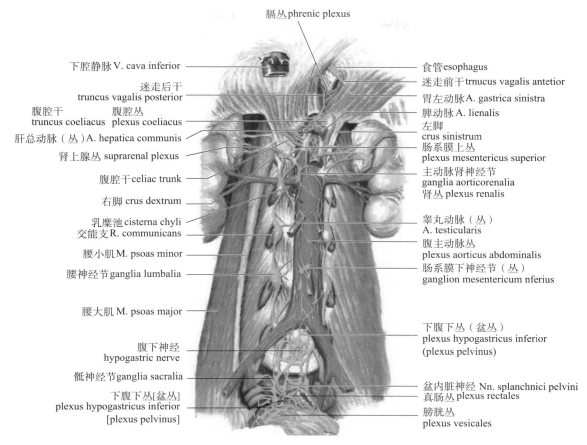

膈丛phrenic plexus

下腔静脉 V. cava inferior

迷走后干
truncus vagalis posterior

腹腔干　　腹腔丛
truncus coeliacus　plexus coeliacus

肝总动脉（丛）A. hepatica communis

肾上腺丛 suprarenal plexus

腹腔干 celiac trunk

右脚 crus dextrum

乳糜池 cisterna chyli
交能支 R. communicans

腰小肌 M. psoas minor

腰神经节 ganglia lumbalia

腰大肌 M. psoas major

腹下神经
hypogastric nerve

骶神经节 ganglia sacralia

下腹下丛[盆丛]
plexus hypogastricus inferior
[plexus pelvinus]

食管esophagus

迷走前干 trnucus vagalis antetior

胃左动脉 A. gastrica sinistra

脾动脉 A. lienalis

左脚
crus sinistrum

肠系膜上丛
plexus mesentericus superior

主动脉肾神经节
ganglia aorticorenalia
肾丛 plexus renalis

睾丸动脉（丛）
A. testicularis

腹主动脉丛
plexus aorticus abdominalis

肠系膜下神经节（丛）
ganglion mesentericum nferius

下腹下丛（盆丛）
plexus hypogastricus inferior
(plexus pelvinus)

盆内脏神经 Nn. splanchnici pelvini
真肠丛 plexus rectales

膀胱丛
plexus vesicales

▲ 图 14-2　腹腔神经丛解剖结构

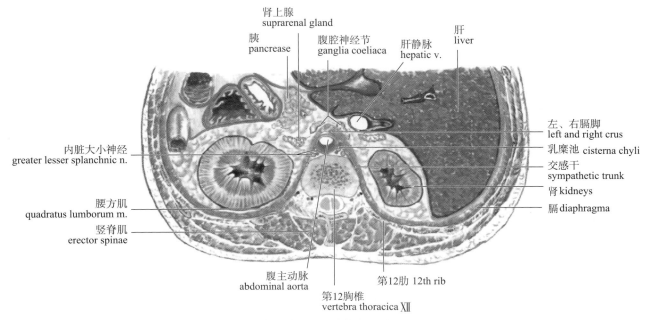

肾上腺
suprarenal gland

胰
pancrease

腹腔神经节
ganglia coeliaca

肝静脉
hepatic v.

肝
liver

左、右膈脚
left and right crus

乳糜池 cisterna chyli

交感干
sympathetic trunk

肾 kidneys

膈 diaphragma

内脏大小神经
greater lesser splanchnic n.

腰方肌
quadratus lumborum m.

竖脊肌
erector spinae

腹主动脉
abdominal aorta

第12胸椎
vertebra thoracica XII

第12肋 12th rib

▲ 图 14-3　腹腔神经丛上界解剖结构（T₁₂横断面）

4. 腹腔神经丛下界　腹腔神经丛下界解剖结构（L_1 横断面）见图 14-4。

二、腹腔神经丛的组成

1. 腹腔神经丛的形态　腹腔神经丛内有许多大大小小的神经节，以腹腔动脉前面左右两侧的两个神经节最为粗大，称腹腔神经节（coeliac ganglion）。腹腔神经丛中的神经以该神经节为中心呈放射的网状，该神经丛为不成对的神经丛，神经节呈灰红色，形状不规则。

2. 腹腔神经丛的位置　腹腔神经丛位于膈肌主动脉裂孔的前下方、椎体、膈肌内侧脚、腹主动脉壁的前面，胰腺上缘与腹膜的后面，左右肾上腺之间。该丛上起腹腔动脉、肠系膜上动脉根部的周围，全长 4 ~ 5cm，宽 2.5 ~ 5cm，上接内脏大、小神经，并与胸主动脉丛相延续；下与腹主动脉肾神经节（aorticorenalganglia）相连。大多数人相当于 T_{12} ~ L_1 椎体水平，少数人可高达 T_{11}，也可低到 L_2 水平。

3. 腹腔神经丛发出分支组成众多的次级神经丛单个的椎前神经节位于主动脉较大分支动脉的起始部，并以此得到相应的神经而命名。它们的纤维随腹主动脉的分支分布到各脏器。成对的丛有：膈丛、肾上腺丛、肾丛、睾丸（卵巢）丛；不成对的丛有：腹主动脉丛、肝丛、脾丛、胃上下丛、肠系膜上下丛等。

(1) 膈丛（phrenic plexus）：由腹腔神经节上部发出分支和膈神经发出的小支组成。膈丛发出分支至下腔静脉、肾上腺及肝丛。

(2) 肝丛（hepatic plexus）：沿肝动脉和门静脉入肝。主要分布于肝血管、胆总管及胆囊。肝丛主要接受腹腔丛和右迷走神经的纤维，分支伴随肝动脉，向下形成胃下丛。肝丛有交感、副交感的传出、传入纤维。有胆囊、胆总管平滑肌受迷走神经支配。

(3) 脾丛（splenic plexus）：由左腹腔神经节和右迷走神经的分支组成，沿脾动脉，并分布于胃大弯、胃底和胰。

(4) 胃上丛（superior gastric plexus）：与胃左动脉伴行，分布于胃小弯，并与迷走神经的胃支及肝丛相连。

(5) 肾上腺丛（suprarenal plexus）：按其体积肾上腺较其他器官有更多的神经分布。嗜铬细胞相当于交感神经节后神经元。

(6) 肾丛（renal plexus）：纤维来自腹腔丛、腹

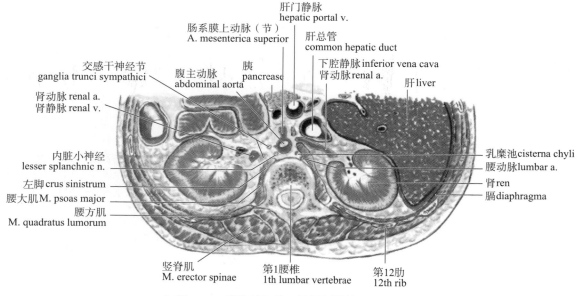

▲ 图 14-4　腹腔神经丛下界解剖结构（L_1 横断面）

主动脉丛、内脏小神经、内脏最小神经及 L_1 椎旁神经节及迷走神经的分支。由肾丛发出的分支沿肾动脉入肾,部分纤维沿输尿管下降至输尿管丛和睾丸(卵巢)丛。输尿管上、中、下三段,分别接受肾丛、腹主动脉丛,上腹下丛、腹下神经和下腹下丛来的纤维。

(7)精索丛(spermatic plexus):女性卵巢丛(ovarian plexus)从上至下分别接受肾丛、腹主动脉丛、上腹下丛、下腹下丛的纤维。发支输精管、睾丸。女性下部接受子宫阴道丛来的纤维。发支卵巢、输卵管及子宫底。

(8)肠系膜上丛(superior mesenteric plexus):在次级丛中较大,上与腹腔丛连接,在肠系膜上动脉的根部上侧有同名神经节,其纤维沿动脉及其分支进入肠系膜,分布到各脏器,如胰十二指肠、胆总管、小肠、回横结肠,终止于脾曲。其纤维来自腹腔神经丛(节)、右迷走神经及内脏小神经,在环肌层与纵肌层之间形成的肠肌丛(myenteric plexus)和黏膜下丛(submucous plexus)。

(9)腹主动脉丛(abdominal aortic plexus)或称肠系膜间丛(intermesenteric plexus):位于腹主动脉的两侧及前面,在肠系膜上、下动脉根部之间。

其纤维来自腹腔神经丛(节)、两侧 L_{12} 神经节的内脏支发出的纤维沿主动脉至髂总动脉形成髂总丛(iliac plexus)、甚至股丛(femoral plexus),还发支至精索丛、肠系膜下丛、上腹下丛及下腔静脉。

(10)肠系膜下丛(inferior mesenteric plexus):位于肠系膜下动脉的起始部,随该动脉而行。主要接受腹主动脉丛左侧的纤维和 L_2、L_3 神经来的纤维。肠系膜下神经节(inferior mesenteric ganglion)常呈分散形式在动脉的根部,由此发出次级丛随动脉分支形成左结肠动脉、乙状结肠动脉、直肠上动脉相应的神经丛,并与上下相关联的丛相吻合。

(11)腹腔神经丛神经纤维示意图:见图 14-5。

(12)腹腔神经丛组成:由两侧的内脏大、小神经,腰上部交感神经节的分支及右迷走神经腹腔支所组成。有时左侧的迷走神经的腹腔支也加入其中。主动脉肾神经节接受内脏小神经的交感神经纤维。肾丛的大部分纤维由此节发出的分支组成。腹腔神经丛中含交感神经纤维和迷走神经纤维(副交感性)。腹腔脏器受两种神经的共同支配,笼统地讲两个系统的作用一般是相互拮抗的,两个系统无须进入意识水平,有自己的支配规律,称自主神经。

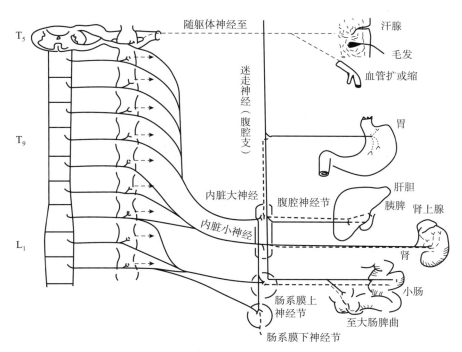

▲ 图 14-5　腹腔神经丛中神经纤维示意图

(13) 腹腔神经丛中的副交感纤维：来自迷走神经背核。第 Ⅲ、第 Ⅶ、第 Ⅸ、第 Ⅹ 对脑神经中都含有副交感神经纤维，属脑部副交感神经系统。左右迷走神经沿食管两侧进入腹腔，其节后神经元位邻终末器官，故节后纤维短；节前纤维有白色髓鞘，呈白色，节后纤维无髓鞘，呈灰色，肉眼看到的副交感纤维多是节前纤维出于在神经末梢起作用的乙酰胆碱很快被胆碱酯酶降解，其作用时间也短暂；另外，一根节前纤维中的节后纤维的数目也不像交感神经那样多，所以副交感神经的远心纤维发生反应时也比较局限。副交感神经有特定的支配区，不像交感神经系统的作用范围遍布全身。副交感神经（向营养性指通过休息和放松维持器官功能的一系列副交感反应）兴奋时，每分钟血流减少、血压下降、脉搏减慢、呼吸容量下降、基础代谢降低、肾上腺素释放减少、血管扩张、出汗、流涎、膀胱收缩、胃肠蠕动增加、瞳孔缩小。

(14) 交感神经系统：兴奋性增加时（强化作用指使器官处于行使或抵御所有进攻和应激状态的交感反应），肾上腺分泌增加、血压增高、脉搏增快、经过骨骼肌和肺的血量增多、血糖增高、储存血液排空、呼吸容量降低、内脏循环血量减少、肠蠕动抑制、尿潴留、睑裂和瞳孔扩大，基础代谢增高。所以腹腔神经丛被毁损后，肠蠕动亢进、腹腔脏器血管扩张，特别是肝脏、脾脏有人体血库之称，其血管扩张后可储存大量血液，往往会有血压下降。对于呼吸衰竭、循环功能不全的患者，很有可能出现休克、死亡。20 世纪 30 年代报告内脏神经阻滞麻醉死亡者并不少见。所以有人主张，腹腔神经阻滞麻醉不宜左右两侧同一天进行。

(15) 腹腔神经丛的神经毁损：不像毁损胸腔（心脏）、盆腔（生殖器、膀胱、直肠）的自主神经对生理生活影响那么大。腹腔神经丛的神经毁损不仅能消除疼痛，有的患者还有增加食欲等好处，内脏感觉在脊髓内的节段分布见表 14-1。

由表 14-1 可看出，同一脊神经的后根包含来自多种脏器的传入纤维，内脏的传入纤维经多个后根传入脊髓，进入不同的脊髓节段。

(16) 腹腔神经丛中感知疼痛的神经：主要是交感神经纤维。这些纤维与躯体性传入纤维不同，痛体验也不同。自主神经的知觉纤维是一种特殊的感觉纤维。可以说是一种补助知觉，它不同于躯体神经的体验。如饱腹感，饥饿感，膀胱、直肠的充盈胀满感，生殖器的性快感，还往往伴有全身的精神情绪反应。

三、腹腔神经丛疼痛特点

1. 腹腔神经丛疼痛的性质　胃肠手术切割感觉不到的疼痛，只是在过度扩张、痉挛或牵扯时感到

表 14-1　内脏感觉在脊髓内的节段分布

	迷走、膈神经（C_2 C_5 T_1）	交感性传入（T_5 T_9 T_{12} L_2）	骶部副交感神经性传入（S_2 S_5）
面部	C_2 C_5 T_1		
心	C_2 C_5 T_1	T_5 T_9 T_{12} L_2	
器官、食管	C_2 C_5 T_1	T_5	
胃	C_2 C_5 T_1	T_5 T_9 T_{12} L_2	S_2 S_5
肝		T_5 T_9 T_{12} L_2	
胆	C_2 C_5 T_1	T_5 T_9 T_{12} L_2	
脾		T_5 T_9 T_{12} L_2	
胰、十二指肠	T_1	T_5 T_9 T_{12} L_2	
空、回、盲、升结肠		T_5 T_9 T_{12} L_2	S_2 S_5
直肠			S_2 S_5

疼痛，缺血、贫血也会引起疼痛，可能是缺血时肠管痉挛所致，阻断后缺血能立即得到改善；肝实质无痛觉，肿瘤脓肿一般不痛，肿大时会感到钝痛；胆囊只是在受到刺激，如结石引起平滑肌痉挛时才感到疼痛；腺肿瘤一般不痛，发炎、坏死时病变波及腹膜或神经从会出现剧痛；脾对疼痛更不敏感；肾和输尿管结石可引起绞痛。

2. 内脏痛与躯体痛性质不同　疼痛部位常模糊，定位困难；多为胀痛、绞痛、隐痛，难以描述，难以忍受；对针刺、刀割等不感到疼痛，对缺血、贫血扩张、痉挛、炎症等敏感；通常伴有牵涉痛和精神情绪的不快感。内脏反射图见图 14-6。

2. 内脏反射交感神经的传入纤维随血管分布到全身各器官　当内脏受刺激时，由周围突触的末梢把信息经交感干、白交通支、脊神经节、后根传到脊髓后角、侧角细胞，引起脊髓同一分节的知觉性、运动性内脏反射。

3. 内脏反射基本上与脊髓反射相同　两者都有传入、中间、传出神经元和纤维构成。所不同的是躯体神经由脑脊髓发出的远心性神经纤维直达效应器官，中间不交换神经元，所以反应迅速，如膝腱反射，只有传入和传出两个神经元。而交感神经则不同，其传出纤维在到达终末器官前在神经节中必需交换神经元。交感神经传出纤维由侧角中间外侧核神经元发出，并通过前根与躯体运动神经元的轴突一起离开脊髓。在脊神经节水平又与躯体运动神经纤维分开，以有髓的白交通支形式进入交感下。部分纤维在该节段，部分纤维在交感干内上升或下降峰至其他节段与节后神经元形成突触；还有些纤维穿过交感干神经节，但并不在节内换元，而与椎前神经节中的神经元发生突触联系，节后纤维到达效应器官。节后纤维都是无髓鞘的，从交感干神经节发出者，以灰交通支形式又回到脊神经到相应的皮区血管、竖毛肌、汗腺等。交感神经是唯一能调节动脉血管管径的神经，阻断或切断这些神经，血管扩张。支配汗腺的交感神经释放乙酰胆碱而不是肾上腺素，是胆碱能性的，阻断后发汗停止，可治疗多汗症。肾上腺在交感神经系统中有特殊的地位，可以说肾上腺就是交感神经节。直接支配肾上腺的节前纤维与变异的节后纤维联系。交感兴奋时释放肾上腺素和去甲肾上腺素，进入血液增强交感系统作用，这种应激反应尤为重要。交感神经支配血管的平滑肌、内脏、膀胱、直肠、毛囊、汗腺、涎腺、消化腺等，它们对内脏肌肉有抑制作用，包括膀胱、直肠和消化腺，而对终末器官有兴奋作用。

5. 牵涉痛　内脏疼痛时患者常常感到远隔部位的体表某区域局限性疼痛，这种现象人们称作牵涉痛。这些局限的疼痛区域称为 Head 带。牵涉痛分

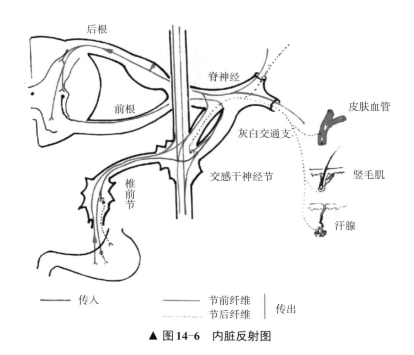

▲ 图 14-6　内脏反射图

为躯体性牵涉痛与内脏性牵涉痛。内脏痛分为类似内脏痛和真性内脏痛，它们都可以出现牵涉痛。掌握牵涉痛出现的规律变化能对内脏痛的诊断和治疗及不延误病情都有很大的帮助。Head 带前面图见图14-7、背面图见图14-8。

6. 牵涉痛产生的原理　目前有很多说法，如"集中 – 易化学说"、"集中 – 投射学说"；还有学者认为传入神经有多个分支，一个分支分布于内脏，另一个分支分布于体表的某部位，这样就造成了内脏与体表的牵涉关系。但事实上，目前还未发现有这样的解剖学上的关系。

四、腹腔神经丛毁损方法

腹腔神经丛穿刺路径

按进针的方位，可分为前入路和后入路，前入路有开腹下直视穿刺法，一般在手术中采用。后入路是经背侧皮肤刺入，目前普遍应用。按穿刺针到达的解剖部位，可分为膈脚内侧（背侧、椎体侧）法和膈脚外侧（腹侧）法。按解剖方位术语，称膈脚背侧法和膈脚腹侧法较为确切。膈脚腹侧法是用针直接刺入腹腔神经丛（节）或靠近的部位。

膈脚背侧法

(1) 体位：俯卧位（图 14-9）原则上采取俯卧位。如果因疼痛不能采取俯卧位或不能坚持者，可以适当用些镇痛药。但不宜过多，以免影响对阻滞效果的观察，或影响合作程度。有报道俯卧位需避免肾穿刺的危险。俯卧位时腹腔脏器的位置可有变化，如主动脉向中线移位，在 CT 下应仔细辨认。

(2) 路径：CT 引导下腹腔神经丛阻滞术患者的体位。患者俯卧于 CT 扫描台上，手臂上举过头且头转向一侧。操作者立于患者一侧，根据 CT 轴位扫描图像决定进针位置及路线。尽管多数手术可以借助 X 线透视引导完成，但是 CT 使靶点附近的解剖结构显示得更加清晰。为求直接毁损腹腔神经丛，必须将穿刺针穿过膈肌直达主动脉前外侧缘。既可以使用两根穿刺针紧邻主动脉外侧缘进针，也可以使用一根穿刺针穿透主动脉进针（图 14-10）。CT 使腹腔神经节附近的解剖结构清晰可辨。

(3) 定位与穿刺：在 CT 引导下腹腔神经丛阻滞术中，患者俯卧于 CT 扫描台上且头转向一侧。将标记物置于中线外 7cm、第 12 肋下缘下方 1cm 的体表处，而后自 $T_{12} \sim L_1$ 每隔 3mm 做 CT 轴位像扫描。以这种方式，皮肤表面穿刺针入路定位可被调

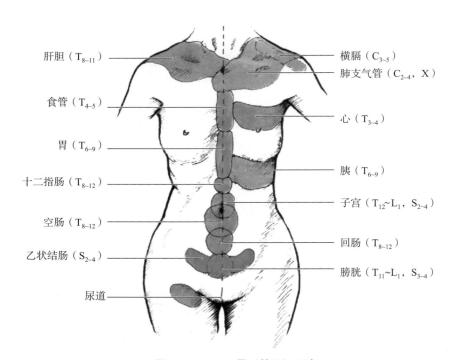

▲ 图 14-7　Head 带（前面）示意

肝胆（$T_{8\sim11}$）

食管（$T_{4\sim5}$）

胃（$T_{6\sim9}$）

十二指肠（$T_{8\sim12}$）

空肠（$T_{8\sim12}$）

乙状结肠（$S_{2\sim4}$）

尿道

横膈（$C_{3\sim5}$）

肺支气管（$C_{2\sim4}$, X）

心（$T_{3\sim4}$）

胰（$T_{6\sim9}$）

子宫（$T_{12}\sim L_1$, $S_{2\sim4}$）

回肠（$T_{8\sim12}$）

膀胱（$T_{11}\sim L_1$, $S_{3\sim4}$）

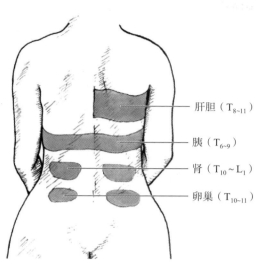

肝胆（T$_{8\sim11}$）

胰（T$_{6\sim9}$）

肾（T$_{10}\sim$L$_1$）

卵巢（T$_{10\sim11}$）

▲ 图 14-8 Head 带（背面）示意

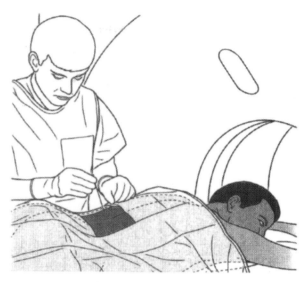

▲ 图 14-9 膈脚背侧法俯卧位

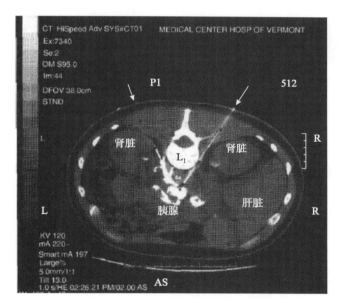

▲ 图 14-10 CT 引导下双针法行腹腔神经丛毁损术

整为直接到达主动脉前外侧面的路径，而不会穿过其相邻结构。皮肤以 1% 利多卡因溶液 1～2ml 行局麻，用 22G、5in 长腰穿针根据 CT 显示固定在相应平面（确切的角度可以通过 CT 扫描仪的软件计算出）。当穿刺针位于皮下组织，仍然相当表浅时，通过针尖的位置扫描出若干 CT 影像，可以调整进针方向使之朝向主动脉前侧缘。继续进针且每进针 1～2cm 重复进行 CT 扫描。一旦穿刺针到位，注射小剂量造影剂，以确定穿刺针的位置（100mg/ml

碘海醇 0.5ml 即可）。将 10%～12% 苯酚（石炭酸）加入造影剂中（100mg/ml 碘海醇），就可在注射时对毁损药的扩散分布进行监测。每注射 5ml 毁损药就要重复 CT 扫描一次。腹腔神经丛毁损共需注射 20～30ml 药物（每侧 10～15ml）。若神经毁损药溶液扩散到主动脉前方中线的两侧，那么只需要一根穿刺针阻滞即可。毁损液（将 10% 苯酚溶液加入 100mg/ml 碘海醇液中）经双针注射（每侧 10ml）。箭头指出每侧穿刺针进针的大致轨迹（图 14-11）。

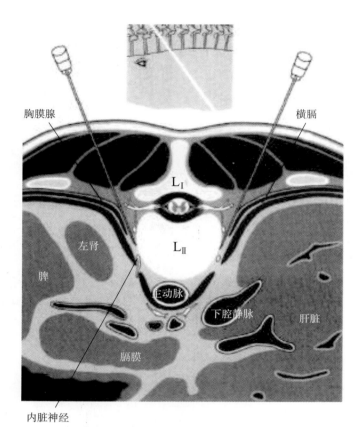

胸膜腺

横膈

L_I

左肾

L_II

脾

主动脉

下腔静脉

肝脏

膈膜

内脏神经

▲ 图 14-11 毁损液到达腹腔神经丛示意图

五、腹腔神经丛毁损并发症

1. 直立性低血压 腹腔神经丛毁损后会发生一些生理学上可预期的不良反应，包括腹泻和直立性低血压。腹腔脏器的交感神经阻断导致消化道副交感神经过度兴奋，从而引起腹部痉挛和突发腹泻。同样的，血管扩张常常造成直立性低血压。这些反应总是一过性的，但是在神经毁损术后可持续存在数天。对于直立性低血压，除了静脉补液外，很少需要其他治疗。

2. 气胸及腹主动脉损伤 腹腔神经丛与内脏神经毁损术的并发症包括血尿、血管内注射以及气胸。肾脏位于 T_{12} 与 L_3 之间，左肾略高于右肾。主动脉位于脊柱左前缘。腹主动脉干在 T_{12} 水平发自主动脉前侧，并分为肝动脉、胃左动脉与脾动脉。采用经主动脉技术时须小心避免穿刺针直接刺入前方的腹主动脉干。下腔静脉位于主动脉右侧、脊柱的前外侧。中央胸膜反折部向下延伸至 $T_{12} \sim L_1$ 水平。

3. 毒性反应 血管内注射 100% 的 30ml 乙醇将会导致血液乙醇含量刚好超过法定醉酒上限，但是不会有严重酒精中毒的危险。血管内注射苯酚（石炭酸）的临床表现与局麻药中毒的症状相似，包括中枢神经系统兴奋，继而出现惊厥，其最大的毒性是心血管衰竭。

4. 脊髓的损伤 无论是使用乙醇还是苯酚（石炭酸），最具破坏性的并发症就是截瘫。其理论机制是毁损药向主动脉后方扩散包绕了脊髓动脉。在 T_{12} 或 L_1 水平通常只有一支脊髓动脉，即 Adarnkiewicz 动脉。在一些个体中，这一动脉是在低位胸段为脊髓前 2/3 供血的主要动脉。神经毁损药可造成 Adarnkiewicz 动脉痉挛甚或坏死和闭塞，从而导致截瘫。这种并发症的实际发生率还不可知，但是应该低于 1/1000。

六、腹腔神经丛毁损术后期展望

有研究显示，采用腹腔神经丛毁损去神经后，大多数患者表现为顽固的灼痛综合征。受损伤的神经纤维对去甲肾上腺变得高度敏感，某种神经损伤使交感神经系统在感觉纤维上诱发冲动，去神经后不但疼痛最终复发，而且会转移到更高的水平上，会增添更令人不适的感觉，更难以忍受，难以治疗。甚至还会产生去神经后多种相反的效应，干扰正常的输入模式；刺激性瘢痕和肿瘤的压迫，产生异常的输入冲动，通过输入整合方式潜在性地发挥镇痛作用的通道，破坏神经，减少发生反应的神经元的总数，改变所有上行系统之间时间和空间的关系。影响下行控制系统对从外周来到背角细胞传递的控制作用；减少对神经系统的输入，能失去传入

细胞引起异常的暴发性活动，从而增强持续的病理性疼痛；脑活动的复杂性是不能用去神经方法解决疼痛的原因之一。通往某中枢的神经纤维被破坏以后，来自邻近区域的神经元的分支在该结构中的活动会占优势，神经系统似乎经过一番再组合之后，还可以通过另外一条通路向上投射。

总之，破坏的神经要产生多种相反的效应，最终疼痛还要复发，并且更难以忍受，难以治疗。尽管破坏腹腔神经丛不像破坏其他躯体神经后导致明显的运动和生理功能障碍，但是，正如本节始所述，腹腔神经丛中既有交感神经又有副交感神经，它们担负着重要生理功能。一旦遭到破坏，都会带来一些相反的效应，也是普遍开展腹腔神经丛毁损时需要认真仔细观察、研究的课题。对癌痛症末期患者，目前还有一定的使用价值，对于其他慢性腹腔疼痛患者也是一种止痛的方法。

（田文华）

第 15 章　选择性神经阻滞技术

一、概述

随着社会的进步，医学的发展，目前医疗行业越来越提倡安全、舒适化、无痛化。围术期麻醉镇痛以及急慢性疼痛（包括癌痛和神经病理性疼痛）指南中，神经阻滞作用越来越重要。选择性神经阻滞是指采用化学（包括局麻药、神经破坏药、辅助药物等）或物理（加热、加压、冷却等）的方法，作用于神经节、根、丛、干和末梢的周围，使其传导功能被暂时或永久阻断的一种技术。主要运用于临床麻醉、围术期镇痛、临床急慢性疼痛等领域，其目的可用来麻醉、镇痛、诊断、治疗等。其优点为对患者全身病理生理影响小，完善的镇痛效果，对危重患者益处最大，减少术后并发症，减少阿片药物不良反应，改善术后恢复质量，节约医疗费用。随着神经定位技术的发展，特别是医学影像技术的进步，从传统的解剖定位、异感定位、周围神经刺激定位、X 线定位到目前的超声引导下可视化定位，使得神经阻滞发生了革命性的变化，帮助我们实现更加安全、舒适、精准的神经阻滞，不仅实现了围术期有效镇痛，与临床 ERAS 理念密切呼应，而且是临床上高龄、高危患者，阿片药物依赖的疼痛患者的福音，极大提高了患者对医疗的满意度，越来越受患者和临床医生的喜爱。

二、神经阻滞临床应用的发展

Carl Koller 与 1884 年将可卡因用于角膜表面麻醉，William Halsted 于 1885 年报道了第一例可卡因臂丛神经阻滞，从此开启了神经阻滞历程。随着医学的发展，在神经定位技术中，从传统的解剖定位和异感定位，到目前的神经刺激器和超声定位联合定位。从之前的盲法操作，到可视化操作，使得神经阻滞更加安全、准确，不再是"雾里看花，水中望月"。超声引导下可根据患者自身体位，选择不同入路，直视目标神经，发现解剖异常，精准给药，个性化制定穿刺径路，而且不需要患者配合，可选择能覆盖手术切口最远端的神经，以及尽量选择感觉神经阻滞，避免影响部分手术患者的功能锻炼，大大提高了麻醉效果和安全性，减少了麻醉穿刺和置管带来的损伤，减少药物中毒、气胸等并发症。使其更加精准、安全，使用范围及有效率大大提高，使得神经阻滞麻醉发生了革命性的改变。

三、选择性神经阻滞类型及优缺点

1. 类型　目前临床上使用的神经阻滞主要包括以下 3 个类型。

(1) 脊神经阻滞：临床上主要用于上肢手术、下肢手术、胸部手术、腹部手术等。

(2) 交感神经阻滞：颈部、胸部、腰部、骶尾部交感神经阻滞。

(3) 脑神经阻滞：舌咽神经、三叉神经、面神经等。

2. 考虑因素　麻醉方式和镇痛方案选择中要考虑以下几个方面的因素。

(1) 患者因素：包括是否高龄，肥胖，各种解剖变异（腰椎变异，关节变异等），特殊疾病（并存疾病：高血压，糖尿病，冠心病，肝肾功能，认知功能，精神疾病等），特殊用药（长期抗凝），心肺功能分级，以及神经功能性病损。

(2) 手术因素：包括部位，范围，难度，出血量，手术时间，术中应激反应情况下是否能维持细

胞供氧 / 需氧平衡、液体平衡及血流动力学的稳定.

　　(3) 麻醉因素：包括对各种麻醉的掌握程度及相关的应急预案。所以在选择麻醉方式和术后镇痛方案中，需要我们慎重考虑其安全性、有效性和简便性。

　　3. 神经阻滞的优点　与全身麻醉和椎管内麻醉相比，选择性神经阻滞，特别是选择覆盖疼痛范围的远端神经阻滞，对循环、胃肠道功能影响小，对抗凝患者要求不高，减轻应激反应，减少阿片类药物用量及相关不良反应，在超声引导下实施可视化、精准化、安全化和舒适化（对患者体位要求不高，同时无须患者配合），同时术后无须禁食，不易引起尿潴留，无须留置导尿管，且对镇痛明显改善，不仅提高医疗质量，降低医疗成本，更是提升患者就医体验，减轻术后疼痛，是术后快速恢复通路重要的组成部分，所以选择单纯神经阻滞或者神经阻滞复合浅麻醉，更符合目前舒适化医疗的趋势，同时患者安全性大大提升。

　　4. 神经阻滞的相对缺点　神经阻滞禁忌证包括不合作的患者，局部或者全身感染，有严重出血倾向者（特别是对于锁骨下臂丛，近端坐骨神经，椎旁，腰丛和骶丛，其抗凝要求与椎管麻醉相似），严重心肺功能不全者，局麻药物过敏者等。并发症包括感染，局麻药中毒，全脊麻，神经损伤（最严重最常见，有神经双重打击学说），周围组织损伤，局部血肿或者出血，血气胸（胸椎旁或者锁骨入路臂丛阻滞等）等。同时除了神经阻滞本身的特点外，围术期在选择麻醉时，对于全身情况较差以及估计术中可能发生异常情况如大出血，手术范围和难度大，对麻醉质量要求高，应选择气管内插管全麻，或者复合神经阻滞，减少术中应激反应。

四、选择性神经阻滞的临床运用

　　1. 手术麻醉方面　对符合神经阻滞的手术中，与全身麻醉和椎管内麻醉相比，神经阻滞麻醉是我们经常选择的麻醉方式，例如在 2016 年 ASA 知识更新：上肢神经阻滞——必备的临床麻醉技能中，对接受肩、臂 / 手部手术的门诊患者实施局部麻醉可以提供更好的术后镇痛、减少阿片类药物的用量及相关不良反应、缩短门诊停留的时间、降低发生

计划外住院治疗的概率，从而总体改善患者的早期预后。单次神经阻滞后镇痛时间有限，在接受肩关节大手术患者的相关神经周围留置导管、持续给药，能够提供持久的镇痛、缩短在院时间并明显改善预后。这些重要的信息为"臂丛神经阻滞麻醉可明显改善上肢手术患者的预后"提供了强有力的客观依据。

　　在目前老年化社会中，脆性骨折也随之增长，为了提高生活质量，恢复功能，越来越多的老年患者进行髋关节、膝关节置换，此类患者往往自身存在多种基础疾病，可能存在认知功能障碍，长期服用抗凝药物，并且伤后或者术后长期卧床可能进一步导致肺部感染、深静脉血栓、压疮、尿路感染等严重并发症，所以对我们麻醉医生来讲，选择生理影响小、加速术后康复、完善镇痛、尽早功能锻炼的麻醉方式。根据"中国老年髋部骨折患者麻醉及围术期管理指导意见"，相比全身麻醉（选择比例呈下降趋势）和椎管内麻醉（特别是存在椎管内麻醉禁忌或椎管内麻醉困难时），选择性神经阻滞 + 镇静或浅全麻的麻醉方式具有独特优势，目前大样本研究发现其死亡率、住院时长等结果类似，但神经阻滞组术中出血相对较少。Karaca 等回顾了 257 例髋部骨折接受手术的患者，发现患者 1 年病死率，与全身麻醉相比（41.7%），接受周围选择性神经阻滞（22%）和椎管内麻醉（28.3%）的患者相对较低，并且周围神经阻滞患者 ASA 评分最高，接受椎管内麻醉患者的年纪最轻，从而得出结论：周围神经阻滞是降低病死率的独立因素。故一些研究表明区域阻滞麻醉优于全麻（患者住院死亡率，肺部并发症风险更低，术后 30d 并发症发生率更低，无论是危重或者一般患者，心肺并发症、DVT、肺栓塞，谵妄和认知功能障碍发生率减少），虽然大样本研究显示，全麻和区域阻滞麻醉患者住院死亡率相似，以及关于术后谵妄防治的证据和共识指南中，提出区域麻醉和区域镇痛并未显著降低术后谵妄的发病率。

　　临床工作中，会遇到一些特殊病史的患者，例如心脏支架，长期抗凝的患者，基础疾病多，心肺功能很差，肝肾功能受损，患者有强直性脊柱炎病史，椎管内麻醉有相对禁忌证的患者，拟行可以在单独神经阻滞下完成的低危风险的手术，例如上下

肢手术，胸腹部的简单手术，相比全身麻醉和椎管内麻醉，神经阻滞，可以提供完善的镇痛，对循环影响小，对术前凝血功能要求不高，可以避免全身麻醉药物对心肺脑功能的影响，降低椎管内麻醉相关并发症，大大提高了麻醉的安全，对于一些中、高危风险的手术，考虑术中可能发生大出血的风险，建议仍以全麻气管插管为主，同时复合神经阻滞，减少术后应激，降低全身麻醉药物（阿片、镇静药）的不良反应。

2. 围术期术后镇痛 2016 年美国疼痛协会（APS）发表了最新术后疼痛管理指南，指南精髓是多模式化治疗和个体化治疗。其中在多模式镇痛（镇痛方式的联合使用：区域神经阻滞＋全身性镇痛药物）中推荐各种选择性的区域神经阻滞：开胸手术选择椎旁阻滞；开腹手术以及妇科手术选择腹横肌平面神经阻滞；全膝关节置换、全髋关节置换、上下肢手术，痔疮手术，包皮手术等都推荐选用神经阻滞。同时推荐当需要镇痛时间较长时，应使用连续的镇痛技术，但是应该注意其不良反应，例如患者跌倒。同时也在长期服用阿片类药物治疗的患者中，推荐考虑选择性外周神经阻滞。神经阻滞中，如何权衡镇痛效果和肌力保留成了麻醉医生面临的问题：包括目前推荐的最佳药物，浓度，剂量及作用时间，以及单纯感觉神经的阻滞。

目前，对于胸腹部手术的术后镇痛，尤其是有心血管疾病或长期性肠梗阻的患者，仍以"硬膜外麻醉"为金标准镇痛，但是随着超声引导下的可视化神经阻滞（Ⅰ型胸神经阻滞、Ⅱ型胸神经阻滞、前锯肌平面阻滞、胸横肌平面阻滞、竖脊肌平面阻滞、肋间神经阻滞、椎旁神经阻滞、腰丛阻滞、腰方肌阻滞、腹横肌平面阻滞）及微创外科技术的开展，研究发现，神经阻滞因其对循环影响更小，对疼痛部位更精确，对体位和凝血机制要求不高，同时避免了椎管内麻醉的因平面过广造成的高位交感神经阻滞，和以"蛛网膜下腔或硬膜外血肿"为常见原因造成的脊髓损伤，显著减轻疼痛，减少阿片类药物使用等并发症。越来越被麻醉医生和患者所接受。

对于上肢手术术后疼痛的臂丛神经阻滞的各种入路中，应选择其优点，避免可能发生的并发症，例如肩关节镜手术术后镇痛中，使用肩胛上神经和腋神经阻滞，术后镇痛效果不错，同时研究发现与之前的锁骨上和肌间沟置管相比，肩胛上神经置管的肺功能保护方面优势明显。

对于下肢手术术后镇痛中，特别是疼痛程度比较高的髋关节置换和膝关节置换，我们应选择对运动功能影响最小，同时避免阿片用量过量及其不良反应，镇痛效果良好的镇痛方案。例如目前髋关节置换术后镇痛采用平面外技术实施髂腹股沟韧带上髂筋膜阻滞股神经和股外侧皮神经，阻滞成功率更高，可以提供良好的镇痛效果。研究发现最痛手术之称的全膝关节置换术的术后镇痛中，股神经置管镇痛效果明显优于使用吗啡，更能减少阿片类药物的用量，减轻恶心、呕吐，提高患者满意度；并且与硬膜外相比有更稳定的血流动力学，更快的术后康复，在术后 6 个月内都有明显的镇痛优势，有效减少 3 个月内的运动疼痛，缩短恢复站立的时间，提升患者关节活动度，改善患者 6 周内的生活质量，能够尽早出院。

3. 疼痛门诊患者 目前美国滥用阿片类药物被称为美国历史上最严重的药物成瘾危机，根据其疾病控制中心数据，阿片用量翻了 2 倍，但是疼痛病例数无完全变化，但其造成的死亡增加不止 2 倍，滥用阿片类药物导致的死亡持续增加，阿片成瘾和药物过量死亡的发生率越来越高，寻求其他方法镇痛中，神经阻滞地位越来越凸出。在神经病理性疼痛诊疗专家共识中，推荐神经阻滞是常用的微创治疗方法，特别是对于带状疱疹后神经痛、三叉神经痛、创伤后神经痛、残肢痛等。

五、选择性神经阻滞的安全注意事项

在行神经阻滞前，不仅需要了解各个神经的走行以及支配的表皮、肌肉、骨骼以及器官，同时也要了解其适应证和禁忌证，避免可能的并发症，保证医疗安全。

1. 不同入路下的神经阻滞有各自独特的禁忌证和并发症

(1) 颈丛阻滞：近 100% 的患者出现膈肌运动减弱或麻痹。大多数患者可耐受膈肌运动减弱或麻痹而无临床症状。但是也存在颈丛阻滞的绝对或相对禁忌证，如对侧膈肌麻痹、病态肥胖、部分呼吸衰竭。

（2）传统的臂丛神经阻滞：主要有肌间沟、锁骨上、锁骨下、腋路和最新入路——肋锁骨间隙（CCS），各个入路都有其优点、局限以及陷阱。例如：肌间沟内侧束支配区域阻滞缺失，膈神经阻滞引起呼吸功能、迷走神经、喉返神经阻滞，椎管内注射；锁骨上缺乏超声引导阻滞，容易造成气胸，对肩部手术来说可能还需要阻滞锁骨上神经（$C_3 \sim C_4$）；锁骨下桡神经可能阻滞不全，且位置深，离锁骨下动脉和胸膜很近；而腋窝需要单独阻滞肌皮神经，其比其他入路出现中度疼痛和止血带不适的比例高；即便是最新入路——肋锁骨间隙（CCS），也存在锁骨遮盖部位组织结构无法识别很清楚的缺点，故存在一定的风险。例如在肩关节镜手术中，以前传统的肌间沟阻滞法和约 50% 的锁骨上阻滞法都会导致短暂的继发于膈神经阻滞的半侧膈麻痹（HDP），造成肺功能的下降。如果患者不能承受肺功能减少约 30%，对他们来说以上传统阻滞法是相对禁忌的。研究表明肩胛上神经置管在肺功能保护方面优势明显。故在选择神经阻滞时，可选择肩胛上神经 + 锁骨下神经阻滞，在术后镇痛时，可选择肩胛上神经和腋神经阻滞。

（3）靠近中枢神经的神经阻滞：主要是脊柱旁阻滞，如椎旁、腰骶丛神经阻滞等，应注意全脊麻、周围血肿、硬膜外阻滞等主要并发症。

2. 麻醉药物剂量及辅助药物　随着超声引导下选择性神经麻醉技术的发展，外周神经阻滞的使用急剧增多，虽然目前也有一些研究，但是外周神经阻滞麻醉药代药效动力学数据仍缺乏，不同外周神经阻滞需要不同的药物剂量及浓度，目前对于神经阻滞麻醉单次注射或持续注射药物剂量及浓度很难找出循证医学证据。尽管如此，目前仍有专家建议了超声引导 PRA 不同神经阻滞中药物的使用剂量（包括单次和持续泵注），麻醉药物选择种类主要有旋布比卡因、罗哌卡因（最常使用）或左旋布比卡因。

辅助药物与单纯局麻药相比，不仅要在效果增强方面有确切的证据，还需要满足以下几个更为重要的要求：①除了临床实验还应该有 Meta 分析数据证实辅助药物有效且被建议常规使用；②应充分了解其作用机制；③与单纯麻醉药物相比，不良反应应该可被接受；④不添加防腐剂，总体安全性可

被接受。

在神经病理性疼痛治疗专家共识中，目前得到广泛认可的神经阻滞治疗用药主要包括局部麻醉药、糖皮质激素、阿片类药物、神经毁损药等。同时 2016 年美国疼痛协会（APS）发表了最新术后疼痛管理指南中推荐单次外周神经阻滞时可考虑加用可乐定延长镇痛时间，避免镁剂、苯二氮䓬类、新斯的明、曲马多和氯胺酮通过椎管内途径给药。在小儿区域麻醉——外周神经阻滞指南中，推荐不加防腐剂的可乐定可以增强术后镇痛效果。除可乐定外尚没有其他辅助药物被证实可以提高术后镇痛效果。但是对于各种辅助佐剂的最佳剂量，以及各种佐剂的疗效比较，研究还没有统一定论。

神经阻滞局麻药物的选择主要是由所需的麻醉效果和不良反应来决定的。根据手术及镇痛的要求，选择最佳的药物剂量（包括最佳浓度，容量）、药物种类，避免其不良反应。关于此类问题仍在进一步研究中，目前虽然没有统一定论，但是在选择中，仍坚持选择低浓度、低容量的局麻药物。

3. 选择性神经阻滞的常见并发症及处理

（1）可能损伤其周围组织（肌肉、筋膜、血管等），同时也有可能造成不必要神经的阻滞：骨盆段选择神经阻滞时要特别注意，因各个神经周围没有完整筋膜结构包裹，行骶丛神经阻滞时，如果容量大，可能阻滞闭孔神经造成尿失禁。肌间沟臂丛神经阻滞时，可能会阻滞膈神经，所以在进行神经阻滞时，要避免容量过大，最好做到精准麻醉，其次随着超声技术的发展，神经阻滞的入路层出不穷，例如目前骶丛神经阻滞已有 7 种阻滞入路（骶旁筋膜间隙阻滞、前路骶丛阻滞、外侧入路阻滞 + 后路的 4 种阻滞），臂丛神经阻滞中，也有了肋锁间隙阻滞，应根据患者的不同情况，选择合适的入路方式。

（2）神经损伤比较常见：报道显示术后最初几周高达 16% ～ 30% 的患者存在感觉和运动功能异常可能，数月后降至 3%，6 个月后可能有不足 1% 的患者存在持续症状。研究表明神经损伤多由手术、体位、麻醉（压力，神经外，神经内，骨筋膜综合征，化学，神经毒性）、已有的神经损伤（例如外周血管炎，糖尿病等）等因素引起，其中手术因素最多并最严重，目前存在神经"双重打击"的

学说，故在选择时，应根据患者实际情况，平衡利弊，尽量减少神经损伤。例如在膝关节置换过程中，因坐骨神经阻滞和截胫骨时会牵拉腓总神经，术后部分患者存在腓总神经损伤。处理方法：保守治疗随访 3～5 个月，及早请神经外科医生会诊，目前的最佳手术探查时间不清楚。诊断基于病史症状体征及双侧神经体检结果，轻度感知异常可以观察，进展性的感知异常或者运动异常尽早会诊：肌电图，神经超导，WRI。

(3) 延迟性毒性反应：对靠近中枢神经系统和靠近神经根部和血管丰富不容易压迫的神经阻滞（椎旁、腰丛、骶丛、锁骨下臂丛，近端坐骨神经），因其各个阻滞旁的周围都多多少少存在间隙相连，不是一个封闭的腔隙，或者局部血运丰富，仍有延迟性毒性反应的发生，距离椎旁结构较近存在全脊麻的风险，凝血功能障碍患者可能出现腹膜后血肿，有研究表明，其抗凝要求和椎管内阻滞相似。故在面临神经阻滞选择时，我们可以尽量选择远端的末梢神经阻滞，避免此类并发症的发生。

(4) 由局麻药全身毒性导致的心血管性虚脱或抽搐：应立即进行基础生命支持。以下是处理策略：停止使用局麻药并且呼喊帮助；立即 100% 纯氧过度通气；止痉如果癫痫发作（咪达唑仑、硫喷妥钠、丙泊酚）；心外按压；肾上腺素 1μg/kg；静脉注射 20% 脂肪乳剂 1.5ml/kg 持续时间超过 1min，随后立即以 0.25ml/（kg·min）的速率注射，加丙泊酚的脂肪乳剂不能替代脂肪乳剂。具体要求：持续的心外按压；每 3～5min 重复一次直至药物总量达 3ml/kg，如此反复直至心血管循环恢复；持续注射直至血流动力学稳定；如果血压下降，提高给药速率至 0.5ml/（kg·min）；在最初的 30min 内，推荐最大总剂量为 10ml/kg。采取以上措施后，若患者无反应，条件允许的话进行体外膜肺氧合。

4. 选择性神经阻滞效果的影响因素

(1) 手术麻醉和术后镇痛的选择性神经阻滞不同：例如行全髋关节置换手术时，需要阻滞切口皮区的神经支配、剥离肌肉的神经支配、关节囊以及骨膜的神经支配，范围累及 T_{12}～S_3 的前支和部分后支。神经阻滞需要阻滞 T_{12}～L_5 的神经根，以及骶丛神经阻滞，才能提供完善的麻醉。但是在术后疼痛，只需要在腹股沟韧带上方行髂筋膜阻滞

股神经和股外侧皮神经，就可以提供良好的镇痛效果。不同部位的手术所支配的神经不同，有时可能要联合实施不同入路的神经阻滞，例如所有对于上臂、前臂、手的手术，我们选用肌间沟＋腋路或者 CCS；锁骨手术，一般选用锁骨上神经＋肌间沟神经阻滞，同时注意锁骨肩峰是副神经支配，避免膈神经阻滞（降低容量，筋膜外注射），肱骨近端手术，选择锁骨上神经＋肌间沟 +T_2 胸椎旁神经阻滞，注意肩部、上臂内侧是 T_2、T_3 神经支配。故应根据不同的阻滞目的，选择不同的神经阻滞。

(2) 不同体位可能影响神经阻滞的效果：例如腋路臂丛患者体位有 8 种姿势，其中对桡神经显影没有太大不同，但是对尺神经和正中神经会不同，其中举手的姿势最好，但是在临床中有时受到患者骨折部位和进针角度的各种限制，也未必合适。

(3) 不同的给药方式也可能影响阻滞效果：例如股神经本身有精细分布，根据肌支和皮支分布特点，在不断的研究探索中发现行术后镇痛行股神经阻滞时，外侧进针效果好，包裹神经效果好，上表面置管效果好。

(4) 不同部位选择性神经阻滞的起效时间不同：例如远端坐骨神经阻滞要比近端的起效更快更有效，因为近端神经阻滞与非神经阻滞的占比为 2∶1，在腘窝处，其占比为 1∶1，所以越近端神经损伤越容易。故在进行选择性神经阻滞的时候，尽量选择周围性神经阻滞代替，例如股骨中下段手术的麻醉，我们可以选用"圈麻"（股神经、股外侧皮神经、闭孔神经、坐骨神经、股后皮神经）。不仅效果佳，且相对并发症少。

六、选择性神经阻滞病历分析

病例 1 一位 81 岁的老年男性申大爷，在南华大学附属南华医院因右足坏死数月预行右足血管移植皮瓣修复手术，患者高龄，基础疾病多，有高血压、脑梗死、老年痴呆和心肌梗死病史，心肺功能差，手术风险极大，因长期服用抗凝药不能实施椎管内麻醉，而全身麻醉则存在术后苏醒延迟和恢复困难，经麻醉医生会诊，决定在超声联合神经刺激仪下行腰丛加坐骨神经阻滞，在可视情况下，穿刺过程快，神经定位准确，术中患者保持清醒无痛，

麻醉效果很好，生命体征平稳，手术得以顺利进行。术后患者恢复良好，患者及家属对麻醉满意度很高。

病例 2　患者男，86 岁，既往基础疾病多，糖尿病 20 年，空腹血糖 10.8mmol/L；冠心病和高血压 20 年；慢性支气管炎，肺气肿 12 年；长期服用抗凝药物治疗。因"左股动脉闭塞，左第四、五足趾坏死并感染"拟行手术：左大腿截肢术。这是一名严重的高龄糖尿病患者，心肺功能不全，多种并发症，各器官功能不全，抗凝治疗，使得麻醉医生面临很高的风险，拟定合适、理想、全身影响最小的麻醉方案——单纯选择性外周神经阻滞：圈麻（股神经、股外侧皮神经、闭孔神经、坐骨神经和股后皮神经）。避免腰丛＋骶丛神经阻滞时不必要的神经阻滞和风险：使得阻滞用药量更小，避免了多支阻滞中依赖剂量较大的局麻药扩散作用，使得阻滞安全且效果确切。一般使用 0.375% ～ 0.5% 罗哌卡因：股神经 10 ～ 15ml，闭孔神经 5 ～ 7ml，股外侧皮神经 2 ～ 3ml，股后皮神经 2 ～ 3ml，坐骨神经 15 ～ 20ml。

（杨　洁　余奇劲　徐金金　杨云朝）

第16章 脊髓电刺激技术在慢性疼痛治疗中的应用

脊髓电刺激（SCS）是将脊髓刺激器电极植入解剖结构及功能完整的椎管硬膜外腔，通过电流脉冲刺激脊髓后柱的传导束和后角感觉神经元，从而到达治疗疼痛或其他疾病目的的一种神经调控治疗方法，它具有微创、可逆、不损伤神经功能等优点，相对安全，而且几乎没有不良反应，没有成瘾性，具有长效的治疗效果。

一、SCS 作用机制

1965 年，Ron Melzak 和 Parrick Wall 提出了著名的"闸门控制学说"，奠定了脊髓电刺激的理论基础。在痛觉信号达到大脑前被脉冲信号阻断，是目前比较公认的理论机制，后来的研究认为"闸门控制学说"并不能完全解释 SCS 缓解疼痛的原理，在已经接受 SCS 植入治疗的患者，当遭受外来伤害性刺激时（如电击、跌落伤和严重撞击伤等），排除设备故障和电极移位后仍然出现疼痛，据此，"闸门控制学说"并不能完全解释 SCS 缓解疼痛的作用机制。有实验显示，在硬膜外间隙电刺激坐骨神经慢性结扎后的大鼠神经病理性疼痛模型，发现脊髓电刺激可抑制脊髓 HMGB1/TLR4/NF-κB 信号通路，同时降低脊髓 P 物质（SP）及降钙素基因相关肽（CGRP）的表达。另外的实验研究也显示，脊髓电刺激能增加脊髓后角 γ- 氨基丁酸（GABA）的释放，进而明显抑制痛觉过敏，同时抑制兴奋性神经递质（谷氨酸、天冬氨酸）在脊髓后角的释放，从而抑制或减轻疼痛。由此可见，SCS 不仅能调控与疼痛相关的信号通路及神经递质平衡，还可以影响炎症及疼痛相关神经肽的产生，从而达到抑制或减轻疼痛的作用，这种疼痛信号的平衡可能是 SCS 缓解疼痛的主要作用机制。

二、SCS 的手术方法与分类

1. SCS 的手术方法　目前临床上常用的神经刺激系统包括刺激电极、延长导线、电脉冲发生器、患者和医师程控仪五个部分。SCS 的手术需要在 X 线或 C 臂 X 线引导下植入刺激电极，将刺激电极植入胸段或颈段脊髓硬膜外的后方与疼痛部位同侧的硬膜外腔，由电脉冲发生器发出电流，经延长导线到达电极，进而刺激脊髓神经以达到治疗效果。目前，由于影像学的发展，多采用经皮穿刺法将电极送入椎管。植入位置要能激发出感觉异常（通常为酥麻感），而这个感觉异常被认为是治疗成功与否的先决条件，对于上肢的有效刺激需要通过刺激颈段脊髓获得。对于内脏痛、带状疱疹后神经痛以及胰腺炎的有效刺激通过刺激胸部中段偏上的区域（$T_4 \sim T_5$）获得。更典型的是，刺激 $T_6 \sim T_7$ 时可治疗腰痛，对 $T_7 \sim T_{12}$ 的刺激通常用于治疗下肢痛。

2. SCS 分类

（1）传统 SCS：刺激参数一般为低频率：$40 \sim 60Hz$，波宽：$300 \sim 600\mu s$，波幅：$4 \sim 9mA$ 以疼痛区域产生酥麻感来代替疼痛。传统 SCS，电刺激信号可沿神经纤维实现顺行和逆行传导。逆行传导的电信号通过抑制 WDR 神经元兴奋性发挥镇痛作用；而顺行传导的电信号由于兴奋粗神经纤维，诱发所谓的"刺麻感"。传统 SCS 能较好缓解疼痛，但同时也具有局限性，需要异常感觉区域和疼痛区域较好重合才能发挥良好的镇痛效果。

(2) 高频 SCS：高频脊髓电刺激（HFSCS），是通过应用高频率：1 ～ 10kHz（通常是 10kHz），脉宽：30 ～ 50μm，刺激强度：1 ～ 5mA，脉冲刺激脊髓硬膜外腔，与传统 SCS 相比，以疼痛区域不产生"刺麻感"为准，以不在"刺麻感"的基础上有效镇痛，不需要在术中进行区域重叠调节，所以其电极移位等并发症也相应减少。

(3) 成簇脊髓电刺激（Burst SCS）：成簇电刺激技术最早来自持续性经皮电刺激，以 5 个小刺激为一簇，频率为 500Hz，簇刺激频率为 40Hz。与传统的 SCS 相比较，其特点是无异常感觉，短间隔高频率；与 HFSCS 相比，其成串刺激所累积的电荷在刺激后 5ms 回到基础值，而 HFSCS 单个刺激后即刻回到基础值。

三、SCS 的临床应用

1. 腰背部术后疼痛综合征（FBSS）　多中心随机对照试验（RCT），证实了 SCS 对 FBSS 具有良好的治疗效果，Grider 等基于 2 个高质量的 RCT 和 1 个中等质量的 GCT 评价了 SCS 对于 FBSS 推荐级别为 Ⅰ 或 Ⅱ，而基于 1 个高质量的 RCT 认为 HFSCS 对于 FBSS 的推荐级别为 Ⅱ 或 Ⅲ。

2. 复杂性区域疼痛综合征（CRPS）　CRPS 是一种自发产生或者由创伤等原因引起的慢性神经病理性疼痛综合征，常常在受累区域出现痛觉过敏，患者疼痛难忍，严重影响生存质量，目前临床上多以缓解疼痛 50% 以上作为 SCS 治疗 CRPS 是否成功的评价标准，一项持续时间 12 年的队列研究显示，84 例接受 SCS 治疗的 Ⅰ 型 CRPS 患者，在治疗第 11 年仍获得较为满意的疼痛缓解率，有 63% 的患者在第 12 年仍坚持使用 SCS 控制疼痛。

3. 糖尿病神经痛（PDPN）　30% ～ 50% 的糖尿病患者会出现 PDPN，临床中，仅 1/3 的患者获得了 50% 的缓解率，并且还伴随着诸多的药物不良反应。研究显示，经过 SCS 短期治疗（6 个月）后，55% 患者的疼痛和 36% 患者的睡眠全局变化映像评分得到明显改善，明显高于那些接受传统药物治疗的患者，经过长期治疗（24 个月）后，仍有 53% 的患者全局变化映像评分获得良好改善，说明与传统的药物治疗相比，SCS 更加显著控制 PDPN 的疼痛，并且改善患者的睡眠状况，从而提高患者生活质量。因此，选择 SCS 治疗 PDPN 具有明显的优势。

4. 带状疱疹后神经痛（PHN）　PHN 临床症状多表现为烧灼样、针刺样、刀割样剧痛，痛觉过敏，触诱发痛。严重影响患者的日常生活、降低生活质量。目前报道 SCS 对 PHN 的治愈率为 27% ～ 82%。研究显示 SCS 不仅能缓解早期带状疱疹神经痛，还能预防转变为慢性 PHN。SCS 治疗带状疱疹神经痛的即刻、1 周、1 个月、2 个月及 3 个月后的疼痛评分和睡眠质量评分均明显改善。

5. 顽固性心绞痛　美国心脏病学会 / 美国心脏学会的心绞痛诊治指南将 SCS 列为顽固性心绞痛 Ⅱb 类推荐治疗方法，经检索发现，采用 SCS 治疗顽固性心绞痛的临床研究较多，结果提示 SCS 可将患者的心绞痛发作次数降至原有次数的 45% ～ 85%，硝酸酯类药物使用量下降约 75% ～ 95%，与此同时，心绞痛每次的持续时间及再发作时间显著减少，患者的生活质量得到提升，活动耐受量增加，6min 步行距离增长，住院次数和住院天数减少。

6. 其他慢性疼痛

(1) 慢性盆腔疼痛：Kapural 等 2006 年报道了 6 例患有长期慢性盆腔痛的女性，经手术和神经阻滞治疗效果均不佳，在行 SCS 后 30 个月，阿片类药物的使用较治疗前明显减少。

(2) 外周血管疾病（PVD）：临床研究证实，SCS 应用于 PVD，对外周毛细血管动脉侧的缺血问题的改善是主要的、选择性的和有效的。Reig 和 Abejón 回顾 260 例经 SCS 治疗的患者资料，结果表明在所有患者分组中的疼痛缓解率为 65%，且无并发症，而在诊断 PVD 的患者分组中 SCS 显示了最好的治疗功效，疼痛缓解率大于 90%。这些结果提示 SCS 可作为用于治疗 PVD 患者疼痛和溃疡的首选方法。

(3) 幻肢痛：De Caridi 等报道了 3 例截肢后幻肢痛患者，对药物、手术、心理等常规治疗均无效，选择 SCS 治疗后，降低疼痛评分的同时增加毛细血管血流量 50%，减少阿片类药物用量 50%，并促进皮肤溃疡的愈合，改善了患者的生活质量和结局。

此外，SCS 还能缓解其他原因造成的外周疼痛，如脑卒中后疼痛、儿童慢性疼痛、严重意识障碍、心律失常、心力衰竭、脑缺血等。

（贾一帆　贾熙鳌　肖兴鹏）

第17章　脑功能监测技术

脑组织代谢水平高，其生理活动对血液供应的依赖性极强。正常成年人脑组织重约 1350g，仅占体重的 2% 左右；但脑血流量却占全身总血流量的 15% 以上，脑氧耗量约占人体总氧耗量的 20%。在安静状态下，每 100g 脑组织血流量为 50～65ml/min，全脑血流量为 750～900ml/min，其血流量占心输出量的 15%～25%。此外，脑组织对缺血、缺氧十分敏感，脑血流暂停 5～10s 即引起意识丧失，缺血、缺氧 5min 以上可引起不可逆性的脑组织损伤。

除吸入麻醉药与氯胺酮外，一线麻醉药物均会降低脑血流量和脑氧代谢率。此外，麻醉或手术应激会损害脑的能量代谢通路，进而导致其结构和功能损伤，严重影响患者预后及生存率。因此，发展实时、系统、高效的神经功能监测技术，对于预防或减少脑损伤具有重要的临床意义。

脑功能状态的判断涉及疾病的临床表现、神经系统检查、影像学资料以及仪器监测结果等多方面因素。随着对中枢神经系统生理学和病理生理学认识的不断深入，以及生物医学工程技术的快速进展，近年来出现了多种新型脑功能监测技术，可以从多个侧面反映患者脑功能情况，但需要注意的是任何单一的观察指标都有很大的局限性，必须综合分析才可能做出更为准确的判断。目前，临床常用的脑功能监测包括颅内压监测（ICP）、神经电生理监测、脑血流监测和脑代谢监测等。

一、颅内压监测

颅腔为没有伸缩性的半封闭性容器，其中的脑组织、血液、脑脊液等内容物形成的压力即颅内压（ICP），其正常范围为成年人为 0.69～2.0kPa（70～200mmH$_2$O），儿童为 0.5～1.0kPa（50～100mmH$_2$O）。ICP 主要由硬脑膜的弹性作用和血管性压力作用产生，但还受脑部解剖、脑脊液产生与循环、血压、中心静脉压、药物等影响。

引起 ICP 增高的疾病有：颅脑损伤、颅脑肿瘤、颅内感染、脑血管疾病、脑寄生虫病、颅脑先天性疾病、脑缺血缺氧等，持续 ICP 监测是一种动态观察危重脑病患者的技术，对颅高压患者的诊断、指导治疗和判断预后都有重要的意义。

（一）有创 ICP 监测技术

1. 常用方法　目前临床上常用的 ICP 监测大都是有创方式，都存在不同程度的颅内感染、出血及脑脊液漏的可能。根据传感器放置位置的不同，可以将 ICP 监测分为脑室内、脑实质内、硬膜下和硬膜外测压（图 17-1），按其准确性和可行性，依次排序为：脑室内导管＞脑实质内光纤传感器＞硬膜下传感器＞硬膜外传感器，其中脑室内测压是监测 ICP 的首选方法（金标准）。

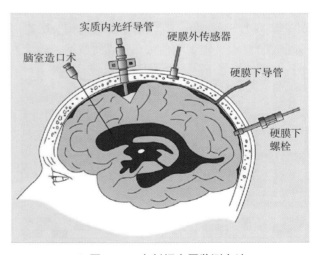

▲ 图 17-1　有创颅内压监测方法

2. 颅内压监测波形分析　监测颅内压的同时可记录到相应的波形：A、B、C 共 3 种波形。根据波形的变化可以了解颅内压增高的程度。

(1) A 波（高原波）：为颅内压增高特有的病理波型，即颅内压突然升至 50 ～ 100mmHg（6.67 ～ 13.3kPa），持续 5 ～ 20min。后骤然下降至原水平或更低，可间隔数分钟至数小时不等反复出现，也可间隔相同时间反复出现，提示颅腔的代偿功能濒于衰竭。此种波型除见于脑水肿外，还可见于脑血管麻痹、颅内静脉回流障碍。反复的 A 型波发作提示脑干压迫和扭曲严重，脑血液循环障碍，部分脑组织出现"不再灌流"现象，脑功能发生不可逆的损害。

(2) B 波：为振荡波中较多见的一种，呈较恒定的节律性振荡，没有其他波夹杂其间，颅内压可高达 20 ～ 30mmHg，振幅 > 5mmHg，0.5 ～ 2/min，颅内压上升呈较缓的坡度，而下降则较陡峭，顶端多呈明显尖峰，亦多发生于晚间与睡眠时。"斜坡"波（ramp wave）为 B 波的变异，可见于脑积水的患者。

B 波的发生常与周期性的呼吸变化而改变的 $PaCO_2$ 有关。因此 B 波的发生也是与脑血容量的增减有关。上升支开始时呼吸较慢，而后逐渐加快，下降支呼吸也是较快的，当呼吸节律快到足以使 $PaCO_2$ 下降时，则脑血管收缩，颅内压迅速下降。

(3) C 波：正常或接近正常压力波型，压力曲线较平坦，存在与呼吸、心跳一致的小的起伏。呼吸运动时胸腔内压力影响上肢静脉回流，导致静脉压力变化，脑血容量发生变化，颅内压亦随之波动，波幅为 5 ～ 10mmHg。由于心脏的每一次搏出引起动脉扩张，因而颅内压亦随心跳波动，波幅为 2 ～ 4mmHg。

（二）无创 ICP 监测技术

ICP 监测方法早期多为有创性，但技术条件要求高、费用较昂贵，且并发症较多。近年来无创性 ICP 监测有了很大发展并成为新的热点。目前较常用的方法有：①闪光视觉诱发电位监测 ICP；②视网膜静脉压监测 ICP；③鼓膜移位法监测 ICP；④生物电阻抗法监测 ICP；⑤经颅多普勒监测 ICP；⑥经前囟测压阀监测 ICP 等。

二、神经电生理监测

神经电生理监测是用电生理仪器、微电极等技术记录或测定整体动物或离体器官组织、神经和细胞离子通道等的膜电位改变、传导速度和离子通道的活动的方法。神经电生理监测方法主要有脑电图、诱发电位、肌电图等，其中脑电图和诱发电位是目前临床最常用的评估脑功能的监测项目。

（一）脑电图

脑电图（EEG）是从颅外头皮或颅内记录到的局部神经元电活动的总和。大脑在活动时，通过相应的电生理指标记录脑部神经元同步发生的突触后电位总和即形成 EEG，也称为脑电波，脑电图的波形由频率、波幅、位相、节律等基本要素组成，脑电图检查就是分析这些基本要素及其相互关系，并进一步分析其在时间序列及空间分布的特征。临床脑电图分析的脑波频率范围在 0.1 ～ 100Hz，主要集中于 0.3 ～ 70Hz，国际上统一用希腊字母命名，将脑波频率分为 α、β、θ、δ 四个主要频带，其中 α 和 β 频带又称为快波频段，θ 和 δ 频带又称为慢波频段。

1. EEG 脑电波的频带范围及特点　见表 17-1。

表 17-1　各类脑电波的特点

脑电波	频率（Hz）	波幅（μV）	特 点
α 波	8 ～ 13	20 ～ 100	清醒状态且全身放松闭目时易出现
β 波	14 ～ 30	5 ～ 30	β 波的出现意味着大脑处于兴奋的状态
θ 波	4 ～ 7.5	10 ～ 50	睡眠 / 中枢神经系统处于抑制状态所记录到的波形
δ 波	0.3 ～ 3.5	20 ～ 200	睡眠 / 深度麻醉 / 缺氧 / 大脑有器质性病变时出现

2. EEG 的应用　EEG 是评价脑功能状态的一个敏感指标，被广泛应用于中枢神经系统疾病、精神性疾病的诊断和研究，也应用于心理学和认知科学研究领域。特别是对于癫痫疾病的诊断，脑电图至今都是其他方法所无法取代的诊断技术，在临床上主要用于以下疾病的诊疗：①癫痫的确诊以及癫痫灶切除术中的定位引导；②睡眠周期监测；③脑损伤部位及程度的判断；④代谢性、中毒性疾病的诊断；⑤心肺复苏后脑功能的评估；⑥脑死亡的判定；⑦麻醉深度的监测；⑧用于颈内动脉内膜剥脱术等，防止脑缺血及维持合理脑灌注压等。近年来，有一种 EEG 能量谱分析和双频谱分析仪问世，通过计算机综合分析脑电图提供的信息，可反映麻醉深度，有一定的临床实用价值。

(1) EEG 在术中脑功能监测中的应用：EEG 的波形在缺血、体温降低和麻醉时可预测发生的变化，因此 EEG 不仅在临床检查科室是一个常见的检查项目，在颅外手术中也越来越多的引起重视，如在颈动脉切除术中，颈动脉被夹闭后的 EEG 变化的时间很重要，在夹闭后短时间内出现单侧或双侧的重大变化就说明是由于夹闭所致，就要考虑分流；癫痫灶切除术中用于病灶的定位引导；以及用于麻醉深度的监测等。麻醉深度监测不仅对于提高麻醉质量和保障手术安全，而且对减少麻醉并发症以及控制麻醉药品用量具有极为重要的意义。因此，麻醉深度监测一直是外科手术关注的重要问题。

EEG 被认为可用于麻醉深度测定有以下几个理由：① EEG 代表由综合兴奋和抑制突触后活动产生的皮质电活动，由皮质下丘脑核控制和调整；②这种电活动与麻醉深度有直接的生理相关性；③脑血流和脑代谢与 EEG 活动相关；④麻醉药影响 EEG 类型；⑤当患者意识消失无反应时，EEG 是一种无创的脑功能监测指标。

麻醉对 EEG 的抑制作用表现为频率、波幅的变化和爆发性抑制。伤害性刺激可引起 EEG 3 种类型的改变：①不同步的 20 ～ 60Hz 快节律表现；② 6 ～ 10Hz 棘波表现；③ 1 ～ 3Hz 慢波的爆发。这些改变依麻醉药类型和刺激性质而改变，如常见的巴比妥类药物主要引起 EEG 波幅减慢，随着剂量进一步增加会出现爆发 - 抑制脑电波形；丙泊酚最初会引起高频率活动，随着剂量增加波幅受抑制；

不同的吸入麻醉药对脑电图的影响不同。

(2) 双频谱脑电图：双频谱指数（BIS）是由 Aspect Medical Systems 公司发明的一种 EEG 参数，能够测定麻醉药对大脑的作用，特别是麻醉的催眠部分。BIS 较灵敏地反映了麻醉深度，但由于存在对不同药物、不同麻醉方法反应不同的缺点，使其不能独立应用于临床麻醉监测。迄今为止尚未寻找到普遍适用的，且适用于临床麻醉深度实时监测的特征指标。

BIS 的 EEG 分析属于一种回归的处理方法，是应用非线性相位锁定原理对原始 EEG 波形进行处理的一种方法。BIS 在功率谱分析的基础上又加入了相关函数谱的分析，既测定 EEG 的线性成分（频率和功率），又分析 EEG 成分波之间的非线性关系（位相和谐波），通过分析各频率中高阶谐波的相互关系，进行 EEG 信号频率间位相耦合的定量测定。因此 BIS 分析对来自傅里叶分析的信息进行了更清楚的表达，不仅包括了更多的原始 EEG 信息，而且更多地排除了许多对 EEG 信息的干扰因素。BIS 的变量是通过多变量数学回归方程计算产生的值来表达的，数值范围为 0 ～ 100，数值越大越清醒，反之提示大脑皮质的抑制愈严重。

BIS 是唯一被美国食品药品管理局认可的麻醉药对脑作用的监测仪，是目前商业化麻醉深度监测仪中敏感度和特异度最好的监测仪之一。它包含有时间领域、频率领域和由临床资料派生出的高级谱分组参数，其先进的硬件和信号处理技术使其适用于手术室电干扰环境。目前国内外的多个研究表明在外科手术中常规使用 BIS 监测可减少麻醉药物（丙泊酚、地氟醚和七氟醚）的用量、提前拔管时间、缩短恢复室时间，从而提高麻醉质量，减少住院费用。

BIS 可测定麻醉的催眠部分，对几种临床目标和几种麻醉药有着很好的敏感度和特异度，特别是用于丙泊酚产生的催眠状态。在评估患者对指令的反应和对触觉的反应时，BIS 对镇静深度的预测性很高，而且其不受某些麻醉药在麻醉初始期出现的 EEG 假性觉醒现象的影响。但 BIS 对麻醉的镇痛（阿片类药）成分敏感性较差。

除了对麻醉的镇痛成分敏感性较差之外，BIS 的域值受多种麻醉药联合应用的影响是其最显著的局限性。换言之不同组合的麻醉药联合应用时虽得到相似的 BIS 值，但可能代表着不同的麻醉深度。Vernon 等人的研究表明"BIS 值可能依赖于所用的麻醉药"，因此在应用 BIS 测定麻醉深度时，应注意虽然不同患者的麻醉都"适当"，但他们的 BIS 值可能不同，不同麻醉组合时亦不同。BIS 监测用于其他领域尚有待验证，包括一些儿科、妊娠、疾病状态等特殊患者和其他临床情况如 ICU 患者的镇静等。

总之，BIS 监测可为个体患者的麻醉深度监测提供有用的趋势信息，但单独使用其来预防麻醉中的知晓则不恰当，依赖事先预定的域值来确定麻醉是否适当也是不可靠的。目前在不同麻醉药组合时、有并发的疾病时、有药物治疗的影响时的 BIS 域值还不确定，电极的位置同样可能改变 BIS 值。因此，在临床医生考虑选用 BIS 参数作为麻醉中不良反应的监测指标之前，尚需大量的研究和学习。

（二）诱发电位

诱发电位（EP）是指于神经系统（包括感觉器）某一特定部位施加恰当的刺激，在 CNS（包括周围神经系统）相应部位检出的与刺激有锁定关系的电位变化。诱发电位最早用于监测神经系统结构的完整性，诊断神经生理学状态。由于其对麻醉药敏感，因而也用于研究测定麻醉药的作用和麻醉深度。诱发电位是临床检查的延伸，它能准确客观、灵敏地反映病变的性质及部位，从而为医生的诊断、治疗、估计预后以及疗效评价提供第一手资料，实现神经性疾病的早发现、早诊断、早治疗。

按 EP 的潜伏期可以分为：①短潜伏期诱发电位；②中潜伏期诱发电位；③长潜伏期诱发电位。按照刺激方式不同又分为：①外源性刺激相关电位（如躯体感觉诱发电位、脑干听觉诱发电位、运动诱发电位、视觉诱发电位等）；②内源性事件相关诱发电位（如 MMN、P300 等）。对于诱发电位，在术中监测时，术者和监测人员对术中电位变化感兴趣，而在临床诊断实验室中，更多关注点往往在测量值与正常值的偏差上，如波幅或潜伏期等。下面重点讲解几个有代表性的诱发电位。

1. 躯体感觉诱发电位 躯体感觉诱发电位（SSEP）刺激外周神经引发的感觉冲动经脊髓上传至大脑，在整个传导通路上的不同部位放置记录电极，所记录的神经传导信号经监测仪信号放大器放大后的波形就是 SSEP。因 SSEP 能得到连续性和可识别的波形，能够立即反馈神经通路的完整性，从而指导外科手术，及时为术者报警，减少不必要的损伤，降低致残率，所以 SSEP 监测的应用在 EP 中最为广泛。

依据躯体感觉系统的传导通路及各通路的血供情况，SSEP 常用于脊髓或脊柱手术以监测脊髓功能，也用于周围神经及胸主动脉手术对脊髓前索运动功能的监测。

术中监测 SSEP 最重要的是要保证其连续性，为了获得连续性的 SSEP 监测，就必须采用适当的刺激以及记录技术。一般经常被选择用来刺激的外周神经包括上肢腕部的正中神经和尺神经，下肢踝关节的胫后神经或位于腓骨头的腓神经。一般情况下，标准的术中刺激强度为 $10 \sim 50mA$，刺激频率为 $2 \sim 5Hz$。根据 EEG 国际 10/20 系统法可分别在头皮 C3′、C4′（Cz 后 2cm 旁开 7cm 处）、颈 7、Erb 点、胸椎、腰椎、腘窝等部位记录到与刺激有锁时关系的动作电位。

除刺激和记录参数外，麻醉药物对 SSEP 也有多种影响，而且各种麻醉药物对 SSEP 影响的机制差异很大（例如，有些麻醉药物增强 SSEP，而绝大多数麻醉药物抑制 SSEP），但是所有麻醉药物均通过改变突触或轴突传导功能从而改变神经元兴奋性这一机制发挥作用。随着传导通路突触数量的增加，麻醉药物对 SSEP 的影响也更加显著。因此，与皮质下脊髓或外周神经记录到的反应相比，皮质对麻醉药物的影响更加敏感，这既包括对 SSEP 有害的影响，也包括有益的影响。

鉴于麻醉药物的药理学作用特点，卤族类吸入麻醉药剂量依赖性地降低 SSEP 波幅并延长其潜伏期，一般情况下，静脉麻醉药较吸入麻醉药更适合于术中 SSEP 监测，也可以考虑低浓度的吸入麻醉药与静脉麻醉药联合应用，但是对于 SSEP 波幅较小的患者，全凭静脉麻醉更适合于术中连续 SSEP 监测。

2. 运动诱发电位 运动诱发电位（MEP）是指通过对大脑运动皮质（中央前回运动区）给予适当的电或磁刺激，刺激沿着锥体束下行，在骨骼肌上记录到的与刺激有锁时关系的电活动。MEP 直接反应锥体束的功能状况，对于监护运动神经系统的完整性具有良好的敏感性与特异性。因此临床常用于脊柱侧弯畸形、髓内外肿瘤切除、运动区肿瘤等手术中监测运动功能完整性。

临床中通常采用经颅方法进行刺激，但是也可以直接刺激皮质。根据国际 10-20 系统，经颅刺激的皮下针电极常规放置在 $C_1 \sim C_2$ 或 $C_3 \sim C_4$ 部位，常规刺激强度为 200mA 或 400V（皮质刺激时如果刺激电极直接安装在初级运动区域，在最佳麻醉条件下用小于 5mA 的电流就能获得典型的反应波形），最终在四肢相应靶肌肉上记录到与刺激有锁时关系的肌肉运动复合电位。

在手术中，想要得到一个稳定的 MEP 波形除了技术和参数设置外，和麻醉医生及时有效的沟通也是至关重要的，因为绝大多数麻醉药物都会影响诱发电位的波形，尤其是术中 MEP 监测，麻醉药物中的肌松药主要作用于神经肌肉接头的乙酰胆碱受体，肌松程度会影响刺激的阈值，因此进行监测时理想情况下最好不要使用肌松药，如果必须使用时应该使用低剂量的短时效神经肌肉阻滞剂，持续静脉给药优于间歇性大剂量给药，尽可能将影响降低到最小。

MEP 监测并非没有风险，临床常见的并发症有皮质灼伤、舌裂伤、心律失常、诱发癫痫发作、下颌关节脱位、头痛等，因此 MEP 监测前要与医生和患者提前沟通，还要严格掌握 MEP 的禁忌证，包括癫痫、皮质损伤、颅骨缺损、耳蜗植入术、深部脑刺激器等，如果可能的话，只要涉及 MEP 监测，安装心脏起搏器和迷走神经刺激器患者必须在手术中关闭电源，在手术后对其进行随访。

3. 脑干听觉诱发电位　脑干听觉诱发电位（BAEP）是指通过听觉传导通路监测脑干功能状态及听神经功能。与其他感觉诱发电位相同，可以通过波幅、潜伏期、绝对不应期、峰间不应期来评估听觉系统的完整性。在手术中无论是对脑干的直接损伤还是影响脑干的血流供应或血流量的操作都可以通过 BAEP 反应受损情况，持续的 BAEP 波形改变可以预测脑干功能障碍。

临床给予 BAEP 刺激时多采用短声（click）刺激，刺激强度为听力阈值加 60dB（术中常需要更高刺激强度），对侧耳用低于同侧耳 40 ～ 50dB 的白噪声掩蔽，刺激频率 10 ～ 15Hz，记录电极通常安置在耳垂或乳突处，听觉系统以一定顺序处理给予的声音信号，首先，声音的声能传导到位于内耳的耳蜗，声能转化为电化学信号，此信号再沿着第八对脑神经传导至脑干和皮质的听觉中枢，我们在这个传导过程中的不同位置监测到潜伏期不同的 7 个波形（图 17-2），Ⅰ 波、Ⅲ 波、Ⅴ 波的波形比较稳定，常被用于术中监测。

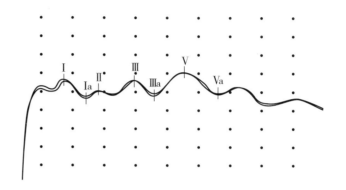

▲ 图 17-2　潜伏期 7 个波形

BAEP 中的 Ⅰ 波来自听神经最远端的髓鞘部分，它代表感觉神经的周围电位，它的缺失代表内耳的损伤，当 Ⅰ 波缺失时，不能用 BAEP 监测脑干功能的完整性。Ⅲ 波起源于桥被盖的尾侧和上橄榄核复合体，当 Ⅰ 波没有变化而 Ⅲ 波和其后波的延长或缺失时，一般提示定位在脑桥或Ⅷ脑神经内的功能障碍。Ⅴ 波主要反映下丘脑水平的活动，包括终止在下丘脑的延髓外侧丘系和对侧丘系，Ⅴ 波的延长，一般提示在低位脑桥上方或中脑的下方有功能障碍。BAEP 是由幕下部分听觉通路系统产生的，因此只能用于监测听神经穿过中脑水平的通路，不能用于监测神经轴索远端到中脑水平。

术中麻醉药物对 BAEP 影响较小，神经肌肉阻滞剂对其也没有影响，因此，在进行 BAEP 监测时并不需要改变麻醉方法。

三、脑血流监测

脑血流量（CBF）根据代谢活动的变化而变化，脑血流与脑氧供及脑功能密切相关。2/3 的脑血流由颈内动脉供给，其余由椎动脉供给。Willis 动脉环使两个动脉系统来源的血液混合并平均分配。脑灰质的血流量平均为 60 ~ 100ml/（100g·min），脑白质血流量约为 25ml/（100g·min），但是脑局部血流量差异很大，当脑血流量低于 10ml/（100g·min）时，脑组织将发生不可逆性损伤。

脑灌注压（CPP）是平均动脉压（MAP）与颅内压（ICP）或中心静脉压（CVP）（取压力较高者）之差。CPP=MAP−ICP（或 CVP）。CPP 正常值为 80 ~ 100mmHg，当 CPP 持续低于 25mmHg 时，脑组织将出现不可逆性损伤。

CBF 监测的方法有很多种，半球或区域 CBF 测量方法有 ^{133}Xe（氙）清除法、Xe–CT 和 SPECT，部分学者通过脑动静脉氧差（AVDO$_2$）、颈静脉球部血氧饱和度（S$_j$O$_2$）间接检测 CBF 变化。由于目前尚缺乏直接连续监测脑血流的方法，临床上常采用间接的方法测量 CBF，CBF 和颅内压监测、CT 扫描结合指导治疗的有用指标。

（一）经颅多普勒超声成像技术（TCD）

1982 年，挪威学者 Rune Aaslid 教授研制 TCD 仪获得成功，1988 年该方法被引入我国。TCD 是将探头放置在头颅的低密度骨区，使发射的超声波集中在所测量的血管，利用低频超声波来检测 Willis 环周围脑动脉的血流速度、方向及侧支循环状态，从而无创检测颅内血流动力学的方法。TCD 技术并不能得到血管的实际图像，其测定的是脑动脉的血流速度，而不是血流量，但两者之间有显著相关性。TCD 监测的主要目的是反映脑血流速度变化的相对趋势，当血液黏滞度和血管直径保持恒定时，脑血流量的变化与脑血流速度变化成正比。

TCD 经济、无创、无放射性，对脑循环可以进行连续监测，提供的信息有重复性价值。缺点是在血管痉挛时，血管管径可以出现动力学改变，导致 TCD 对血流的监测出现限制，并且检测时受被测者解剖结构和操作者熟练程度等因素的影响。

1. 检查方法

超声探头选择：应用 2MHz 探头进行脉冲多普勒探测颅内血管，选用 4MHz 探头探测颈部血管。超声窗有颞窗、眶窗和枕窗。①颞窗，颧弓上方、眼眶外侧缘和耳翼之间的一块区域。适合检测 Willis 环上的血管，包括颈内动脉终末端、大脑中动脉、大脑前动脉、大脑后动脉、后交通动脉；②枕窗，枕骨粗隆下 2 ~ 3cm 由项中线向左右各开 2cm 的区域。适于检测椎动脉、基底动脉、小脑后下动脉；③眶窗，又名眼窗，位于眼球上，属自然孔道。适用于检测对侧大脑前及前交通动脉血管、眼动脉、颈内动脉终末段以下部分。

2. 指标判定

（1）颅内各动脉血流速度：MCA平均 69cm/s ± 9cm/s，最快为 105cm/s；ACA平均 39cm/s ± 7cm/s，最快平均 79cm/s；其次是 PCA、BA；流速最慢的是 PICA。左侧半球一般比右侧快 1 ~ 3cm/s。

（2）多普勒超声频谱图形：正常人的图谱似直角三角形的三相波，由心脏收缩形成的陡峭的收缩缝和血管舒张形成的舒张波组成；图像从高到低，波形清楚，波峰清晰，波形外缘完整。

（3）脉动指数（PI）：脉动指数是目前在血流动力学研究中常用来表示动脉顺应性的指标。PI=（血流速度 – 舒张期血流速度）/ 平均血流速度，健康人 PI 值最小。

3. 临床应用

三十多年来，TCD 在国内外的应用日益广泛，已经成为脑血管疾病和其他相关疾病诊断、监测与科研的重要手段。TCD 可适用于以下情况：①脑血管病的诊断、疗效及预后评估；②ICP 监测；③脑外伤的监护和脑死亡的判定；④动态反应麻醉药物、控制性降压、机械通气、颅脑手术操作对 CBF 的影响；⑤监测体外循环时脑灌注情况和可能存在的血栓和气栓；⑥监测颈动脉内膜剥脱术中暂时阻断颈动脉时脑缺血的危险和评估术后疗效等。

（二）正电子发射断层扫描和单光子发射计算机断层扫描

某些情况下脑损伤可能仅表现为脑功能的变化，而脑结构的形态变化不明显或无变化，因此需要应用显示脑功能的方法。核医学显像即放射性核素显像，是一类能反映功能和代谢的显像方法，包括单光子发射计算机断层（SPECT）和正电子发射断层（PET）。在活体状态下测定局部脑血流和局部脑代谢率，反映脑的代谢、血流、生理、生化等改变，是当前研究脑功能、缺血性脑血管病的病理生理和治疗中脑血流与脑代谢监测的最有效工具。

1. 单光子发射计算机断层　SPECT 大多使用能通过血脑屏障的放射性药物，显示局部脑血流的分布，该方法提供的三维显像方法为脑血流量变化的显示和测定提供了比较准确、安全和价廉的方法。主要的不足之处是组织解剖结构显示欠清晰。SPECT 比 PET 技术的分辨率略低，但能提供解剖结构。

(1) 基本原理：静脉注射显像剂 15～60min 后，应用设备采集信息和重建图像，对图像进行分析并计算出 CBF 和局部脑血流量（rCBF）。

(2) 临床应用：①短暂性脑缺血发作（TIA）；②癫痫；③痴呆；④锥体外系疾病等。

2. 正电子发射计算机断层　PET 是显示脑代谢和功能的图像，如局部脑葡萄糖代谢、氨基酸代谢、氧代谢和脑血流，还可以显示神经受体的位置、密度和分布，可以反映局部脑功能的变化，在疾病还未引起脑结构改变时就能发现脑局部代谢的异常。主要不足是仪器设备和检查费用昂贵，仅在少数大型医院使用。

(1) 基本原理：将发射正电子的放射性核素如 ^{18}F 标记的氟代脱氧葡萄糖（$^{18}F\text{-}FDG$）引入体内，通过血液循环达到脑部而被摄取。利用 PET 系统探测信号并用计算机进行断层重建。

(2) 临床应用：癫痫；痴呆；帕金森病；肿瘤等。

（三）^{133}Xe 清除法

选择 ^{133}Xe 作为示踪物，检测 ^{133}Xe 在脑组织和血管中的浓度变化，进而推算出 CBF。侵入性 ^{133}Xe 的方法是颈动脉穿刺向脑动脉内单次注射放射性示踪剂 ^{133}Xe，非侵入性方法是静脉注射或吸入 ^{133}Xe，通过颅外闪烁计数器和脑的洗脱液来测定局部脑血流。这种方法重复检测容易，虽然存在辐射暴露剂量的累积，但是远远小于常规放射学操作。

（四）激光多普勒血流测量法（LDF）

采用氦-氖光照射局部大脑皮质，通过计算机分析反射光的多普勒效应可得到局部脑血流的灌流量及变化趋势。这种技术类似热扩散技术，价格低廉、无放射性，LDF 可以持续监测皮质微循环 CBF，因此对于动态观察 CBF 变化及检测脑血管反应功能具有重要价值。LDF 是无创技术，无须额外准备，在开颅过程中就可以应用，术中激光多普勒

扫描已经用于描绘缺血损伤部位和 CO_2 反应性。但是，大脑表面对生理或病理原因显示的异质性反应限制了 LCD 的应用，可能需要更好的计算方法来纠正激光多普勒成像的空间变异性。

（五）阻抗法

阻抗血流图用来测量脑血流量是根据组织内血液对电的阻抗最小，血供多少可增加或减少组织的阻抗。主要反映脑血容量的变化，只能在减少程度上反映血流量，并且影响阻抗变化的因素较多，阻碍了其在临床的广泛应用。

（六）氙增强 CT 扫描（XeCT）

被检者在清醒状态下吸入 28% 的氙气和 72% 氧气组成的混合气体，患者吸入氙气以前和吸入氙气的过程中，进行系列 CT 扫描，获得氙气在脑组织中浓度的上升或者清除信息。利用计算机建立时间-示踪剂累积曲线，依据 Kety-Schimdt 生理数学模型进行计算，最终获得脑血流量的绝对值。XeCT 空间分辨力高，定位准确，可以定量分析深部脑组织局部血流变化和准确的评价脑血流储备，得到更全面、细致的 CBF 数据。XeCT 存在的缺点是：高浓度氙本身具有麻醉作用，术中需要监测患者生命体征保证生命安全。高浓度的氙对脑血流量有一定的影响，但一般检查所用浓度（28%）氙本身引起的理论误差值不超过 5%，属于可以接受的范围；氙 CT 只能了解脑血流的状况，无法进行脑代谢水平的观察；高浓度的氙气有麻醉作用，存在一定的危险性；严重辐射暴露；每次检查提供的血流层面有限；需要被检者严格的配合等。

（七）热稀释法

热稀释法是一种经常被用来测量心排出量的方法，将单次热稀释技术用于大脑，测量皮质的热梯度（弥散）可以定量的测量 CBF。这种方法不需要复杂的设备以及电离辐射，并且可以对皮质灌注进行持续定量的评估，时间分辨率为 1～2s。很多外科手术例如动脉瘤和动静脉畸形手术已经应用热扩散技术描述自动调节功能紊乱，但神经外科手术中应用热扩散技术仍然较少，亟须更多临床试验来验证其有效性。

（八）近红外线光谱技术（NIRS）

NIRS 应用已经有将近 40 年的历史，目前有两种形式的近红外线光谱技术：透射光谱和反射光

谱。透射光谱可以穿透新生儿的头盖骨，反射光谱用于测量成人脑组织反射的光。将红外光示踪剂经静脉注射，记录示踪剂通过脑循环的光信号变化曲线，可计算示踪剂的脑通过时间。脑通过时间反映脑血流量，平均脑通过时间 = 脑血容量 / 脑血流量。NIRS 已用于监测各种情况下的脑血流，如颈动脉手术和心肺转流术，在监护室中监测脑血管痉挛，在急诊室指导急救。NIRS 与 MRI 结合可以用于研究血流 - 代谢偶联机制。

（九）动静脉差值法（Kety-Schmidt 法）

目前所应用的所有监测 CBF 的技术几乎都是从此法演变而来或者经过这种方法验证的。Kety-Schmidt 方法是基于 Fick 原理，吸入放射性的 ^{85}Kr 或 ^{133}Xe，监测示踪剂的浓度至达到稳态，CBF 等于平衡时脑内示踪剂的含量除以动静脉浓度差的积分。这种方法的缺点是复杂且有创，需要穿刺或颈静脉球部逆行置管和颈动脉直接采血、无局部数据、耗时长（获得数据需要 10 ～ 20min）、忽略了血流非常低的区域。

（十）颈静脉氧饱和度（$S_{jv}O_2$）监测

脑血流量可以通过对颈静脉球氧饱和度的测定进行演算。

四、脑氧供需平衡的监测

在 ICP 增高或全身低血压的情况下，脑灌注压（CPP）降低，产生继发性脑缺血缺氧，加重脑水肿，使 ICP 进一步增高形成恶性循环。因此监测脑氧供需平衡状态，防止继发性脑损害，已经成为早期发现和治疗低氧血症的重要措施。

（一）颈静脉血氧饱和度监测（$S_{jv}O_2$）

颈静脉血氧饱和度监测是临床常用的有创检测方法。脑的灌注和代谢有相关性，因此可以通过颈静脉氧饱和度监测脑氧供和氧需的关系。颈静脉血氧饱和度临床上最常用的方法是颈静脉球部血氧饱和度（$S_{jv}O_2$）。颈静脉球是颈内静脉在颅底的膨大部分，该部分不含颅外静脉回流的血液，能较精确的反映全脑氧供需平衡的部位。此法缺点也在于颈静脉球氧饱和度代表的是全脑平均水平，既有氧耗高于氧供的低氧饱和度区域也有高灌注低代谢的高氧饱和度区域，即是说局部脑缺血时 $S_{jv}O_2$ 仍可

正常。

监测方法：在放射影像学指导下，经颈内静脉向头侧穿刺，将光导纤维导管逆向置入颈静脉球部采血进行血气分析。$S_{jv}O_2$ 监测可以间接了解全脑氧供需平衡状态，指导麻醉手术期间的处理及预测神经系统功能。

在影像学确认导管位置放置正确的情况下，如果 $S_{jv}O_2$ 低于 55%，说明存在脑低灌注，可能原因有颅内高压、低碳酸血症或者体循环低血压。脑充血、脑死亡、神经代谢被抑制的情况下 $S_{jv}O_2$ 可能大于 75%。$S_{jv}O_2$ 过高或过低都提示预后不良。应维持 $S_{jv}O_2$ 在 55% ～ 75%。在存在脑低灌注的风险时，应使用升压药维持 $S_{jv}O_2$ 达到 55% 以上。

（二）局部脑血氧饱和度（$rScO_2$）监测

脑氧饱和度是脑缺氧非常敏感的指标，直接无创测定局部脑组织的氧饱和度，原理与脉搏氧饱和度监测相似，利用波长为 700 ～ 1300 nm 的近红外线测定脑组织氧合血红蛋白与还原血红蛋白量，可以提供连续脑氧代谢和氧耗监测数据。虽然局部氧饱和度是动脉血与静脉血的混合值，但是脑血容量的 70% ～ 80% 是静脉成分，因此，它可以反映局部脑组织的氧供需平衡，若低于 55% 为异常。由于信号主要来自静脉血，因此在低血压及心搏停止时以及深低温停循环手术中均可应用。

（三）脑组织氧（$PtiO_2$）监测

脑组织氧监测是一种有创监测方法，探头可以直接监测脑组织氧供。在 CT 引导下将导管放置在大脑额叶白质内，对表面积大约 $17mm^2$ 的脑组织的氧供需平衡状况进行判断。$PtiO_2$ 监测比颈静脉氧监测更适合长时间以及常规应用，探头可以持续的，实时的进行脑氧饱和度测量，对处理脑灌注压、过度通气、颅内高压提供了依据。

（四）微透析监测

微透析技术是一种脑化学采样技术，将半透膜置于特定脑区，脑细胞组织外液中的特定分子顺浓度梯度扩散到膜内侧，经过采样分析便可测定某些化学物质的含量。最常用的指标有葡萄糖、乳酸、丙酮酸、谷氨酸和甘油等。乳酸 / 丙酮酸比值通常可用来反映有氧代谢和无氧酵解的情况，颅脑创伤患者该比值通常升高。微透析技术除了可以监测脑代谢状态之外，还可以对其他颅脑创伤的分子标志

物进行监测。

五、其他监测技术

（一）脑血管储备（CVR）

CVR 是指在生理或病理刺激作用下，远端脑动脉的代偿性扩张或收缩使脑血流维持正常的能力，可用于预测脑血管病患者的新发或复发性卒中风险。TCD 检测 CVR 的可靠性已被大多数学者认可，评价脑血管储备状态对于早期诊断脑血管疾病、制定治疗方案、预测疾病预后及评估治疗效果具有重要的价值。

（二）磁共振脑功能成像技术（fMRI）

磁共振脑功能成像（fMRI）是通过刺激特定感官，引起大脑皮质相应部位的神经活动（功能区激活），并通过磁共振图像来显示的一种研究方法。它不但包含解剖学信息，而且具有神经系统的反应机制，作为一种无创、活体的研究方法，对进一步了解人类中枢神经系统的作用机制，以及临床研究提供了一个重要的途径。

fMRI 最早应用于视觉和功能皮质的研究，后来随着刺激方案的精确、实验技术的进步，fMRI 的研究逐渐扩展于听觉、语言、认知与情绪等功能皮质及记忆等心理活动的研究。对于脑神经病变的 fMRI 研究，已有大量的报道，涉及有癫痫、帕金森综合征、阿尔茨海默病（AD）、多发性脑硬化（MS）及脑梗死等方面。由于其时间、空间的分辨率高，所以对疾病的早期诊断、鉴别、治疗和预后的跟踪具有重要的意义。在精神疾病方面，对精神分裂症患者、抑郁症患者也有相应的研究。

fMRI 对于神经疾病的研究、诊断、进展估计及实验性干预治疗效果的评价，能提供敏感、客观精确的信息评价。对肿瘤病变的手术及放疗计划的制定、预后估计、减少手术损伤和并发症，提高术后生活质量具有重要意义。

（三）光学相干断层扫描技术（OCT）

OCT 是近十年迅速发展起来的一种成像技术，它利用弱相干光干涉仪的基本原理，检测生物组织不同深度层面对入射弱相干光的背向反射或几次散射信号，通过扫描，可得到生物组织二维或三维结构图像。OCT 对眼底疾病的诊断及病情监测变得越来越重要，且逐渐成为某些眼底疾病诊断的金标准。

六、结语

脑组织代谢水平高，其生理活动对血供的依赖性特别强，因此血流量大，耗氧多。在安静状态下，每 100g 脑组织的血流量为 50～65ml/min，全脑血流量为 750～900ml/min，其血流供应占心输出量的 15%～25%。脑对缺血、缺氧十分敏感，脑血流暂停 5～10s 即可引起意识丧失，停止 5min 将会导致不可逆转的脑组织损伤。

及时、准确地监测脑组织氧合情况和脑血流灌注变化，有利于及时发现患者脑部缺血/缺氧事件，指导麻醉医师通过术中精细化管理，减少神经系统损害的发生，对于改善患者预后具有积极作用。现阶段尚缺乏实时有效反映 CBF 和脑氧代谢的监测手段。临床实践证明，多种监测方法联合应用能够较客观评价脑血流和脑氧代谢状况。

从临床实战来看，无论脑缺血是局部（不完全）或全脑（完全），防止或减少神经组织损伤的处理方法大致相同。临床治疗目标是提高脑灌注压，降低脑代谢需求（基础需求和电活动需求）和减少引起细胞损伤的介质生成。显然，预防脑缺血的发生是最有临床意义的；一旦脑损伤发生，任何治疗措施的效果都很有限。通常，在脑缺血发生之后才开始采取脑保护措施，很少有机会在脑缺血发生之前就进行干预。然而在手术室例外，因为手术室内发生的脑缺血损伤大多是医源性的，麻醉医师可以通过预判进行积极干预。

（孙　楹　闫瑞琪　胡强夫）

第 18 章　肌松监测技术

一、概述

肌松监测技术被引入临床实践，神经肌肉监测仪或周围神经刺激器为运动神经提供电刺激，并对相应肌肉的反应进行主观评估。标准的周围神经刺激器包括几种神经刺激模式，包括四列（TOF）、双脉冲、强直和强直后计数。定性和定量监测需要确定神经肌肉阻滞的开始，在手术过程中保持所需的肌肉松弛深度，并评估使用拮抗剂的剂量。此外，监测部位不同可能会影响神经肌肉恢复不完全。拇内收肌与眼周肌肉对神经肌肉阻滞剂的作用更为敏感，并且可以更准确地反映咽部肌的恢复。

定量监测仪是测量和量化肌肉的无力程度并用数字方式显示结果的装置。已经开发出几种不同的技术，包括肌机械图（MMG）、肌加速度图（AMG）、肌电图（EMG）、肌压电图（PZEMG）和肌声图（PMG）等多种方法，监测不同肌群如拇内收肌、喉内收肌、膈肌、眼轮匝肌等，使用低剂量的抗胆碱酯类药物可有效逆转 TOF 比率为 0.4 ~ 0.6 的神经肌肉阻滞；定量监测用来确定神经肌肉恢复的水平。对肌力进行临床测试，对清醒志愿者和外科手术患者的调查证明，小程度的肌肉无力会产生严重的临床后果。TOF 比率 < 0.9 的受试者有增加的咽部功能障碍、气道阻塞、误吸、肺功能测试受损、低氧血症发作、严重呼吸事件、麻醉后护理时间延长以及肌肉无力等症状的风险。因此，在拔气管导管前，降低残余肌松发生率，使 TOF 比率 > 0.9（甚至 1.0），对于改善患者的预后至关重要。定性和定量神经肌肉监测在手术室中的应用已被证明可以降低术后神经肌肉阻滞的风险。本文将讨论神经肌肉监测的基本原理、最佳使用定性监测的策略以

及定量神经肌肉监测的研究进展。

二、肌松描记法

1. 机械效应图（MMG）法　MMG 测量等长收缩力，被认为是麻醉期间神经肌肉监测的黄金标准，标准 MMG 包括在张力下将肌肉或肌腱与金属丝或缝线连接到力传感器，从而限制运动。MMG 客观监测拇内收肌，力传感器环连接在拇指上，手指被固定防止在神经刺激期间移动（图 18-1）。MMG 主要是为了研究目的而开发。

2. 加速度描记法（AMG）　AMG 基于牛顿第二运动定律（根据牛顿第二定律，力 = 质量 × 加速度），与 MMG 不同，任何自由运动的肌肉都可以被监测，包括拇内收肌（图 18-2）、眼轮匝肌、

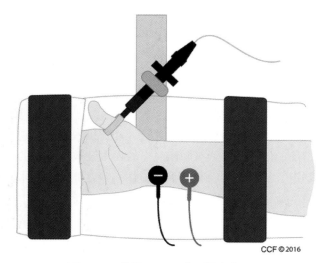

CCF © 2016

▲ 图 18-1　使用 MMG 监测拇内收肌装置

力传感器环连接在拇指上，手指固定，防止在神经刺激期间移动。尺神经刺激（注意负电极在正电极的远端）使拇内收肌收缩，收缩力由力传感器测量。结果显示在界面屏幕上

超级屈肌和短屈肌（脚）、趾长屈肌（图 18-3）。由于其简单性和可承受性，AMG 在临床上得到了广泛的认可，是常用于监测人体和兽医麻醉中神经肌肉传导的客观方法。

AMG 仍有很大的局限性，限制了该技术在临床上的广泛应用。除了需要在使用前校准外，应将手固定在手术室桌子的臂板上，拇指只能在水平方向移动。为了保护 TOF 管内受监测的手臂和拇指。但当 TOF 比率为 0.9 时，机械肌电图和 AMG 之间的一致性限制在 –19% ～ +24%。此外，使用推荐的保持预加载以提高精度的手适配器，还将平均控制 TOF 比率从 1.07（无预加载）增加到 1.13（TOF=1.01 ～ 1.23 的有效范围）。AMG 测量的基线 TOF 显著夸大，称为"反向衰减"，建议在使用校准的 AMG 时，将 TOF > 1.0 作为最小恢复阈值。同样，当比较 AMG 与 EMG 获得的诱发反应时，AMG TOF 比率明显高于 EMG 的 TOF。在 T_1 的 95% 恢复率下，用 AMG 测量的 TOF 比用 EMG 测量的高（分别为约 0.88 和约 0.68），因为加速肌电图 TOF 值往往高估了 EMG 恢复的程度。尽管有其局限性，AMG 的优势在于它可以连续记录、分析和显示重要参数，如 ST 和 TOF，可用于临床医师，并有助于神经肌肉阻滞药物及其拮抗药物的合理使用。

目前已经开发出几种不同的独立 AMG 设备。TOF-Watch、the TOF-Watch S、the TOF-Watch SX 现在已经成为临床使用和研究的标准监视器。第一代 AMG 监测仪（如 TOF Watch SX）的一个重要缺点是神经刺激后肌肉的加速度只能在一个方向（垂直于传感器的表面）测量。然而，尺神经刺激（注意负电极在正电极的远端）会导致拇内收肌收缩，测量拇指加速度。神经刺激后拇指运动的复杂性可能是由于第一代 AMG 设备一些研究报告的精确度和准确性不足。

新型 SL-TOF 管（AMGTT）的主要作用是在各种手术过程中使拇指无限制运动。这种装置可以让临床医生通过 AMG 对每一位患者进行适当的监测，在手不能接触到的情况下仍可被监测到。

3. 肌电图（EMG）　测量神经刺激后肌肉的电反应（复合肌肉动作电位）。肌肉的电活动与收缩力成正比。肌电监测仪用于临床，可以评估不同的肌肉群，如拇内收肌（图 18-4）、趾外展肌、喉肌、眼轮匝肌、横膈膜等。EMG 不容易受到突触前或突触后事件的干扰，是一个更好的纯神经肌肉功能指标。与 MMG 的监测不同，EMG 重复刺激可能引起反应的放大，随着时间的推移，EMG 的振幅是稳定的，在持续刺激期间，每小时降低不到 2%。同样，温度对 EMG 振幅的影响比对 MMG 的影响

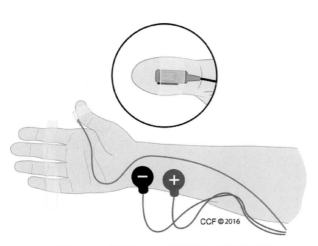

▲ 图 18-2　使用 AMG 监测拇内收肌的装置

尺神经刺激（注意负电极在正电极的远端）使拇内收肌收缩，测量拇指加速度

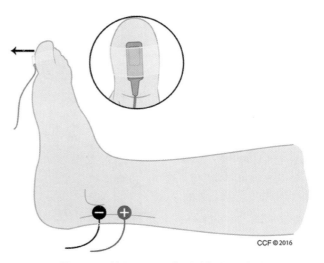

▲ 图 18-3　使用 AMG 监测趾长屈肌的装置

用 AMG 客观监测趾长屈肌收缩的仪器。加速度计连接在大脚趾的足底表面。刺激电极沿胫后神经（内踝后）放置。刺激引起足底脚趾弯曲。注意负（黑）极放在远端

要小得多：EMG 简化了设备，无须固定，适用于儿童。目前正在开发一种小型、独立的肌电图监测仪，用于常规临床应用。

4. 肌压电图（PZEMG） PZEMG 利用压电膜传感器将压电膜电位差转换为电信号，并监测拇指运动的肌力变化，但精确性不如 AMG。

5. 肌声图（PMG） 肌肉收缩诱发由肌肉纤维横向运动发出的低频声音，这种低频声音用敏感度高的传感器可以检测到。电容传声器连接在皮肤表面，产生的声音强度与收缩力成正比。利用专用电路对噪声进行滤除和信号放大，并开发了一个软件子系统对采集到的信号进行分析。PMG 可应用于各种肌肉群，不仅肢体肌肉，还有喉肌和皱眉肌。PMG 易于使用，不需要特殊的肌肉固定。此外，使用 PMG 和 MMG（"金标准"）获得的测量结果也显示出良好的一致性。然而，目前，PMG 监测仪尚未开发用于临床，仅在研究环境中进行了评估。

6. 运动肌电图（KMG） 运动肌电图（KMG）是两种定量监护仪中的一种，与 AMG 一样，KMG 基于压电效应；拇指收缩的传感器产生电信号。对信号进行处理和分析，显示 TOF 比、单次抽搐高度、PTC 和 DBS 数据。比较从 KMG、EMG 和 MMG 在神经肌肉功能开始和恢复期间获得的数据研究表明，这些信息不能互换使用，因为偏倚可

能很大，一致性限制可能很广。尽管有这一限制，KMG 监测的优点包括易于使用（设置时间最短，无须任何要求），额外独立监视器的测量，最小的反向衰减和漂移，以及提供优于标准定性监视器的定量数据的能力。

使用 KMG 监测拇内收肌的装置见图 18-5。

三、神经电刺激类型

1. 单次肌颤搐刺激（SS） 单次肌颤搐刺激是最基本的刺激模式，一次刺激产生一个肌颤搐，当以 0.1Hz 或 0.15Hz（分别每 10s 或 6.7s 抽搐 1 次）的频率向周围神经施加超最大单脉冲时，会诱发单次收缩（图 18-6）。正确使用 SS 刺激需要在使用神经肌肉阻滞剂之前对 SS 振幅进行标准化和校准，以便进行有效对比（"基线"或"对照"）。SS 主要用于确定肌松药物的效力（剂量反应），诱导时可选择合适的气管插管时间。更高频率的刺激（如 1Hz）会引起肌肉疲劳，并可能高估非去极化肌松药物的效力。目前仅用于确定超强刺激强度，这种刺激模式不能区分去极化和非去极化神经肌肉阻滞。SS 特点主要为可用于清醒或麻醉后苏醒患者，不适感轻，可反复测试，但敏感性差，只能反映神经肌肉阻滞程度，不能判断性质，无法评价残余肌松。

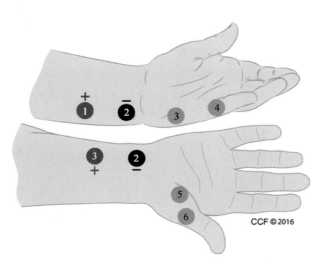

▲ 图 18-4 使用 EMG 监测拇内收肌的装置

沿着尺神经放置刺激电极（1 和 2）；以及通过 EMG 监测外展肌最小肌腱（3 和 4）或拇内收肌最小肌腱（5 和 6）的记录电极

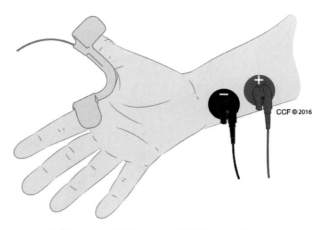

▲ 图 18-5 使用 KMG 监测拇内收肌的装置

一个机械传感器（金属条）被放置在拇指和食指之间；尺神经刺激产生拇内收肌收缩，使金属条弯曲，产生与肌肉收缩强度成比例的电流

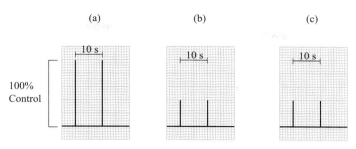

▲ 图 18-6　单次肌颤搐刺激（SS）

单次肌颤搐刺激（SS）时，对正常传导（对照，a）、部分去极化阻滞（b）和中度、浅度或最小非去极化阻滞（c）期间，以 0.1Hz 发出 SS 引起的肌肉收缩的对比。注意，当刺激以 0.1Hz 的缓慢频率传递时，在去极化和非去极化阻滞期间，第一个 SS 和随后的 SS 诱发反应之间没有衰减现象

2. 强直刺激（TS）　与强直刺激后单刺激的肌颤搐技术（PTC）50Hz 的 5s 强直刺激（TS）是临床上最常见的高频刺激模式。强直刺激后单刺激的肌颤搐技术（PTC）是通过 5s，50Hz 强直刺激后，给予 1Hz SS 刺激序列持续 20s 时的反应数来评估的（图 18-7）。对 50Hz 强直刺激的机械反应的特征是持续和增强的收缩，没有衰减。高频（100～200Hz）的强直刺激是非生理性的，因为即使没有肌松拮抗药物，它们也可能导致肌肉收缩减弱，不应在临床上使用。强直性衰退（肌肉疲劳）和强直后增强（肌肉收缩性增强）是非去极化阻滞和第 2 阶段去极化阻滞的特征。强直刺激在强直后增强期间导致明显的恢复加速，这可能具有重要的临床意义。强直性刺激可能导致反复给予肌松药物，或是另一个极端，错误估计神经肌肉功能。因此，强直性刺激不应重复 2～3min。PTC 的优势在于可测定比单刺激或 TOF 无肌颤搐时更深层的肌松程度，可根据 PTC 计数估计单刺激或 TOF 肌颤搐出现时间。TS 特点可评定术后肌松残余，但刺激时可致难以忍受的疼痛，清醒或麻醉苏醒后患者不能接受，并且在神经肌肉恢复的中晚期，可掩盖恢复速度，刺激需连续监测 6～10min，不宜连续动态监测（图 18-8）。

3. 双短强直刺激（DBS）　双脉冲刺激作为 TOF 刺激的一种替代方法，试图通过主观方法提高检测残余神经肌肉阻滞的能力（图 18-9）。两种常用的模式是 DBS$_{3,3}$ 和 DBS$_{3,2}$。DBS$_{3,3}$ 模式由一个微小的三个刺激序列组成，频率为 50Hz，随后 750ms 后是一个相同的序列。DBS$_{3,2}$ 模式由三个简短的 50Hz 的强直刺激组成，750ms 后由两个简短

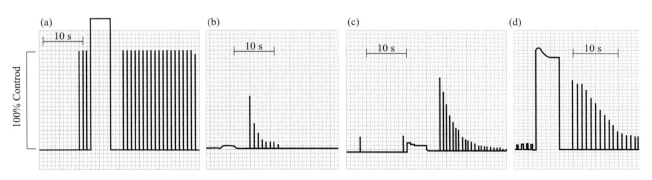

▲ 图 18-7　强直刺激后单刺激的肌颤技术（PTC）

A. 在未阻滞的肌肉中，对 50Hz 强直刺激的机械反应以持续收缩为特征，未出现衰退或强直后增强；B. 在深度阻滞期间应用 PTC 导致 5s 轻微收缩，PTC 后增强导致 8 次逐渐减弱的收缩（PTC=8），测量 PTC 时需一直使用 1Hz 的刺激；C. 每 12s 重复一次单次抽搐，随后是 5s 的 PTC，然后衰减到低于 PTC 前单次抽搐幅度的振幅。强直前刺激抽搐幅度为对照值的 16%，强直后第一抽搐幅度增至对照值的 76%；D. 随着神经肌肉阻滞的进一步自发恢复，强直和强直后抽搐幅度增加

度增加

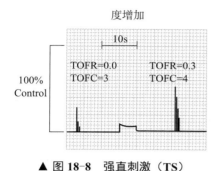

▲ 图 18-8　强直刺激（TS）

TS 导致强直后增强期恢复明显加快

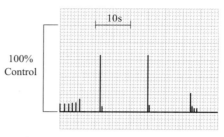

▲ 图 18-9　双短强直刺激（DBS）

不同的刺激模式（频率为 1Hz 时的 SS、DBS$_{3,2}$ 和 TOF）。DBS 前抽搐高度为对照值的 14%；DBS（d1）第一次刺激幅度达到控制幅度的 66%

的 50Hz 刺激组成。DBS 特点是在无诱发肌收缩效应显示器时，可通过手感及目测评估回复情况；然而，必须注意的是，即使这种刺激模式也未达到能分辨肌力完全恢复的标准（TOF ≥ 0.90）。

4. 四个成串刺激（TOF）　TOF 由四种刺激组成，每 0.5s（频率为 2Hz）发出四个超强刺激，传送到周围神经，引发四次连续的肌肉收缩。通常每 10 ～ 15s 重复一次四个序列，第四个肌颤搐（T$_4$）的振幅与第一个肌颤搐（T$_1$）的振幅之比（T$_4$/T$_1$），称"衰减"比，监测肌松药物衰减现象（图 18-10）。在非去极化神经肌肉阻滞药物诱导的阻滞过程中，可以检测到 TOF 衰减（T$_4$ 的振幅小于 T$_1$）；此时 T$_4$/T$_1$ < 1.0。随着阻滞的进行，第一个消失的反应是 T$_4$，接着是 T$_3$、T$_2$，最后是 T$_1$。在恢复阶段，出现顺序是相反的（T$_1$ 最先恢复，最后为 T$_4$）。与 SS 不同，TOF 可连续监测，且不需要用对照值，连续应用去极化肌松药物时根据监测 T$_4$/T$_1$ 的比值变化可以监测其阻滞性质转化。TOF 具有单刺激和强直刺激的优点，TOF 引起皮肤疼痛及后效应均小，这与单刺激相似；TOF 监测可以确定肌肉松弛药的阻滞性质，这与强直刺激相似。TOF 刺激模式可应用在没有诱发肌效应显示器的情况下，根据手触感或肉眼观察 TOF 诱发 4 个肌颤搐的多少，来评估肌松深浅和调节用药量。如在 4 个肌颤搐全部消失时可行气管插管；而在术中肌松维持时，TOF 刺激只出现 1 个或 2 个肌颤搐提示其肌松阻滞程度为 90%，可满足绝大多数手术要求；当腹腔内手术要求肌松更深，TOF 刺激肌颤搐应为 0 ～ 1 水平。与非去极化肌松药物不同，去极化肌松药物琥

珀酰胆碱可使四次肌颤搐减小的幅度大致相同，几乎没有衰减（即 TOF 比率保持一致），直到所有肌颤搐消失。恢复阶段遵循相同的模式。只有当大剂量（通常大于 3mg/kg）使用琥珀酰胆碱时，T$_2$ 出现阻滞，才会出现 TOF 衰减。要确定实际的 TOF 比率，需要使用定量监视器来实时测量和显示 TOF 比率。通过定量监测装置，可以区分非去极化和去极化肌松作用。TOF 比率的局限性在于，一旦接近 0.40，大多数临床医生无法通过主观评估检测是否存在衰减现象，因此可能无法使用逆转药物来确保气管拔管前神经肌肉功能的充分恢复，因此评定是否肌松残留，必须要用诱发肌力的显示器。

四、不同肌群监测

1. 拇内收肌（AP）　在腕部或尺神经沟部进行刺激监测，在手术过程中广泛使用神经肌肉阻滞剂（NMBA）仍然会导致术后可能的肌松残余效应。乙酰胆碱酯酶抑制剂可以逆转肌肉阻滞，但其短暂的半衰期可能导致病房内的肌松残余，特别是在使用中效或长效 NMBA 的情况下。拇内收肌的加速肌电图是检测肌松残余的金标准，但不能在有意识的患者身上进行。术后肌松残余是一个非常重要的话题，并且可引起相关并发症，增加住院时间和相关费用。拇内收肌的加速肌电图联合横膈膜超声分别评估术中及术后肌松残余，后者可能成为神经肌肉监测领域的一种综合性床边工具，用于检测外科患者的隐蔽性肌松残余。

拇内收肌的加速肌电图手术定位会限制患者手

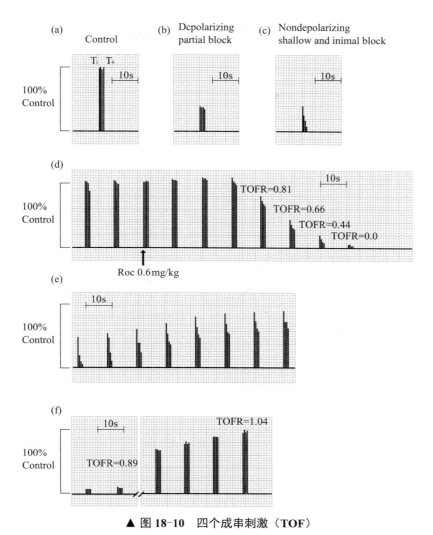

▲ 图 18-10　四个成串刺激（TOF）

使用 TOF 模式，没有神经肌肉阻滞（A，对照）的情况下，计算 T_4/T_1 比率；未阻滞的肌肉，其 TOF 比率为 1.0；在部分去极化阻滞过程中，可能存在最小的衰减，TOF 比率保持在接近 1.0（B）的水平；在部分非去极化阻滞期间，T_4 优先下降，随后是 T_3，然后是 T_2，最后是 T_1；TOF 比从 1.0 的正常比率下降称为"衰减"（C）；D 组，先给予等同刺激，后给予罗库溴铵。在随后的三组 TOF 刺激中，TOF 比率保持在基线水平（1.0），当肌松开始时，逐渐从 0.81 减至 0.0。在恢复阻滞（E）的过程中，TOF 比率逐渐增加，接近 1.0；在从琥珀酰胆碱（F）中恢复期间，TOF 反应没有明显减弱

部的通路，从而限制拇内收肌对尺神经刺激反应的评估。我们通过刺激副神经和测量斜方肌的加速肌电图反应来评估神经肌肉阻滞的新位置。当不利于监测拇内收肌时，记录斜方肌诱发的加速肌电反应是一个可接受的替代方法。研究发现，通过对拇内收肌的神经肌肉监测，可以显著减弱喉镜和气管插管的血流动力学反应。

2. 喉内收肌（LA）　通过刺激颈部喉返神经产生肌肉收缩效应，可用 EMG、MMG、PMG 监测记录；EMG 记录电极位于声门间，记录喉内收肌及外展肌的动作电位；改良 MMG 将气管导管上的气囊置于声带间，测定气囊压力变化获得肌收缩力反馈；PMG 与 MMG 监测结果有较好的一致性；Sinclair 等通过气管内导管表面电极电刺激声带黏膜，诱发喉内收肌反射，发现在全麻环境下，人类存在喉内收肌反射 CR1 和 CR2 反应，可能提供一些气道保护，防止在麻醉下吸入，它们被吸入麻醉剂和局部利多卡因所抑制。

3. 膈肌（diaphragm）　用 EMG 监测是刺激膈神经记录膈肌收缩的动作电位，记录可用针型或皮

肤表面电极,后者放于腋前线与锁骨中线之间第 7 肋间和第 8 肋间;另一种类似于 MMG 监测法,在食管与胃内各插一个带气囊的导管,两根导管分别连接压力传感器,两个气囊的压力差反应膈肌力的变化。一种方法修改了膈肌神经肌肉阻滞(NMB)的常规监测位置,并在患者背部引入一个位置,从而能够在腹部手术期间进行肌松监测。另一种方法是将双极导线电极腹腔镜插入到隔膜中,为验证表面皮肤记录的新位置提供参考测量。我们发现在横膈膜处比眼轮匝肌处引起的 NMB 发病更快,临床持续时间更短,甚至比 CS 处更短。在无菌手术领域内,开放式和腹腔镜腹部手术中,监测膈肌松弛必要性增加。

研究表明,通过可靠的、可重复的监测,可以在患者的背部追踪膈肌的表面肌电图,这与肌电图密切相关。这可能是在临床常规使用肌电图监测横膈膜的第一步,因为其监测位置不会干扰腹部手术。

4. 眼轮匝肌(OO) Frédérique Le Corre 等研究表明,眼轮匝肌 98% 的情况下可获得良好的插管条件。若完全阻断所有肌肉,剂量至少是 ED_{95} 的 2 倍。综上所述,经琥珀酰胆碱、阿曲库铵、米夫西林、罗库溴铵或维库溴铵插管后,五种肌肉松弛剂在眼轮匝肌的起效时间不同,但个体间差异较大。观察到的差异与拇内收肌一致。同样,当眼轮匝肌完全阻塞时,98% 的病例插管条件良好。根据这些结果,监测眼轮匝肌的起效时间可作为评价个体对肌肉松弛剂敏感性的临床依据。

5. 斜方肌(trapezius) Stefan 等认为,与斜方肌相比,拇内收肌注射罗库溴铵后出现阻滞的时间分别为(2.8±1.1)min 和(2.5±1.1)min(P=0.006)。在斜方肌上进行加速肌电图可将神经肌肉阻断剂注射与插管之间的时间缩短 18s(11%)。因此,在预测可接受的插管条件时,斜方肌加速肌电图是一种可行的加速肌电描记术的替代方法,对早期指示插

管的充分条件成为可能。

6. 皱眉肌(CS) 监测皱眉肌是刺激面部神经颧支,监测其诱发的皱眉肌收缩效应。MMG、PMG 均可显示,监测皱眉肌可较好地反应肌松药对喉肌和膈肌的作用。Lee Hee 等在前瞻性研究评估面部肌肉、眼轮匝肌、皱眉肌、咬肌或下颌舌骨肌哪项是罗库溴铵术后插管准备的最佳预测指标。在给予罗库溴铵 0.6mg/kg 和 1.2mg/kg 后,对眼睑(眼轮匝肌)、髂上弓(上髂皱眉肌)、脸颊(咬肌)和颏下三角(下颌舌骨肌)的最大抽搐抑制进行评估。最大神经肌肉阻滞后进行气管插管,并评价插管条件。研究表明眼轮匝肌、皱眉肌、咬肌起效时间明显快于下颌舌骨肌(P < 0.001)。给予罗库溴铵 0.6mg/kg(P < 0.05)后,下颌舌骨肌(94%)和眼轮匝肌(80%)和咬肌(78%)插管的临床条件明显增强,与皱眉肌(92%)无差异。尽管眼轮匝肌和咬肌起效时间与下颌舌骨肌不同(P < 0.05),但给予罗库溴铵 1.2mg/kg 后四块肌肉的插管条件相似。故给予罗库溴铵 0.6mg/kg 时,在同样深度麻醉后,皱眉肌在较短时间内起效的同时也提供了最佳平衡。

五、结语

神经肌肉阻滞药和其拮抗药物在麻醉领域中广泛使用。无论何时使用神经肌肉阻滞药,都应使用定性和定量监测仪。研究表明,如果常规应用肌松监测仪,残余神经肌肉阻滞的风险可以降低。调查表明,大多数临床医生在全麻病例中不经常使用肌松监测仪。第二代 EMG 和 3D AMG 定量监护仪(TOF-Scan 和 Stimpod)的开发体积小,便于携带,方便在临床实践中的应用。定量监测仍需确定所有患者(病态肥胖、老年人)在气管拔管时已完全从神经肌肉阻滞中恢复。

(肖兴鹏 王 颖 黄 磊 朱宏飞)

第19章 呼气末二氧化碳分压监测技术

呼气末二氧化碳是指呼气终末期呼出的混合肺泡气中所含二氧化碳分压（$P_{ET}CO_2$）或二氧化碳浓度。$P_{ET}CO_2$间接反映血中二氧化碳张力即动脉血二氧化碳分压（$PaCO_2$）的指标，既可以反映患者的通气功能状况，也可以反映患者的循环功能和肺血流状况，是临床监测中非常重要的一项指标，已被认为是除体温、呼吸、脉搏、血压、血氧饱和度以外的第六个基本生命体征。单独应用血氧饱和度监测可减少40%的麻醉意外，如果与$P_{ET}CO_2$监测并用则可减少91%的麻醉意外。

$P_{ET}CO_2$监测具有简便、快速、无创等优点，容易应用于呼吸回路中便于患者气道方面的管理。临床上通常采用$P_{ET}CO_2$评价患者的通气功能、循环功能、肺血流、肺泡通气以及整个气道及呼吸回路的通畅度等情况，其正常值为35～45mmHg。$P_{ET}CO_2$值升高则说明通气不足或患者合并高碳酸血症，而$P_{ET}CO_2$值下降则说明过度通气或肺循环减少，临床工作中可以根据其监测数据评价外部机械通气状态，对呼吸参数进行调整，确保患者的生命安全。

一、呼气末二氧化碳的测量原理和检测方法

（一）基本测量原理

组织细胞代谢产生CO_2，CO_2在红细胞中转化后，60%～70%的CO_2以碳酸氢盐离子的形式运输，20%～30%与蛋白质结合，其余5%～10%溶解在血浆中，经过毛细血管和静脉运输到肺，在呼气时排出体外，体内CO_2产生量（VCO₂）和肺通气量（VA）决定$P_{ET}CO_2$值，即$P_{ET}CO_2=VCO_2×0.863÷VA$，0.863是气体容量转换成压力

的常数。CO_2弥散能力很强，极易从肺毛细血管进入肺泡内。肺泡和动脉CO_2完全平衡，最后呼出的气体应为肺泡气，正常人$P_{ET}CO_2≈P_ACO_2≈PaCO_2$，但在病理状态下，由于肺泡通气血流比值（V/Q）及肺内分流（Q_S/Q_T）的存在，$P_{ET}CO_2$就不能完全代表$PaCO_2$。

测量呼出气中CO_2的方法包括红外线法、质谱仪法和比色法三种，临床上常用红外线分析法。红外线分析法是将气体样本收集到一个小室中，当红外光透过时，由于CO_2分子能够吸收特定波长（4.26μm）的红外光，CO_2浓度的高低与其吸收能量的多少有关，所以可以根据散射光线的密度判定气体分压。当红外线穿透CO_2气体样本时，其部分能量被CO_2吸收，能量随之衰减，其衰减程度可用光电换能元件探测并将之转换成电信号。而根据所吸收的红外光能量的大小即可确定此时的CO_2浓度，并根据连续呼出的CO_2波形计算出呼吸频率，获得更多的临床信息。

（二）监测方法

根据气体采样传感器位置的不同，$P_{ET}CO_2$监测方式可分为主流型和旁流型两类。这两类看似只存在很小的差异，但却对两种系统的准确性和反应时间产生很大的影响。

1. 主流型监测方式　主流型的红外线传感器直接置于呼吸回路中，不需要气体样本的采集，可以直接测量CO_2的含量，且测量的反应时间比旁流式要短。主流型的优点是反应快、准确性高、波形失真少；缺点是传感器本身具有一定的重量，容易损坏，应牢靠固定。主流型监测仪装置直接置于呼吸回路中，易被唾液或黏液等污染，影响检测的精确度。为防止水蒸气干扰，传感器附有恒温加热功能，可能存在灼伤患者的隐患。小儿患者应用主流

型监测更精确，对呼吸回路的影响更小。

2. 旁流型监测方式　旁流型二氧化碳监测仪是从呼吸回路中连续不断地采集定量气体样本，经过采样管进入测量室。采样管的头端尽量靠近患者以减少无效腔对测量结果的影响。采样气流速度为 50～500ml/min，若采样速度超过呼出气的流速，可能使回路吸气端的气体进入，导致测量误差过大。若采样速度超过新鲜气流量，则可能导致通气不足。对于小儿患者，要特别注意其呼出气流速和新鲜气流量均很低。另外，在检测过程中需要注意痰液和水珠等易凝结在采样管中，进而造成采样管堵塞，或是由于采样管较长而引起漏气或扭曲，这些因素均可导致监测数据的不准确。

主流型和旁流型两种测量方式各有优缺点，旁流型监测仪应用范围更广，不仅能应用于气管插管患者，也能用于非气管插管的患者，监测更为方便，但由于不是直接测量，而是需要采样管进行样本采集分析，反应时间较长，测量误差增大。而主流型监测仪只能应用于气管插管的患者，测量相对而言较不方便。临床工作中要根据不同需求选择相应的监测方式。

（三）$P_{ET}CO_2$ 的波形

根据仪器波形显示参数的不同，可分时间 - 二氧化碳分压波形和容积 - 二氧化碳分压波形。

1. 时间 - 二氧化碳分压波形　时间 - 二氧化碳分压波形的纵坐标为二氧化碳分压，横坐标为时间。波形连续，可分为四个时相：时相Ⅰ波形在基线，为吸气和死腔通气时间。时相Ⅱ为上升支，是死腔通气和肺泡内气体混合呼出时间。时相Ⅲ波形

呈高位水平线，为呼出肺泡气时间。时相Ⅳ为时相Ⅲ末至基线，代表下一次吸气开始（图 19-1）。

2. 容积 - 二氧化碳分压波形　容积 - 二氧化碳分压波形的纵坐标为二氧化碳分压；横坐标为呼出气容积。波形不连续，可分为三个时相：时相Ⅰ为基线，是死腔通气阶段。时相Ⅱ为上升支，是死腔通气至肺泡通气阶段。时相Ⅲ为高位水平线，是肺泡气呼出阶段。由于不监测吸气相，没有时相Ⅳ（图 19-2）。由于容积 - 二氧化碳分压波形仪监测二氧化碳分压的同时需要监测气道内的气流流速，所以均使用主流型采样方式。

3. $P_{ET}CO_2$ 波形的临床意义　$P_{ET}CO_2$ 波形可直观反映个体代谢和循环状况，不同病理生理状态下的图形各具特色。典型的 $P_{ET}CO_2$ 波形图分为三期：第一期为呼气开始部分，气体来自解剖死腔，$P_{ET}CO_2$ 值为零；第二期时呼出气由解剖死腔向肺泡气过渡，CO_2 浓度迅速增高，波形表现为急骤上升；第三期时的呼出气主要由肺泡气组成，CO_2 浓度接近并达到最高峰，曲线平坦，其最高值即定为 $P_{ET}CO_2$ 值，一般在到达顶峰后 CO_2 即转入呼气期，CO_2 浓度迅速下降至基线并维持至下次呼气。

$P_{ET}CO_2$ 的异常波形有多种，每种波形有不同的意义：①基线抬高，表示有重复吸入，可能钠石灰耗竭或吸气、呼气活瓣失灵（图 19-3A）；②波幅升高，表示 CO_2 浓度升高，常见于体温升高、寒战、抽搐，通气不足，分钟通气量降低，心排血量增加，快速注射碳酸氢钠，缺血肢体血供恢复等（图 19-3B）；③波幅降低，常见于通气过度，低体温，全身或肺灌注降低，分钟通气量增大，呼吸回

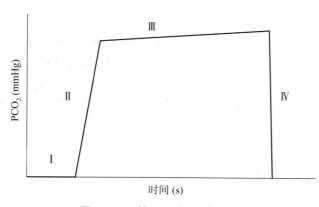

▲ 图 19-1　时间 - 二氧化碳分压波形

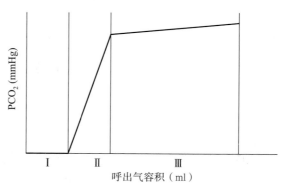

▲ 图 19-2　容积 - 二氧化碳分压波形

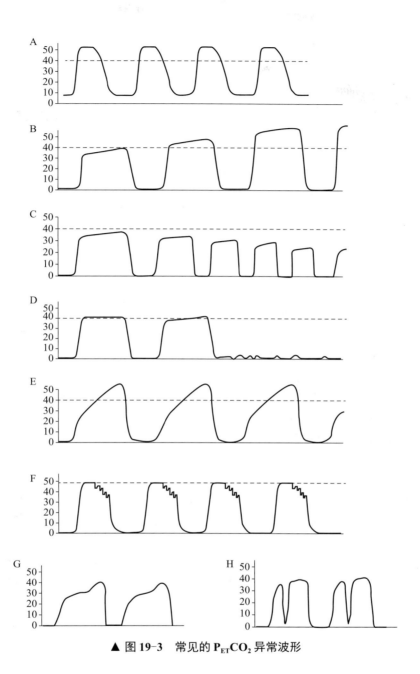

▲ 图 19-3　常见的 $P_{ET}CO_2$ 异常波形

路漏气等（图 19-3C）；④ $P_{ET}CO_2$ 下降至零，常见于心跳呼吸骤停，呼吸道梗阻，呼吸机管道脱落，呼吸机和监护仪故障等（图 19-3D）；⑤呼吸上升支斜行缓慢上升，平台不明显，表示气道阻塞，可能为分泌物阻塞气道、慢性阻塞性支气管炎（COPD）以及急性支气管痉挛等（图 19-3E）；⑥呼气平台近下行支处呈锯齿形，为心脏跳动影响，即心源性波动（图 19-3F）；⑦呼气平台向上倾斜，肺泡无效腔量增多，肺泡通气 / 血流比例失调（图 19-3G）；

⑧呼气平台出现凹陷，表示肌松作用消失，自主呼吸恢复，并与呼吸机对抗（图 19-3H）。

二、$P_{ET}CO_2$ 监测的临床应用及意义

CO_2 是机体代谢的产物，$P_{ET}CO_2$ 监测可以反映患者的呼吸、代谢和循环状况。在临床工作中，$P_{ET}CO_2$ 监测不仅能够确定气管插管的位置，评估心肺复苏的预后，而且能够监测患者的通气功能

状态，进而调整呼吸模式和呼吸机参数，为撤机提供准确的时机，并能及时发现机械故障。因此，$P_{ET}CO_2$ 监测是非常重要的一项临床监测指标。

（一）确定管路位置

1. 人工气道定位 临床气管插管的过程中，容易发生气管导管误插入食管的情况，常规的判断方法是听诊肺部呼吸音和视诊胸廓起伏，但是这些方法会受胃部的声响和自主呼吸运动的影响而导致误判，因此推荐气管插管后使用 $P_{ET}CO_2$ 监测判断导管位置。完成气管插管以后，使用连续 $P_{ET}CO_2$ 监测是判断管路位置的首选方法，通常观察到连续 4～6 个以上的稳定波形即可判断气管插管在气道内，是确定气管插管成功的"金标准"。但需要注意该方法不能判断气管插管的深度，插管深度的判断仍需要通过听诊双肺呼吸音。另外，由于口对口人工呼吸可能将呼出气吹入患者胃内，或者患者短时间内服用了含碳酸盐的药物或食物，可导致采样前几次通气出现 CO_2 波形或者显色法检测装置出现假阳性。但上述情况经几次通气后呼出气 CO_2 水平即降至大气水平，因此使用连续监测装置可鉴别。主流型和旁流型仪器均适用于确定人工气道的位置。

2. 鼻胃管定位 $P_{ET}CO_2$ 监测可协助鼻胃管的定位，判断是否误入气道。使用 $P_{ET}CO_2$ 监测能准确判断机械通气患者鼻胃管的位置。鼻胃管口径小，仅可连接旁流型仪器或显色法检测装置。另外需注意采样口应远离气道以避免呼气干扰。

3. 气管插管患者的转运监测 转运气管插管患者时连续监测 $P_{ET}CO_2$，可及时发现气管插管脱出异位，减少转运时的风险。

（二）通气功能监测中的应用

$PaCO_2$ 和 $P_{ET}CO_2$ 两者之间存在相关性。肺功能正常的患者，由于存在少量的肺泡无效腔（即生理无效腔），$P_{ET}CO_2$ 较 $PaCO_2$ 要低 1～5mmHg，因此凡是能引起肺泡无效腔增加的因素均能引起 $P_{ET}CO_2$ 与 $PaCO_2$ 的差异。麻醉过程中由于心排血量的下降、低血压、无效腔增大以及肺血流量减少等，可导致 $PaCO_2$ 与 $P_{ET}CO_2$ 的差值上升至 5～10mmHg，因此可以通过持续观察 $P_{ET}CO_2$ 的变化来反映 $PaCO_2$ 的变化。

1. 低通气状态监测 建议小潮气量通气时监测 $P_{ET}CO_2$。对于治疗性低通气患者，例如急性呼吸窘

迫综合征患者进行保护性肺通气策略治疗时，小潮气量（6ml/kg 甚至更低）通气增加了 CO_2 潴留的风险。实时监测 $P_{ET}CO_2$ 可以及时发现 CO_2 潴留，并减少动脉血气分析的频次。

2. 低通气高危患者监测 对于存在低通气风险的患者，例如镇痛、镇静、门急诊手术的患者，使用 $P_{ET}CO_2$ 监测中发现的通气异常早于血氧饱和度下降和可观察到的低通气状态。$P_{ET}CO_2$ 监测被认为是最优术后呼吸抑制的监测项目，美国麻醉医师协会和英国与爱尔兰麻醉医师联合会在 2011 年要求所有的全身麻醉都必须完善 $P_{ET}CO_2$ 的监测。

3. 判断气道梗阻 对于小气道梗阻导致通气困难的患者，如重症哮喘和 COPD 患者，在采用时间 - 二氧化碳分压监测仪时，由于肺泡内气体排出速度缓慢，时相 II 波形上升趋于平缓。气体存留在肺泡内的时间较久，肺泡气的二氧化碳分压更接近静脉血二氧化碳分压。这一部分气体在呼气后期缓慢排出，使得二氧化碳波形在时相 III 呈斜向上的鲨鱼鳍样特征性改变（图 19-3E）。严重的气道梗阻患者，因死腔通气比例增大，可导致呼出气二氧化碳分压显著下降。

4. 优化通气条件 对需要简易呼吸器和呼吸机辅助通气的患者，持续监测 $P_{ET}CO_2$ 可以及时发现通气过度或通气不足，指导优化通气条件，如通气频率、呼吸机触发条件等。对于治疗性高浓度 CO_2 通气患者可以精确调整吸入 CO_2 浓度。使用容量 - 二氧化碳分压监测仪还可以评估单肺通气患者的通气血流比，评估通气血流比还有利于滴定呼气末正压的设置。

（三）循环功能的评价

如果通气功能保持不变，心输出量减少，由外周转运至肺的 CO_2 减少，肺清除 CO_2 减少，可导致 $P_{ET}CO_2$ 降低，因此 $P_{ET}CO_2$ 可反映循环状况，用于循环监测。$P_{ET}CO_2$ 与心排血量存在相关性，在通气量相对恒定时，心排量的增减会引起肺血流增减，从而造成肺泡内 CO_2 浓度的增减，$P_{ET}CO_2$ 波形在短时间内呈指数性降低，可能是从组织中扩散到肺内的 CO_2 减少，预示有突发肺灌注不足的危险，如失血、低血压、循环衰竭、肺栓塞等。心搏骤停时，$P_{ET}CO_2$ 急剧下降，肺及全身组织灌注很低或基本停止，给予标准胸外心脏按压和有效通气后，$P_{ET}CO_2$

逐渐上升，说明初步的组织灌注已有效建立，但仍属于低灌注状态，一部分患者 $P_{ET}CO_2$ 会上升至正常甚至更高，随着循环稳定，组织灌注充分，聚集在静脉和组织中的 CO_2 迅速排出，$P_{ET}CO_2$ 趋向稳定，预示复苏成功；若部分患者 $P_{ET}CO_2$ 维持低水平或再度下降，表明未能建立有效的自主循环，组织仍完全依赖于胸外按压产生的低灌注，最终导致不可逆损伤，则复苏失败。因此，$P_{ET}CO_2$ 监测在一定程度上可反映重症患者的预后。

1. 判断自主循环恢复　在心脑肺复苏的高级生命支持阶段，$P_{ET}CO_2$ 数值突然上升 10mmHg 以上预示自主循环恢复。但复苏过程中 $P_{ET}CO_2$ 数值的变化受肾上腺素、碳酸氢钠等药物以及胸外按压质量的影响，需联合动脉血压等指标判断自主循环是否恢复。

2. 判断复苏预后　2015 年 AHA 心肺复苏指南中指出，对于已行气管插管的心肺复苏患者，经过高质量心肺复苏，插管即刻与插管后 20min 监测 $P_{ET}CO_2$ 的数值均小于 10mmHg 时，预示患者预后不良。对于非气管插管患者，不推荐使用 $P_{ET}CO_2$ 数值判断预后。

3. 判断容量反应性　容量反应性是急危重症患者病情评估的重要参数。$P_{ET}CO_2$ 监测联合直腿抬高试验判断容量反应性时，$P_{ET}CO_2$ 浓度上升大于 5% 可认为有容量反应性。$P_{ET}CO_2$ 监测联合快速补液试验，需输注 500ml 液体，$P_{ET}CO_2$ 浓度上升大于 5.8% 提示有容量反应性。

（四）重症监护中的应用

重症监护的根本目的是辅助预防和治疗器官功能衰竭与细胞损伤，主要是通过优化组织供氧。$P_{ET}CO_2$ 监测灵敏度较高，有助于对危重患者呼吸参数的调整以及撤除呼吸机最佳时机的判断，使重症患者的治疗更为安全可靠。气管插管的危重患者在定时翻身的过程中，导管位置有可能会发生改变，严重影响患者的预后，延长入住 ICU 的时间，而连续进行 $P_{ET}CO_2$ 监测可以减少呼吸机相关性肺炎的发生。另外，也可以利用 $P_{ET}CO_2$ 来调节呼吸末正压（PEEP）值，一般动脉血二氧化碳与呼吸末二氧化碳差值最小时的 PEEP 值为最优。

$P_{ET}CO_2$ 可以用来监测肺部的情况，当血栓、脂肪、气栓等因素造成肺动脉栓塞时，可以发现

$P_{ET}CO_2$ 突然降低，这和低血压时 $P_{ET}CO_2$ 的逐步降低有很大区别。$P_{ET}CO_2$ 还可以监测患者体内的 CO_2 情况，当体内 CO_2 急剧上升时，可以及时做出诊断，例如体温升高，CO_2 蓄积，恶性高热等。与其他指标相比，$P_{ET}CO_2$ 更为敏感，如当术中突然出现不明原因的 $P_{ET}CO_2$ 急剧上升，并发体温在短时间内急剧上升以及全身肌肉收缩僵直时，即可诊断为恶性高热。

另外，在小儿患者的围术期麻醉管理以及重症监护中，在进行机械通气时，呼吸机参数的调整依赖于动脉血气分析。然而，动脉血标本的采集是有创操作，尤其对于婴幼儿而言，动脉穿刺难度较大，反复多次采血有可能导致医源性贫血。通过无创的连续 $P_{ET}CO_2$ 监测方法，可以估测 $PaCO_2$ 及其变化趋势，对于及时改变呼吸机模式和调整呼吸机参数具有指导意义。

（五）腔镜手术中的应用

腔镜手术具有微创、术后恢复迅速等优点，但由于术中需要进行 CO_2 人工气腹，同时某些手术要求头低足高体位，对循环和呼吸均造成很大影响。目前，$P_{ET}CO_2$ 已被公认为腹腔镜手术中必不可少、简便可行的监测技术手段。气腹时，由于腹腔内注入大量 CO_2 气体造成腹腔压力升高，膈肌受压上抬，气道阻力增加，肺顺应性随之下降，以及有部分 CO_2 吸收入血导致 $P_{ET}CO_2$ 升高。同时升高的腹内压会压迫外周血管，导致静脉回流受阻，血压升高，造成血流动力学的波动变化。手术时间越长，越容易对机体产生影响，严重者可能会发生酸中毒、皮下气肿、术后苏醒延迟等。因此，术中根据 $P_{ET}CO_2$ 持续动态监测，及时调整呼吸参数以维持 $P_{ET}CO_2$ 相对稳定，可以减少 CO_2 气腹所导致的高碳酸血症对呼吸和循环的影响，保证患者围术期的安全。

（六）其他辅助诊断

1. 肺栓塞筛查　目前 $P_{ET}CO_2$ 监测筛查肺栓塞主要有两种方法：①比较 $P_{ET}CO_2$ 与 $PaCO_2$ 的数值，若 $P_{ET}CO_2$ 下降而 $PaCO_2$ 升高，则提示肺栓塞可能；②使用容量 – 二氧化碳分压监测，计算死腔通气比例，比例上升可考虑肺栓塞可能。判断时需结合 D-二聚体等指标或 WELLS 评分表评估肺栓塞的病情。

2. 代谢性酸中毒　代谢性酸中毒患者可出现代

偿性呼吸深大,导致 $P_{ET}CO_2$ 下降。临床通过监测 $P_{ET}CO_2$ 数值可间接判断酸中毒的程度,避免重复多次的动脉血气采集。

三、$P_{ET}CO_2$ 监测的优点与不足

$P_{ET}CO_2$ 监测是目前具有重要临床价值的检测方法,对判断病情的进展有现实的临床意义。

1. $P_{ET}CO_2$ 监测的优点 ①监测清醒患者自主呼吸时经鼻导管采样测定的 $P_{ET}CO_2$,不受鼻咽部无效腔气体存在的影响,在非封闭条件下 $P_{ET}CO_2$ 也能准确评价 $PaCO_2$,达到无创连续监测肺功能通气、换气的目的;②可用于非气管插管的患者,特别是小儿患者,能连续监测危重患者的 $P_{ET}CO_2$,可减少抽取动脉血的次数,减少患者的痛苦;③ $P_{ET}CO_2$ 不仅可以连续监测肺通气、换气功能,而且能间接反映循环、代谢功能的改变;④ $P_{ET}CO_2$ 监测装置不需要特殊技术,简单易用。

2. $P_{ET}CO_2$ 监测的不足之处 ①合并严重心肺疾病患者的 V/Q 比值失衡,$PaCO_2$ 与 $P_{ET}CO_2$ 的差值增大,经鼻导管采样测定的 $P_{ET}CO_2$ 不能作为通气功能的判断指标,需同时测定 $PaCO_2$ 作为参考;②采样管可因分泌物堵塞或扭曲而影响 $P_{ET}CO_2$ 的检测结果;③若呼吸频率太快,呼出气体不能在呼气期完全排出,可导致 $P_{ET}CO_2$ 监测的误差。

四、结语

$P_{ET}CO_2$ 监测作为一种无创连续的监测方法,在呼吸、循环与代谢功能的监测中具有非常重要的临床价值,已在临床麻醉、心脑肺复苏、麻醉后恢复室(PACU)、重症监护、院前急救等临床工作中得到推广和普及。$P_{ET}CO_2$ 监测虽有许多优点,但又有其局限性。$P_{ET}CO_2$ 监测的应用可减少患者做动脉血气分析的次数,给临床工作带来更多的便利,临床医生可以通过动态观察 $P_{ET}CO_2$ 进而对患者的病情进行判断分析,及时发现问题并及时解决,确保患者的生命安全。但其监测受诸多因素的影响,如气体监测模块故障、传感器失灵、校准失败、呼吸机循环回路漏气等问题均可能造成 $P_{ET}CO_2$ 数值的不准确。$P_{ET}CO_2$ 监测只是一种辅助手段,主要反映的是通气状况,只能间接反映循环、内环境和氧合状态。因此,围术期为提高患者的安全性,要避免单纯依赖 $P_{ET}CO_2$ 监测所造成的安全隐患,需要完善心排血量监测、脑部监测、麻醉深度监测、肌肉松弛监测以及动脉血气分析等其他相关监测。

(黄 磊 肖兴鹏 贾一帆)

第20章 容许性高碳酸血症技术

一、容许性高碳酸血症技术简介

概念 1990年Hicklng首次提出容许性高碳酸血症（PHC）的概念：实施小潮气量通气（4～7ml/kg），允许动脉血二氧化碳分压（$PaCO_2$）适度升高，同时允许一定程度的呼吸性酸中毒存在，避免大潮气量和肺过度牵张引起的损伤，从而减少呼吸机相关性肺损伤。一般认为采用PHC时，动脉血二氧化碳分压维持在5.33～10.7kPa，同时pH > 7.20是可接受的。如潮气量逐渐减少，使二氧化碳分压逐步升高，通过代偿机制调节患者常能耐受。当pH低于7.20时，可适当补充碳酸氢钠或三羟甲基氨基甲烷（THAM）纠正。近年来的研究表明PHC具有良好的耐受性和一定的治疗作用，并作为一种机械通气的新策略在一定的临床范围内得到了应用。

2. PHC实施方法 呼吸器参数的设置：潮气量4～7ml/kg，呼吸频率10～15/min，吸呼比1∶2，每分钟通气量≤115ml/kg，氧浓度< 0.6，注意控制吸气末平台压≤2.94kPa，峰压≤3.43kPa。应用呼吸力学监测仪，采取稍高于吸气相P–V曲线转折点（Pinf）的压力作为最佳PEEP，可达到最大的肺泡复张、最小的肺泡吸气重开放以及较均匀的潮气量分配，避免肺泡的过度膨胀，减少机械通气相关并发症。

实际对PHC的耐受水平取决于患者的疾病种类、病情严重程度和本身器官功能状况。只要CO_2潴留是逐渐发生的，$PaCO_2$的绝对值并不重要。关键是应维持血pH≥7.20，多数学者认为$PaCO_2$上升速度< 10mmHg/h、$PaCO_2$≤13.33kPa较合适，当血pH < 7.20时，多数学者主张补碱。另外清醒患者多不耐受，需使用镇静、肌松剂。

目前，对于PHC的治疗性还有许多有待解决的问题：① PHC的治疗作用有效性的$PaCO_2$上限和pH下限还没有明确，也没有描述剂量反应特性的资料；② PHC持续的时间问题也有待研究；③需要进一步的研究$PaCO_2$和pH的改变对器官功能，尤其是在器官损伤期间功能的影响，为PHC在临床中的治疗性应用作准备。总之，PHC虽作为一种非生理性的机械通气策略，其治疗性已经在大量临床应用中得以确认，但其治疗性的确切机制、应用指征、耐受程度、实施方法等具有一定争议性的问题还需进一步研究探讨。

二、容许性高碳酸血症对机体的生理影响

1. 高碳酸血症对中枢神经系统的影响

（1）脑细胞内酸碱平衡的变化：多数情况下，高碳酸血症的最初几小时内，脑细胞内pH在正常范围，而细胞外pH稍有变化，并由于肾脏的代偿作用于1～3d又达到新的稳定状态。

（2）神经细胞氧代谢的变化：高碳酸血症对脑组织的氧耗效应可能与动物种类、疾病病理状况及组织原有的$PaCO_2$水平有关。一项临床研究发现，在心肺分流期间，低氧血症伴急性高碳酸血症（$PaCO_2$在6～8mmHg）时脑氧耗降低30%。

（3）血流的变化：$PaCO_2$水平的调整及其引起的pH的变化可以影响脑血管及血流的变化。CO_2扩张脑血管，脑血流量增加引起颅内压升高，可加重原有颅内占位病变、脑外伤、严重高血压患者的病情。但动物实验发现健康动物能耐受长时间高碳酸血症，并在$PaCO_2$恢复后，脑血流和脑代谢迅速恢复。有报道新生羔羊长达6h的高碳酸血症（$PaCO_2$

维持在 75～79.5mmHg）期间，1h 时脑血流增加了 355%，6h 后脑血流高于基础值 195%，$PaCO_2$ 恢复正常后 30min 脑血流恢复正常。整个试验期间，脑氧耗没有变化，脑氧供 1h 时增加 331%，6h 时增加 180%。氧摄取率 1h 时减少 55%，6h 时为 39%。这或许可以解释机械通气患者为什么能很好耐受高碳酸血症。

（4）对老年患者的影响：研究发现容许性高碳酸血症机械通气能改善老年患者早期术后认知功能，这可能和增加脑血流，改善脑氧代谢有关。老年患者脑细胞发生退行性改变，脑血流减少，易诱发术后认知功能障碍，允许性高碳酸血症引起脑血管舒张，脑血流量增加，改善脑氧代谢。研究发现，全麻手术中 $PaCO_2$ 水平与术后认知功能有关，高碳酸血症组（$PaCO_2$，54.9mmHg）患者术后认知功能优于正常组（$PaCO_2$，39.8mmHg）和低碳酸血症组（$PaCO_2$，27.8mmHg），其可能机制为允许性高碳酸血症增加脑血流灌注，相反，将 $PaCO_2$ 降低到 20～25mmHg 则通过脑血管收缩使脑血流减少 40%～50%，降低了脑缺血损伤的阈值，可能导致脑缺血。

2. 高碳酸血症对循环系统的作用　在正常机体，高碳酸血症刺激交感神经致循环中儿茶酚胺升高胜过了直接的抑制作用。这与前负荷增加、后负荷减少、收缩力增强和心率加快有关。

（1）高碳酸血症时，由于氧血红蛋白解离曲线向右偏移，使患者的氧输送进一步增加。相反，低碳酸血症对氧血红蛋白解离曲线有相反的作用，通过冠状动脉收缩减少心肌血流量。同时，由于低碳酸血症使心率和收缩力增加，这可能会加剧急性心脏病的心肌缺血。Ramirez 等对狗实施了长达 10h 的高碳酸血症。CO 在 4h 时最大，10h 后开始明显下降；心率 4h 时减慢明显，先于 CO 的下降；平均动脉压保持稳定。血红蛋白浓度和血氧含量逐渐升高，10h 时分别比基础值升高 15% 和 11%。氧耗在整个试验期间基本无变化，但动脉血氧含量逐渐升高，提示氧携带能力增强。

（2）尽管高碳酸血症性酸中毒可抑制心脏收缩，降低全身血管阻力，但其净代谢率仍不高。Allellano 等对猪心肌梗死模型实施高碳酸血症后指出，CO_2 扩张冠状动脉血管，冠状动脉血流增加，

提高心肌氧供，不增加冠状动脉"窃血"现象，对冠状动脉血管病变者有益，但能否用于心力衰竭，尤其是缺血性心脏病患者，还需进一步研究。

3. 高碳酸血症对肺内分流（Qs/Qt）的影响　以往报道高碳酸血症因为缺氧性肺血管收缩效应（HPV）使肺内分流减少。Pfeiffer 等的研究表明，对伴感染性休克和无感染性休克的 ARDS 患者实施低潮气量、低压力通气后，伴随 CO_2 升高，肺内分流均增加，但对通气 / 血流比值和 PaO_2 影响不大。Qs/Qt 的增减主要取决于 CO 和混合静脉血氧分压（PvO_2）及混合静脉血氧饱和度（SvO_2）的变化。高碳酸血症引起的心输出量增加使混合静脉血氧分压持续明显升高，降低了缺氧性肺血管收缩效应，导致肺内分流增加。但混合静脉血氧饱和度的升高补偿了肺内分流增加引起的氧合不全，最终使 PaO_2 升高或不变。在非感染性休克患者中，心输出量增加越多，氧合改善越明显。在处于高血流动力学状态的感染性休克患者中，PHC 对心输出量和周围血管阻力无明显影响，所有病例均需儿茶酚胺类药物维持血压。但 Qs/Qt 仍增加了 28%，与非感染性休克组无差别。原因可能是 PHC 增强了感染性休克患者肺血管对缩血管物质的不敏感性。所以对心肺功能储备差的患者实施 PHC，要充分考虑到 PHC 的潜在效应。另外，高碳酸血症可诱导支气管扩张，并被证明能通过表面活性剂独立的机制改善肺顺应性。因此，HPC 可以改善通气 / 灌注匹配，并可能更好地促进气体交换。

4. 高碳酸血症对机体免疫系统和炎症反应的影响　高碳酸血症会抑制先天免疫反应和适应性免疫反应（图 20-1）。其可能机制如下。

（1）高碳酸血症在抑制吞噬的同时减少中性粒细胞和巨噬细胞向脓毒症原发病灶的迁移。

（2）高碳酸血症抑制促炎因子的产生。肺动脉内皮细胞的表面标志物脂多糖通过加速核酸因子抑制蛋白的降解，导致人肺动脉内皮细胞核酸因子 κB（NF-κB）的激活。而 PHC 时，升高的 CO_2 生成过多酸通过修饰脂多糖、减少核酸因子抑制蛋白的降解，显著抑制脂多糖介导的 NF-κB 的激活，从而减少细胞内黏附分子 -1（CIAM-l）和白细胞介素 -8（IL-8）的表达，进而抑制了中性粒细胞对人肺动脉内皮细胞的黏附和乳酸脱氢酶的释放，减轻了肺

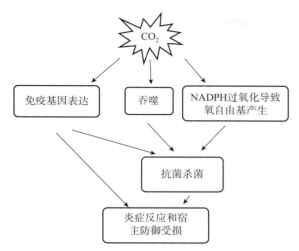

▲ 图 20-1　高碳酸血症会抑制先天免疫反应和适应性免疫反应

炎症反应造成的组织损伤。

（3）酸中毒也能减轻淋巴细胞和自然杀伤细胞的细胞毒性作用。

值得注意的是，临床相关水平的酸中毒与感染细菌的增殖明显相关。研究发现，将培养基酸化至 pH=7.20 可以促进大肠埃希菌的生长，这种效果已经在几种细菌中得到了证实。

5. 高碳酸血症对麻醉药物异丙酚的影响　黎秋焱以 90 例择期拟行全身麻醉手术患者为研究对象探讨容许性高碳酸血症对丙泊酚复合舒芬太尼全凭静脉复合麻醉效果的影响。对照组控制 $PaCO_2$ 在 35 ～ 40mmHg，研究组控制 $PaCO_2$ 在 50 ～ 65mmHg。麻醉维持：予以舒芬太尼 0.15μg/（kg·min）持续靶控泵泵入，而丙泊酚的靶控效应部位浓度根据手术时所需的麻醉深度脑电双频指数值进行调节。研究发现容许性高碳酸血症状态下的研究组切皮时与腹腔探查时丙泊酚在效应部位的浓度明显低于对照组，考虑原因为脑血流对 CO_2 存在放射性变化，$PaCO_2$ 升高可直接引起脑血管的扩张，增加脑血流量，同时刺激血管运动中枢，间接引起脑血管收缩，增加脑血流量，从而增加脑组织单位时间内麻醉药物灌注以增加麻醉效应。但两组的术后苏醒时间差异无统计学意义，提示允许性高碳酸血症保护性通气策略是安全可行的，同时也提示应用允许性高碳酸血症通气麻醉时应适当减少麻醉药物的用量，减少苏醒延迟等并发症的发生。

（1）允许性高碳酸血症通气治疗急性肺损伤 / 急性呼吸窘迫综合征（ARDS）：急性呼吸窘迫综合征（ARDS）是重症监护病房（ICU）常见的临床症状，发病率近 9%。ARDS 的死亡率相对较高，为 27% ～ 45%。机械通气是最有效的挽救生命的技术，通过维持足够的组织氧合可以挽救患者的生命。然而，相同的通气干预措施在不同的临床试验中对 ARDS 的死亡率显示出不同的影响，这个问题仍然存在争议。Kallet 等对照研究了小潮气量（6ml/kg）和传统通气方式治疗 ARDS 的结果，结果小潮气量组病死率有显著的降低（32%VS 51%，$P < 0.004$），且机械通气时间也显著减少。临床上为避免行机械通气患者可能存在的呼吸机相关性肺损伤（VILI）的发生，采用 PHC 通气策略已被证实可提高 ARDS 患者存活率。以往认为是 PHC 减小了肺泡压所起的作用，而并不认为升高的 $PaCO_2$ 有任何的有利影响，甚至认为其对机体有害。但最近 Laffey 发现升高的 $PaCO_2$（即高碳酸血症）本身即对损伤肺发挥了独立的保护作用。推荐的 ARDS 肺保护策略机械通气参数见表 20-1。

（2）容许性高碳酸血症通气治疗慢性阻塞性肺病（COPD）：COPD 呼吸衰竭进展缓慢，且多数已发生代偿，若机械通气时将 $PaCO_2$ 降至正常，必然导致碱血症，不利于氧在组织中释放，减少了组织氧供，因此 PHC 是完全符合 COPD 呼吸生理的一个过程。COPD 患者机械通气时均存在内源性呼吸末正压（PEEPi），PEEPi 可增加气压伤的危险，使呼吸肌耗能增加，影响血液回流，可引起心输出量减少及低血压。大量临床经验表明：小潮气量通气保持适当 PHC 可避免呼吸机相关肺损伤和最小化 PEEPi，利于 COPD 患者的恢复。

（3）容许性高碳酸血症通气治疗危重哮喘：支气管哮喘重度发作、全身情况进行性恶化或伴血气分析变坏时，应用机械通气（MV）治疗可防止猝死。危重支气管哮喘急性发作期，缺氧与 CO_2 潴留相比，缺氧对人体的危害更大。因此通气的目标一开始就应定在使 PaO_2 接近正常水平。传统常规通气方法主张超生理大通气量 VE 在 10 ～ 15L/min，VT 在 12 ～ 15ml/kg，支气管哮喘患者进行常规机械通气过程中发生肺泡漏气与肺动态过度充气的关系更密切。高潮气量、高呼吸频率、高流量可诱发微血

表 20-1　推荐的 ARDS 肺保护策略机械通气参数

通气参数	推荐参数	注　释
VT	6～8ml/kg（最小可达 4ml/kg）	低于 P-V 曲线上拐点
容许性高碳酸血症	$PaCO_2$ 60～100mmHg，pH ≥ 7.25	无脑外伤及代酸
气道平台压	≤ 30cmH₂O（PIP ≤ 40cm H_2O）	
PEEP	5～25cm H_2O；FiO_2 ≤ 60%	略高于 P-V 曲线上拐点
I：E 比	≤ 1：1（最大可达 1.5：1）	需监测 Auto-PEEP
呼吸频率	≤ 25～30/min	需监测 Auto-PEEP
氧浓度	FiO_2 ≤ 60%，SaO_2 ≥ 88%，PaO_2 ≥ 50～55mmHg	

管损伤。VT 过大是 VILI 的最重要原因。超生理大通气量应用时，如迅速纠正 $PaCO_2$ 至正常水平，易发生碱血症，加重组织和器官缺氧状态，神志转清也较慢，发生上消化道出血和心肌缺血 ST-T 变化等。如 VT 不变，提高 PEEP 水平易使平均气道压（paw）升高，常发生血压下降。尤其是昏迷或心跳呼吸停止者，心脏病患者或伴有心功能不全者、或伴补液量不足者，特别容易发生血压降低，因而各组织器官血流灌注量减少，容易发生多器官功能紊乱的综合征（MODS），使通气治疗失效。针对采用 PHC 方法时可能出现不同程度的低氧血症，在 PHC 通气治疗的基础上增加 FiO_2，在保持血压尤其脉压不变的情况下，按呼吸音响度逐步加用 PEEP。PEEP 由 5～10cmH₂O，使 SaO_2 迅速达到 90%～95% 以上。PEEP 能产生较高的经气道压，足以打开严重痉挛的气道，使哮鸣音减弱、呼气气流延长，改善 V/Q 比例失调，增加肺泡内压提高氧合水平。即使没有氧合障碍，也加用 0.29～0.49kPa（3～5cm H_2O）PEEP，以克服通气机回路阻力。在危重哮喘持续状态 MV 早期，PHC 和低 PEEP 通气方法的联合应用，迅速保证了充分氧合水平和适当的通气，符合限制性气道高压（Pplat < 3.43kPa）"压力定标通气"技术，使患者迅速地达到临床情况缓解、神志转清、气道阻力下降、肺顺应性好转、动脉血气恢复正常和尽早撤机的满意通气治疗效果。

（4）容许性高碳酸血症通气治疗新生儿急性呼吸衰竭：新生儿急性呼吸衰竭时，因肺泡萎陷引起功能残气量减少，导致肺通气量减少，肺顺应性下降，而传统的通气模式则是应用高通气压来保证潮气量和每分通气量以尽快维持 $PaCO_2$ 及 pH 正常，这样需要的潮气量较大，而引起较高的气道压，因而易引起肺损伤，如气压伤、支气管肺发育不良（BPD）和慢性肺部疾病（CLD），同时也增加循环系统不稳定的发生率，并造成撤机困难。PHV 保护通气策略是将每分通气量（Mv）控制在较小范围，并允许一定程度高碳酸血症；采用较小 VT 和较慢的通气频率，以降低气道内压，从而避免肺损伤；同时较慢的呼吸频率可取得较长的吸气时间，使气道阻力降低，吸入气体分布均匀，有效通气量增加，改善通气/血流比例。有报道应用 PHV 治疗，选择合适通气参数：FiO_2 为 0.8，潮气量 6～8ml/kg（为正常 1/2 潮气量），呼吸频率 20～30/min，且 PIP 不高，2～6h 后 PaO_2 升高而 pH 和 $PaCO_2$ 改善不明显，48～72h 后 pH 和 $PaCO_2$ 明显改善，提示在充分氧疗下，给予控制性低潮气量通气，可提高 PaO_2，进一步降低 $PaCO_2$，提高 pH，从而达到纠正呼吸衰竭的目的。文献报道，PHV 虽然减少 MV，并有轻度代偿性酸中毒，但对肺血管阻力、体循环血管阻力、心脏指数、氧供及氧耗无影响；只要血氧饱和度正常，虽然 $PaCO_2$ 较高，pH 较低，但仍能保持心血管系统稳定及无心律失常。因此维持 $PaCO_2$ ≤ 10.6kPa 及 pH > 7.15，高碳酸血症的不利生理作用是可逆的，且无不良反应。有报道将其应用于新生儿急性呼吸衰竭的抢救，也取得较好效果。

（5）容许性高碳酸血症策略在婴儿单肺通气中的肺保护作用及安全性：近年来，胸腔镜手术在新生儿外科的应用日渐广泛，此类手术需要在患侧胸腔建立二氧化碳人工气胸，但目前仍没有合适的双腔气管导管及支气管阻塞器可用于新生儿。术中多采用单腔气管导管行气管插管实施单肺通气（OLV），因而并非理想的 OLV，导致患侧肺萎陷不佳，手术操作空间难满足，且此类手术患儿术前反流误吸而患有严重吸入性肺炎或合并有不同程度的肺发育不良，因而 OLV 期间可能出现严重的低氧血症与高碳酸血症。增加通气量有望降低 $PaCO_2$ 及改善低氧血症，但术中人工气胸和手术操作对患侧肺的机械压迫，使得传统机械通气时，肺内会出现严重的不均匀通气，可能引起肺泡时间常数（即肺顺应性与气道阻力的乘积）增加的那部分肺泡过度充气，增加气压伤和气胸的发生率，如采取大潮气量通气，既增加肺气压伤与气胸的发生率，加重原有肺损伤，又不利于患侧肺萎陷。有报道称对患有先天性膈疝的新生儿采取 PHC 通气策略，允许 $PaCO_2$ 40～65mmHg 甚或更高的机械通气和传统的机械通气相比生存率增加，提示此类患儿对高碳酸血症耐受良好。这可能与下列因素相关：① PHC 策略可增加心排量，提高肺顺应性，减少肺内分流，改善通气/血流比失衡。②高碳酸血症引起氧离曲线右移，促使氧释放。③高碳酸血症引起微血管扩张，组织灌流量增加，改善组织氧合。④ PHC 可在某种程度上减轻肺部相关损伤。机械通气引起的压力牵拉可激活肺泡细胞内 ASK-1-JNK/p38 通路，介导细胞凋亡，而 PHC 策略引起的高水平 CO_2 可有效地抑制该通道的激活，从而减轻肺损伤。还有相关的研究报道，允许性高碳酸血症能抑制胸腔镜手术患者血浆 TNF-α 的产生，从而对肺组织有一定的保护作用。另外，Meta 分析显示控制 $PaCO_2 < 65mmHg$ 且 $pH \geq 7.2$ 的 PHC 并不增加极低出生体重儿脑出血及脑损伤发生的风险。

（6）容许性高碳酸血症策略在呼吸机撤机中的应用：传统机械通气后撤机困难。长期传统机械通气，可使呼吸道阻力增加，呼吸肌的功能下降。PHC 通气可缩短呼吸支持的时间，并使呼吸中枢对高 $PaCO_2$ 产生良好的耐受性，因而可提高撤机的成功率。

（7）容许性高碳酸血症策略在麻醉中的应用：胸科手术中，为避免高容量和高气道压造成的肺损伤，减少术中肺运动，为术者提供良好清晰的手术视野，降低术后气漏及其他并发症的发生率，采取限制气道压和潮气量的措施必然伴随 $PaCO_2$ 排出减少，而致高碳酸血症。Myles 在 64 例双侧肺移植麻醉的总结中提出，手术中保证组织氧供和右室灌注是必需的，PHC 的应用有助于减轻肺动力性的高膨胀和机械通气对循环的影响，有利于移植肺的保护。另有报道对一多发性气管胸膜瘘的 9 岁男孩实行肺叶切除，术中采用肺隔离技术，应用高频振荡通气和容许性高碳酸血症，小气流和低气道压为术者提供了清晰的视野，减少了气压伤的发生，对心血管系统无影响，使手术过程和结果更趋完美。

三、人体对 PHC 的耐受程度和 PHC 的不良反应

1. 人体对 PHC 的耐受程度　有报道 1 例 49 岁重症哮喘患者应用 PHC 后出现蛛网膜下腔出血。患者在高碳酸血症状态下机械通气 3d 后右瞳孔固定、扩大，对光反应消失。CT 扫描显示蛛网膜下腔出血和散在脑水肿。但 4d 后出血和水肿减轻，痊愈后未留下任何神经系统并发症。急性高碳酸血症降低心肌纤维对钙离子的敏感性，心肌收缩力减弱，心输出量短暂减少。失代偿后心肌抑制效应明显，全身氧供减少，体内许多器官血流再分布，肾血流的减少和酸中毒可导致肾功能衰竭。急性高碳酸血症还可降低骨骼肌收缩力，尤其是膈肌，延长患者的脱机时间。由于人体"耐酸不耐碱"，临床很少用碱性药物治疗酸血症。但 pH < 7.15 或可疑有酸中毒所致严重后果时，可应用碳酸氢钠、三羟甲基氨基甲烷（THAM）。有研究表明，PHC 时应用 THAM 可减轻 PHC 对心肌收缩力和血流动力学的影响，维持循环功能稳定。

2. 人体对 PHC 的不良反应及禁忌证

（1）不良反应：针对 PHC 实施的必要性及其可能带来的不良反应，人们不断探讨 PHC 的"容许"究竟在什么水平？掌握好 PHC 的安全界限，有利于扩大这一通气策略的应用范围。人体对 PHC 的耐受极限与以下两方面因素有关：①本次疾病恶

化前的基础状态是否使机体内环境的稳定受到影响（主要是酸碱平衡机制）；②单位时间内 CO_2 的产量是否已明显超过机体的代偿能力。实际上对 PHC 的耐受水平取决于患者的疾病种类、病情严重程度和本身器官功能状况。只要 CO_2 潴留是逐渐发生的，$PaCO_2$ 的绝对值并不重要。关键是应维持血 pH ≥ 7.20，多数学者认为 $PaCO_2$ 上升速度 < 10mmHg/h、$PaCO_2$ ≤ 13.33kPa 较合适，当血 pH < 7.20 时，多数学者主张补碱，因顾虑补充碳酸氢钠后产生二氧化碳增加，有学者主张补充三羟甲基氨基甲烷。很多人对 $PaCO_2$（80 ～ 100）mmHg 感到焦虑，但近来临床实践表明，PHC 的耐受性比预想的要好，个别患者 $PaCO_2$ > 150mmHg、甚至达 200mmHg 时也能很好耐受。最近关于 2 例重症哮喘治疗的报道，$PaCO_2$ 在治疗过程中最高分别为 202mmHg 和 218mmHg，但恢复后并未因为长时间重度 PHC 留下后遗症。

(2) 禁忌证：CO_2 有强烈的脑血管扩张作用，增加颅内压（ICP），加重或诱发脑缺血，因而凡已有 ICP 升高或有升高倾向的患者（如外伤性颅内血肿、颅内占位性病变、严重高血压），应禁用 PHC；由于 CO_2 具有负性肌力作用，可致心血管系统衰竭，故未经纠正的低血压或心功能不全患者，应慎用 PHC；此外，合用 β 受体阻滞药以及未经治疗的严重代谢性酸中毒患者，也不宜应用 PHC。

四、Meta 分析比较目前有创机械通气策略与 ARDS 患者全因死亡率之间的关系

王长松等通过 Meta 分析比较了 26 种应用于 ARDS 的机械通气策略与 ARDS 患者全因死亡率之间的关系（表 20-2，图 20-2）。结果发现低潮气量 +FiO_2 引导下高 PEEP+ 俯卧位这种通气策略降低死亡率最明显。排在第二位的是通气策略 LVT + PV-PEEP（低潮气量 +P-V 静态曲线引导下的 PEEP），可能性为 18.4%。而容许性高碳酸血症 + RM + LAP（容许性高碳酸血症、手控和低气道压力）是全因死亡率中导致死亡率最高的。在降低气压伤发生率方面，通气策略 PV-PEEP 和 VT + RM（每天测量静压 - 容积 [P-V] 曲线，根据 P-V 变化设置 PEEP 和 VT，手控前评估肺开放电位）效果最好，可能性为 63.4%。通气策略 LVT + FiO_2-HPEEP + HDPLV（低潮气量、FiO_2 引导下高 PEEP、高剂量局部液体通气）引起气压伤的概率最高。总之，通气策略 W（低潮气量伴 FiO_2 引导下的高 PEEP 和俯卧位）和 T（低潮气量伴 P-V 静态曲线引导下的个体 PEEP）是 ARDS 患者潜在的最佳通气策略。

表 20-2　26 种 ARDS 通气策略

A	LVT + PV-PEEP	低潮气量 +P-V 静态曲线引导下的 PEEP
B	HVT+FiO_2-LPEEP	高潮气量 +FiO_2 引导下的低 PEEP
C	LVT+FiO_2-LPEEP+HFOV+prone	低潮气量 +FiO_2 引导下的低 PEEP+ 俯卧位后高频振荡通气
D	HVT+HDPLV	高潮气量 + 高剂量局部液体通气
E	LVT+FiO_2-LPEEP	低潮气量 +FiO_2 引导下的低 PEEP
F	PCV+FiO_2-LPEEP	压力控制通气 +FiO_2 引导下的低 PEEP
G	HVT+FiO_2-LPEEP+prone	高潮气量 +FiO_2 引导下的低 PEEP+ 俯卧位
H	LVT+FiO_2-HPEEP	低潮气量 +FiO_2 引导下的高 PEEP
I	LVT+FiO_2-HPEEP+LDPLV	低潮气量 +FiO_2 引导下的高 PEEP+ 低剂量局部液体通气
J	LVT+FiO_2-HPEEP+HDPLV	低潮气量 +FiO_2 引导下的高 PEEP+ 高剂量局部液体通气
K	PV-PEEP and VT+RM	P-V 静态曲线引导下的 PEEP 和潮气量 + 手控通气

续表

L	BiPAP+RM	BiPAP 机械通气 + 手控通气
M	PC SIMV+FiO$_2$–LPEEP	压力模式的间歇通气 +FiO$_2$ 引导下的低 PEEP
N	LVT+ esophagael pressure –PEEP	低潮气量 + 食管压力引导下的 PEEP
O	PC SIMV+PV–HPEEP	压力模式的间歇通气 +P–V 静态曲线引导下的低 PEEP
P	LVT+FiO$_2$–LPEEP+RM	低潮气量 +FiO$_2$ 引导下的低 PEEP+ 手控
Q	Permissive hypercapnia+RM+LAP	容许性高碳酸血症、手控和低气道压力
R	APRV	气道压力释放通气
S	HFOV	高频振荡通气
T	LVT+PV individual PEEP	低潮气量 +P–V 静态曲线引导下的个人 PEEP
U	LVT +FiO$_2$–HPEEP	低潮气量 +FiO$_2$ 引导下的高 PEEP
V	ASV	适应性支持通气
W	LVT +FiO$_2$–HPEEP+ prone	低潮气量 +FiO$_2$ 引导下的高 PEEP+ 俯卧位
X	LVT +FiO$_2$–LPEEP+ prone	低潮气量 +FiO$_2$ 引导下的低 PEEP+ 俯卧位
Y	LVT+ARM	低潮气量 + 肺泡复张术后的呼气末滴定
Z	HFOV+RM	肺泡复张术后的呼气末滴定高频振荡通气 + 手控

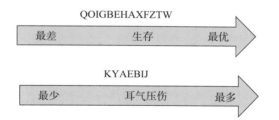

QOIGBEHAXFZTW

最差　　　　　生存　　　　最优

KYAEBIJ

最少　　　　耳气压伤　　　最多

▲ 图 20-2　26 种通气策略对 ARDS 死亡率的影响排名

（徐金金　黄亚医）

第 21 章　血气分析技术

医学快速发展的今天，血气分析不再是三甲医院才有的设备，血气分析已成为衡量一个医院等级和技术发展水平的重要标志之一。手术患者并存疾病越来越多，越来越复杂，血气分析不再局限于检验科，而是广泛应用于 ICU、呼吸科、麻醉科、急诊科、心胸外科、新生儿科等。众所周知，血气分析是反映机体酸碱状态，氧合状态的主要指标。血气分析是医学上常用于判断机体是否存在酸碱平衡失调以及缺氧和缺氧程度等。那么，什么样的患者需要做血气分析呢？怎样系统地分析判断结果与临床症状是否相符，从而为临床症状治疗提供依据呢？

一、仪器原理

测定血气指标的仪器主要由专门的气敏电极分别测出 O_2、CO_2 和 pH 三个数据，并推算出一系列参数。其结构组成基本一致，一般包括电极（pH、PO_2、PCO_2）、进样室、CO_2 空气混合器、放大器元件、数字运算显示器和打印机等部件。

1. 电极系统

(1) pH 测定系统：包括 pH 测定电极即玻璃电极、参比电极及两种电极间的液体介质。原理是血样中的 H 离子与玻璃电极膜中的金属离子进行离子交换产生电位变化，此电位与 H 离子浓度成正比，再与不受待测溶液 H 离子浓度影响的参比电极进行比较测量，得出溶液的 pH。

(2) PCO_2 电极：PCO_2 电极属于 CO_2 气敏电极，主要由特殊玻璃电极和 Ag/AgCl 参比电极和电极缓冲液组成。原理与 pH 电极基本相同，只是 pH 电极外面还有一层聚四氟乙烯或硅橡胶膜，CO_2 自由透过，其他离子不能透过，此膜与 pH 电极间含有电

解液，PCO_2 的改变可影响电解液的 pH，PCO_2 的对数与 pH 呈直线关系。

(3) PO_2 电极：PO_2 电极是一种对 O_2 敏感的电极，属于电位法。样本中的 O_2 经过聚丙烯膜到达铂阴极表面时，O_2 不断地被还原，阳极又不断地产生 Ag 并与 Cl 结合成 AgCl 沉积在电极上，氧化还原反应在阴阳极之间产生电流其强度与 PO_2 成正比。

2. 管道系统　主要由测定室、转换盘系统、气路系统、溶液系统及泵体等组成。

二、标本采集

1. 采血部位　血气分析的最佳标本是动脉血，能真实地反映体内的氧化代谢和酸碱平衡状态，常取部位是肱动脉、股动脉、前臂动脉等，也可用动脉化毛细血管血，只是 PO_2 低于动脉血；静脉血也可供做血气测定，但与动脉血差别较大。

2. 抗凝剂的选择　因需测定全血血气，所以必须抗凝，一般用肝素抗凝（最适用肝素锂，浓度为 $500 \sim 1000U/ml$）。

3. 标本储存　注意防止血标本与空气接触，应处于隔绝空气的状态。与空气接触后可使 PO_2 升高，PCO_2 降低，并污染血标本。

4. 标本放置时间　宜在 30min 之内检测，否则，会因为全血中有活性的 RBC 代谢，不断地消耗 O_2，并产生 CO_2，而影响结果的准确性。如 30min 内不能检测，应将标本置于冰水中保存，最多不超过 2h。

5. 采血前注意事项　采血前应让患者在安定舒适状态，避免非静息状态造成的误差。

三、质量控制

目前使用的检测血气分析的参考试剂按基质不同分为水剂缓冲液、全血、血液基质和人造血氟碳化合物四种。目前使用最多的是水剂缓冲液，该质控物具有稳定、使用方便等优点。使用血气质控物时应注意以下几点：①室温平衡质控物，再用力振摇 2 ~ 3min，使气相与液相重新平衡；②开启安瓿后应立即注入仪器中检测，再观察所测结果是否失控，如在质控范围内，表明该仪器处在正常运转状态，可以用于标本检测；③观察结果，如果偏离参考范围，查明原因并排除后再测；④过期的质控物不能使用，无参考范围说明书的质控物不能使用，因为每个批号的质控物的参考范围存在一定的差异。

四、血气监测常用指标及临床意义

1. pH [（H⁺)酸碱度]

（1）pH 为氢离子浓度的负对数：表示体液的酸碱度，在细胞外液的正常值为：7.35 ~ 7.45（平均 7.40）。静脉血比动脉血低 0.03 ~ 0.05。pH > 7.45 为碱血症（alkalemia）；pH < 7.35 为酸血症（acidemia）。血浆 pH 的变化取决于血浆中碳酸氢根（HCO_3^-）与碳酸（H_2CO_3）的比值，正常情况下，HCO_3^- ∶ H_2CO_3 = 20 ∶ 1。

（2）意义：当血浆 H_2CO_3 原发性上升，pH 下降，致 pH < 7.35 时为失代偿性呼吸性酸中毒；而当 HCO_3^- 原发性降低，致 pH < 7.35 时为失代偿性代谢性酸中毒；当血浆 H_2CO_3 原发性降低，致 pH 上升，pH > 7.45 时为失代偿性呼吸性碱中毒；当 HCO_3^- 原发性增高，pH > 7.45 时为失偿性代谢中毒。HCO_3^- 和 H_2CO_3 的原发性改变是区分代谢性或呼吸性酸碱失衡的重要标准。但在 pH 正常时也不能排除体内是否存在着酸碱失衡，这是因为在酸碱失衡时，虽然体内缓冲对 HCO_3^- 与 H_2CO_3 的绝对值已发生改变，但通过机体的调节作用，仍可维持其 20 ∶ 1 的比例，使 pH 保持在正常范围，这种情况称为代偿性酸或碱中毒。另外，在某些混合型酸碱失衡时 pH 也可在正常范围。pH 7.30 ~ 7.35 及

pH 7.45 ~ 7.50 为治疗满意范围。pH 7.10 ~ 7.30 及 pH 7.50 ~ 7.64 为机体内酶系统活动受损的范围。人可生存的最高酸度为 pH=6.9，人可生存的最高碱度为 pH=7.7。pH 超出正常范围不大的情况下（即治疗满意范围），不影响正常酶系统的活动，不一定急需治疗。纠正酸碱中毒时亦不一定必须达到正常范围之内，只要达到治疗满意的范围即可。

（3）标准 pH（pHNR）：pHNR 是 PCO_2 标定在 40mmHg 时血液的 pH，即排除了呼吸影响，只反映代谢性酸碱状态。故可用 pHNR 与 pH 的差异来反映酸碱平衡受呼吸影响的程度。pHNR < pH 提示呼吸性碱中毒，pHNR > pH 提示呼吸性酸中毒。

（4）氢离子浓度（H）与 pH 的关系：pH 在 7.4 左右（7.28 ~ 7.45）很狭窄的范围内，两者呈近似直线的关系；pH 每降低或升高 0.01 则（H）升高或降低 1nmol/L。但在这个范围之外则呈曲线关系。pH 为 7.4 时，（H）为 40nmol/L。为方便起见，pH 每变化 0.1 时的（H）换算系数为：pH > 7.4，40nmol/L × 0.8；pH < 7.4，40nmol/L × 1.2，即所谓 "0.8/1.2 法"。近年有人提倡用氢离子浓度来代替 pH。因为 pH 是一个没有确实单位的指标，它只是间接地代表氢离子浓度，（H）能更直接而灵敏地反映氢离子的高低。

2. 动脉血二氧化碳分压（$PaCO_2$）　$PaCO_2$ 是动脉血中物理溶解的 CO_2 产生的压力（约占动脉血 CO_2 总量的 5%）。它是判断酸碱平衡的一个主要指标。正常值为：4.40 ~ 6.27kPa（33 ~ 47mmHg），静脉血较动脉血高 0.67 ~ 0.93kPa（5 ~ 7mmHg）。在正常情况下 $PaCO_2$ 与 $PaCO_2$（肺泡二氧化碳分压）几乎相等。$PaCO_2$ 是反映肺泡通气量的可靠的灵敏指标，也是判断酸碱失衡的一个重要指标。

在表浅呼吸时，潮气量下降，肺泡有效通气量随之减少，使 $PaCO_2$ 上升，当 $PaCO_2$ < 4.40kPa（33mmHg）时示通气过度，称低 CO_2 血症或低碳酸血症。其意义为：通气过度，呼吸性碱中毒的原发反应，或代谢性酸中毒的代偿反应。反之，当 $PaCO_2$ > 6.27kPa（47mmHg）时示通气不足，二氧化碳潴留，称高 CO_2 血症或高碳酸血症。其意义为：通气不足；呼吸性酸中毒的原发反应，或代谢性碱中毒的代偿反应。

$PaCO_2$ 的改变对机体的影响：升高的 $PaCO_2$ 直

接刺激中枢神经系统，使交感神经兴奋，从而加强了心肌收缩力，动静脉血管收缩，使血压升高。高二氧化碳使血浆内 HCO_3^- 增加，脑细胞膜通透性改变，加之脑血管扩张，毛细血管内压增高，颅内压明显增加。如 $PaCO_2$ 正常的患者，当其值在 24h 内迅速超过 13.3kPa（100mmHg），可致二氧化碳麻醉，患者可由嗜睡转入昏迷状态。降低的 $PaCO_2$ 而致的低碳酸血症对机体的生理活动也有一定影响，其作用是使心输出量减少，氧运输障碍，氧离曲线左移，脑血流量减少，抽搐及颅内压下降等。$PaCO_2$ 为血气分析仪的实测值。

3. 二氧化碳含量（$T-CO_2$，$ctCO_2$） 二氧化碳含量是指未接触空气的全血（或血浆）在 37～38℃ 条件下，经酸化后放出的 CO_2 总量。包括 HCO_3^- 和物理溶解的 CO_2。其正常值为：23～27mmol/L。

4. HCO_3^-（实际碳酸氢盐，AB） 指隔绝空气的血标本，在实际条件下测得的 HCO_3^- 含量。正常值：21.4～27.3mmol/L，均值为 24mmol/L。HCO_3^- 受代谢因素影响，也受呼吸因素的影响。

AB＞SB（标准碳酸氢根），提示有二氧化碳蓄积，为呼吸性酸中毒；AB＜SB，提示二氧化碳呼出过多，为呼吸性碱中毒；AB 与 SB 值均低，提示代谢性酸中毒，反之则有代谢性碱中毒。HCO_3^- 降低是代谢性酸中毒的原发反应，也可以是呼吸性碱中毒的代偿反应。HCO_3^- 升高是代谢性碱中毒的原发反应，也可以是呼吸性酸中毒的代偿反应。

5. 标准碳酸氢根（SB） SB 是指隔绝空气的血标本，在体温 37℃，SaO_2 为 100%，PCO_2 为 5.32kPa（40mmHg）的标准条件下测得的 HCO_3^- 含量。SB 是排除呼吸影响的 HCO_3^- 含量。但是体外测得的 SB 值不能完全代表体内状况，亦不能测出红细胞内的缓冲作用，所以不能反映出全部非呼吸性酸碱失衡的程度。正常值：21.5～26.9mmol/L，平均值：24mmol/L。

HCO_3^- = SB，两者均正常提示酸碱平衡；HCO_3^-＞SB，提示呼吸性酸中毒；HCO_3^-＜SB，提示呼吸性碱中毒；HCO_3^- = SB，均低于正常值提示代谢性酸中毒，代偿期；HCO_3^- = SB，均大于正常值提示代谢性碱中毒，代偿期。

6. 缓冲碱（BB）及正常缓冲碱（NBB） BB 系指血液中具有一切缓冲作用的碱（负离子）的总和，即在生理的 pH 情况下，能与 H 结合的碱的总量，包括红细胞内和血浆内的缓冲物质，其主要组成为 HCO_3^-、血红蛋白、蛋白质及磷酸等，正常值为 45～55mmol/L，是反映代谢性因素的指标。BB＜45mmol/L，提示代谢性酸中毒；BB＞55mmol/L，提示代谢性碱中毒。

NBB 系指在体温为 37℃，SaO_2 为 100%，pH 为 7.4，PCO_2 为 40mmHg 的标准条件下所测的缓冲碱。在正常状态下，NBB 与 BB 相等。BB＞NBB 提示代谢性碱中毒；BB＜NBB 提示代谢性酸中毒。

7. 剩余碱（BE） BE 指在体温为 37℃，PCO_2 为 40mmHg，SaO_2 为 100% 的标准条件下，血浆或全血的 pH 滴定至 7.4 时所需的酸或碱的量。BE 表示血浆的碱储备增加或减少的情况，需要用酸时，BE 为正值；需要用碱时，BE 为负值。BE 排除了呼吸因素，是代谢性酸碱失衡的重要指标。正值增加一般提示为代谢性碱中毒，负值增加为代谢性酸中毒。但是在急性呼吸性酸中毒时，BE 可以为负值。正常值为 ±3mmol/L，平均值为 0。BE 可分为 BEb 和 BEecf 两种。BEb 指全血的 BE，即实际测得的 BE，它反映全血的剩余碱。BEecf 指组织间液的剩余碱，又称为标准的剩余碱（SBE），它是经过纠正的 BE。因组织间液是机体细胞所处的内环境，而且血液 Hb 发生变化时，对 BEecf 的影响小。因而使用 BEecf 更理想。

8. 动脉血氧分压（PaO_2） PaO_2 指血浆中物理溶解的氧产生的压力。动脉血中仅 2% 的氧是物理溶解的氧，其余的氧与血红蛋白结合。正常值为 12.6～13.3kPa（95～100mmHg）。PaO_2 为血气分析仪的实测值。PaO_2 随海拔增高而降低。在成年人随年龄增加而递减。预计值公式：PaO_2 = 93.94-0.147×A；（国内）PaO_2 = 100.1-0.232×A（cecll textboox of Med）。

PaO_2＜10.64kPa（80mmHg）为轻度低氧血症；PaO_2＜8kPa（60mmHg）为中度低氧血症；PaO_2＜5.32kPa（40mmHg）为重度低氧血症。

9. 动脉血氧饱和度（SaO_2） SaO_2 指实际与血红蛋白结合的氧含量与血红蛋白完全氧合的氧容量之比。即 SaO_2 =（血氧含量 - 物理溶解的氧）÷ 血氧含量 ×100。正常值为 90%～100%。SaO_2 的高低取决于血红蛋白的质与量，PaO_2 的值和氧解离曲线的特点。

10. 血氧含量（CaO_2，ctO_2）　血氧含量是指动脉血内化学结合的氧量与物理溶解的氧量之和。正常值为 15～23ml/dl，均值为 20ml/dl。CaO_2 减少见于 3 种情况：①没有足够的 O_2 与 Hb 结合（SaO_2 降低）；②没有足够的 Hb 与 O_2 结合（贫血）；③两种情况都有。

11. 半饱和氧分压（P50）　P50 是指在体温 37℃，pH 为 7.4，PCO_2 为 40mmHg，BE 为 0，SaO_2 在 50% 时的 PaO_2。它反映血液转运氧的能力和血红蛋白与氧的亲和力。正常人的 P50 为 26.6mmHg。大于正常值说明氧解离曲线右移，血红蛋白与氧的亲和力下降，O_2 易于释放，有利于组织摄氧。虽 SaO_2 偏低，组织细胞仍可无明显缺氧。小于正常值时说明氧解离曲线左移，血红蛋白与氧亲合力加强，O_2 不易释放。即使 SaO_2 较高，但组织缺氧难以改善。

pH 下降，体温升高，PCO_2 和 2,3- 磷酸甘油酯（2,3-DPF）增加时，P50 增高。反之，P50 减少。

12. 肺泡动脉氧压差（$PA-aO_2$；$A-aDO_2$）　$PA-aO_2$ 是肺泡内氧分压与动脉血氧分压的差值。由 PIO_2（吸入气氧分压）、$PaCO_2$、PaO_2 和 R（呼吸商）计算得出，是判断换气功能的重要指标。$PA-aO_2$ 随年龄增加而增加，呼吸空气时，正常值为 5～15mmHg，60 岁以下不应超过 25mmHg，60—70 岁不应超过 28mmHg，71—80 岁不应超过 32mmHg。吸纯氧时为 10～60mmHg，至多不超过 100mmHg。

在一般情况下，$PA-aO_2$ 由三个因素决定：①弥散的压力梯度，但只要 PAO_2 不低于 60mmHg，即使肺泡膜增厚，纤维化也不造成弥散障碍；②通气血流比值；③肺内外解剖分流。

13. 氧合指数（PaO_2/FiO_2）　PaO_2/FiO_2= 动脉血氧分压（PaO_2）÷ 吸氧浓度（FiO_2）为氧合状况的指标。ALI（急性肺损伤）时 $PaO_2/FiO_2 \leqslant$ 300mmHg（1mmHg=0.133kPa）；ARDS 时 $PaO_2/FiO_2 \leqslant$ 200mmHg。

14. 呼吸指数（$A-aDO_2/PaO_2$）　呼吸指数：肺泡动脉氧压差（$A-aDO_2$）÷ 动脉血氧分压（PaO_2），为氧合状况的指标。

$A-aDO_2/PaO_2$ 的参照范围为 0.1～0.37，＞1 表明氧合功能明显减退，＞2 常需要气管插管机械通气。

15. 肺泡氧分压（PAO_2）　肺泡气氧分压是指肺泡中氧的分压，肺泡氧分压因含有 7% 的水蒸气和 5% 的 CO_2，而小于低于吸入气的氧分压（PIO_2），其下降数值与肺泡中二氧化碳分压（$PaCO_2$）及呼吸商（R）有关。正常值约为 109mmHg（14.58kPa）。

16. 阴离子间隙（AG）　AG 是血浆中未测定的阴离子与未测定的阳离子的差值。血气分析可能是重症治疗中最常用的诊断工具。实际上，只要能正确理解和使用动脉和肺动脉 / 中心静脉血的血气及电解质分析，就有可能正确地解读重症患者发生的绝大部分呼吸、循环和代谢紊乱。

五、血气结果实例分析（注：1mmHg=0.133kPa）

（一）三个步骤

第一步：是否存在酸血症或碱血症？

查看 pH，如果 pH ＜ 7.35，则患者存在酸血症；＞ 7.45，则患者存在碱血症；如果 pH 正常，则查看 PaO_2 和 HCO_3^- 浓度，如果一项或两项异常，则患者可能存在混合型酸碱平衡紊乱。

第二步：原发性酸碱平衡紊乱是呼吸性的还是代谢性的？

查看 pH、PaO_2 和 HCO_3^- 浓度。

如果 pH ＜ 7.35，则说明酸中毒导致了酸血症，并且如果 PaO_2 升高，则说明存在原发性呼吸性酸中毒；如果 HCO_3^- 浓度降低，则说明存在原发性代谢性酸中毒。

如果 pH ＞ 7.45，则说明碱中毒导致了碱血症，并且如果 PaO_2 降低，则说明存在原发性呼吸性碱中毒；如果 HCO_3^- 浓度升高，则说明存在原发性代谢性碱中毒。

（二）实例

实例 1　骨科请您查看一名 60 岁的女性患者，该患者 2 周前进行了右侧髋关节置换术。她出现呼吸困难。她的动脉血气结果如下：

pH	7.48
PO$_2$	8.0kPa
PCO$_2$	3.2kPa
HCO$_3^-$	25mmol/L

她患有哪种类型的酸碱平衡紊乱？

第一步：该患者存在碱血症。

第二步：她的 PCO$_2$ 降低，从而判断这是原发性呼吸性碱中毒。

该患者有原发性呼吸性碱中毒。鉴别诊断应包括肺栓塞和医院获得性肺炎。

实例2 您在急诊科接诊一名18岁男性患者。该患者已经呕吐24h，自感不适。他的动脉血气结果如下。

Na$^+$	138mmol/L
K$^+$	3.0mmol/L
尿素氮	7.8mmol/L
肌酐	130μmol/L
pH	7.49
PO$_2$	12.7kPa
PCO$_2$	5.0kPa
HCO$_3^-$	31mmol/L

第一步：该患者存在碱血症。

第二步：他的 HCO$_3^-$ 浓度升高，说明存在原发性代谢性碱中毒。

该患者在呕吐时从胃肠道丢失氢离子，导致了原发性代谢性碱中毒。患者还存在低钾血症，可能也与代谢性碱中毒有关。

第三步：如果是代谢性酸中毒，阴离子间隙是否升高？

确定酸中毒的类型有助于将潜在病因范围缩小。阴离子间隙是什么？在人体内，阳离子和阴离子的数目是相等的。化验血液时可以测出大部分的阳离子，但只能测出少量的阴离子。因此，把所测得的阴离子和阳离子各自相加，两者的差值即为未测出的阴离子（如血浆白蛋白）量。

因为 Na$^+$ 是主要测得的阳离子，而 Cl$^-$ 和 HCO$_3^-$ 是主要测得的阴离子，则阴离子间隙的计算公式为阴离子间隙 = Na$^+$ –（Cl$^-$ + HCO$_3^-$）

阴离子间隙的正常值为：8～16mmol/L。

有些医院在计算阴离子间隙时将 K$^+$ 也计算在内。因此，阴离子间隙 =（Na$^+$ + K$^+$）–（Cl$^-$+HCO$_3^-$）

如果计算时包括 K$^+$，阴离子间隙的正常值为12～20mmol/L。

对于低白蛋白患者，如何纠正阴离子间隙？在阴离子间隙（8～16mmol/L）中，11mmol/L 往往由白蛋白组成。所以，白蛋白浓度下降可以降低阴离子间隙的基础值。如果患者的白蛋白浓度低，当出现酸碱平衡紊乱时，反而会表现为正常的阴离子间隙，因为酸碱平衡紊乱通常会导致阴离子间隙升高。白蛋白浓度每下降10g/L，阴离子间隙就会降低2.5mmol/L。

实例3 一名61岁的男性酒精性肝病患者因"上消化道出血"收入院。他的血压是 90/40mmHg。他的动脉血气结果如下。

白蛋白	20 g/L（n = 40 g/L）
Na$^+$	135mmol/L
K$^+$	3.5mmol/L
Cl$^-$	100mmol/L
pH	7.30
PCO$_2$	3.3kPa
HCO$_3^-$	20mmol/L
乳酸浓度	5U/L

他的阴离子间隙是多少？他存在哪种类型的酸碱平衡紊乱？

首先计算阴离子间隙：Na$^+$ –（HCO$_3^-$ + Cl$^-$）= 135–（100 + 20）= 15mmol/L。所得结果位于正常值 8～16mmol/L 范围之内。然后根据降低的白蛋白浓度纠正阴离子间隙：

阴离子间隙 = 15mmol/L

白蛋白浓度下降了20g/L

白蛋白浓度每下降10g/L，阴离子间隙降低2.5mmol/L

因此，该患者的阴离子间隙总共降低了5mmol/L

校正后的阴离子间隙值为 15 + 5 = 20mmol/L。

从而看出，该患者存在高阴离子间隙代谢性酸中毒。

实例 4　一名 20 岁的男性自感不适，诉口渴并进饮大量液体。他的动脉血气结果如下：

葡萄糖：	30mmol/L
pH	7.32
PO$_2$	11.5kPa
PCO$_2$	3.0kPa
HCO$_3^-$	18mmol/L
Na$^+$	148mmol/L
K$^+$	3.5mmol/L
Cl$^-$	100mmol/L

该患者存在哪种酸碱平衡紊乱？

第一步：该患者存在酸血症。

第二步：他的 HCO$_3^-$ 浓度降低，则说明存在原发性代谢性酸中毒。

第三步：阴离子间隙 = [Na$^+$ – （Cl$^-$ +HCO$_3^-$）] 148–118 = 30mmol/L。阴离子间隙升高。

该患者存在高阴离子间隙代谢性酸中毒，很可能是由糖尿病酮症酸中毒引起的。

实例 5　一名 44 岁的男性溃疡性结肠炎患者，剧烈腹泻 2d。他的动脉血气检测结果如下。

肌酐	200μmol/L
尿素氮	17mmol/L
pH	7.31
PO$_2$	12.5kPa
PCO$_2$	4.0kPa
HCO$_3^-$	16mmol/L
Na$^+$	136mmol/L
K$^+$	3.1mmol/L
Cl$^-$	121mmol/L

该患者存在哪种酸碱平衡紊乱？

第一步：该患者存在酸血症。

第二步：他的 HCO$_3^-$ 浓度降低，则说明存在原发性代谢性酸中毒。

第三步：阴离子间隙 = Na$^+$ – （Cl$^-$ +HCO$_3^-$） 136–121 = 15mmol/L。此结果正常。

该患者存在正常阴离子间隙代谢性酸中毒，很可能是由于剧烈的腹泻导致 HCO$_3^-$ 丢失而引起的。

第四步：是否存在代偿？

代偿是指人体为纠正酸碱平衡紊乱而进行的一系列应答。正常的代偿途径包括：缓冲系统（包括血红蛋白、血浆蛋白、碳酸氢盐以及磷酸盐，这一应答可在数分钟内发生）、呼吸应答（可在数分钟到数小时内发生）、肾脏应答（可能需要 1 周的时间）。

为什么识别代偿如此重要？通过识别代偿可以帮助您将原发性酸碱平衡紊乱和继发的动脉血气改变区分开来。例如，当患者存在代谢性酸中毒时，他可能会出现过度通气，其唯一目的是通过降低 PCO$_2$ 来代偿代谢性酸中毒，从而产生部分代偿性代谢性酸中毒，而不可将其误认为原发性代谢性酸中毒和原发性呼吸性碱中毒。

对于存在单一酸碱平衡紊乱的患者，如果酸碱平衡紊乱不严重，则可以完全代偿，最终也可以获得一个正常的 pH（7.35～7.45）。尽管 pH 正常，但 HCO$_3^-$ 和 PCO$_2$ 异常，也会提示您考虑混合型酸碱平衡紊乱。

代谢性代偿需要数天时间，它分为两步：①细胞缓冲作用，数分钟到数小时内发生。这只能导致血浆碳酸氢盐（HCO$_3^-$）轻度升高。②肾脏代偿作用，发生在 3～5d 内。因而，急性和慢性酸碱平衡紊乱可出现不同的代偿反应。呼吸性酸中毒时，肾脏对碳酸的排泄以及对碳酸氢盐的重吸收增多；呼吸性碱中毒时，肾脏通过减少碳酸氢盐的重吸收及氨的排泄发挥代偿作用。

呼吸性代偿需要数小时。代谢性酸碱平衡紊乱的呼吸性代偿最长可达 12～24h。此代偿反应在酸碱平衡紊乱出现后 1h 开始，经过 12～24h 终止。①代谢性酸中毒时，控制呼吸的中枢性和周围性化学感受器受到刺激后，可以导致肺泡通气量的增加，这也继而导致代偿性呼吸性碱中毒。②代谢性碱中毒很难通过减少通气量来代偿，而且通气不足还可以降低氧合作用。因此呼吸系统很少将 PCO$_2$ 保持在 7.5kPa 以上。如果 PCO$_2$ 超过这一数值，则说明存在混合型酸碱平衡紊乱，也即代谢性碱中毒合并呼吸性酸中毒，而不是代偿性代谢性碱中毒。

混合型酸碱平衡紊乱是指同时出现不止一种的原发性酸碱平衡紊乱。这在住院患者中常见。熟知代偿机制和代偿程度有助于您辨别这些酸碱平衡紊乱。请注意，呼吸性碱中毒和呼吸性酸中毒不可能同时存在。

当出现以下情况时，您应该考虑混合型酸碱平衡紊乱：①代偿反应出现，但存在代偿不足或代偿过度；② PCO_2 和 HCO_3^- 浓度出现异常，且两者变化方向相反（一者升高，一者降低），而单一酸碱平衡紊乱时代偿反应的方向和初始异常变化的方向始终一致；③ pH 正常，但 PCO_2 和 HCO_3^- 浓度异常。单一酸碱平衡紊乱时，代偿反应很少将 pH 恢复到正常水平，如果代偿后的 pH 恢复正常，则考虑存在混合型酸碱平衡紊乱。

就经验而言：①当 PCO_2 升高和 HCO_3^- 浓度降低时，呼吸性酸中毒和代谢性酸中毒同时存在；当 PCO_2 降低和 HCO_3^- 浓度升高时，呼吸性碱中毒和代谢性碱中毒同时存在。

实例 6 一名 30 岁有抑郁症病史的女性患者服用了过量的苯二氮䓬类药物。她的动脉血气结果如下。

pH	7.3
PO_2	11kPa
PCO_2	8kPa
HCO_3^-	25mmol/L

她患有哪种酸碱平衡紊乱？

第一步：该患者存在酸血症。

第二步：患者的 PCO_2 升高，从而判断这是原发性呼吸性酸中毒。

第三步：患者的 HCO_3^- 浓度是正常的，说明没有代偿。这是因为患者起病急，代谢性代偿需要数天时间。

患者由于服用了过量的苯二氮䓬类药物，使呼吸中枢受抑制而导致急性呼吸性酸中毒。

实例 7 一名 78 岁的男性患者，患有重症慢性阻塞性肺疾病（COPD），其动脉血气结果如下。

pH	7.34
PO_2	9.0kPa
PCO_2	7.9kPa
HCO_3^-	32 mmol/L

他患有哪种酸碱平衡紊乱？

第一步：该患者存在酸血症。

第二步：他的 PCO_2 和 HCO_3^- 浓度均升高。

这是属于：

a. 慢性呼吸性酸中毒伴有适度的代谢性代偿？

b. 代谢性碱中毒合并呼吸性代偿？

c. 混合型的呼吸性酸中毒和代谢性碱中毒？

第三步：

a. PCO_2 高出正常值 2.6kPa。代偿性改变的方向和初始变化的方向始终一致。慢性呼吸性酸中毒时，预期的代偿性改变为：HCO_3^- 每升高 7.0mmol/L，pH 降低 0.06（即 pH 为 7.34，而 HCO_3^- 浓度为 32mmol/L）。

b. 由于呼吸系统很少将 PCO_2 保持在 7.5kPa 以上，且该患者的 pH 低于 7.35，其病史也不符合原发性代谢性碱中毒的特征。

c. 该病例中 pH 呈酸性，且 PCO_2 符合代谢性代偿的变化。

由此看出，患者存在继发于严重 COPD 的慢性呼吸性酸中毒。

实例 8 一名 20 岁男性进行性肌营养不良患者，因"尿路感染"收入院，其体温是 39℃。患者自感发热，其周围血管扩张，血压为 90/60mmHg。自 1h 前开始导尿，现已排尿 5ml。他的动脉血气结果如下。

pH	7.28
PO_2	10.8kPa
PCO_2	6.0kPa
HCO_3^-	18mmol/L
Na^+	146mmol/L
K^+	4.5mmol/L
Cl^-	101mmol/L

患者存在哪种酸碱平衡紊乱？

第一步：该患者存在酸血症。

第二步：他的 PCO_2 升高且 HCO_3^- 浓度降低。

第三步：其阴离子间隙升高（146－101＋18）＝27mmol/L。

第四步：如果是代谢性酸中毒，PCO_2 应该降低。如果是呼吸性酸中毒，HCO_3^- 浓度应该升高。因而可见，他存在混合型酸碱平衡紊乱。可以肯定他患有高阴离子间隙代谢性酸中毒合并呼吸性酸中毒，前者很可能由感染性休克引起，后者则由进行性肌营养不良导致。

六、一些易被忽略的血气分析参数

以下几点血气分析中常被忽略的变量非常值得大家注意。

每份报告中的血红蛋白携氧系数（mlO_2/g）差异较大，从 1.32 到 1.36 或 1.39；这反映了血红蛋白存在不同的相对分子质量（从 64 000Da 到 67 000Da）。

血红蛋白的携氧能力是推算其他参数的基础，如氧输送（DO_2）、动 - 静脉氧分压差（ΔavO_2）、使用 Fick 方程（$VO_2 = \Delta avO_2 \times CO$，此方程中 CO 为心输出量，其单位是 L/min × 10）反推得到的氧消耗，还有 Riley 分流分数 $[Qs/Qt = (CcO_2 - CaO_2) / (CcO_2 - CvO_2)]$。如果通过 Fick 方程进行反推计算，使用不同的携氧系数首先会影响到的是动 - 静脉氧分压差（ΔavO_2）和氧耗（VO_2）。

血气分析仪给出的总 CO_2 指的是血浆中 CO_2 含量，并非全血中的含量，全血的 CO_2 含量较血浆低 5 ～ 10mmol/L。实际上是由于红细胞内 pH 较低，从而导致其 CO_2 含量较血浆偏低。

在严重酸中毒或碱中毒时，不同的血气分析仪之间因运算方法不同，使得相同的 pH 和 PCO_2 计算出来的碳酸氢根结果相差达 2mmol/L。

剩余碱（BE）是缓冲碱的实际检测值与理想值之差，即等于强离子间隙（SID），理想的缓冲碱即是在 PCO_2 为 40mmHg、pH 为 7.40 及血红蛋白为 70g/L 时，测量到的碳酸氢根、离解蛋白和磷酸氢根的总和。由于静脉血的 pH 较动脉血低、PCO_2 较动脉血高（导致碳酸氢根增加），故静脉血的 BE 比动脉血高出 1.5 ～ 2mmol/L。

七、血气分析的临床应用

（一）血气分析的种类

1. **动脉血气分析**　动脉血气分析可以准确反映氧合的情况（如 PaO_2 和血红蛋白氧饱和度，无论是计算值还是应用血氧测定法的直接测量值）、通气状态（$PaCO_2$）和酸碱平衡（BE 和 pH）。然而，需要指出的是，氧合情况也可以通过脉搏血氧饱和度来进行临床评估，但要注意其局限性，例如当存在羰基化的和变性的血红蛋白、重度贫血、血管收缩时，严重者可影响监测结果。

2. **中心静脉血气分析**　虽然把中心静脉血气

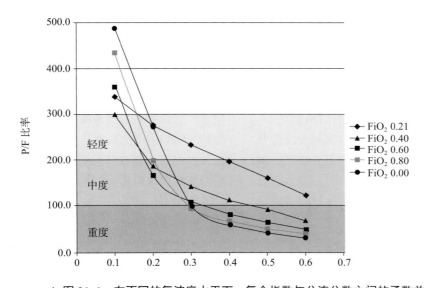

▲ 图 21-1　在不同的氧浓度水平下，氧合指数与分流分数之间的函数关系

应用 Kelman 子程序进行计算，结社氧耗为 250ml/min，心输出量为 5L/min，体温为 37℃，$PaCO_2$ 为 40mmHg，pH 为 7.40。不同灰度区域代表不同的氧合障碍程度

分析用于评估氧合的情况有其不足之处，然而，这可以通过脉搏血氧饱和度监测来进行弥补。与动脉血气分析相比，静脉血的 PCO_2 和 BE 与动脉血的 PCO_2 和 BE 之间有着很好的相关性（静脉血较动脉血分别高出 3～5mmHg 和 1～2mmol/L）。因此，呼吸和代谢状态可以通过中心静脉血气分析联合脉搏血氧饱和度进行评估。此外，中心静脉血气分析可以提供中心静脉血氧饱和度（$SatvO_2$），这是一个反应呼吸、血流动力学和代谢稳态变化极其敏感的监测指标。

由此可见，肺功能、血流动力学、代谢或氧输送任何一个变量发生改变都会影响中心静脉血氧饱和度（$SatvO_2$）。实际上，$SatvO_2$ 并没有告诉我们具体是哪个系统的功能受损（它是非特异性的），但是它能快速反映全身的变化（其具有极高的敏感性）。因此，对于已有脉搏血氧饱和度监测的患者，同时监测其中心静脉血气分析，较动脉血气分析可提供更多的信息。

3. 双重血气分析（同时监测动脉和中心静脉血气分析） 通过双重血气分析我们可以获得一些重要的数据变量。在这里，我们主要针对分流分数和肺的死腔通气进行评估。

(1) 分流分数：分流分数确切地说是静脉血掺杂（肺内分流，译者注），定义为：当 FiO_2 低于 1.0 时，流经通气量很小或没有通气/灌注比的那部分肺泡的血流量与心输出量的比例。虽然在重症医学领域中很少使用它，但它是评估氧合状态的最佳指标，目前重症医学领域内经常使用氧合指数「PaO_2/FiO_2（P/F）（mmHg）」来评估氧合情况。P/F 在评估氧合状态时的局限性见图 21-1，我们绘制了不同 FiO_2 水平下 P/F 与分流分数之间的函数关系。如图所示，根据 FiO_2 的不同，同一位实际分流分数为 30% 的患者，可以分别被归入到重度、中度、甚至轻度缺氧这三个级别中去。只有在分流分数波动在 0.2～0.3 之间时，静脉血掺杂和 P/F 之间才有显著相关性。

(2) 肺的死腔（无效腔）：肺的死腔测量需要对 $PaCO_2$ 和气道混合气体 PCO_2（生理无效腔）或呼气末 PCO_2（肺泡无效腔）进行监测。但在 ICU 中这些检测也几乎被废用了，因为气体 PCO_2 水平并不被认为是一个与临床相关的问题。然而，舍弃

无效腔测量意味着忽略了一项极好的监测肺部解剖结构变化的床旁指标，或者说遗漏了一项可用于预测 ARDS 患者预后的最佳指标。事实上，死腔通气的计算值不只是在肺部通气的 VA/Q 比值增高时增加，在分流增加时也同样增加。因此，生理死腔是衡量肺部整体通气（肺的死腔和分流）功能极好的指标。

（二）呼吸、血流动力学和代谢之间的关系

除了分流分数和死腔通气之外，同时采样动脉血和中心静脉血进行血气分析监测，有助于诊断和监测一些其他病理生理状态。

1. 呼吸 除了常用的氧合指标（PaO_2 和 P/F）与通气指标（$PaCO_2$）来对呼吸进行评估外，静脉血掺杂的测量还可以对血流动力学在氧合上的影响进行定量。事实上，大家都清楚心输出量和分流是相互影响的（但常常被遗忘或忽视）。心输出量的降低会降低分流量、同时提高氧合。再比如，随着 PEEP 的应用而增加的 PaO_2 如果与 SvO_2 降低有关，这时它就是没有临床针对性的，它很可能预示心输出量的降低，而氧合变化更多与血流动力学相关，并非与肺复张相关。

2. 血流动力学 即将出现的血流动力学恶化通过 SvO_2 的降低和动-静脉氧分压差（ΔavO_2）的增加很容易就发现；这种现象出现得最早，要早于能量代谢异常（组织缺氧和无氧代谢）的出现。然而值得注意的是，SvO_2 降低和 ΔavO_2 增加是一种警报信号，但并非能量代谢危机所必须具备的指标。

代谢 因组织缺氧引发的能量耗竭的发生，可以通过几个信号得以证明，这些信号都与从有氧代谢向无氧代谢的转变相关：主要是 pH 下降、BE 负值增加、强离子间隙（SID）降低、静-动脉血 PCO_2 差值（间隙）增加及其与 ΔavO_2 的比值增加，还有血乳酸升高。在这些信号出现时，就应该启动针对性的治疗以及对这些信号的影响进行严密的监测。

八、影响血气分析的因素

动脉血气分析对危重症患者来说是重要实验室检测手段之一，对诊疗方案的制定有着重要指导意义。世界卫生组织（WHO）将整个检验过程分成分析前、分析中、分析后三个阶段。其中，标本分

析前阶段是一个最复杂的过程，因为和分析中或分析后阶段比，分析前阶段（包括从检验申请、患者准备和识别、样本采集、储藏运输等）有最多的人为随机因素可造成误差，也不能像机器那样可通过常规质控措施及时发现。然而动脉血是临床实验室中最为敏感的样本之一，分析前阶段（错误的患者评估、检测申请、样本采集、储存运输等）的操作更容易造成样本中相关检验结果的偏差。统计结果显示，46% ～ 48.2% 的错误检验结果是分析前处理不当引起的。针对血气分析项目，分析前处理不当造成的错误占总差错率的 74.5%。错误的检验结果会给医院和患者双方带来不必要的医疗损失。根据 Green 的研究，在所有因不合格样本所增加的成本中，使患者增加的额外治疗成本占 80%，其次是重采的时间和人员成本，而问题原因查找、采血耗材和机器成本综合不到 10%。因此，错误的血气分析结果远比不检测的后果更为严重。

为提高动脉血气分析前质量控制和血气分析报告结果准确性，国内外指南和文献均对动脉血气分析样本分析前处理变异影响因素进行分析并提出指导性建议。

1. **采血器材质对血气结果的影响**　目前注射器材质分为两种：玻璃和塑料。玻璃材质能够较好地防止气体的渗透，因此，一个活塞密封得较好的玻璃注射器能保证样本内的气体在 2h 内基本不变。塑料注射器由于材质本身的特性相较于玻璃注射器具有一定的气体透过性，因此氧气以及二氧化碳可通过针筒筒壁和针栓末端，塑料注射器中氧气透过率是玻璃注射器的 4 ～ 50 倍。因次，为了避免管壁塑料材质透气性对标本气体交换的影响，最好选择管壁较厚、材质坚韧的高密度塑料注射器。由于 PaO_2 和 $PaCO_2$ 会逐渐改变，比较务实的做法是在采血后 15min 内立即上机检测。

2. **肝素的影响**　液体肝素对样本有一定的稀释作用。会下降的指标包括电解质、HCO_3^-、CO_2、血红蛋白，而 PaO_2 和 SaO_2 在大多数情况下会上升，因为肝素溶液中的氧分压约为 150mmHg。尤其是电解质变化最明显，因为血气分析仪所用的电极 - 电位差法所测的是血浆而非细胞中的电解质。实验证明，随着肝素对血液比例的加大，血气分析结果中，pH、PaO_2 随之增加，$PaCO_2$ 随之降低。因此

合适的肝素浓度非常重要。如果是使用固态肝素，那么必须保证采血器能够帮助血样与肝素快速完全的混匀以免抗凝不充分。为了使误差最小化，可容忍的注射器死腔中的溶液量应小于 5%。但由于一滴水的体积已达 0.05ml，很难做到稀释影响的最小化。因此，应尽量使用干式抗凝剂。

由于肝素具有与钙离子、钾离子、钠离子等阳离子的结合的特性，使得与肝素结合的电解质不能被离子选择性电极测得，导致最终检测结果偏低。这种效应对于血液标本中的钙离子尤其明显，导致检测结果偏差。如果肝素的浓度每增加 100 000U，分析结果中钙离子浓度将会将降低 0.13mmol/L。IFCC（the international federation of clinical chemistry）指南提出，肝素浓度超过 15 000U/L，必须使用钙平衡肝素锂以避免钙离子与肝素结合造成结果的准确性降低。

3. **血气样本采集不当的影响**　血气值可能会因紧张造成过度换气、屏气、呕吐或哭泣而发生短暂改变。患者情绪不稳时采血，测得的 pH 会升高，$PaCO_2$ 会降低。应以愉快和令人放松的方式向患者解释将进行何种操作。患者应保持舒适的姿势全身放松，平躺在床上或坐在舒适的椅子上 5min 以上或待呼吸平稳。门诊患者可能需要 5min 以上的时间来达到平稳状态。

患者接受外源氧气时样本采集前应有足够的时间保证达到"稳定状态"。除紧急状况和马上需要结果的情况（如属于"编号范围"的病情或昏迷状态）外，样本未在稳定状态下采集可能影响对报告结果的解读。所有采集前条件，如要求的 FiO_2、通气设备以及机械通气设置均应得到满足。如果 FiO_2 发生变化，应在采样前等待至少 20 ～ 30min 以达到稳定状态。这种方式对于慢性肺病造成异常通气 / 扩散比率的患者尤为重要。患者吸氧时采血，测得的 PaO_2 会升高；在患者循环不良部位采血，测得的 $PaCO_2$ 会升高，pH、PaO_2 会降低；在患者输液侧采血，测得的 pH 会受患者所输液体酸碱度的影响。

4. **气泡的影响**　采集标本时如果混入气泡，应立即排除。如时间过长，可使测定结果发生误差，具体表现为 pH、PaO_2 升高，$PaCO_2$ 降低。产生这种现象的原因，可能是空气中氧和二氧化碳含量与血液中存在明显差异，根据弥散原理，若血液中

混入气泡，两相间的氧和二氧化碳必然发生交换，平衡后的结果就会出现 $PaCO_2$ 降低，而 PaO_2、pH 升高。

5. 标本溶血的影响　标本送检过程中，如果溶血或凝血，将直接影响血气分析结果的可靠性。凝血的标本会堵塞仪器的管道系统。血液如果溶解，会使得血气结果中的 PaO_2、$PaCO_2$ 升高，pH 降低。这是因为动脉血红细胞内的 PaO_2、$PaCO_2$ 高于血浆，pH 则低于血浆。并且溶血也会造成钾离子检测结果的假性升高，因为人体 95% 的钾离子在血细胞内，血细胞破裂，钾离子浓度就会上升。产生溶血的原因来自于四方面原因，第一是采血器针尖过细；第二是使用非自动充盈的动脉采血器时，针栓抽吸过程中，有可能由于抽吸动作过快，导致血细胞破裂，从而溶血；第三则是血样采集后混匀时动作过于剧烈；第四则是在标本运输中受到剧烈震荡，造成标本的溶血。

6. 标本没有摇匀的影响　标本分析时是否充分摇匀，也会影响血气检测的结果。这主要是因为空针注射器前端死腔中有肝素，而肝素的 pH 为 6.56，没有和血液完全混匀，可直接导致测定的结果偏酸。Hb 值可能因血液分层的不同而波动，而 PaO_2、$PaCO_2$ 变化不大。

7. 标本放置时间的影响　标本一般要及时完成测定，如果不能及时完成分析，在室温条件下（25℃以下）放置不得超过 15min。15min 内不能完成测定时，应该在冰水混合物（4℃左右）保存，但不得超过 30min。否则，所测得的血气结果会发生偏差，即测得血气结果中 pH、PaO_2 会降低，$PaCO_2$ 会升高。标本不能放在冰箱冷冻室中保存，否则标本复温后，红细胞会溶解，从而使测得的血气结果（尤其是 K^+）出现误差。对于乳酸、白细胞、血小板计数或特殊检测 [如肺泡 – 动脉氧分压差 P（A-a）O_2 或 "分流" 研究]，应在采样后立即或 5min 内检测。

根据美国病理学家学会（CAP）的实验室和 POCT 管理经验，不合格血气标本的主要原因包括：采血量过低、气泡和未冰浴保存或延迟上机。需通过规范培训，让动脉采血人员对动脉穿刺以及相关并发症的处理（相较静脉穿刺）有更充足的技能储备，通过专业体系以防止标本与外界发生气体交换，拒绝和记录不合格样本，并不断改进质量控制流程。对于不合格的样本，在医生的要求下仍可以被检测和报告，但结果是不可信的。

（夏　夏　余奇劲）

第22章　术后患者呼吸机治疗技术

一、合理的机械通气策略与术后呼吸功能障碍患者的康复

呼吸功能障碍是临床常见的外科术后危重症，其严重者可发展为呼吸衰竭，是呼吸功能严重损害，导致缺氧、伴有或不伴有二氧化碳潴留的综合征，病死率较高，危害甚大。手术后呼吸衰竭时应用机械通气治疗，不仅增加患者住院费用，延长患者住院时间，也是患者再次入院的主要原因之一，是患者死亡等不良事件的主要危险因素。部分患者术后仍需维持一段时间机械通气，通气的时间长短主要取决于患者的原发疾病以及术后的呼吸功能状态。术后肺部并发症可导致患者带机时间延长，甚至增加病死率，恰当的机械通气策略可以在一定程度上降低术后患者肺部并发症的发生，但机械通气本身也是造成患者呼吸功能受损的重要因素，术后机械通气时间超过48h，患者出现并发症的概率将大大增加，因此选择合理的机械通气策略对术后患者的康复十分重要。外科手术后患者呼吸功能异常发生率很高，其中腹部外科手术后肺功能异常的发生率为22%，主要表现为呼吸中枢调节的改变，肺机械特征的改变和气体交换的改变。及时对术后呼吸功能异常患者进行呼吸循环支持，可以使其平稳度过术后危险期。

机械通气在不同的术后患者具有不同的应用情况。最常见的是按照美国麻醉医师协会的分级标准（ASA分级）为Ⅰ～Ⅱ级的患者（通常在手术室或麻醉恢复室拔管，不涉及术后机械通气的问题），由于存在一些特殊的情况需要考虑延时拔管，例如存在非预期的插管困难、气道水肿、液体过负荷、手术时间过长、镇静剂或肌松剂过量等，术后立即拔管的风险性将明显增大，维持一段时间的机械通气将有助于临床医生判断患者的病情变化，并采取积极的解决方案。短时应用呼吸机辅助呼吸可以减少患者呼吸肌做功，平稳心律，为自主呼吸的恢复提供通气保障。另一类为ASA分级Ⅲ级及以上的患者，往往存在明显的心肺疾病，例如COPD或慢性心力衰竭，还有一部分患者可能存在严重的神经-肌肉疾病，显然不适合术后立即拔管，应转入ICU再决定拔管时间，期间给予患者恰当的通气支持将有利于基础疾病的控制，减少术后并发症的发生。第三类患者为急诊手术患者，这类患者基础状况无法评估或没有时间进行评估，可能合并全身多系统损伤，包括脓毒血症、ARDS以及休克等，此时患者的生命已经受到威胁，术后机械通气往往成为患者整体治疗的一部分。较高的ASA分级是各种手术术后并发症发生常见的危险因素，其与术后院内获得性肺炎和气管内插管时间延长等有关。ASA分级主要取决于患者的体质状况，与患者心、肺、脑、肝和肾等各个主要器官的功能状态均有密切关系。

在一般治疗的基础上适时选择应用机械辅助通气治疗，可以使患者心律趋于平稳，呼吸频度及呼吸力度恢复到正常范围，血氧饱和度逐渐升高，血中$PaCO_2$恢复正常水平。二氧化碳潴留的情况得到改善，患者心肺功能接近或达到术前状况。呼吸机辅助通气治疗可以提供一定水平的分钟通气量以改善肺泡通气，改善氧合。对于气道阻力较高和肺顺应性较低患者，机械通气可降低呼吸功消耗，缓解呼吸肌疲劳。机械通气的作用包括建立和管理人工气道，有效地引流痰液，帮助迅速控制支气管-肺部感染；承担部分甚至全部通气负荷以保证机体的有效通气量，同时使呼吸肌得到休

息。合理的机械通气策略有望进一步改善患者的预后。

二、影响术后患者机械通气需求的因素

1. 需要考虑的术前因素

(1) 患者的营养和代谢状态：术前营养不良的患者术后往往苏醒延迟，呼吸肌无力的情况也高于其他患者。

(2) 术前肺功能：术前肺功能有助于判断术后能否早期拔管，特别对于合并神经 - 肌肉疾病、脊柱或胸廓畸形以及异常肥胖的患者应行肺功能检查。Barisione 等发现残气量的增加与术后肺部并发症的发生密切相关，FEV_1 和弥散功能障碍也高度预测术后肺部并发症。

(3) 术前就存在呼吸系统基础疾病 [如哮喘、慢性阻塞性肺疾病（COPD）、肺部感染]：虽然术前 $PaCO_2$ 不能预测肺部并发症，但有助于帮助设定合适的分钟通气量，另外患者呼气时间应适当延长以避免动态肺过度充气（dynamic pulmonaryhyperinflation）和气压伤的发生；气道高反应性的患者在拔管过程中可能出现气道痉挛，如有必要可以考虑在麻醉状态下拔管。残气量的增加与术后肺部并发症的发生密切相关，FEV_1 和弥散功能障碍也高度预测术后肺部并发症。

(4) 肥胖患者：肺功能可以正常，但 FRC 水平，尤其是补呼气量减少，正常潮气量下已接近闭合容积，所以肺部并发症增加，适当 PEEP 水平的应用可以维持 FRC 水平，避免肺萎陷。

(5) 年龄大：由于老年人的重要器官功能减退及各种并发症增加，降低了老年人对手术的耐受性。60 岁以上老年患者术后肺部并发症发生率为年轻患者的 3 倍，而呼吸系统并发症是老年重症患者病死率增高的主要原因。老年患者开胸术后主要表现为以呼吸循环为主的功能性并发症增加。

(6) 原发病、术前住院日数长、有长期大量吸烟史、ASA 分级为Ⅲ～Ⅳ级等因素都会导致术后发生呼吸功能障碍的可能性大大增加。

2. 需要考虑的术中因素

(1) 手术部位：肺部并发症在腹部和血管手术的发生率为 10%～40%，在心胸科手术发生率则

更高。由于麻醉和手术的影响患者 FRC 下降可达到 25%，而这一过程的恢复需要 3～7d，应选择合适的 PEEP 使 FRC 恢复正常，减少肺不张和肺炎的发生。

(2) 术中液体平衡：有研究表明术中补液量＞ 20ml/kg 使术后 ARDS 的发生概率增加 3.8 倍，术中液体过负荷也使患者发生静水压增高性肺水肿的概率大大增加，多数为非心源性，术后降低肺水肿是保证脱机的前提条件。

(3) 麻醉药物应用：麻醉药物的残留常导致患者拔管延迟，同尽早停用镇痛药物相比，术后应用瑞芬太尼可延长拔管时间。过度镇静同样将延长机械通气时间，通过监测 RASS 镇静评分发现很多患者存在镇静程度过深的现象（RASS ＜ –1）。

(4) 手术时间：手术时间过长也可能与 ARDS 的发生有关：因为手术时间延长意味着机体创伤增大，炎性反应增强，同时麻醉药物吸收增多，苏醒时间延迟，对心肺等重要器官的打击加大。Licker 等报道，手术时间≥ 2h，肺癌患者的术后死亡明显增加。赵守华等的研究显示，手术时间≥ 3h 会显著增加肺癌患者的术后死亡。陈晓峰等认为手术时间≥ 4h 会显著增加开胸术后 ARDS 的发生。

3. 术后因素

术后镇痛不全或胸腹带过紧，患者不敢咳嗽或无法深呼吸，呼吸道分泌物不易排出；由于麻醉药物未代谢完毕，存在呼吸抑制。呼吸运动幅度减弱使通气量下降；术后液体管理不当，患者每天大量输液，出入水量极度不平衡可导致两肺渗出；术后患者呕吐或由于术中长时间插管导致声门水肿闭拢不全，胃内容物或口腔分泌物反流入气道造成肺损伤。以上这些因素均可导致术后呼吸功能不全。

三、术后应用呼吸机治疗的情况

1. 颅脑手术

颅脑手术基础疾病为颅内出血、颅脑外伤、颅脑肿瘤、面肌痉挛、三叉神经痛、囊肿及炎性病变及其他颅脑疾病。

(1) 脑出血术后呼吸衰竭的发病原因：①脑出血发生后，颅内血肿块以及血肿周围水肿带逐渐形成，造成压迫，导致呼吸中枢受影响，造成中枢性呼吸衰竭的发生；②脑出血发生后，颅内压力逐渐

升高，容易引起神经源性肺水肿，肺血流动力学紊乱，造成肺淤血，从而出现呼吸衰竭；③脑出血患者术后中枢神经系统受损，多会出现意识障碍，吞咽功能、咳嗽反射受损，导致呼吸道分泌物不能及时排出，引起阻塞性通气功能障碍，诱发呼吸衰竭。脑出血术后并发呼吸衰竭患者的主要临床表现为呼吸频率以及呼吸节律发生变化，呼吸深度改变，出现不规则呼吸、间断呼吸、潮式呼吸甚至叹息样呼吸或者抽泣样呼吸，继而出现通气量显著下降，导致机体各组织器官不同程度缺氧，同时 CO_2 大量潴留，导致机体内环境酸碱平衡紊乱。

（2）颅脑术后呼吸功能障碍的相关因素：颅脑术后呼吸功能障碍与年龄、肺基础疾病、急性肺损伤、GCS 评分、昏迷时间、卧床时间，以及抗生素、抑酸药、脱水药、糖皮质激素等药物应用时间相关。GCS 评分与颅脑损伤病情严重程度相关，评分越低，患者颅脑损伤、手术创伤越严重，意识障碍越深，需要卧床时间也越久，需要应用的药物剂量及时间亦相应增加，这些均会增加并发呼吸衰竭、肺部并发症的风险。

2. 胸部手术　常见胸部手术有食管切除术、纵隔手术、胃底折叠术、胸廓成形术、肺减容术、心脏手术、食管手术、胸部外伤手术、胃大部切除术等开胸及上腹部手术后患者等。

（1）开胸手术：患者多以侧卧位为主，上侧肺的通气量优于下侧肺，而下侧肺的灌流则高于上侧肺，因此，通气 / 血流比率失调较其他手术明显，这种情况在单肺通气时更为严重，由此引发的后果即是低氧血症；开胸后患侧胸腔内负压不复存在，使增加回心血量的作用机制减弱，加上手术操作压迫或干扰心脏搏动，心脏泵血功能降低，患者处于低血压状态。因此，开胸手术患者的全身炎症反应会更为明显。开胸手术对肺功能的损害是引起术后并发症的重要原因，其不仅对胸廓运动造成直接损害，同时也严重抑制了膈肌的活动。术后患者伤口疼痛抑制咳嗽反射，而镇痛干扰了叹气样呼吸或深呼吸对预防肺不张的生理调节作用，再加上开胸手术本身以及麻醉对肺的损伤，严重影响了术后肺通气量，甚至功能残气量低于闭合容量，或在局部低于闭合容量，增加肺泡塌陷，从而导致肺不张等术后早期并发症的发生；可能存在胸肺顺应性下降。

（2）手术损伤：由于胸部手术的特殊性，相对于其他手术对肺功能的损害更直接、更严重，是造成术后肺部并发症发生的重要原因，其原因为：①术中肺组织的切除和损伤：术中肺组织切除的比例越高，发生 ARDS 的概率就越大，全肺切除的患者更易发生 ARDS。Dulu 等的研究显示，肺切除术后 ARDS 的发生率为 2.45%，其中全肺切除术为 7.90%，肺叶切除术为 2.96%，肺段切除术为 1.88%，而且 3 种术式比较，全肺切除术患者的 ARDS 病死率为最高（50%）。潘铁成等对 241 例接受全肺切除术肺癌患者的临床资料进行分析，行右全肺切除术时发生 ARDS 的概率较左全肺切除术高。手术中的挤压和牵拉肺叶，均类似肺挫伤，导致肺组织水肿，促进炎性介质的激活，加重肺损伤。②消化道重建的影响：食管癌手术的消化道重建多伴有胃的胸腔占位，膈神经或喉返神经损伤、膈肌损伤，手术对肺组织挤压程度重，对机体创伤大，术后胸腔胃易造成肺膨胀不全，胃液易反流误吸，引起支气管炎、支气管肺炎和肺不张等肺部并发症，加上神经损伤对肺功能的影响，术后可能导致 ARDS。刘丽霞等报道食管癌术后 ARDS 的发生率为 3.29%（49/1488），其中以食管 - 胃弓上吻合术式较为多见，可能与胸腔占位较大、喉返神经损伤等有关。

（3）心脏外科手术：一般较为复杂，手术时间长。创伤大，容易发生并发症，其中，呼吸衰竭是常见问题，一项包括 510 例患者的研究为临床心脏外科手术提供了一定的经验和教训。首先，心脏外科手术后使用机械进行辅助通气有一般规律。简单的心外科手术（如动脉导管结扎术、室间隔缺损修补术等）由于时间短、创伤小，一般上机时间短，且多数患者为小儿，恢复能力相对较强，除伴有较重并发症者（如肺动脉高压）均可在患者清醒及麻醉作用消失后行撤机拔管，上机时间不超过 1d。较为复杂的心外科手术（如心脏瓣膜替换术或修补术）由于手术时间长、创伤大，术前及术中对全身脏器的影响也较大，尤其此类患者大多为成人，有些甚至是老年人，体质大多较差，术后患者恢复时间也相对较长，因而，呼吸机的使用时间也应相对延长。建议患者苏醒后，在一般情况相对稳定时，可先行将呼吸模式由 CMV 改为 SIMV，既可避免患者与呼吸机对抗，也有意识地锻炼了患者的自主呼吸能力，为将来撤机做好准备。待患者情况进一步稳定后，便可试行脱机，观察患者血气分析正常后即可拔管。某些较为严重的心脏病患者（如先天性心脏病伴重症肺动脉高压）、术中出现意外的患者、一般情况较差的患者及高龄患者，术后更容易发生呼吸道分泌物引流不畅，从而导致肺部感染，术后3d内肺功能的暂时性损伤最明显，是发生呼吸衰竭最多的时期。因此，应慎重考虑撤机时机，通常呼吸机使用时间应相对延长至3d以上，并做好上机患者的护理工作，尤其是及时、彻底地吸除痰液十分重要。

3. 腹部手术　常见腹部手术有 Whipple 手术、胃手术、小肠手术、结直肠手术、肝脏手术等。腹部外科术后急性呼吸衰竭的发生常有明确的诱因：①肺部感染：术后长期卧床及切口疼痛使患者不愿咳嗽咳痰及深呼吸，极易诱发坠积性肺部感染，是导致术后急性呼吸衰竭最常见的原因。②腹腔感染：术前已有消化道穿孔、肠瘘、胆瘘、胰瘘以及急性出血坏死性胰腺炎（感染期）者，可导致腹腔内严重感染，使肠蠕动功能低下与肠胀气，难以实施肠内营养，因而腹腔内细菌移位与内毒素吸收诱发 ARDS。③营养不良与电解质紊乱：患者因恶性肿瘤、肠梗阻、呕吐与持续胃肠减压、禁食或因肠道准备进行频繁导泻而使机体呈慢性消耗状态及钾离子丢失；加之术后机体消耗大，若不能及时给予积极有效的营养支持将导致咳痰无力，继而发生肺不张与肺感染。特别是伴有低钾血症者，呼吸肌无力与肠麻痹会加重，使膈肌上抬，肺活量降低。老年患者术前常有不同程度的慢性支气管炎、肺气肿，使术后通气功能进一步降低，易诱发急性呼吸衰竭。

四、呼吸治疗的具体实施

1. 呼吸治疗的指征　①术后意识未完全恢复，不能维持自主呼吸需呼吸机支持者；②术后呼吸参数接近或达到撤机要求，但撤机后 $PaCO_2$ 进行性升高，提示二氧化碳潴留者；③心电监护血氧饱和度 < 90%，予以氧疗及其他辅助治疗反应不佳需进一步辅助通气治疗者，临床上主要表现为呼吸频率加快、幅度变浅、血气氧分压下降，或者有血二氧化碳分压上升的现象。

2. 呼吸治疗的禁忌证　严格来说，使用呼吸机没有绝对禁忌证，但下述情况行机械通气可能加重病情：气胸及纵隔气肿未行引流，肺大疱和肺囊肿、严重肺出血、气管食管瘘等。在出现致命性通气和氧合障碍时，应积极处理上述情况（如尽快行胸腔闭式引流，积极补充血容量等），同时不失时机地应用机械通气。

3. 常用的呼吸机连接方式　主要有无创正压通气、经口气管插管及气管切开建立人工气道等三种。无创正压通气（NPPV）是指无须建立人工气道，通过鼻/面罩等方法连接患者的正压通气方式。其适应证为：患者出现较为严重的呼吸困难，动用辅助呼吸肌，常规氧疗（鼻导管和面罩）不能维持氧合，应及时启用 NPPV。患者通常应具备以下基本条件：较好的意识状态；有咳痰能力；有自主呼吸能力；血流动力学稳定；能配合 NPPV 的使用。NPPV 的禁忌证有：意识障碍；呼吸微弱或停止；无力排痰；严重的器官功能不全（上消化道大出血、血流动力学不稳定等）；未经引流的气胸或纵隔气肿；严重腹胀；上气道或颌面部损伤、术后、畸形；不能配合 NPPV 或面罩不合适等。

(1) 无创正压通气：不论作为拔管后出现呼吸功能不全的补救措施还是有计划的序贯通气的一部分，在术后患者中均得到广泛的应用。Jaber 等发现，对腹部手术后出现呼吸衰竭的患者应用无创通气可使 67% 的患者避免了再插管，Perrin 等发现对于 FEV_1 下降（< 预计值 70%）的患者术前和术后应用无创正压通气较对照组相比可以改善氧合和 FEV_1，同时缩短住院时间，并且没有明显并发症。Glossop 等的 Meta 分析表明无创通气用于脱机和术后能够提高患者的院内生存率，但不改善 ICU 内的生存率。无创通气一定要把握好适应证，对于气道分泌物较多的患者、有误吸风险的患者（尤指食管手术的患者），要慎用无创通气。应用无创通气20min 内患者症状无明显改善可认为是插管的指征。

(2) 经鼻高流量吸氧：是一种提供恒定浓度的氧（21% ～ 100%），气体流量在 1 ～ 60L/min，37 ℃ /31 ℃、$44mgH_2O/L$（100% 相对湿度）通过鼻导管连接患者的氧疗方式。经鼻高流量吸氧在提供稳定的加温加湿、改善舒适度方面有很大的优越性。经鼻高流量吸氧产生呼气末正压。临床试验证明经鼻高流量吸氧可减少患者自主呼吸努力，减少呼吸肌疲劳。经鼻高流量吸氧可以促进拔管、改善拔管后的氧合、改善拔管的结局。常用机械通气模式及其适用情况见表 22-1。

4. 呼吸治疗的具体参数设置

(1) 潮气量：依据患者的理想体重，一般选择在 8～10ml/kg，但在肺容积减少的患者（如 ARDS），为避免容积伤的发生，可选择小潮气量通气 4～8ml/kg。

(2) 呼吸频率：通常设定在 8～12/min，根据血气分析的结果进一步调整，需注意过高的呼吸频率意味着呼吸周期缩短，吸气时间和呼气时间均减少，吸气时间的减少可能导致肺泡之间气体分布不均，病态肺泡通气减少；呼气时间的缩短可能导致肺泡内气体陷闭，增加容积伤的风险。

(3) 吸气流速：需要根据患者的吸气需求而定，一般在 40～100L/min，过低的吸气流速影响患者的舒适度，出现人 – 机对抗。

(4) 吸呼比：正常吸呼比为 1∶2～1∶3，由于病态肺泡时间常数延长，需要更多的吸气时间进行充盈，故延长吸气时间可以改善氧合，而在肺组织弹性结构发生破坏的情况，例如 COPD 患者，需要更长的呼气时间以排出 CO_2。

(5) PEEP：主要用于复张肺泡并维持肺泡开放，增加 FRC，以利于改善氧合、提高肺的顺应性和防止萎陷伤的发生，生理情况下 PEEP 为 3～12cmH$_2$O。

(6) 吸氧浓度：有研究表明插管前采用 100% 浓度吸氧可能损害肺泡气体交换，同样在机械通气过程中为避免高浓度吸氧的损伤，尽量控制吸氧浓度

在 60% 以下，并随着患者氧合的改善及时下调吸氧浓度。

5. 常用的机械通气模式　NPPV 最常用的两种通气模式是持续气道正压（CPAP）和双水平气道正压通气（BiPAP），后者较为常用。BiPAP 有两种工作方式：自主呼吸通气模式（S 模式）和后备控制通气模式（T 模式）。BiPAP 的参数设置包括吸气相气道压力（IPAP）、呼气相气道压力（EPAP）和后备控制通气频率。当自主呼吸时间间隔低于设定值时，处于 S 模式；自主呼吸时间间隔超过设定值时，由 S 模式转向 T 模式，即启动时间切换的背景通气 PCV。BiPAP 参数调节的原则是：IPAP/EPAP 均从较低水平开始，患者耐受后再逐渐上调，直到达到满意的通气和氧合水平，或调至患者可耐受的水平。NPPV 使用过程中应及时判断效果，如无创通气效果不佳，病情仍继续恶化，需及时转换为有创机械通气。

(1) 间歇正压通气（IPPV）：也称机械控制通气（CMV），该通气模式不管患者自主呼吸情况如何，均按照预设的通气参数为患者间歇正压通气，主要用于无自主呼吸的患者，如手术麻醉期间应用肌松剂的患者。若患者有自主呼吸，IPPV 模式可发生人机对抗。

(2) 同步间歇指令通气（SIMV）：即在患者自主呼吸的同时，间断给予 IPPV 通气。自主呼吸的频率和潮气量（VT）由患者控制，间隔一定的时间行同步 IPPV，若在等待触发期间（同步触发窗）无自主呼吸，在触发窗结束时呼吸机自行给予 IPPV。患者自主呼吸触发呼吸机的方式有两种：压力触发和流量触发。由于 SIMV 模式允许患者在指令通气中保留自主呼吸，可有效减少人机对抗，临床上根据患者自主呼吸的频率、VT 和分钟通气量（MV）

表 22-1　常用机械通气模式及其适用情况模式

	描　述	适用情况
控制指令通气（CMV）	预设呼吸频率，不允许自主呼吸	瘫痪或深镇静患者
辅助 / 控制通气（A/C）	患者触发，提供背景呼吸支持	便于患者控制呼吸频率和分钟通气量
同步间歇指令通气（SIMV）	间歇提供指令通气，指令通气间允许患者自主呼吸	便于逐步增加患者的自主呼吸频率
压力支持通气（PSV）	自主呼吸模式，用于克服呼吸阻力	逐步减少压力，利于脱机

的变化，适当调节 SIMV 频率及 VT，有利于呼吸肌的锻炼，防止呼吸肌萎缩。

（3）分钟指令通气（MMV）：MMV 是 SIMV 的改进模式，该模式需根据患者性别、年龄、体重和代谢情况等预设目标 MV，而呼吸机能自动监测自主 MV 和机械 MV。若在单位时间内自主 MV 达到预设的目标，则呼吸机无指令性通气，若自主 MV 小于目标，则呼吸机按照设定的潮气量或预定的压力给予机械通气。也就是说 MMV 模式只在自主 MV 不能达到预设值的情况下供给其差额，而对于自主呼吸停止的患者，呼吸机则以 IPPV 形式给予机械通气以达到目标 MV。

（4）持续气道正压（CPAP）：CPAP 是在呼吸中枢功能正常，存在自主呼吸条件下，整个呼吸周期气道内均保持正压的通气模式。吸气相由于恒定正压气流大于吸气气流，可增加 VT，患者自觉吸气省力，可用于呼吸肌疲劳的患者；呼气相气道内正压，可防止和逆转小气道塌陷或肺泡萎陷，增加功能残气量，降低分流量，从而提高氧分压。该模式常被作为脱离呼吸机前的过渡模式。

（5）双水平气道正压通气（BiPAP）：指在保留患者自主呼吸条件下分别调节两个水平气道正压，即高水平压力和低水平压力，利用高低压力交替产生的压差可增加肺泡通气量。另外，两个压力水平持续时间可以根据需要调整，且无论在高压力水平阶段还是低压力水平阶段都允许患者有自主呼吸，触发方式分为压力触发和流量触发。

（6）压力支持通气（PSV）：该通气模式用于存在自主呼吸的患者，自主吸气流速达到预设的触发值后，呼吸机迅速启动送气，使气道压迅速升高到预置值，并维持此压力，当患者吸气停止，气流速度下降至峰值流速的一定百分比时，停止供气，由吸气相转为呼气相。该模式主要用于呼吸肌功能减退者，减少患者呼吸做功，且对血流动力学影响较小，单独应用时可作为撤离呼吸机的重要手段。

（7）压力控制通气（PCV）：PCV 需预先设定最大吸气压和吸气时间，吸气相气流快速进入肺，达到预设的压力水平，通过反馈系统使气流速度减慢，维持预设压力水平至吸气末，然后切换成呼气相。PCV 利于不易充盈的肺泡充气，改善通气 / 血流比。该模式气道压力较低且没有尖峰，较少出现气压伤，但 VT 随胸 – 肺顺应性和气道阻力而变化，容易产生通气不足或通气过度，需严密监测 MV 等参数了解通气情况。

（8）压力调节容量控制（PRVC）：PRVC 是一种智能化通气模式，它的特点是在确保预设 VT 等参数的基础上，呼吸机能够自动连续监测胸廓 – 肺顺应性和容积 / 压力关系，并据此反馈调节下一次通气时的吸气压力水平，使气道压力尽可能低，以减少正压机械通气引起的气压伤。

（9）适宜性支持通气（ASV）：ASV 利用独特的计算机软件实时监测患者呼吸力学参数，并随时根据患者呼吸能力变化和通气需要自动调节呼吸机支持模式和水平，以达到用最低的气道压力、最适宜的呼吸频率满足患者最佳通气的目的。理论上 ASV 适用于任何需要机械通气的患者，对没有自主呼吸的患者可进行指令通气，若患者恢复自主呼吸，又可以提供辅助通气，并在提供呼吸支持的同时减少了人机对抗、气压伤等并发症的发生。ASV 主要优点：①减少患者呼吸做功，无论有无自主呼吸的患者都可以一开始就应用 ASV 呼吸支持；②减少人机对抗、气压伤等并发症的发生；③有利于患者脱机，自动逐渐减少支持水平，为脱机做准备。

（10）神经电活动辅助通气（NAVA）：NAVA 是目前最新的一种通过横膈电活动（EAdi）控制机械通气的一种通气模式。EAdi 是呼吸中枢向横膈发出呼吸指令的反映，可以通过特殊的鼻胃管上的电极测得，NAVA 利用测得的 EAdi 作为原动力触发和终止辅助通气。根据不同患者的实际情况，可调节 NAVA 水平来获得所需的压力支持，但要避免支持水平过高而抑制 EAdi。由此可见，NAVA 模式通过神经冲动 – 机械通气偶联，使机械通气更接近于患者的生理状态，能有效提高人机同步协调性，但严重的呼吸中枢抑制、高位截瘫、神经传导障碍、膈肌麻痹及食管梗阻、穿孔、上消化道手术的患者是使用 NAVA 的禁忌证。

6. **肺保护性通气策略**　随着对呼吸机相关性肺损伤的认识，肺保护性通气在术中和术后的应用越来越广泛，机械通气本身可能引起炎症反应，并与手术打击有协同作用，造成肺损伤甚至多脏器功能衰竭，而肺保护通气策略的应用可以降低中至高危患者术后肺部并发症的发生，改善患者的预后，减少术后 7d 内需要机械通气患者的数量。肺保护通气策略的核心是强调了 PEEP 和小潮气量的应用，术中应用 5~200pxH$_2$O 的 PEEP 可以减轻肺萎陷伤的发生，同时应用肺复张手法（RM）可明显改善患者的氧合情况。

胸科手术患者的机械通气通常具有挑战性，患者往往伴有明显的并发症，包括各种心肺疾病，并且常需要进行单肺通气，围术期的肺部并发症也相当常见，并且病因多种多样。胸科手术患者术中更应采取肺保护通气的策略，避免过大的潮气量和过高的平台压。肺叶切除的患者更容易出现诸如痰液潴留、肺不张、肺炎、气胸等肺部并发症，延长了机械通气时间和住院时间并增加病死率，合理应用 CPAP 能防止肺萎陷、增加 FRC、降低呼吸做功，改善肺叶切除患者的氧合，尤其是术后即时和术后第一天的氧合，同时不增加漏气风险。对于已经发生 ARDS 的患者，除了肺保护通气策略以外，可考虑应用肺复张手法，通过控制性肺膨胀使萎陷的肺泡重新开放，从而增加肺泡稳定性，避免剪切力损伤。

7. 脱机拔管　当患者基础病情好转就可考虑撤机，撤机的筛查试验包括：①导致机械通气的病情好转或病因消除；② PaO$_2$/FiO$_2$ ≥ 20 ~ 40kPa，PEEP ≤ 0.49 ~ 0.79kPa，FiO$_2$ ≤ 0.4，pH ≥ 7.25（对于 COPD 患者，pH > 7.30，FiO$_2$ < 0.35，PaO$_2$ > 6.67kPa）；③血流动力学稳定，无心肌缺血动态变化，临床无明显低血压 [不需要血管活性药物治疗或只需要小剂量药物，如多巴胺或多巴酚丁胺 < 5 ~ 10μg/（kg·min）]；④有自主呼吸能力。

符合筛查标准的患者并不一定能够成功撤机，需要对患者自主呼吸能力做出进一步判断。目前较准确预测撤机的方法是 3min 自主呼吸试验（SBT），实施 SBT 时，医师应在床旁密切观察患者生命体征，当患者情况超出下列指标时应中止 SBT，转为机械通气：①浅快呼吸指数（SVR）< 105；②呼吸频率 > 8/min 或 < 35/min；③心率 < 140/min 或变化 < 20%，无新发的心律失常；④自主呼吸时 VT > 4ml/kg；⑤动脉血氧饱和度（SO$_2$）> 0.90。3min 的 SBT 通过后继续自主呼吸 30min，如患者能耐受则可以预测撤机成功，准备拔除气管

插管。

研究表明，早期拔管 [（3.3 ± 0.5）h] 和预防性延长机械通气 [（18.3 ± 0.5）h] 相比不增加复插管率、严重并发症的发生率和病死率，同时预防性延长机械通气时间并不减少呼吸并发症和改善氧合。因此对于符合拔管条件的患者应尽早拔管，但应注意神经外科手术患者拔管后再插管的概率高达 16% ~ 35%（普通外科为 0.3% ~ 4%），多与患者意识状态的突然恶化有关，复插管增加了患者肺部并发症发生的风险，延长机械通气时间和住 ICU 时间，病死率亦增加。因此拔管前应对患者进行仔细评估，符合拔管条件的患者至少拥有一定的气道保护能力，意识清醒，GCS > 8 分，咳嗽能力对于神经肌肉疾病很重要，咳嗽的峰流速应达到 160L/min 以保证成功拔管。还需要考虑到患者出现喉头水肿和上气道梗阻的可能性，拔管前应提前处理。对于机械通气时间大于 24h 的患者应采用程序化脱机以替代经验性脱机，腹腔手术患者采用程序化脱机能显著缩短带机时间，提高工作效率。临床实际中最重要的一点就是掌握好撤机拔管的时机，一味延长呼吸机治疗时间，必然增加呼吸机相关性肺损伤（VALL）的发生率，甚至可直接危及生命。根据患者病情、手术情况、术后一般状况及血气分析等进行综合判断，适时给患者脱机，可以大大提高患者生存率，缩短患者恢复时间。

在使用呼吸机期间需对患者呼吸、循环等脏器功能进行监测，来判断机械通气的治疗效果、呼吸机参数设置是否合理并指导预防并发症的发生。常规经验监测包括使用呼吸机后患者胸廓起伏、节律、呼吸音变化、口唇指甲颜色及颈外静脉怒张程度，通过这些指标大致了解患者呼吸频率、VT 大小及有无明显缺氧、胸腔压力高低和右心功能情况。呼吸功能监测包括肺容量监测、通气功能监测、换气功能监测、呼吸动力功能监测及小气道功能监测，临床医生需根据不同患者实际情况灵活选择主要参考指标进行观察分析。血气分析是监测呼吸机治疗效果的重要指标之一，通过血气分析我们可以了解血液氧合情况、酸碱平衡、通气是否充足等，结合呼吸功能监测更确切了解肺气体交换情况。由于肺泡中 CO$_2$ 分压（PACO$_2$）和动脉血二氧化碳分压（PaCO$_2$）几乎相等，呼气末 CO$_2$ 分压（P$_{ET}$CO$_2$）

基本反映了整体肺的 $PACO_2$，和 $PaCO_2$ 有很好的相关性，故在有条件情况下连续监测 $P_{ET}CO_2$ 对指导呼吸机使用及调节具有重要意义。另外，无创指尖氧饱和度、血流动力学监测（MAP、CVP 等）、气道温度及胸片都可以作为呼吸治疗期间的监测项目，用以指导调整呼吸治疗模式及参数。

8. 重症监护病房（ICU）的人文护理

(1) 心理支持：气管插管患者麻醉初醒，在陌生的环境，身体承受痛苦的情况下，不能用语言和医务人员交流，往往会通过拍床、扭动、摇头、咬管等方式表达，但常常不被注意或理解，加重患者焦虑、恐惧、烦躁甚至拒绝治疗，出现人机对抗、意外拔管等风险。此时医务人员应耐心向患者讲明他所处地点、大致病情、气管插管的必要性，增加患者的安全感，使他们对自身情况了解，增强信心，消除恐惧心理，积极配合治疗。

(2) 舒适的病房环境：保持病房整洁、安静、温湿度适宜，尽量保证患者休息。

(3) 帮助患者减轻疼痛：外科术后的疼痛往往是造成患者躁动、甚至人机对抗的重要因素。医务人员需及时主动与患者沟通，了解患者的身体、心理状态，进行及时有效的干预帮助，最大程度缓解患者的疼痛不适。

(4) 气管插管护理：妥善固定、维护气管插管位置，防止口腔压损、做好口腔护理。在做口腔护理前，应检查气囊充气是否良好，以防误吸。

(5) 吸痰护理：根据痰鸣音、血氧饱和度是否下降、呼吸机管道压力按需吸痰；吸痰的无菌操作；吸痰的动作轻柔，选择粗细合适、质地适宜的吸痰管；吸痰过程注意观察患者的面色、是否呛咳、心率及血氧饱和度变化，必要时停止吸痰。有自主咳痰能力者，辅助其翻身、拍背，鼓励患者咳痰，加强痰液引流。

(6) 定时翻身，尽量做到舒适体位：为保证安全，使用约束带，需向家属做好解释工作，取得理解和配合；约束带松紧适宜，提供患者舒适体位及肢体功能位；对于能够配合的患者，避免不必要约束；加强呼吸肌功能锻炼，对脑卒中患者进行呼吸训练的研究显示其确实能促进呼吸能力的改善，帮助患者尽早停机拔管。

五、呼吸治疗的并发症及处理

1. 主要并发症——肺感染 辅助机械通气治疗长期应用时肺感染的概率明显增加。研究显示，对于超过 24h 继续应用呼吸机辅助呼吸者肺感染的发生率从 2.7% 上升到 83.3%。并且痰培养结果显示，随着机械通气时间延长肺感染患者中致病菌的种类也呈现多样化变化。有研究指出长期应用辅助通气治疗的患者中，呼吸机相关性肺炎的发生率多在 9% ～ 70%.病死率为 20% ～ 71%。患者使用机械通气，在改善患者呼吸功能的同时破坏呼吸道正常防御功能，随着时间延长，患者排痰能力及咳嗽反射降低甚至丧失。另外，机械通气还可以引起机械相关性肺损伤，期间肺泡巨噬细胞因受到细菌刺激作用释放和产生炎症因子，增加患者肺炎的风险。呼吸机管道污染是引起 VAP 的重要原因之一，长时间使用呼吸机的患者，应定期更换呼吸管道、湿化瓶及湿化液。正确处理呼吸衰竭的诱发因素亦是抢救成功的基础。应强调营养支持的重要性，一旦肠功能恢复及病情允许，应及早进行肠内营养，特别是新型鼻肠营养管的使用，有助于纠正术后营养不良及电解质紊乱对呼吸肌肌力的影响。

2. 辅助机械通气治疗患者的管理原则 ①针对进入 ICU 短时间内不能撤管的患者采用声门下吸引的气管插管和使用密闭式吸痰管。②针对机械通气的患者每日进行 1 ～ 2 次的胸部物理治疗，促进患者早日停止机械通气。③采用间断停机的方式，密切监测患者的各项指标，根据动脉血的监测情况促进患者的早日自主呼吸，在痰液充分引流和通气改善、感染被控制的情况下应该早期拔管，减少 VAP 的发生。④对昏迷的患者进行每日唤醒，通过采取声音和拍打的方式明确患者的意识状态，一边拍打患者，一边呼唤患者，保持每 2h 一次。⑤建立 VAP 预防小组，加强组内成员关于 VAP 知识的学习，对每一个 VAP 患者需要加强监护与护理，设置个性化的护理对策方式。有效减少患者的机械通气时间，降低患者住院天数和费用。

3. 其他常见并发症 ①肺不张：气管插管导管进入单侧肺，痰栓堵塞，氧中毒等，都可形成肺不张；②肺气压伤：机械通气时由于气道压过高或容量过高时导致张力性气胸、肺间质气肿、纵隔气肿、皮下气肿、心包气肿、空气栓塞等严重并发症（统称肺泡外气体），习惯称之为气压伤；③低血压：在机械通气过程中，某些个体由于有效循环血量不足，肺组织的顺应性差，机械通气的压力过高等原因，可出现低血压；④腹胀：多因气囊充气不足，吸入气体可从气囊旁经口鼻逸出，引起吞咽反射亢进，导致胃肠充气；⑤呼吸机机械故障：往往对患者是致命的，因此，术前应对机器进行检查和维护；⑥呼吸机依赖：机械通气后期的并发症，即指患者撤离呼吸机后，其自主呼吸不足以维持适当地氧合，撤机困难。

4. 并发症的预防措施

(1) 术前：准备充分，积极治疗术前并发症，对有心肺功能不全的患者，可适当加强心肺功能锻炼，指导患者咳嗽、排痰，锻炼呼吸功能，必要时可给予高压氧舱治疗，增加心肺功能储备，以改善患者的心肺功能；对合并高血压、糖尿病的患者，要严格监控血压、血糖；对合并肝、肾功能不全者，避免使用对肝、肾功能有损害的药物。此外，应加强全身营养支持，对有贫血的患者，可少量多次给予输血，以纠正贫血，提高手术的耐受性。

(2) 术中：手术操作应准确、快捷，尽量缩短手术时间，术中尽量减少手术创伤，减少对肺组织的挤压。对肺癌患者的肿瘤切除范围应严格遵循"最大限度消除肿瘤组织，保留正常肺组织"的手术原则；减少膈神经及喉返神经的损伤；关胸前保证呼吸道无明显分泌物及血液蓄积，肺组织膨胀良好无漏气。术中应减少出血量，积极及时补充血容量，减少晶体液的应用和术后肺水肿的发生。麻醉师术中要定期吸痰、膨肺，减少肺不张，控制输液量，预防肺水肿，预防并及时处理低血压，减少低氧状态，麻醉药用量要适当，避免苏醒延迟，及时清除呼吸道分泌物，保持呼吸道通畅，维持血氧饱和度稳定，积极预防肺部感染的发生。以上措施均有利于患者术后心肺功能的恢复，减少肺损伤，减少术后并发症的发生。

(3) 术后：有效镇痛，尽量早期下床活动，鼓励患者咳痰，必要时协助吸痰，防止痰液蓄积，及时解除支气管痉挛，确保呼吸道通畅，预防肺功能不全的发生。维持水、电解质酸碱平衡，预防并及

时处理肺水肿和心律失常。术后降低肺水肿是保证脱机的前提条件。保持呼吸道通畅是控制肺部感染的前提，发生 ARDS 的患者大多数有呼吸道分泌物明显增多，加强气管插管内吸引，部分合并肺部感染的患者及早行气管切开。抗生素的应用需要足够的剂量和疗程，应根据痰培养和药物敏感试验结果来定，对病原体未明确的患者，宜选用强效广谱抗生素，或多种抗生素联合静脉应用。在抗感染过程中要谨防继发真菌感染。

六、结语

在临床工作中，外科医师应当熟悉外科手术后常见呼吸功能不全的原因，尽量避免或早期纠正这些危险因素。当呼吸衰竭发生后，应掌握呼吸机治疗指征，了解各种模式的适用范围和特点，针对不同患者找出各自呼吸衰竭原因，在纠正病因的基础上实施个体化呼吸支持治疗，并在治疗过程中根据病情变化及时调整各项参数以求最合理通气，争取早日恢复呼吸功能，脱机拔管。总之，术后机械通气不仅仅是简单的调节呼吸机参数，而是要根据患者的病史、手术过程、术后情况制定详尽的呼吸管理策略，为降低术后机械通气的风险，更有必要完善术前及术中的管理。确保手术的疗效及安全。

附1：美国麻醉师协会（ASA）的分级方法根据患者身体一般情况和对手术危险的耐受性进行分类，将患者分为六级：

Ⅰ级：体格健康，发育、营养状况良好，各器官功能均无异常。

Ⅱ级：除去患者本身所患外科疾病外，有轻度并存的基础疾病，功能代偿完全。

Ⅲ级：并存基础疾病病情严重，体力活动严重受限，但尚且能应付日常生活活动。

Ⅳ级：并存基础疾病病情严重，丧失日常生活活动能力，经常会面临生命危险。

Ⅴ级：无论手术与否，生命难以继续维持24h的濒死患者。

Ⅵ级：已经确诊为脑死亡，等待其器官用于移植手术的患者。

附2：手术分级

根据卫生部2009年及2011年颁布的《医疗技

术临床应用管理办法》和《手术分级分类目录》，将手术分为四级。

一级手术是指风险较低、过程简单、技术难度低的普通手术。

二级手术是指有一定风险、过程复杂程度一般、有一定技术难度的手术。

三级手术是指风险较高、过程较复杂、难度较大的手术。

四级手术是指风险高、过程复杂、难度大的重大手术。

（周瑞祥　余奇劲）

第二篇 围术期患者生命质量调控相关麻醉管理

第23章 术前检查的完备与有关制度的制定

完备准确的术前检查及合理规范、科学的术前访视是围术期麻醉质量控制的重要环节，是围术期麻醉相关生命质量调控的重要保证。完备术前检查对麻醉医生评估患者的全身情况和重要脏器的生理功能状态起重要作用，为麻醉实施保驾护航，是围术期患者生命安全的重要保障。

一、术前检查制度

1. 年龄

(1) ≥ 60 岁：术前评估包括患者的全身状况及心肺肝肾等重要器官的功能。对于有明显器官功能异常和生理功能紊乱的患者，尤其是待施较大手术者，术前应予积极治疗纠正。胸内及上腹部手术对呼吸功能的影响较大，常致术后呼吸衰竭发生，术前应重视肺部情况，注意保护肺功能。术前应注意患者的营养状况，贫血者应予输血，使血红蛋白达100g/L以上，血浆蛋白低者补给血浆或白蛋白。

(2) ≤ 12 岁：做好患儿及其家属的沟通工作，建立起相互间的信任，为相互间的配合打下基础。

①术前禁食禁水：考虑到较长时间的禁食可能会引起脱水和低血糖，目前认为术前8h（或更长时间）禁食油炸、脂肪及肉类食物，6h 应禁食淀粉类固体食物、牛奶等液体制品、婴儿配方奶粉，术前4h 应停止母乳哺育，术前2h 应禁清饮料（包括清水、糖水、无渣果汁、碳酸类饮料、清茶等，但不包括含酒精类饮品）。3 ～ 6 个月以上的小儿可以给予适当的镇静药。大多数患儿需要足量的抗胆碱药物，以减少气道分泌物。

②近2 周内有上呼吸道感染病史：上呼吸道感染的患儿，上呼吸道黏膜的应激性增高，易发生喉痉挛、支气管痉挛、术中低氧血症及术后肺炎，应尽量避免在此期间行择期手术。

③合并心脏杂音：非心脏手术时如遇患儿有心脏杂音，要进行心脏彩超或造影检查，确定哪一类型心脏病，小的房间隔或室间隔缺损无症状者可行一般手术，对伴肺动脉高压的室缺或右向左分流型心脏病患儿，除急诊手术外，要先行心脏畸形纠治术。

2. 体重 / 体重指数（BMI）≥ 25kg/m²

(1) 对于活动量较少的患者来说，因易于发生下肢静脉血栓，可考虑使用少量低分子肝素或弹力袜。

(2) 事先检查各脏器功能，注意坐位、卧位的血气分析变化和 SpO_2 的差别；呼吸功能的评估应进行血常规（确定有无红细胞增多）、胸部 X 线检查、仰卧位和坐位时的动脉血气分析、肺功能检查及夜间脉搏氧饱和度监测；采用有创动脉压监测能较好地获得患者的血压状态，如使用无创测压则应注意其袖带大小等带来的影响。

(3) 患者很可能存在气管插管困难及麻醉穿刺操作困难的情况，应提前做好相应准备。

(4) 超声心动图检查能帮助了解心脏功能。术前心脏科医师的会诊有助于更好地对其进行评估和处理。

(5) 肥胖者是 2 型糖尿病的高发人群。麻醉前应了解患者病程长短和血糖水平，以及对其他器官和系统的影响。术前应尽量控制血糖至正常范围。麻醉期间应监测血糖，如有异常应及时处理；判断是否为病理性肥胖，必要时请内分泌科会诊；是否并存睡眠呼吸暂停低通气综合征，必要时请五官科会诊；困难气道评估项目包括甲颏距离、畸形、张口度、改良 Mallampati 分级（图 23-1）。

3. 高血压病

(1) 术前应对患者作全面估计，尤其要注意心、脑、肾等脏器的受累情况。根据病情术前应进行必要的内科治疗，所用降压药和其他治疗药如属必需可继续使用，不强求术前停药，但麻醉中应注意其不良反应和药物的相互作用。麻醉前镇静药宜用稍大剂量；阿托品因有增加心率之弊对高血压患者不利，故常选用东莨菪碱。

(2) 基线血压控制在 180/110mmHg 以下，若血压持续偏高，考虑暂缓手术并请心内科会诊；虽尚存争议，但还是更推荐术前停用血管紧张素转化酶抑制药（ACEI）和血管紧张素受体拮抗剂（ARB）类药物 24h，改用钙拮抗药（CCB）类药物；对于 β 受体阻滞药，术前长期口服者继续服用，有 3 种以上修订后心脏危险指数者以及心肌缺血的中高危患者术前开始应用是合理的，不应在手术当天开始应用。依据校正的心脏风险指数确认的临床危险因素包括缺血性心脏病 [心绞痛和（或）陈旧性心肌梗死]、心力衰竭、卒中和一过性脑缺血发作（TIA）、肾功能不全 [肌酐 > 170μmol/L 和 2mg/dl 或肌酐清除率 < 60ml/（min·1.73m^2）]、需胰岛素治疗的糖尿病。

(3) 对于利尿药，是继续使用还是停用 2 ~ 3d 尚存争议，但无论怎样都强烈建议监测电解质变化。

(4) 对于交感神经抑制药如可乐定，为避免突然停药诱发血压严重反跳，建议术前不必停药；术前停用利血平（如利血平片、降压 0 号）1 周以上，请神经内科会诊选择合适降压药。

4. 冠心病

(1) 明确是否并存冠心病，包括病史、用药史、症状体征、心电图、心脏彩超、CTA、冠状动脉造影检查、支架植入等，必要时请心内科会诊。

(2) 有明显症状者，暂缓手术，请心内科会诊；心肌梗死病史 ≤ 3 个月者，延期手术(限期手术应 > 4 周）；需要急诊手术者，合理充分沟通，医务部备案；对于疑似冠心病患者，按冠心病处理。

5. 心功能不全

(1) 请心内科会诊，明确患者活动代谢当量（图 23-2），是否存在心功能不全、纽约心脏病协会（NYHA）分级级别和类型（EF 值降低 / 中间值 / 保留）。

(2) 心脏彩超、B 型钠尿肽又称脑利钠肽（BNP）。BNP 作为心力衰竭定量标志物，不仅反映左心室收缩功能障碍，也反映左心室舒张功能障碍、瓣膜功能障碍和右室功能障碍情况。

(3) 对新诊断为心力衰竭的患者，建议中、高危非心脏手术推迟至心力衰竭治疗后 3 个月。

6. 瓣膜疾病　行心脏彩超检查，请心内科会诊；有症状的严重瓣膜疾病者，建议治疗瓣膜疾病

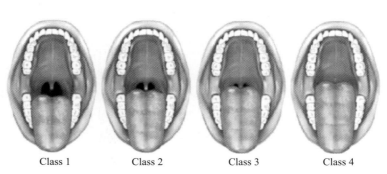

Class 1　　　Class 2　　　Class 3　　　Class 4

▲ 图 23-1　改良 Mallampati 分级

后再行非心脏手术。

7. 心律失常　详细询问病史，行动态心电图、心脏彩超检查，必要时请心内科会诊。

(1) 室性心律失常：建议术前继续口服抗心律失常药物；单形性室性心动过速（VT）、循环稳定且无症状者可考虑手术；多形性 VT、有症状且存在循环不稳定者，延期手术，并请心内科会诊。

(2) 室上性心律失常和房颤：继续口服抗心律失常药物；房颤患者行心脏彩超检查明确是否存在附壁血栓；有症状房颤者，静息心率控制在 80/min 以下；有症状房颤且左心室 EF 值保留者，心率控制可适当放宽（平静心率＜ 110/min）。

(3) 传导阻滞、缓慢性心律失常：行动态心电图、电生理检查；Ⅱ 度及以上房室传导阻滞伴或不伴（多）束支传导综合征者请心内科会诊，必要时放置临时起搏器；请心内科会诊，确定是否为病窦综合征，必要时放置临时起搏器。

(4) 心肌病：行心脏彩超检查；请心内科会诊，必要时延期手术。

8. 慢性阻塞性肺疾病（COPD）

(1) 戒烟越早越好，加强营养支持，进行康复训练；给予氧疗，维持静息 $PaO_2 \geq 60mmHg$ 或 $SpO_2 > 90\%$；行影像检查（DR、CT）、肺功能检查、血气分析，确定 METs，GOLD 分级（详细内容可参考《慢性阻塞性肺疾病患者非肺部手术及围术期管理专家共识（2017）》）。

(2) 术前持续使用支气管扩张剂的 COPD 患者推荐维持吸入至手术当日；有明确咳嗽、咳痰者推荐使用祛痰药；COPD 急性加重者，加用抗生素；推荐术前 1 周使用"糖皮质激素＋支气管扩张药"（首选吸入）；请呼吸科会诊，必要时延期手术。

9. 哮喘

(1) 戒烟（越早越好）。

(2) 明确哮喘类型、分期、分级、可能诱因、发作后有效治疗药物、最后一次发作情况，若处于急性发作期，则延期手术，必要时请呼吸科会诊；进行肺功能检查，血气分析；持续用药的患者持续用药至手术当日，术前给予糖皮质激素和沙丁胺醇（吸入）。

10. 呼吸系统感染（上呼吸道感染、咽炎、扁桃体炎、气管支气管炎、肺炎等）　尽快戒烟，行抗感染治疗；建议择期手术推迟至完全治愈 1 ～ 2 周后。

11. 肺源性心脏病、其他肺疾病　行影像学、心脏彩超、肺功能检查及血气分析；请呼吸科会诊，必要时延期手术。

12. 脑功能及神经系统

(1) 有短暂脑缺血发作（TIA）或脑卒中、脑梗死病史者，建议行颈动脉彩超、脑部 CT、MRI 检查，请神经内科会诊，必要时行脑血管 CT 或造影、支架植入；近期（＜ 3 个月）脑卒中或脑梗死患者，不建议行择期手术；急诊手术者合理充分沟通，医务部备案。不建议术前常规使用苯二氮䓬类药物和抗胆碱能药物，尤其是老年患者，特别是术前即存在认知功能障碍（如轻度认知功能障碍、阿尔茨海默病等）者。

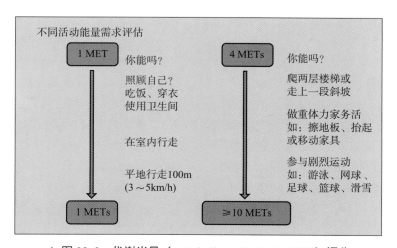

▲ 图 23-2　代谢当量（metabolic equivalent, MET）评分

(2) 伴有帕金森、癫痫者，要明确患者用药情况（药物种类、剂型、剂量、服药时间），避免突然停药，尽量保证按平时的计划服药，必要时请神经内科会诊；帕金森患者避免使用可促发帕金森病症状的药物（如甲氧氯普胺、丁酰苯类、吩噻嗪类和抗毒蕈碱药物）；避免使用琥珀酰胆碱；对正在接受司来吉兰治疗的患者，禁止使用哌替啶；明确其他与病情及患者所服药物相关的禁忌药物，必要时请药师会诊；尽量明确癫痫的原因（继发性？特发性？）；手术尽量安排在当天第一台。

13. 精神疾病

(1) 明确患者病种（如抑郁症、双向性精神障碍、精神分裂症等）、病史、用药情况等，必要时请精神科医师及药师会诊。

(2) 服用三环类抗忧郁药者避免突然停用，特别是帕罗西汀和氟伏沙明，以免引起停药综合征；尽量避免联合使用哌替啶、曲马多、单胺氧化酶抑制药等，谨慎使用 5- 羟色胺受体阻滞药类止吐药（如格雷司琼）、阿片类药物等可能引起 5- 羟色胺综合征的药物。

(3) 服用三环类抗忧郁药者避免联合使用氯胺酮、哌替啶、含肾上腺素的局麻药等。

(4) 服用单胺氧化酶抑制药者避免联合使用哌替啶、曲马多等药物；局麻时避免添加肾上腺素；建议择期手术前 2 周停用，必要时请精神科医师及药师会诊。

(5) 应用锂剂（Li）者监测心电图和锂浓度是避免锂中毒的必要措施；为预防锂在肾脏大量的重吸收，可以合理给予静脉含钠溶液；合并使用非甾体类抗炎药和 ACEI 会增加锂中毒的风险；严禁使用噻嗪类利尿剂。

14. 骨骼肌肉神经相关疾病

(1) 对强直性脊柱炎、类风湿关节炎患者，要了解病情及用药情况，对长期使用激素治疗的患者，围术期继续使用，术前可考虑给予"应激激素"；建议术前常规行颈部影像学评估（侧位伸屈位片），充分进行气道评估，无论何种手术，都需做好困难气道的插管准备；清醒下纤支镜引导气管插管可能是最安全的选择；建议术前行肺功能检查。

(2) 有急性脊髓损伤者仔细了解病史及可能存在的其他伤情，完善检查，明确脊髓损伤节段、避免二次损伤；优先确保气道及呼吸安全，必要时可行气管插管或气管切开；注意保护颈椎；可给予甲泼尼龙减轻神经损伤；脊髓损伤 24h 后，禁止使用琥珀酰胆碱。

(3) 有慢性脊髓损伤者，进行病史回顾和体格检查，明确脊髓损伤情况及可能存在的并发症（如呼吸功能受限、肾功能不全、深静脉血栓等）；对于呼吸储备有限的患者应慎用术前药，避免采用肌间沟神经阻滞等可能影响呼吸功能的麻醉方式；拟在脊髓损伤平面（尤其是 T_{10} 以上）以下部位进行手术前，尤其是拟行膀胱和肠的操作时，应该给予有效的麻醉（全麻、椎管内、局麻等），谨防出现自主神经反射亢进症，并提前准备好血管扩张药和阿托品等药物；禁用琥珀胆碱。

(4) 对于多发性硬化（MS）者，选择区域麻醉尚存争议，考虑临床实际，选择全麻可能更为稳妥；若选择区域阻滞，布比卡因浓度最好低于 0.25%；避免使用琥珀酰胆碱。

15. 肝脏疾病 应行肝脏影像、心脏彩超、血常规、肝功能、肾功能、凝血、电解质等检查，必要时请相关科室会诊；监测血糖，避免低血糖；监测凝血，必要时可给予维生素 K、血液制品等纠正凝血状态；避免非必要的食管内操作（特别是已明确存在食管胃底静脉曲张者），如留置胃管；进行肝脏功能 Child-Paugh 分级（表 23-1），其中 A 级可相对较安全的行大部分手术；B 级推荐改善肝脏功能后再行手术，限期（或急诊）手术需在充分准备及密切监测下手术，并与患者和家属进行充分的沟通；C 级不建议行择期手术。

16. 肾脏相关问题 避免常规使用术前药物（地西泮、阿托品），禁止使用哌替啶止痛；对于肾功能不全的患者，尽量避免使用可能加重肾脏损害的药物（如非甾体类抗炎药、氨基糖苷类、造影剂等）；透析患者应在术前 24h 进行充分的血液透析，且尽量避免或减少使用肝素，手术当日血钾水平控制在 5.5mmol/L 以下。

17. 胃肠道系统

(1) 胃溃疡、应激性胃溃疡（胃炎）者避免使用可能损伤胃黏膜的药物（如非甾体类抗炎药）；术前给予抑酸药（如奥美拉唑、泮托拉唑）。

表 23-1　肝脏功能 Child-Paugh 分级标准

参　数	A（低危）	B（中危）	C（高危）
胆红素（mg/dl）	＜ 2	2 ～ 3	＞ 3
白蛋白（g/L）	＞ 35	30 ～ 35	＜ 30
PT 延长时间（s）	1 ～ 4	4 ～ 6	＞ 6
肝性脑病	无	中度	重度
营养	优	良	中
腹水	无	少量	大量
手术危险性（死亡率）	＜ 5%	25%	＞ 50%

（2）反流性食管炎者避免常规使用抗胆碱能药物，术前给予抑酸药（如奥美拉唑、泮托拉唑）。

（3）对于促胃肠蠕动药、胃酸分泌抑制药、抗酸药及止吐药，建议误吸风险增高的患者，可以在术前使用上述药物；对误吸风险无明确增高的患者，不推荐常规或联合使用上述药物；不推荐将抗胆碱能药物用于降低误吸风险来使用。

18. 内分泌系统

（1）对糖尿病患者，应明确病程、治疗方案，监测血糖（餐前后）、糖化血红蛋白（HbA1c）；建议术前空腹血糖 ≤ 10mmol/L，随机或餐后血糖 ≤ 12mmol/L；HbA1c ＞ 8.5% 者建议推迟手术；血糖控制不佳或并存明显的外周血管、神经并发症者，请内分泌科会诊，必要时延迟手术；合并糖尿病高血糖危象（糖尿病酮症酸中毒、高血糖高渗性综合征）者推迟手术。

围术期注意事项：手术当日停用口服降糖药和非胰岛素注射剂；磺脲类和格列奈类药物可能引起低血糖，术前最好停用 24h；肾功能不全或使用静脉造影剂的患者术前停用二甲双胍 24 ～ 48h；停药期间使用普通胰岛素控制血糖；无须禁食水的短小局麻手术可保留口服降糖药；参照表 23-2 调整术前皮下注射胰岛素剂量。

（2）对甲状腺功能异常者，行甲状腺手术前常规按外科要求准备，各项指标调控到合理范围；行非甲状腺择期手术者，术前一定保证甲状腺功能正常，必要时请内分泌科会诊；对于甲状腺肿大明显者，建议行 CT 检查明确气管受压情况；术前给予地塞米松（每 6 小时给予 2mg）是合理的，无论是否为急诊；术前避免使用抗胆碱能药物（如阿托品）。

19. 抗凝及血栓

（1）常见抗凝药与区域麻醉：见表 23-3。

（2）实验室检查与椎管内麻醉：见表 23-4。

（3）冠状动脉血运重建后择期非心脏手术时机：冠状动脉搭桥（CABG）和金属裸支架植入术后均需要 ＞ 4 周，球囊扩张成形术后需要 ＞ 2 周，药物洗脱支架植入术后需要 ＞ 1 年。

（4）对于深静脉血栓与肺栓塞者，建议根据病史及危险因素分析评估，进行深静脉血栓形成（DVT）危险分级及 Wells 评分（表 23-5）。Wells ＜ 2 分者检测 D-Dimer，若正常可排除 DVT，若异常则进行双下肢血管加压超声检查；Wells ≥ 2 分者直接进行双下肢血管加压超声检查及相关检查。

（5）静脉血栓栓塞症（VTE）形成危险因素评估及术前处理：见表 23-6。

表 23-2　术前皮下注射胰岛素剂量

胰岛素剂型	常规给药频率	术前 1d	手术日
长效胰岛素	每日 1 次	不变	早晨常规剂量的 50% ～ 100%
中效胰岛素	每日 2 次	不变 如晚间给药，给予常规剂量的 75%	早晨常规剂量的 50% ～ 75%
中效 / 短效混合胰岛素	每日 2 次	不变	更换为中效胰岛素，予早晨中效剂量的 50% ～ 75%
短效或速效胰岛素	每日 3 次（三餐前）	不变	停用
胰岛素泵		不变	泵速调整为睡眠基础速率

表 23-3　常见抗凝药与区域麻醉情况

药　物		用　法	阻滞前 / 拔管前需停药时间	椎管内留置导管期间用药	阻滞后 / 拔管后回复用药时间
抗凝血酶药	普通肝素	预防 / 治疗	4h 且 APTT 正常	谨慎	4h
	LMWH	（皮下）预防	12h	谨慎	4h
	LMWH	（静脉）治疗	24h	不推荐	4h
	华法林	口服	4～5d 且 INR ≤ 1.4	不推荐	立即恢复
抗血小板药	阿司匹林（无联合用药）		无须停药	无禁忌	无禁忌
	氯吡格雷（波立维）		7d	不推荐	6h
抗纤溶药	链激酶		10d	不推荐	10d
中药草	大蒜、银杏、人参		无须停药	无禁忌	无禁忌

表 23-4　实验室检查与椎管内麻醉情况

实验室检查	正常值	低　危	需进一步个体评估	避免椎管内麻醉
PT	11～14（INR 0.8～1.2）	INR ≤ 1.4	INR 1.41～1.7	INR ＞ 1.7
APTT	25～37s	正常值上限	超过正常值 1～4s	超过正常值 4s
PLT	（100～300）×10^9/L	＞ 80×10^9/L	（50～80）×10^9/L	≤ 50×10^9/L

表 23-5　Wells 评分表

临床表现及病史	评分
既往深静脉血栓形成	1
下肢瘫痪或近期下肢石膏制动	1
卧床超过 3d，或 12 周内接受过大手术	1
沿深静脉走行有局部压痛	1
下肢肿胀	1
双侧胫骨结节下 10cm 处周径之差 ＞ 3cm	1
患侧小腿指陷性水肿	1
进展期癌症	1
可作出非深静脉血栓形成的其他诊断	-2

20. 急诊创伤（休克）

(1) 详细了解患者病史及体格检查，密切监测血压、心率、呼吸、体温、尿量、神志、皮肤及疼痛等生命体征，尽快评估患者气道（A）、呼吸（B）和循环（C），并注意颈部脊髓损伤的风险，并尽量保证患者体温正常，需强调的是，整个围术期都必须对伤情进行持续地动态评估。

(2) 密切关注病情变化，迅速完善相关检查，如全面的血液检查、心电图、各部位 CT 扫描等；对复苏无明显反应的休克患者，可通过超声对患者进行重点评估（FAST），有助于了解是否有胸腔、腹腔内出血。

(3) 建立多条有效静脉通路（必要时可建立中心静脉通路），尽量保证输注液体的温度，首选晶体液，必要时可给予胶体、白蛋白，准备足量血制品

表 23-6　静脉血栓栓塞症（VTE）形成危险因素评估及术前处理

危险分级	危险因素	术前检查	术前处置
低度危险	术前卧床超过 3d，或大手术后 12 周；瘫痪或近期下肢石膏制动；久坐不动；肥胖；妊娠 / 分娩；静脉曲张等	若 D-Dimer（+），行下肢静脉彩超；若 B 超提示有 DVT，明确其位置和状态	低度危险无血栓者采用基础预防措施：健康教育，以及下肢肌肉按摩、足踝活动、抬高患肢；辅助措施包括弹力袜、足底泵等
中度危险	年龄 40—60 岁；膝关节手术（2 周内）；中心静脉置管；恶性肿瘤或化疗；充血性心力衰竭；呼吸衰竭；激素替代治疗或口服避孕药；脊髓瘫痪；妊娠 / 产后；DVT 后；血栓形成倾向；高血压糖尿病病史多年等	尽快行下肢静脉 B 超检查，若无血栓，1 周后或术前 1 日复查；若 B 超提示有 DVT，明确其位置和状态	①中高度无血栓者：基础预防 + 药物预防，维持至术前 12h，低分子肝素 12 500U 或 25 000U，每日 1 次②中高度危险有血栓者：尽量采用抗凝溶栓。如有抗凝禁忌或严重的髂股静脉血栓不能抗凝者，请相关科室会诊，必要时防止静脉滤网，或转血管外科治疗
高度危险	年龄＞60 岁；骨盆、髋、下肢骨折及下肢严重软组织损伤；髋、膝关节置换术（预计 2 周内进行）；重大腹部外科手术后（1 个月内）；严重创伤；大面积烧伤；脊髓损伤；高血压Ⅲ级；糖尿病酮症；严重凝血功能障碍等		
极高度危险	≥2 项高度危险因素；1 项高度危险因素 +2 项低中度危险因素		术前必须进行抗凝治疗，维持至术前 12h，低分子肝素 12 500U，每日 2 次，根据患者凝血及血栓变化情况决定抗凝持续时间；若抗凝后出现出血倾向，应记录出血的时间、部位、程度；查凝血和 D-Dimer，及时请相关科室会诊处理，并向患者及家属交代风险

（红细胞、新鲜冰冻血浆、血小板等），条件允许者可考虑自体血回输；但面对可能的大出血时，建议启动大量输血机制（MTP）。

(4) 存在活动性出血的患者，可考虑采取限制性容量复苏策略，具体控制目标：无脑损伤患者在大出血控制之前实施允许性低血压，应将 SBP 维持在 80 ～ 90mmHg；合并严重脑损伤（GCS ≤ 8 分）的患者应维持 MAP ≥ 80mmHg。

(5) 当创伤失血性休克患者存在或怀疑存在活动性出血时，建议尽快给予氨甲环酸（首剂 1g，后续 1g 输注至少持续 8h）；但如果受伤超过 3h，避免静脉使用氨甲环酸，除非有证据证明患者存在纤溶亢进。

(6) 创伤时胃排空停滞，均应按饱胃处理；可给予质子泵抑制药及乌司他丁等控制炎症。

21. 脓毒症与感染性休克

(1) 除了需控制感染源的手术，一般要求尽快有效处理感染后再考虑手术治疗。

(2) 避免行椎管内麻醉。

(3) 参考"脓毒症 3.0"尽快明确诊断，进行序贯器官衰竭评分（SOFA）和快速 SOFA 评分（fast SOFA score，qSOFA），见表 23-7。其中 qSOFA 评分项目包括意识改变（格拉斯哥评分＜ 15 分评 1 分）、收缩压≤ 100mmHg 评 1 分，呼吸频率≥ 22/min 评 1 分，总分≥ 2 分为疑似脓毒血症。

22. 风湿免疫系统疾病

(1) 明确病史、用药史及各系统受累情况。

(2) 改善病情抗风湿药（DMARDs）的围术期管理参考《2017ACR/AAHKS 指南：服用抗风湿药物的风湿性疾病患者接受择期全髋或全膝关节置换术的围术期管理》，围术期可继续使用的 DMARDs 包括甲氨蝶呤、柳氮磺吡啶、羟氯喹、来氟米特、多西环素；霉酚酸酯、硫唑嘌呤、环孢素、他克莫司在治疗重型（SLE）时可继续使用，治疗非重型 SLE 时需术前停用 1 周；生物制剂术前需要停用，并在用药周期末尾开展手术，术后至少 14d，在无切口愈合、手术部位感染或全身感染问题时方可恢复此类药物的使用，见表 23-8。

表 23-7　序贯（脓毒症相关）器官衰竭评分系统（SOFA）

		0分	1分	2分	3分	4分
呼吸系统	氧合指数	≥ 400	< 400	< 300	< 200，呼吸支持	< 100，呼吸支持
凝血系统	PLT（×10⁹/L）	≥ 150	< 150	< 100	< 50	< 20
肝脏系统	胆红素（μmol/L）	< 20	20 ～ 33	33 ～ 102	102 ～ 204	≥ 204
心血管系统		MAP ≥ 70mmHg	MAP < 70mmHg	DA < 5.0 或 Dob（任何量）	DA 5.0 ～ 15.0 或 E ≤ 0.1 或 NE ≤ 0.1	DA > 15.0 或 E > 0.1 或 NE > 0.1
中枢神经系统	Glasgow 评分	15	13 ～ 15	10 ～ 13	6 ～ 10	< 6
肾脏	肌酐（μmol/L）	< 110	110 ～ 171	171 ～ 300	300 ～ 400	≥ 440
	尿量（ml/d）				< 500	< 200

感染后 SOFA 快速增加≥ 2 分作为脓毒症器官功能障碍的临床判断标准；儿茶酚胺类药物（包括 DA、E、NE）单位为 μg/（kg·min），至少 1h；氧合指数为 PaO_2（mmHg）/FiO_2

表 23-8　生物制剂术前停用时间

生物制剂	用药间隔	安排手术（相对于最后 1 剂药物）
阿达木单抗	每周 1 次，或每 2 周 1 次	第 2 或第 3 周
依那西普	每周 1 次，或每 2 周 1 次	第 2 周
戈利木单抗	每 4 周 1 次（皮下注射），或每 8 周 1 次（静脉注射）	第 5 或第 9 周
英夫利昔单抗	每 4、6、8 周 1 次	第 5、7、9 周
阿巴西普	每周 1 次（皮下注射），或每月 1 次（静脉注射）	第 2 及第 5 周
赛妥珠单抗	每 2 周 1 次，或每 4 周 1 次	第 3 或第 5 周
利妥昔单抗	2 剂间隔 2 周，每 4 ～ 6 个月	第 7 个月
托珠单抗	每周 1 次（皮下注射），或每 4 周 1 次（静脉注射）	第 2 或第 5 周
阿那白滞素	每天 1 次	第 2 天
苏金单抗	每 4 周 1 次	第 5 周
优特克单抗	每 12 周 1 次	第 13 周
贝利木单抗	每 4 周 1 次	第 5 周
托法替布	每天 1 ～ 2 次	最后 1 剂之后 7d

（3）术前持续使用糖皮质激素者围术期继续维持当前剂量。

23. 传染性疾病　确定病原体（如结核杆菌），采取必要的防护、隔离和消毒措施，及时做好登记，必要时向感控科汇报，情况特殊者可考虑转专科医院。

二、术前准备制度

1. 凡需手术治疗的患者，各级医师应严格掌握手术适应证，及时完成手术前的各项准备和必需的检查；择期手术患者，术前必须完善相关术前准备工作，完成术前相关检查，如发现检查有异常，应及时汇报上级医师或请相关科室会诊，落实会诊意见，严格掌握手术适应证；手术前手术医师及麻醉医师必须亲自查看患者，向患者及家属或患者授权代理人履行告知义务，内容包括：患者病情、手术方式、手术风险、麻醉风险、自付费项目等内容，征得其同意并由患者或患者授权代理人签字。如遇紧急手术或急救患者不能签字，患者或授权代理人又未在医院不能及时签字时，按《医疗机构管理条例》相关规定执行，报告医务部，在病历上详细记录。

2. 主管医师应做好术前小结记录。二类以上手术均需行术前讨论。重大手术、特殊病员手术及新开展的手术等术前讨论须有科主任主持讨论订制手术计划，讨论内容须记录在术前讨论记录本及病程记录内，并上报医务部或业务院长审批；手术医师确定应按手术分级管理制度执行。重大手术及各类探查性质的手术须由有经验的副主任医师以上职称的医师或科主任担任术者，必要时须上报医务部。

3. 手术时间安排。提前 1d 通知手术室，检查术前护理工作实施情况及特殊器械准备情况。所有医疗行为应在病历内记录。如有不利于手术的疾病必须及时请相关科室会诊。

4. 手术前患者应固定好识别用的腕带，所标的信息准确无误；同时完成手术部位的标记。

5. 手术前准备应以制度为准，严禁熟人在未完成术前充分准备及评估前提前手术；手术室有权拒绝未完成相关术前准备的患者进入手术室手术，患者或家属的相关解释说明以及沟通工作由临床手术医师负责。

6. 医护人员在接诊时及手术开始前要认真核对患者姓名、性别、病案号、床号、诊断、手术部位、手术房间等。患者进手术室前需摘除假牙，贵重物品由家属保管。

7. 手术前后医嘱必须由手术医师或由术者授权委托的医师开具；特殊治疗、抗菌药物和麻醉镇痛药物的应用按国家有关规定执行。

三、术前访视讨论制度

1. 麻醉前 1d 麻醉医师到病房访视手术患者，详细阅读病史，认真检查患者，全面了解病情和术式，认真填写麻醉前访视记录单，选择麻醉前用药、麻醉方法，拟定麻醉方案。

2. 向患者介绍麻醉方法和患者必须注意与配合的事项，以取得患者的信任和解除患者的思想疑虑。

3. 在麻醉前讨论会上，访视医师负责向全科报告患者情况和麻醉方案，遇有疑难危重患者的麻醉，应作重点讨论，并将讨论情况记录在册，必要时向医务部报告、备案。

4. 麻醉前讨论的重点是麻醉方案选择、对可能发生的问题提出积极的防范措施以及特殊病例的特殊处理。

5. 完成患者或家属在麻醉协议书上的签字手续。

6. 对术前准备不足的患者，应予调整手术时间，以确保患者医疗安全。必要时协助手术医师进行围术期的治疗。

四、术前知情同意制度

1. 患者知情同意即患者对病情严重程度、诊疗手术、麻醉方案、麻醉风险大小与益处、费用开支等真实情况有了解与被告知的权利，患者在知情的情况下有选择、接受与拒绝的权利。

2. 麻醉前麻醉科医师必须向患者、近亲属或委托人说明为手术患者或有创诊疗的患者施行麻醉是麻醉科医师的职责，并说明麻醉的充分合理性和必要性，并就术前注意事项、麻醉方式、麻醉相关的有创操作和可能发生的意外与并发症、术后镇痛的风险与益处和其他可供选择的方案，向患者、近亲属或委托人做详细交代。告知有关风险时，绝不能回避可能发生或存在的（包括潜在的）危险性，争取获得患者、近亲属或委托人的理解，同意拟采用的麻醉方法、相关操作与治疗，并签署麻醉知情同意书。

3.《麻醉知情同意书》是指麻醉前，麻醉医师向患者、近亲属或委托人告知拟施麻醉的相关情况，并由患者、近亲属或委托人签署是否同意麻醉意见的医学文书。内容包括患者姓名、性别、年龄、ID 号、病案号、病区、术前诊断、拟行手术方式、拟行麻醉方式、患者基础疾病及可能对麻醉产生影响的特殊情况、麻醉中拟行有创操作和监测、麻醉风险、可能发生的并发症及意外情况，患者、近亲属或委托人签署意见并签名，麻醉医师签名并填写日期，并将麻醉知情同意书存放在病历中。

4. 由患者本人或其监护人、委托代理人行使知情同意权，对不能完全具备自主行为能力的患者，应由符合相关法律规定的人代为行使。

5. 对急诊、危重患者，需实施抢救性手术（有创诊疗或使用输血、血液制品）的麻醉时，在患者无法履行知情同意手续又无法与家属联系或无法在短时间内到达，而病情可能危及患者生命安全时，应紧急请示报告科主任、医务部值班室，或医院总值班批准。

6. 为保障患者安全所进行的有痛苦的或有一定危险的有创操作（如控制性低血压、人工低温、中心静脉穿刺置管、动脉穿刺置管等），在术前也要向患者、近亲属或委托人做好解释，说明诊疗项目的必要性、所存在的痛苦和危险性，体现在《麻醉知情同意书》中，可不单独签字，但不能回避可能出现的危险情况，也不能不切实际地夸大其危险性。

7. 麻醉知情同意的告知地点包括患者床旁、麻醉科医师办公室或其他院内场所。术中突发事件的告知可与手术科室医师共同完成，告知次数和时间依据实际情况灵活确定。告知内容必须具备充分性、合理性和必要性，并将有关告知内容记录在《麻醉记录单》中。

五、术前授权制度

1. **手术分级** 根据卫生部关于《医疗技术临床应用管理办法》的要求，根据风险性和难易程度不同，手术分为四级：一级手术是指风险较低、过程简单、技术难度低的普通手术；二级手术是指有一定风险、过程复杂程度一般、有一定技术难度的手术；三级手术是指风险较高、过程较复杂、难度较大的手术；四级手术是指风险高、过程复杂、难度大的重大手术。

2. **手术医师分级** 独立开展手术的医师应当为持有《医师资格证书》和《医师执业证书》的本院执业医师，经特别审批的除外。各级医师按照其技术职称和行医年限分为如下级别：住院医师包括低年资住院医师（担任住院医师 3 年以内）及高年资住院医师（担任住院医师 3 年以上）；主治医师包括低年资主治医师（担任主治医师 3 年以内）及高年资主治医师（担任主治医师 3 年以上）；副主任医师包括低年资副主任医师（担任副主任医师 3 年以内）及高年资副主任医师（担任副主任医师 3 年以上）；主任医师（受聘主任医师岗位者）。

3. **各级医师手术权限** ①低年资住院医师：在上级医师指导下，逐步开展并熟练掌握一级手术；②高年资住院医师：在熟练掌握一级手术的基础上，在上级医师指导下逐步开展二级手术；③低年资主治医师：熟练掌握二级手术，并在上级医师指导下，逐步开展三级手术；④高年资主治医师：掌握三级手术，有条件者可在上级医师指导下，适当开展一些四级手术；⑤低年资副主任医师：熟练掌握三级手术，在上级医师指导下，逐步开展四级手术；⑥高年资副主任医师：在主任医师指导下，开展四级手术，亦可根据实际情况单独完成部分四级手术、新开展的手术和经省级以上卫生行政部门批准的临床试验、研究性手术。⑦主任医师：熟练完成四级手术，开展新的手术，或经卫生行政部门批准的重大临床试验、研究性手术。对于卫生行政部门有特殊资格准入规定的手术，除符合上述规定外，手术医师还必须是已获得相应专项手术的准入资格者。任何级别手术医师的手术权限均不可超出医院的手术权限。

4. **手术审批权限** 手术审批权限是指对拟实行不同级别手术以及不同情况、不同类别手术的审批权限。①四级手术：科主任主持进行术前讨论，需填写《手术审批单》签署意见后报医务部审核，分管副院长审批，医务部备案，由高年资副主任医师及以上医师签发手术通知单；②三级手术：科主任审批，由副主任医师及以上医师签发手术通知单；③二级手术：科主任审批，由高年资主治医师及以上医师签发手术通知单；④一级手术：科主任审批，由低年资主治医师及以上医师签发手术通知单。各级医师在实施手术过程中遇到未预测的特殊情况，需实行的手术超出自己的手术权限时，应立即口头上报请示，由具备实施手术相应级别的医师主持手术；紧急抢救生命的手术，按照急诊手术规定处理。术后 24h 内完善相应的手术审批手续。

5. **特殊手术**　凡属下列情况之一的可视作特殊手术，须按照四级手术审批、管理。①被手术者系外宾、华侨及港、澳、台同胞的；②被手术者系特殊保健对象者如高级干部、著名作家、学者、知名人士及民主党派负责人；③各种原因导致毁容或致残手术的；④存在医疗纠纷隐患的；⑤非计划重返手术室的；⑥高风险手术（是指手术科室经科主任认定的存在高风险的任何级别的手术）；⑦外院专家来院手术的（异地行医必须按《执业医师法》有关规定执行）；⑧器官移植；⑨属于科室本年度新技术、新项目及科研项目手术；⑩年龄大于 80 岁的三级及以上的手术。

6. **急诊手术**　原则上应由具备实施手术的相应级别的医师主持手术，但在需紧急抢救生命的情况下，在上级医师暂时不能到场主持手术期间，任何级别的值班医生在不违背上级医师口头指示的前提下，有权、也必须按具体情况主持其认为合理的抢救手术，不得延误抢救时机，术后 24h 内完善相应的手术审批手续。

7. **外出会诊手术**　执业医师被邀请外出会诊手术，必须按照卫健委《医师外出会诊管理暂行规定》《执业医师法》的规定执行，办理相关审批手续，在医务部备案，手术医师所主持的手术不得超出本规定相应手术级别，不得应邀主持不具备开展相应手术级别的医疗机构开展超范围的手术。

8. **手术医师资格分级授权程序**　①手术医师符合独立承担手术的资格时，或手术医师根据前述有关条款需晋级承担上一级手术时，应当根据自己的资历、实际技术水平和操作能力等情况，书写述职报告，填写《医疗技术临床应用能力技术申请审核表》，交本科室主任。②科主任组织科内专家小组对其技术能力进行讨论评估后，提交医务部。③医务部组织专家组对其进行理论及技能的综合考核评估，考核合格者，提交医院医疗质量管理委员会讨论。④医务部复核认定后，提交医疗质量管理委员会讨论通过。⑤医疗质量管理委员会主任签批。⑥手术医师资格分级授权结果院内公示。⑦医务部备案。

9. **监督管理**　医务部履行管理、监督、检查职责；按照本制度与程序对手术医师资格分级授权进行准入和动态管理；不定期检查执行情况，其检查结果纳入医疗质量考核项目中；对违反本规范超权限手术的科室和责任人一经查实，将追究科室负责人的责任，并按照《质量管理控制方案》的相关规定处理，由此引发的医疗纠纷，违规人员个人承担相应的法律和经济赔偿责任；在审核与监督管理过程中发现下列情形的应给予复评和取消、降低操作权利的处理。

六、麻醉医师资格分级授权管理制度

（一）麻醉的分级与分类

1. **美国麻醉医师协会（ASA）**　病情分级标准分为 I ～ VI 级。其中 I 级指体格健康，各器官功能正常，无精神疾病等；II 级指除外科疾病外，有轻度系统性病（如轻度哮喘），功能代偿健全；III 级指有明显或严重的系统性疾病（如充血性心力衰竭），体力活动受限，但尚能应付日常活动；IV 级指严重的系统性疾病，丧失日常活动能力，经常面临生命威胁；V 级指无论手术与否，生命难以维持 24h 的濒死患者；VI 级指确证为脑死亡，其器官拟用于器官移植手术。急诊手术加"E"表示。

2. **麻醉分类标准**　麻醉分类分为一至四类，详情参考《湖南省病历书写规范与管理规定及病例（案）医疗质量评定标准》。

3. **特殊手术的麻醉**　心脏、大血管手术麻醉，颅内动脉瘤手术麻醉、巨大脑膜瘤手术麻醉、脑干手术麻醉，肾上腺手术麻醉，多发严重创伤手术麻醉，休克患者麻醉，高位颈髓手术麻醉，器官移植手术麻醉，高龄患者麻醉，新生儿麻醉，控制性降压，低温麻醉，心肺脑复苏等。

4. **新开展的项目、科研手术的麻醉。**

（二）麻醉医师级别

依据其卫生技术资格、受聘技术职务及从事相应技术岗位工作的年限等，规范麻醉医师的级别。所有麻醉医师均应依法取得执业医师资格。

1. **住院医师**

(1) 低年资住院医师：从事住院医师岗位工作 3 年以内，或获得硕士学位、曾从事住院医师岗位工作 2 年以内者。

(2) 高年资住院医师：从事住院医师岗位工作 3 年以上，或获得硕士学位、取得执业医师资格、并曾从事住院医师岗位任务 2 年以上者。

2. 主治医师

(1) 低年资主治医师：从事主治医师岗位工作 3 年以内，或获得临床博士学位、从事主治医师岗位工作 2 年以内者。

(2) 高年资主治医师：从事主治医师岗位工作 3 年以上，或获得临床博士学位、从事主治医师岗位工作 2 年以上者。

3. 副主任医师

(1) 低年资副主任医师：从事副主任医师岗位任务 3 年以内者。

(2) 高年资副主任医师：从事副主任医师岗位任务 3 年以上者。

4. 主任医师　受聘主任医师岗位任务者。

（三）各级麻醉医师权限

1. 低年资住院医师　在上级医师指导下可开展 ASA 分级 I～Ⅲ级患者的麻醉，一、二级手术的麻醉，部分能力突出的低年资住院医师可在上级医师指导下可展开 ASA 分级Ⅳ级或三级手术的麻醉。

2. 高年资住院医师　在上级医师指导下可开展 ASA 分级 I～Ⅵ级患者的麻醉，一至四级手术麻醉；初步熟悉心脏及大血管手术麻醉、颅内动脉瘤手术麻醉、巨大脑膜瘤手术麻醉，脑干手术麻醉、肾上腺手术麻醉、多发严重创伤手术麻醉、休克患者麻醉、高位颈髓手术麻醉、器官移植手术麻醉、高龄患者麻醉、新生儿麻醉、支气管内麻醉、控制性降压、低温麻醉、心肺脑复苏等。

3. 低年资主治医师　可独立开展 ASA 分级 I～Ⅳ级手术患者的麻醉、一至四级手术麻醉；初步掌握并可独立开展心脏、大血管手术麻醉，颅内动脉瘤手术麻醉、巨大脑膜瘤手术麻醉，脑干手术麻醉，肾上腺手术麻醉，多发严重创伤手术麻醉，休克患者麻醉，高位颈髓手术麻醉，肾移植手术麻醉，高龄患者麻醉，新生儿麻醉，支气管内麻醉，控制性降压，低温麻醉，心肺脑复苏等，并可开展疼痛门诊和麻醉门诊。

4. 高年资主治医师　可独立展开 ASA 分级 I～Ⅵ级手术患者的麻醉、一至四级手术麻醉，熟练掌握心脏、大血管手术麻醉，颅内动脉瘤手术麻醉、巨大脑膜瘤手术麻醉，脑干手术麻醉，肾上腺手术麻醉，多发严重创伤手术麻醉，休克患者麻醉，高位颈髓手术麻醉，肝、肾移植手术麻醉，高龄患者麻醉，新生儿麻醉，支气管内麻醉，控制性降压，控制性降温麻醉，心肺脑复苏等，并开展疼痛门诊和麻醉门诊。

5. 低年资副主任医师　可独立展开 ASA 分级 I～Ⅵ级患者的麻醉、四级手术的麻醉，轮转疼痛门诊。

6. 高年资副主任医师　指导下级医师实施疑难患者的麻醉及处置下级医师导致的麻醉意外、疼痛门诊疑难患者的诊治等。

7. 主任医师　指导各级医师实施疑难患者的麻醉及处置各级医师麻醉操作意外、疼痛门诊疑难患者诊治，展开新项目、极高风险手术麻醉等。

（四）麻醉排班安排

1. 每日择期手术排班由科主任完成，按医师级别确定每例手术的麻醉医师名单，需要全科会诊的，至少提前 2d 交科主任组织全科会诊并审批。

2. 急诊手术、夜班及节假日手术由科主任安排、协调。

3. 患者选择麻醉医师时，应以执行麻醉医师分级的制度为前提。

（五）特殊麻醉的审批权限

1. 资格准入麻醉与疼痛的诊治　资格准入麻醉与镇痛是指市级或市级以上卫生行政主管部门按规定，专项资格认证或授权的麻醉与镇痛。由市级或市级以上卫生行政主管部门或其认可的专业机构向医院以及医师颁发专项麻醉与镇痛资格准入证书或授权证明。已取得某种类别麻醉与镇痛资格准入的麻醉医师才具有主持相应的麻醉与镇痛的权限。

2. 高风险麻醉　高风险麻醉须经科内讨论，科主任签字同意后报医务部，由医务部决议自行审批或提交业务副院长审批，获准后，由指定的主任医师或高年资副主任医师负责实施。

3. 急诊手术麻醉　预期手术的麻醉级别在值班医师麻醉权限级别内时，可施行麻醉。若属高风险或预期麻醉超出自己麻醉权限级别时，应紧急报告二线值班，必要时向科主任上报。但在需紧急抢救生命的状况下，在上级医师暂时不能到场主持手术麻醉时期，值班医师在不违背医疗原则的前提下，有权也必须按详细状况主持其以为合理的抢救，不得延误抢救时机。

4. 新技术、新项目　一般的新技术、新项目须经科内讨论，同时按照相关程序进行审批备案；高风险的新技术、新项目须经科内由医院上报省级卫生主管部门审批，必要时由省级卫生主管部门委托指定的学术团体论证，并经专家委员会评审同意后方能在医院实施。

（六）麻醉医师资格分级授权程序

科室成立麻醉授权管理小组负责本科室医师的麻醉权限管理，管理小组由科主任及（或）2～3名副主任医师以上职称人员组成，科主任任组长，为本科室麻醉权限管理的第一责任人。授权管理小组定期对本科室的麻醉医师进行麻醉权限评估工作，结合每位麻醉医师的实际工作水平与能力明确其具体的麻醉权限。

1. 麻醉医师可独立承担麻醉时，或麻醉医师根据前述有关条款需晋级承担高一级的麻醉时，应当根据自己的资历、实际技术水平和操作能力等情况，填写"麻醉医师资格准入申请表"，交本科室主任。

2. 凡申报高年资经治或低年资经治级别的，科主任根据科室晋级考核指标签批，科内公示。

3. 凡申报低年资主治级别或以上的，符合科室晋级考核指标，科主任组织科内专家小组对其技术能力讨论评价后，提交医务部签批，医务部备案，院内公示。

（七）监督管理

1. 医务部履行管理、监督、检查职责。

2. 按照本制度与程序对麻醉医师资格分级授权进行准入和动态管理。

3. 不定期检查执行情况，其检查结果将纳入医疗质量考核项目中。

4. 对违反本规范超权限麻醉的一经查实，将追究科室负责人的责任，并按照医院的相关规定处理，由此引发的医疗纠纷，违规人员个人承担相应的法律和经济赔偿责任。

七、麻醉医师能力评价与再授权制度及程序

实施麻醉的权限化管理，是确保麻醉安全的有效措施，是麻醉分级管理的根本目的。依据我院《麻醉医师资格分级授权管理制度》的规定，对麻醉医师资格分级授权实施动态化管理。

（一）麻醉医师能力评价

1. 麻醉医师能力评价时间　每两年度复评1次。

2. 评价标准

(1) 对本级别麻醉种类完成 100% 者，并达到科室规定的数量者，可视为能力评价合格，可授予同级别麻醉权限；对某些种类麻醉数量不足，但其他麻醉的数量充足者，也可视为能力评价合格。

(2) 预申请高一级别麻醉权限的医师，除达到本级别麻醉种类完成 80% 以外，尚同时具备以下条件：①符合受聘卫生技术资格，对资格准入麻醉，麻醉者必须是已获得相应专项麻醉的准入资格者；②在参与高一级别麻醉中，依次从副麻到主麻做起，分别完成该级别麻醉 5 例者；③承担本级别麻醉时间满两年度；④承担本级别麻醉期间无医疗过错或事故主要责任（以院医疗质量管理委员会讨论结果为准）。

3. 麻醉医师权限的动态管理

(1) 根据麻醉医师级别变动及实际工作能力的提高，科室管理小组将视组织麻醉权限的再评估工作，并在履行申请审批程序后，扩大申请医师相应的麻醉权限。

(2) 一般情况下麻醉医师不得超权限实施麻醉，否则给予通报批评或降低、暂停麻醉权限 3 个月至 1 年等处罚。

(3) 对德才兼备、业务能力较强的麻醉医师，经科室麻醉管理小组、医务部、主管院长研究同意后，可适当放宽麻醉范围，但应在上级医师指导下进行，防止发生意外。

4. 当出现下列情况之一者，取消或降低其麻醉权限

(1) 达不到能力许可必需条件的。

(2) 对操作者的实际完成质量评价后，经证明其麻醉并发症的发生率超过标准规定的范围者。

(3) 在医疗过程中明显或屡次违反操作规程的。

（二）工作程序

1. 科主任组织科内专家小组，根据上述规定，确定各级麻醉医师麻醉分级，填写"××医院麻醉医师资格准入申请表"，提交医务部。

2. 医务部复核认定后，提交医院专家委员会讨论通过。

3. 符合申请高一级别麻醉权限的医师，书写述职报告，填写"××医院麻醉医师资格准入申请表"，交本科室主任。

4. 科主任组织科内专家小组对其技术能力讨论评价后，提交医务部。

5. 医务部组织相关专家小组，对其进行理论及技能考核评估，提交医院专家委员会讨论通过。

6. 对取消或降低其麻醉操作权限的医师，科主任组织科内专家小组讨论，形成书面意见后，报医务部提交医院专家委员会讨论通过并签批。

7. 麻醉医师能力评价与再授权结果院内公示。

8. 医务部备案。

（三）监督管理

1. 医务部履行麻醉医师能力评价与再授权工作的管理、监督职责。

2. 对违反本规定的相关人员调查处理，并按照医院的相关规定追究其责任。

（四）麻醉医师麻醉权限的再授权机制

1. 被降低、限制麻醉权限或暂停执业的麻醉医师，医院将责成本科室的管理小组对其进行考察，考察时间为3个月至1年不等。

2. 考察期满后，管理小组对被考察医师再次进行麻醉权限评估。

3. 根据评估结果，如管理小组认定被考察医师可以再申请或恢复相应麻醉权限，需填写《麻醉医师权限再授权申请表》，并经申请医师、科主任签名确认后报送医务部。

4. 医务部对再授权申请进行审核，并提请医院专家管理委员会讨论同意后方可对该医师的麻醉权限进行再授权。

（熊　勇　余奇劲　陈　烨　杨云朝　余　峰）

第24章 可视化技术与困难气道管理

一、概述

围术期气道管理是临床麻醉的重要部分。遇见困难气道时，如果无法及时有效地建立气道通路，可能会危及患者生命，使患者机体发生不可逆损伤。困难气道是导致麻醉相关死亡或永久性脑损伤的主要原因之一。美国麻醉医师协会的封闭索赔项目报告显示，困难气道患者中有 2/3 是在麻醉诱导时发现的。在麻醉事故死亡病例中，约 25% 与困难气道处理失败有关，但是 70% 的困难气道可以通过详细的术前评估进行识别。由此可见，术前正确评估困难气道在气道管理中占据关键位置，采取简单有效的方法来准确预估困难气道具有重要的临床意义。目前麻醉师仍然依赖于术前评估多种解剖和临床特征来识别困难气道。然而，没有一种常用的临床预测方法具有 100% 的敏感性或特异性。但是随着临床麻醉技术的进步，加之医疗仪器的改进，可实现骨骼和软组织结构的"可视化"以帮助预测困难气道对麻醉医师极为重要。

2017 年《困难气道管理指南》指出，困难气道（DA）是经过专业训练并有 5 年以上临床经验的麻醉医生发生面罩通气困难或插管困难，或二者兼具的临床情况。美国麻醉医师协会认为在存在或不存在气管病理情况下，需要多次尝试的气管插管均为困难气道。术前早期识别困难气道是正确处理困难气道的前提，有利于为临床麻醉工作顺利开展做好充分准备。

二、困难气道的评估

困难气道的评估是避免气道管理失败所致灾难性后果的有效措施之一。虽然已有大量研究者致力于寻找困难气道的预测方法，然而仍无一方法能确保困难气道预测的精确性。但大多数研究者的共识为应事先进行气道评估相关测试，尤其对于手术室内插管，对于可预测性困难气道，插管前充足的准备可降低麻醉诱导后困难气道相关并发症的发生率。

术前困难气道的评估方法多种多样，主要包括外观评估和影像学评估。2017 年困难气道管理专家共识指出某些疾病如先天性颅颌面畸形、创伤、感染、肿瘤致口腔颌面部畸形或缺损，烧伤后瘢痕粘连致小口畸形、颏胸粘连，手术或放疗后引起气道附近解剖结构异常，颞下颌关节强直、肥胖、颈短、小下颌、高喉头、巨舌等，都是发生困难气道的高危因素，对预测困难气道具有一定的敏感性和特异性。

1. 困难气道的外观评估

(1) 张口度（IIG）：IIG 指最大张口时上下门齿间的距离即颞下颌关节的活动度的大小。成人正常值为 3.5 ～ 5.6cm，张口度小于 3cm 或检查者两横指时，喉镜无法置入，导致喉镜显露困难。

(2) 改良 Mallampati 分级（MMT）：强调检查舌根在确定喉镜暴露是否困难中的重要性。Mallampati 分级有自身的局限性，但可与牙齿排列情况综合评估使用。改良 Mallampati 分级在此基础上增加Ⅳ级。患者取正坐位，检查者视线与张口处呈同一水平，嘱患者张口伸舌并用力至最大（不能发出声音），我们可以根据可见腭垂及咽喉部的其他结构的程度来判断分级。改良 Mallampati 分级标准（图 24-1）：Ⅰ级：可见软腭、咽腭弓、腭垂；Ⅱ级：可见软腭、咽腭弓、部分腭垂；Ⅲ级：仅见软腭、腭垂基底部；Ⅳ级：看不见软腭。

（3）喉镜直视分级（图 24-2）：Ⅰ级，可显露会厌和声门；Ⅱ级，可显露会厌和部分声门；Ⅲ级，仅能看见会厌；Ⅳ级，看不到会厌。Ⅲ级可能存在插管困难，Ⅳ级非常可能存在插管困难。Ⅲ级及Ⅳ级可能存在困难气道。

（4）甲颏间距（TMD）：TMD 是指患者头后仰至最大限度时，处于完全伸展位且甲状软骨切迹上缘至下颏尖端的距离。该间距受许多解剖因素，包括喉的位置的影响。成人正常值在 6～6.5cm。甲颏间距小于 6cm，或者小于检查者三横指的宽度，提示气管插管可能遇到困难。若甲颏间距小于 6cm 并打鼾可提示重度面罩通气困难。

（5）胸颏间距：胸颏间距指胸骨上窝至颏突的距离。正常人的胸颏间距大于 12.5cm，若小于此值，可能存在插管困难。

（6）上唇咬合试验（ULBT）：ULBT 是由 Khan 等引入的一项单独的预测困难气道的因素。学者们发现 ULBT 比改良 Mallampati 分级法更具特异性和精确性。患者坐直，下颌尽量前伸，用下切牙咬上嘴唇，超过上唇线为Ⅰ级；下切牙低于上唇线为Ⅱ级；不能咬住上唇为Ⅲ级。Ⅱ～Ⅲ级提示声门暴露困难，插管可能遇到困难。

（7）颈部活动度（NM）：检查 NM 时，需患者最大限度地屈曲和伸展颈部，衡量颈部屈伸度和颈部关节伸展度。颈部屈伸度正常值大于 90°，从中立位到最大后仰位可达 35°；小于 80°，插管有困难。如果颈部活动度减小，则预示直接喉镜暴露受限和插管潜在困难。

（8）其他解剖结构：颞颌关节活动度，如果患者不能使上下门齿对齐，插管可能存在困难。牙齿的整齐度、松牙及孤牙可影响气管插管，可能造成牙龈损伤，气道异物。颈围及颈前部的脂肪量对预测困难气道有一定意义。咽侧壁厚度与阻塞性睡眠呼吸暂停综合征严重程度呈正相关。外观评估不能绝对反映气道内部情况，但是可以提醒麻醉医师困难气道可疑。

2. 困难气道的影像学评估

利用放射学来实现骨骼和软组织结构的"可视化"可帮助麻醉医师预测困难气道。但是没有哪一种方法和参数是绝对可靠的。具有一定放射学基础知识的麻醉医师和放射科专业医师协作将减少气道管理困难引发的发病率和死亡率。麻醉医师可充分利用放射学知识进行成像，以制定有效的气道管理计划。

（1）气道管理中 X 线的使用：X 线照相术（X-ray radiography）是一种快速、廉价的放射学检查，并且在资源有限的环境中比较容易获得。使用 X 线进行气道评估通常选择侧视图。气道结构可见硬腭、软腭、会厌谷、会厌、梨状窦、环状软骨、甲状软骨、鼻咽、下咽和口咽。中立位置的术前侧颈

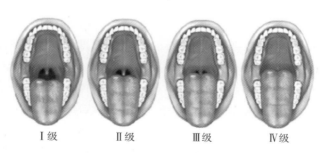

Ⅰ级　　　　Ⅱ级　　　　Ⅲ级　　　　Ⅳ级

▲ 图 24-1　改良 Mallampati 分级标准

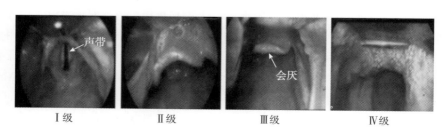

Ⅰ级　　　　Ⅱ级　　　　Ⅲ级　　　　Ⅳ级

▲ 图 24-2　喉镜直视分级

椎 X 线片可以帮助检测创伤，先天性疾病（齿状突增生），退行性疾病（颈椎病，类风湿关节炎和强直性脊柱炎）或特殊疾病综合征（唐氏综合征，神经纤维瘤病，成骨不全症，Klippel–Feil 综合征）可能与困难气道有关。在寰枢椎半脱位和糖尿病患者可能需要头部屈曲和伸展的颈椎侧位 X 线片。此外，可以判断患者颈部运动范围。颈部的前后位片可用于检测肿块、肿瘤、气管受压或偏离情况，例如，在甲状腺肿块或纵隔肿块中，用于检测声门下狭窄和插管后狭窄。

用于预测困难气道的各种参数早已经在一些研究中测量。早期，White 和 Kander 研究了下颌骨、上颌骨和颈椎的侧位、后前位和下睑下垂的 X 线表现。他们发现下颌后部深度越大，有效下颌长度或其两者比例的绝对值越大，需视为困难气道，进行喉镜检查。此外，C_1 枕骨与棘突之间的距离减少以及 $C_1 \sim C_2$ 棘突间隙的距离缩短与喉镜暴露困难相关。Bellhouse 和 Doré 利用头颈部侧位 X 线检查测量了 22 个气道结构距离和 5 个气道结构比例，并得出结论：33% 的寰枕下伸，下巴凹陷和舌质量增加与困难气道相关。寰枕距离＜5mm 也与困难气道有关。寰枢椎半脱位（定义为齿状突和寰椎与屈曲位置的颈部之间的距离＞3mm）发生原因多种，主要为创伤、肿瘤、类风湿关节炎、唐氏综合征、Ehlers–Danlos 综合征等。

困难气道患者 X 线检查报告 $C_1 \sim C_2$ 关节间隙减小，前部骨赘增大，前纵韧带骨化，颈椎弥漫性特发性骨骼骨肥厚。颌下距离（≥ 20cm）和伸展角 A（≥ 38°）（从上中切牙的最前下方点到第 6 颈椎体的前下边缘和第 1 颈椎体最前面的两条线形成的角度）均与困难气道相关。下颌骨测量如下颌骨距离较长，下颌支长度较短，下颌长度有效（从下切牙尖端到颞下颌关节测量）小于下颌骨后深度的 3.6 倍，下颌骨后深度和前下深度增大，下颌角增大预示插管困难。

双腔支气管的大小可以通过在后前位胸片上测量锁骨水平或第 7 颈椎的气管宽度（TW）来估算。通常左主支气管（LMB）不易测量。在这种情况下，左主支气管宽度可以使用气管宽度利用公式计算：LMB 宽度（mm）=0.50×TW（mm）+3.7mm。由于在标准后前位胸部 X 线片上，这些测量结果通常会放大 10% 左右。为了中和这个放大系数，建议的公式是 LMB 宽度（mm）=0.45×TW（mm）+3.3mm。如今，可以使用计算机软件在数字 X 线上以数字方式测量这些参数。

（2）气道管理中 CT 的使用：多层检测计算机断层扫描（MDCT）与薄切片重建技术，如二维最小强度投影和三维（3D）体积图像，除了精确定位，还能够表征病变。它可以在一次屏气中获得重叠的、高分辨率、精薄病变部分，最小可达 0.5mm 分层的整个胸部，即使是最小的气道也能实现最佳可视化。

Naguib 等联合 CT 扫描与临床学和放射学气道风险标准，以确定正常气道解剖患者的困难气道预测工作模型。在 CT 测量的各种参数中，他们发现舌根与咽后壁之间的距离以及会厌与舌之间的角度对于插管困难具有统计学上的显著差异。Prasad 等使用 CT 扫描和超声检查比较气道结构的可视化，并测量 8 个参数来评估困难气道：在软腭尖端水平处与舌头后表面的距离、颏下区域的厚度、舌骨颏长度、甲状舌骨长度、舌骨上方会厌的深度、舌骨下方会厌的深度、杓状软骨的深度和脂肪甲状软骨的垫厚度。他们发现两种检测方式之间具有良好的相关性，但是 CT 在舌骨颏长度，会厌的骨化深度和甲状软骨的脂肪垫厚度这三个参数检测中更具有优势。

CT 扫描对于评估某些特殊疾病引起的气道变化有重要的参考价值。CT 扫描对于评估由于肉芽肿感染引起弥漫性狭窄的患者 [例如结核病和韦格纳肉芽肿病或局灶性狭窄（如有插管史的患者）] 的中心气道极其重要。术前 CT 扫描整个气道有助于选择合适尺寸的气管插管并评估围术期气管切开术的必要性。气管支气管软化症（TBM）是由于呼吸道管腔纵行弹性纤维萎缩或气道软骨结构被破坏所致的管腔塌陷狭窄，是引起小儿反复喘息、感染和慢性咳嗽的重要发育异常之一。其重要特征在于气道松弛导致呼气期间气道过度动态塌陷，软化程度不一，临床表现可从完全没有症状到致死性的缺氧窒息。由此可见，TBM 在很大程度上是一种诊断性支气管疾病，因为其动态性质使其无法在平片上判断它是由于插管时间延长、气管压迫延长、创伤、感染或慢性阻塞性肺病而发生的。甚至肺功能测试也不能诊断支气管软化症。如果没有金标准模式——支气管镜检查，MDCT 扫描可以帮助诊断。此类患者气管或支气管腔区域的减少超过50% ~ 70%，CT 上的"皱眉"可能提示支气管软化。CT 诊断对于规划患者插管后拔管计划尤为重要。CT 扫描对于常见的甲状腺、肺、食管、颅底病变或淋巴瘤肿瘤等疾病引起的无症状的单侧声带麻痹提供准确诊断。因此，麻醉医师应审查针对此类患者需麻醉前监测患者气道 CT 成像情况。

除了这些气道病变外，其他气道因外侧或内在肿瘤（如下咽癌、甲状腺癌、食管癌、气管肿瘤、淋巴结肿大和纵隔肿瘤）而导致气道狭窄和偏离影响麻醉医师对气道的判断。特别是既往有口腔手术史的患者，很大程度上无法识别会厌和气道畸形，术前 CT 扫描图像可引导麻醉医师分辨气道。

研究发现，临床症状和体征与客观测量如肺功能测试和放射成像之间几乎并没有相关性，这可能是由于产生呼吸道症状需要明显的气管狭窄。举例说明，Orton 等强调的案例显示患者的肺功能正常指数与正常的呼吸音和胸部 X 线片，但流量环异常导致 CT 扫描检测到气管肿块。动态 CT 扫描可能更好地将气道狭窄情况量化，能更清晰地显示肿瘤与周围结构的侵袭关系。而普通 X 线不能正确估计气管狭窄的程度。因此当气道狭窄被低估时，可能给麻醉医师带来虚假的安全感。

CT 扫描可用于研究上呼吸道结构，从而有助于麻醉期间的气道管理。因为 CT 扫描技术可以在儿童、婴儿睡觉或镇静下进行，而无须使用气道装置，从而优选用于研究儿科年龄组的气道解剖结构，它也是研究患有阻塞性睡眠呼吸暂停综合征患者静态和动态气道解剖最常用的方式之一。它还可用于急诊创伤，特别是用于诊断喉部骨折，会厌撕脱或脱位，软组织破坏，黏膜水肿和异物以及气道管理的制定计划。CT 图像显示良好的气管组织界面，有助于准确确定气道尺寸。然而，CT 扫描测量的准确性在薄壁气道、小尺寸气道中降低，并且随着重建算法和使用的扫描仪而变化。

CT 扫描技术提供的精确定位虽然给麻醉医师提供了良好的气道判断途径，但是麻醉医师应该意识到使用 CT 扫描的限制性。单独使用的轴向 CT 图像可能不足以显示气道与周围结构的复杂 3D 关系，特别是特殊气道判断并且还可能低估病变的侵蚀范围。此外，气道的倾斜取向可能存在错误的描绘。多平面重建的使用有助于克服这个问题并提供更清晰的图像。因此，多技术结合更有助于麻醉医师评估困难气道，从而做好充分的麻醉前准备。

(3) 气道管理中磁共振成像技术（MRI）的使用：MRI 是一种昂贵、耗时的诊断方式，特殊人群如小儿和幽闭恐惧症的成人群体需要进行镇静或全身麻醉，而这本身需要适当的控制气道，因此 MRI 并未广泛用于规划气道管理。与 CT 扫描不同，由于呼吸运动伪影和有限的分辨率，MRI 中气道结构的扫描受到影响，图像无法重建以形成精确 3D 图像，不能更佳地分辨患者的气道解剖结构。通常 CT 有助于诊断骨性病变，而 MRI 在分辨软组织病变和软骨侵蚀方面具有优势。对于区分肿瘤与炎症状态，MRI 更优于 CT。对于患有头颈部、甲状腺、食管或纵隔癌症的患者进行肿瘤分期和手术计划时，MRI 可用于寻找适当大小的气管导管并可用于制定气道计划。特别是声门前和声门旁空间肿瘤入侵的患者的临床检查可能不会预示困难气道，但 MRI 检查可提醒麻醉医师插管困难的可能。气管支气管入侵也可通过 MRI 扫描检测甲状腺，食管或纵隔肿块的压迫，从而有助于麻醉前气道准备。动态 MIR 检查有助于识别喘鸣的罕见原因，例如，会厌异常运动，这也可能形成气道梗阻。

因此，尽管 MRI 不是气道评估的首选方式，但是它可以反映患者呼吸道的病理生理学改变。同时 MRI 已经用于某些疾病的辅助治疗，例如颈椎手术的术前 MRI 检查成为手术计划不可缺少的一环，并需要手术医师、放射科医师和麻醉医师之间的有效协作。

(4) 气道管理中 3D 打印技术的使用：3D 打印是一项革命性的技术，其核心是使用计算机引导技术，通过应用多层材料（如加热塑料）或金属和陶瓷粉末，从数字计划中创建 3D 对象。它被用于打印任何东西，从玩具和食品，到生产按需备件甚至无人机的战舰。3D 打印技术在医学领域具有强大的应用潜力，推动了医学模型制造、组织器官再生、活体细胞培养等医学领域的发展。3D 打印技术已被用于模拟患者的气道，可用于计划复杂的医疗病例，例如先天性异常气道，涉及气道的复杂创伤病例，头颈部恶性肿瘤病例等。它根据从 CT 扫描获得的图像数据打印 3D 模型。这种模型的局限性在于创建的模型是刚性的，很难模拟组织的柔韧性。

三、可视化技术在困难气道中的应用

近年来，临床麻醉领域正朝着精确化、智能化、信息化、可视化的方向发展，其中可视化技术已深入麻醉操作、辅助治疗、麻醉监测与诊断的多个领域。可视喉镜、光棒、纤维气管镜用于气管插管，X 线 C 形臂、CT、硬膜外镜用于疼痛治疗，超声技术用于外周神经阻滞和小儿中枢神经阻滞，动、静脉置管和显示器官形态、功能、疾病诊断。经食管超声为心脏手术提供其他方法不能替代的解剖和功能判断。以下就常见的可视化工具进行探讨。

1. 可视喉镜　可视喉镜属于一种新型视频型气道管理系统，由镜片、镜柄、液晶可视窗组成。其镜片前端安装一个高清晰度防雾摄像头，并经 LED 灯照射，传递并放大至 3.5 英寸的显示屏上，可为操作者提供更清晰直观的视野，大大降低插管难度。经过十年中的不断改进，如今可视喉镜辅助气管插管已在气道管理中广泛应用。可视喉镜的主要优点包括：①无须对齐口、咽、喉三条气道轴线即可获得满意的喉显露，特别是在困难气道情况下；②高清图像容易识别气道结构和异常，有利于气道工具操作；③除操作者外，整个团队均能在屏幕上看到喉镜操作和气管插管过程，这种多人可视化特点能够促进团队的沟通，利于教学。因此，可视喉镜不仅具有普通喉镜的方便性，还具有独特的可视性、可控性及活动性，一方面能在很大程度上降低操作者的操作难度，增加气管插管成功率，将某些困难气道变为普通气道，同时也可降低机体应激反应与并发症的发生。

2. 可视喉罩　喉罩（LMA）由 Archie Brain 研发的，并于 1991 年美国 FDA 认证后推广使用。喉罩因其有简单易学、操作方便、无须喉镜、浅麻醉下能耐受、减少麻醉药的使用、术后可快速清醒、咽痛发生率低等优点广受麻醉医师的欢迎。喉罩具有密封效果欠佳，对位不好时可出现胃胀气，且不能进行过强的正压通气等缺点，饱胃、口腔分泌过多患者容易反流误吸。因此，饱胃，张口困难，病态肥胖和阻塞性肺疾病等患者禁用。喉罩经过不断改良发展成各具特色的专用喉罩，例如：插管型喉罩（IL-LMA），引流性能强的双管喉罩（proseal-LMA）以及可视喉罩（LMA-CTrach）。可视喉罩系统是在可插管型喉罩装置（LMA Fastrach）的基础上将光导纤维与喉罩结合，装配可拆卸的显示器使喉罩置入及气管插管均可在直视下进行操作，可使喉罩对位更精准，提高气管插管成功率。

3. 可视光棒　临床麻醉过程中对于困难气道插管，熟练运用光棒插管可免于颈椎活动受限、张口受限和牙齿异常等困难插管因素的影响，使气道困难患者得到有效保护。但是光棒引导气管插管是一种"半盲探"技术，有时需要数次调整光棒方向和位置才能在颈前找到正确的光点，即使盲探时动作轻柔仍可能出现咽喉部损伤。如果患者存在咽喉部病变、肥胖以及瘢痕等问题，光棒很难寻求满意的光点，容易损伤咽喉部。可视光棒由于安装了可视装置，操作时可以根据显示屏视野情况调整光棒的角度及深度，找到会厌及声门结构，顺利置入气管导管。可视光棒兼有光棒和可视喉镜的优点，对于颈椎活动受限、咽喉部病变、肥胖以及瘢痕等患者来说，只要张口度可容纳气管导管，也能在可视光棒的帮助下完成气管插管。可视光棒对患者张口度和头部后仰要求不高，不用挑起会厌，能有效减少口咽喉部的接触程度和力度，同时减轻对口咽喉部黏膜的损伤，提高插管成功率，但是可视光棒的显示屏与口咽部距离较远，有时需要多次调整光棒前端位置，并且可视光棒视野较窄，容易受口咽分泌物及血液影响。

4. 可视双腔支气管插管技术　可视化双腔气管导管是一种在大套囊双腔气管导管侧口的前方装有纤维光导视频头的新型双腔气管导管，它的光学系统可以使操作者在插管定位时通过监视器观察到气管和支气管的结构变化，在插管过程中引导气管导管正确进入支气管，并迅速准确定位，也有利于监视隆突周围情况。当术中出现体位改变、分泌物增多、支气管黏膜肿胀等情况，可视化双腔气管导管的光学系统可直观、连续的监测，为术中双腔气管导管的管理提供了便捷。但可视双腔气管导管的应用也有其局限性，只适用于左侧双腔气管导管的患者，气管分泌物过多时容易污染镜头。

5. 纤维支气管镜 纤维支气管镜，简称纤支镜，由纤维支气管镜、光源和摄像头、摄像控制器及监视器三大部分构成。纤维支气管镜又由插入部、弯曲部、目镜部、操作部、前端部等诸多部分衔接而成。①目镜部与操作部：目镜部由目镜与屈光调节圈组成。角度控制钮、吸引控制阀、活检通道入口三部分合力构成操作部。操作者主要采用调整操作部方位的方式对气管插管过程进行辅助与导向。②插入部：插入部长度通常约50cm，外径大小由型号决定，内部存有导光束、导像束、吸引及活检通道等构造。插入部前端有白色刻度线，以协助操作者明确插入深浅度。③弯曲部及前端部：弯曲部主要由数个环状金属管、金属网与橡皮乳胶管构成，不同型号的纤支镜弯曲部的上下弯曲度存在差异性。

对于高度可疑困难气道患者，可以使用纤支镜辅助检查帮助诊断，可在清醒镇静表面麻醉下行纤支镜检查与评估，明确喉镜显露分级，咽腔、声门、声门下及主气管等情况，给予直观的评估。对于已预料的困难气道：包括明确的困难气道，包括明确困难气道史、严重烧伤瘢痕、重度阻塞性睡眠呼吸暂停综合征、严重先天发育不良、颈部活动严重受限和张口受限等，可采用清醒镇静表面麻醉下实施纤支镜引导下气管插管。同时纤支镜由于视野清晰、镜端方向可控等特点，被认为是双腔气管导管定位的首选工具，并可用于术中支气管内分泌物及血液吸引和肺泡灌洗术。与可视化双腔气管导管相比，纤支镜是通过镜身插入双腔气管导管，观察导管前端的气管结构进行定位，其视角更加灵活，更适用于较困难的气道。纤维支气管镜引导插管法具有可视下定位准确、可调整引导定位的优点，被纳入建立困难气道的重要工具之一，列入困难气道处理标准流程。因此，在实际操作中，纤支镜的视角更加灵活，但是也提出更高的操作技巧要求。

6. 超声技术 超声技术目前广泛应用于医学领域，尤其在妇产科学、心血管科学、麻醉学、急诊医学和重症医学等领域中发展迅速，现已成为医学诊断与治疗必不可少的工具。在麻醉领域中，超声以其便携、实时动态、无创等优点可用于各种目的，现不仅可用于超声引导动静脉穿刺、神经阻滞、经食管超声等操作，还可用于气道评估与气道管理。气道检查多使用两种方法，即经口或舌下方法和最常用的经皮方法。超声可用于识别环甲膜和引导经皮扩张气管切开术、预测困难气管插管、评估合适的气管导管直径，特别是有气管狭窄病史者和儿童。在二氧化碳监测没有多大帮助的情况下，即发生严重的支气管痉挛、心搏骤停和肺栓塞等情况时，超声可确认气管内气管插管，实时引导气管插管。超声可用于喉罩气道位置的检测和声带功能障碍的鉴定。针对高危喉水肿患者，超声技术预测术后拔管喘鸣风险，更加安全拔管，减少临床并发症。将超声探头置于机械通气患者环甲膜水平，通过超声测量横断面下患者松套囊后气柱宽度，发现拔管后气柱宽度窄的患者发生喘鸣的可能性增加。对于高度怀疑饱胃、胃潴留患者，超声可在一定程度上定量胃内容物，在确定胃排空方面特异性高，有助于判断误吸风险。因而床旁超声可用于急诊反流误吸高风险患者的气道评估，可作为较为直观的客观依据。

因此，超声成为麻醉医师的"第三只眼睛"，为麻醉临床工作带来福音。尽管超声在预测困难气道、实时引导气管插管、气管导管型号预测、超声定位喉罩以及指导气管切开中发挥重要作用，但是这些技术依赖于操作者，需要具备专业超声知识，熟练掌握解剖结构，需要更多的时间和培训来掌握技术和昂贵设备。

综上所述，困难气道是围麻醉期经久不衰的话题，各种气道工具和技术的发明与改进都致力于如何有效、快速、安全、舒适地解决患者面临的问题。熟悉各种困难气道方法的适应证和禁忌证，熟练掌握各种工具和技术，灵活运用，才能使麻醉医师临危不惧，为患者提供最佳气道管理策略。

（黄亚医　徐金金　杨云朝）

第25章 清醒气管插管技术与困难气道管理

第一节 围术期困难气道的处理

一、困难气道相关定义

困难气道指经过正规训练的麻醉医师在面罩通气和（或）气管插管时遇到了困难。困难面罩通气指有经验的麻醉医师在无人帮助下不能维持氧合和（或）适当的通气，使用面罩纯氧通气无法维持氧饱和度＞90%。困难气管插管又分为喉镜暴露困难（常规喉镜不能看到声门任何部分）及气管插管困难（气管插管时间大于10min或插管次数＞3次）。

根据临床中实际遇到的困难气道，可根据情况"急与否"分为非急症气道（仅有插管困难）和急症气道（插管困难+通气困难）；根据情况"知与否"分为已预料的困难气道和未预料的困难气道。

二、困难气道的评估

气道评估的目的在于提前准备气道设备，制定气道管理方案，评估重点为是否存在困难气道。所有的手术患者均需要进行气道评估，可根据患者的既往史、体格检查以及专科检查结果来进行评估。

1. 询问病史 既往有困难气道病史或曾患过可能会导致困难气道疾病的患者都要引起重视。对患有以下疾病的患者尤其要做好困难气道的准备：小颌畸形综合征、下颌发育不良综合征、颈椎融合综合征、类风湿关节炎、强直性脊柱炎、面部/颈部创伤（包括烧伤）、头颈部放射治疗后、肢端肥大症、会厌炎、咽喉部肿瘤、异物、路德维希咽峡炎

（脓性颌下腺炎）、术后颈椎前路肿胀或血肿、颈椎使用固定装置、扁桃体炎、服用血管紧张素转换酶抑制药后导致血管神经性水肿的患者。年龄（＞55岁）、BMI＞26kg/m²、牙齿异常、睡眠呼吸暂停综合征和打鼾病史，这些患者往往会出现喉镜显露困难和插管困难。

2. 体格检查 头颈部的解剖特点与困难气道发生密切相关，可通过体格检查来发现气道病理或解剖异常（图25-1）。具体检查内容包括：上门齿的长度、自然状态下闭口时上下切牙的关系、下颌骨的发育和前伸能力、张口度、咽部结构分级（改良的Mallampati分级）、上腭的形状、下颌空间顺应性、甲颏距离、颈长和颈围、头颈活动度、喉镜显露分级。

(1) Mallampati分级：分级越高插管越困难，Ⅲ级以上，特别是Ⅳ级属困难气道。该分级是一项综合指标，其结果受到患者的张口度、舌的大小和活动度以及上腭等其他口内结构和颅颈关节运动的影响（图25-2）。Mallampati分级有较为严重的观察者间偏倚，灵敏度和特异性也不是那么让人满意，但是它仍然是迄今为止最好的分级标准，并且与直接喉镜下咽喉部可见度的分级有相关性。Mallampati分级Ⅲ级或Ⅳ级、下颌前伸能力受限、甲颏距离过短（＜6cm）等是面罩通气困难的独立危险因素。

(2) Cormack and Lehane喉镜显露分级：直接喉镜显露下的声门分级，把喉镜检查的难易程度分为四级（图25-3）。Ⅰ级为可见全声门、Ⅱ级为可见后半部分声门，Ⅲ级为可见会厌（不见声门），Ⅳ级为声门及会厌均不可见。Ⅳ级属困难插管。与Mallampati分级有一定相关性，可作为判断插管是否困难的参考。

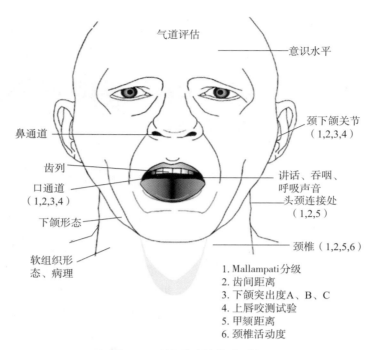

▲ 图25-1 头颈部解剖与气道评估

分 级	体 征
Ⅰ级	可见软腭、咽腭弓、悬雍垂
Ⅱ级	可见软腭、咽腭弓、部分悬雍垂
Ⅲ级	仅见软腭
Ⅳ级	看不见软腭

3. 专科检查

(1)"快速"喉镜检查法：拟行清醒插管的患者在局部麻醉下行快速喉镜检查，如果在直接喉镜或可视喉镜下能够获得满意的视野可以考虑行全麻诱导。

(2)超声检查：超声可以用于经皮气管切开术中来确定气管的位置，当评估喉镜检查有困难时也可以用超声来估计颈部脂肪的厚度。

(3)放射学检查：通过颈椎X线、CT或MRI来评估头颈活动度或头面部畸形情况。喉镜检查困

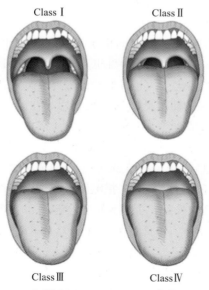

▲ 图25-2 Mallampati 分级

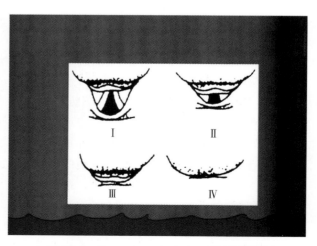

▲ 图25-3 Cormack and Lehane 喉镜显露分级

难多与头颈关节异常有关。开放气道的难易程度可以通过 CT 或 MRI 来评估。

三、困难气道的处理

充分的术前评估和计划是处理困难气道的首要环节，而熟练掌握多种困难气道的处理方法则是我们在临床中游刃有余的基础。处理非紧急气道的目标是无创，而处理紧急气道的目的则是挽救生命。麻醉科医师应遵循先无创后有创的原则建立气道。

培养麻醉医师处理紧急困难气道快捷正确的思路最为重要：即任何时候碰到困难气道问题（如面罩通气困难、喉镜暴露困难、气管插管困难），必须第一时间请求帮助，请求帮助的对象包括可以马上找到的任何人。任何时候碰到困难气道问题，首先要解决呼吸通气问题，而不是插管问题。喉罩类应作为首选工具（之所以不是面罩，是因为面罩通气困难本身就是困难气道的一种），不管是用经典喉罩、I-gel、口咽通气道，还是食管 – 气管联合导

管、喉管等，只要患者能够维持通气（不管是控制呼吸还是自主呼吸），就能维持氧供，也给后面来的上级医师赢得了时间。

如果在置入喉罩、食管 – 气管联合管或其他声门上通气工具不能迅速有效地改善气体交换，则必须立即采取有创的方法，而经气管喷射通气（TTJY）无疑是麻醉医师最擅长和最熟悉的有创方法（大多数麻醉医师均实践过经环甲膜穿刺进行表面麻醉的方法）。这是一种争取宝贵时间的过渡技术，操作简单，可用针或套管针，是比紧急环甲膜切开和气管切开更快捷的技术，可获得充分氧供，但会有 CO_2 蓄积和酸中毒，高压氧源有助于解决 CO_2 蓄积问题，同时需注意导管打结和气胸。上面提到的微创工具可以供氧，但通气效果欠佳。而紧急环甲膜穿刺套件则可以起到既解决供氧又解决通气的作用，可以称为麻醉科的"灭火器"，方便快捷。如果上述方法均失败，最后的选择只能是外科环甲膜切开和气管切开了。困难气道管理 ABS 安全快捷流程见图 25-4，困难气道管理流程（CSA 2017）见

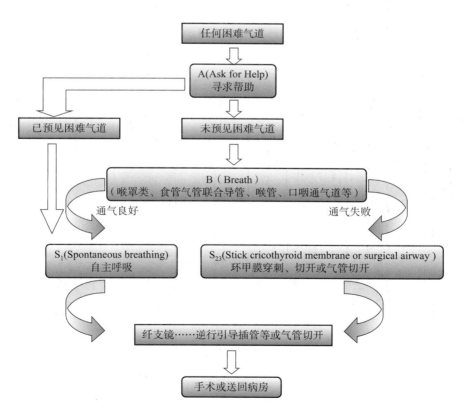

▲ 图 25-4 困难气道管理 ABS 安全快捷流程

图 25-5。

困难气道处理流程强调麻醉前对患者进行充分的气道评估，从而判断气道类型；再依据气道类型选择麻醉诱导方式；在充分预充氧合的基础上，适当的麻醉深度、充分的肌肉松弛、首选可视喉镜或最熟悉的工具以保证首次插管成功率的最大化；如插管失败则立即行面罩通气，如面罩通气失败则推荐使用二代 SAD 通气，如面罩或 SAD 可以保证患者氧合则需仔细思考如何让患者安全完成手术；如患者处于"既不能插管又不能氧合"时则需果断建立紧急有创气道通气，最终确保患者安全。按照困难气道处理流程图有目的、有准备、有步骤地预防和处理将显著增加患者的安全性。

下面对困难气道的处理流程做一个程序化总结。

1. 已预料的困难气道 通过麻醉前评估，判断患者存在困难气道时，分析困难气道的性质，选择适当的技术，防止通气困难的发生。

(1) 告知患者这一特殊风险，使患者及其家属充分理解和配合，并在知情同意书上签字。

(2) 确保至少有一个对困难气道有经验的高年资麻醉科医师主持气道管理，并有一名助手参与。

(3) 麻醉前应确定气管插管的首选方案和至少一个备选方案，当首选方案失败时迅速采用备选方案。尽量采用麻醉科医师本人熟悉的技术和气道器具，首选微创方法。

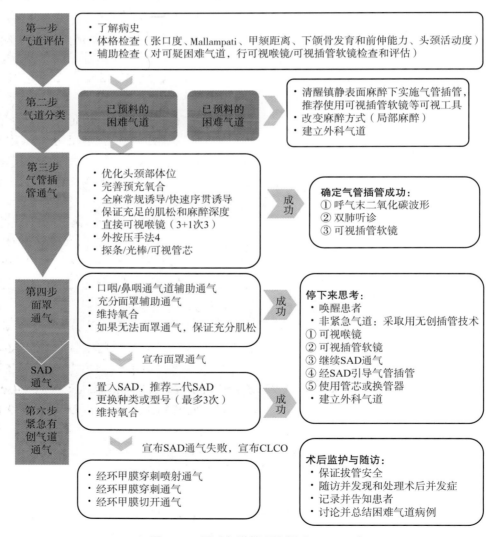

▲ 图 25-5　困难气道管理流程（CSA 2017）

（4）在气道处理开始前进行充分面罩吸氧。

（5）尽量选择清醒气管插管，保留自主呼吸，防止可预料的困难气道变成急症气道。

（6）在轻度的镇静、镇痛和充分的表面麻醉下（包括环甲膜穿刺气管内表面麻醉），面罩给氧，并尝试喉镜显露。

（7）能看到声门的，可以直接插管，或快速诱导插管。

（8）显露不佳者，可采用常规喉镜（合适的镜片）结合插管探条（喉镜至少能看到会厌）；或者光棒技术；纤维气管镜辅助（经口或经鼻）；或传统的经鼻盲探插管等；也可采用视频喉镜改善显露，或试用插管喉罩。

（9）在困难气道处理的整个过程中要确保通气和氧合，密切监测患者的脉搏血氧饱和度变化，当其降至 90% 时要及时面罩辅助给氧通气，以保证患者生命安全为首要目标。

（10）反复三次以上未能插管成功时，为确保患者安全，推迟或放弃麻醉和手术也是必要的处理方法，待总结经验并充分准备后再次处理。

2. 未预料的困难气道（非急症或急症气道）

（1）主张快速诱导时分两步给药，首先是试验量的全麻药使患者意识消失。

（2）在主要的全麻诱导药物和肌松药给入之前，应常规行通气试验，测试是否能够实施控制性通气，不能控制通气者，不要盲目给入肌松药和后续的全麻药物，防止发生急症气道。

（3）对能通气但显露和插管困难的患者，选择上述非急症气道的工具。要充分通气和达到最佳氧合时才能插管，插管时间原则上不大于 1min，或脉搏血氧饱和度不低于 92%，不成功时要再次通气达到最佳氧合，分析原因，调整方法或人员后再次插管。

（4）对于全麻诱导后遇到的通气困难，应立即寻求帮助，呼叫上级或下级医师来协助。

（5）同时努力在最短的时间内解决通气问题，如应用面罩正压通气（使用口咽或鼻咽通气道）、置入喉罩并通气，通气改善后考虑唤醒患者。

（6）采用急症气道的工具和方法。

（7）考虑唤醒患者和取消手术，以保证患者生命安全。

插管成功的鉴别应采用呼气末二氧化碳监测，肉眼、纤维支气管镜下或视频喉镜下看见气管导管进入声门也可帮助确定。当插管失败后，要避免同一个人采用同一种方法反复操作的情况，应当及时分析，更换思路和方法或者更换人员和手法，反复数次失败后要学会放弃。通气和氧合是最主要的目的，同时要有微创意识。

四、窒息氧合技术

窒息氧合技术是一种在预充氧基础上用于延长安全窒息时间的给氧方法，通过鼻导管高流量送氧对窒息患者进行被动氧合。安全窒息时间指患者在没有呼吸或者通气时，动脉血氧饱和度下降至 88% ～ 90% 前维持的时间。插管过程即是对患者安全窒息时间的有效利用。窒息氧合已经作为一种策略被用于试验和临床，它能够提供咽部氧储备来延长无呼吸的时间窗。高风险患者可采用在预充氧合的基础上联合窒息氧合技术。

1. 窒息氧合技术的可能机制　肺泡内的气体交换由肺泡膜两侧气体浓度差异和不同气体在血液中的溶解度决定。二氧化碳在血中的溶解度是氧气的 25 倍。据估算，窒息时二氧化碳向肺泡内排出量仅为 10ml/min，而氧气的消耗量为 250ml/min，肺内因此产生一个负压差（-240ml/min），负压使口咽部的气体移向肺泡，这种生理现象即为窒息氧合现象。窒息氧合技术就是利用无呼吸氧合现象，配合使用高流量鼻导管给氧使其在鼻咽部形成气流，这样就可以配合负压的作用，把更多的氧被动的带到肺泡中。

2. 经鼻湿化快速充气交换通气（THRIVE）技术　与普通经鼻导管吸氧技术不同，THRIVE 技术就是使用专用设备经鼻快速给予湿化的氧气进行通气，最佳流量是 70L/min。THRIVE 技术已被证实能够延长肥胖患者和困难气道患者的平均窒息时间至 14min。

使用窒息氧合技术时，需要注意以下几个方面。

（1）无论预充氧合还是窒息氧合必须以气道通畅为前提。

（2）高流量的氧气可能会引起患者的不适，患者清醒时应小流量给氧，待患者入睡后再将流量从 4L/min 增加至 15L/min。

(3) 窒息氧合技术应当使用湿化氧气，短时间内使用非湿化氧气可能存在出血和轻微刺激性的风险。

(4) 联合面罩和鼻导管吸氧，即使氧流量超过 30L/min，目前研究尚未证实有产生气道损伤的顾虑。

(5) 常规使用此项技术需要准备一个安全的氧气源。

第二节　清醒气管插管技术

已明确的困难气道应选择清醒镇静表面麻醉气管插管。清醒气管内插管法（awake intubation, concious intubation）是指利用 1% 丁卡因喷雾咽喉、气管施行黏膜表面麻醉，在患者神经志清醒的状态下进行气管内插管，简称"清醒插管"。

一、清醒气管插管的适应证

1. 估计在全身麻醉诱导期间有误吸胃内容物危险者，如消化道梗阻、幽门梗阻、肠梗阻、饱食或急诊创伤、临产妇等。

2. 气道不全梗阻，如痰多、咯血、颈部肿块压迫气管等。

3. 患者的咽、喉、颈或纵隔存在病理情况，估计在全麻诱导或面罩通气时会发生困难者。

4. 口腔或咽腔存在炎症水肿时。

5. 下颌骨或面颊部外伤、缺损、炎症、瘢痕、肿瘤等。

6. 启口障碍、颞颌关节强直、上门齿突出、门齿松动残缺、头颈部烧伤或手术瘢痕挛缩等。

7. 上呼吸道先天性畸形，如小下颌或退缩畸形、喉结过高前突等。

8. 颈项粗短、颈后仰困难、颈部强直者如颈椎骨折、颈椎畸形、颈椎病理性融合、颈背部脂肪过厚以及极度肥胖等。

9. 老年、虚弱、休克、垂危等不能接受深麻醉的患者。

二、清醒气管插管的禁忌证

小儿、新生儿例外；清醒紧张或神志不清、估计无能力合作的患者；局麻药过敏的患者；频发支气管哮喘的患者。

三、清醒气管插管技术

插管前准备

1. 患者的准备　对患者必须做好适当的解释，重点说明配合的事项，如放松全身肌肉，特别是颈、肩、背部肌肉，不使劲，不乱动；保持深慢呼吸，不屏气，不恶心等，尽量争取患者全面合作。

2. 表面麻醉　清醒插管前要求对上呼吸道必须有完善的黏膜表面麻醉。常用的方法有：喷雾和棉片贴敷局麻药、喉镜直视下喷雾咽喉腔黏膜、气管内注入局麻药、经环甲膜穿刺气管注射局麻药等。喷雾表面麻醉的先后程序依次是：口咽腔、舌根、会厌、梨状窝、声门、喉及气管内。如果采用经鼻清醒插管，还要求有良好的全鼻表面麻醉。

(1) 咽喉黏膜表面麻醉：用 1% 丁卡因或 2%～4% 利多卡因，循序分 3 次喷雾：①先喷舌背后半部及软腭；②隔 1～2min 后，嘱患者张口，同时发"啊"长声，做咽壁及喉部喷雾；③隔 1～2min 后，用喉镜片当作压舌板轻轻提起舌根，将喷雾器等对准喉头，在患者深吸气时做喷雾。3 次喷雾所用的 1% 丁卡因或 2%～4% 利多卡因总量一般以 2～3ml 为限。

(2) 气道黏膜表面麻醉：①经环甲膜穿刺注药法：在咽喉表麻完成后，患者取头后仰位，在甲状软骨与环状软骨之间（环甲膜）定好穿刺点，用盛有 1% 丁卡因（或 2% 利多卡因）2ml、带 23 号注射针头的注射器，做垂直刺过环甲膜进入气管。经抽吸有气证实针尖位置正确后，嘱患者深呼吸，在呼气末、吸气始之际做快速注入麻药。此时患者往往呛咳，为避免刺伤气管黏膜，需迅速退针。经环甲膜穿刺，有可能刺伤声门下组织或声带，故有人主张将穿刺点下移至环状软骨与第 2 气管环之间的间隙。本法的表麻效果确实可靠，适用于张口困难的患者，但易激惹患者剧咳和支气管痉挛。为避免此类痛苦，可采用下法。②经声门注药法：在咽喉表麻完成后，用喉镜显露声门，右手持盛有 1% 丁卡因（或 2% 利多卡因）2ml 的喉麻管，在直视下将导管前端插至气管上端，然后边旋转注射器，边缓慢注入麻药。注毕后嘱患者咳嗽数次，即可获得气管上段、声门下及会厌喉面的黏膜麻醉。本法可显著减轻患者的痛苦。

(3) 鼻腔黏膜表面麻醉：用于经鼻清醒插管，最好用 4% ～ 5% 可卡因，因兼有局部血管收缩作用，先用 1ml 滴鼻，再用可卡因棉片填塞鼻后腔。也可用 0.5% ～ 1% 丁卡因麻黄碱混合液，按上法施行表麻。亦可将表麻药作鼻腔直接喷雾。

3. 喉上神经阻滞　喉上神经阻滞常用来抑制清醒气管插管时的舌咽部刺激反应，能够有效地抑制放置喉镜时对舌根和喉部结构的刺激。

(1) 解剖标志定位法：准备 1% 利多卡因局麻药，左手示指向侧方和后方推压颈总动脉，用右手持穿刺针沿舌骨角刺入，对准甲状舌骨韧带的中点从前向尾推进，当进针至甲状舌骨韧带时可感觉轻微的抵抗感，此时进针深度为 1 ～ 2cm，当回抽无血及空气时，注入局麻药每侧 5ml。

(2) 超声定位法：患者平卧位，头稍后仰，超声探头横向置于颈部中央，在甲状软骨和下颌骨之间移动以显示舌骨超声图像上表现为呈拱形的强回声结构，平行向外侧、尾侧移动超声探头。可显示呈高回声的甲状舌骨膜（甲舌膜）。在甲舌膜可观察到呈回声的喉上动脉，喉上神经内支则位于喉上动脉的内侧。通过超声引导下平面内技术注入 2% 利多卡因 2ml，以相同方法阻滞对侧喉上神经内支。

通过体表解剖定位进行喉上神经阻滞的方法，存在定位不准确、起效慢等缺点。近年来，超声引导下神经阻滞的应用越来越广泛，其起效快、用药少、效果完善、并发症少等优点弥补了传统方法的不足。国外已有应用超声引导下喉上神经阻滞行清醒插管的病例报道，国内也有学者报道在超声引导下行双侧喉上神经内支阻滞的患者，在气管插管过程中呛咳发生率和血流动力学波动均显著低于解剖标志定位组患者。

4. 清醒镇静　使用适当的麻醉前用药，如右美托咪定、咪达唑仑、阿片类镇痛药以及阿托品，可使患者镇静、咽喉反射减弱和分泌物减少，以利于施行清醒插管。

右美托咪定可激活蓝斑核突触后膜 α 肾上腺素能受体，并通过激活内源性促进睡眠途径诱导镇静，产生合作镇静和自然睡眠，并具可唤醒性，且达到这种镇静、镇痛时并不引起气道梗阻和呼吸抑制，可作为清醒气管插管的核心用药，也可作辅助用药。靶控输注右美托咪定 8 ng/ml（为静脉剂量的 5 ～ 10 倍），仍能维持呼吸驱动力。输注右美托咪定 0.6μg/kg 负荷剂量，继以小剂量 [0.2μg/(kg·h)] 产生良好的镇静和遗忘效应。与咪达唑仑比较，右美托咪定慢诱导的镇静效果好、可唤醒配合、气管插管条件较满意、患者舒适度佳、气管插管反应轻微，即使轻度呼吸抑制也可通过简单的唤醒患者并吸氧等处理措施即可改善，无二氧化碳潴留，安全性高。

据报道，右美托咪定和瑞芬太尼都可应用于清醒插管期间镇静，但瑞芬太尼更容易引起呼吸抑制。Ryu 等报道清醒插管期间瑞芬太尼镇静低氧饱和度的发生率高达 29%，而右美托咪定镇静低氧饱和度的发生率只有 3%。与瑞芬太尼比较，右美托咪定联合表面麻醉用于清醒气管插管时呼吸抑制和气管插管不良记忆的发生率降低，更具有优势。舒芬太尼可有效抑制气管插管诱发的应激反应，有助于维持血流动力学稳定。舒芬太尼血浆靶浓度为 0.4ng/ml 时镇静适度，可提供较好的气管插管条件。

四、清醒气管内插管

(一) 经口气管内插管

1. 体位　直接喉镜的最好体位是"嗅物位"，即头部仰伸，头以寰枕关节为轴后仰。体位对于肥胖患者更为重要，应常规使用轻度头高足低斜坡位，垫高上半身（20° ～ 25°），外耳道与胸骨切迹在一条水平线上。

2. 预充氧合　通过吸入适当流量的纯氧来增加患者体内的氧储备。对于大部分患者，新鲜气体流量（氧气）应超过静息分钟通气量（约 5L/min），以正常潮气量吸入纯氧 3min 或每分钟 8 次的深呼吸即可达到预充氧合的效果。对于危重和困难气道患者，推荐持续使用高流量温湿化鼻导管给氧（15 ～ 70L/min）来改善预充氧合的效果。

3. 经口可以选择直接喉镜、可视喉镜、纤维支气管镜引导等方式完成气管插管

(1) 直接喉镜：直接喉镜用于明视下气管插管。成功的直接喉镜暴露是能使视线从上门牙看到喉部，舌体和会厌是干扰视线的解剖结构，因此如何避开舌体和会厌是直接喉镜成功的关键所在。患者充分的张口度有利于置入喉镜，从右嘴角置入喉镜将舌体向左推开的同时，注意避免将嘴唇夹在镜片与门齿之间。推进喉镜同时将其移至中线以代替被推至左侧的舌体。渐次暴露解剖结构有助于减少损伤。会厌是第一个关键解剖标志。喉镜的尖端置入会厌谷，上提喉镜以拉紧舌骨会厌韧带，间接抬起会厌。调整会厌抬高幅度，进一步加大上提喉镜力度，尽可能优化喉部视野以便置入导管。如果视野不佳，需要检查基本技术是否已经调整到最佳，以及是否需要改用其他方法进行插管。

(2) 可视喉镜：可视喉镜结构与直接喉镜相似，但其具有无须"嗅物位"、明显改善声门暴露分级、插管成功率更高、损伤更小等优点。在 ASA 气道管理特别工作小组的 2013 指南和英国困难气道协会的 2015 指南中，视频喉镜均被推荐用于困难气管插管处理。目前有关何种困难气道选用何种视频喉镜最为恰当的相关证据很少，但选择视频喉镜对预知和非预知的喉镜暴露困难患者均有益。如果视频喉镜是被用作直接喉镜气管插管失败的救援性工具，则建议选择配有极度弯曲镜片（有或无引导通道）的视频喉镜，其可通过增强"拐角视野"而获得改善视野的机会。

(3) 纤维支气管镜引导：纤维支气管镜引导下气管插管是解决困难气道的一项有效方法，也是无创可视气管内插管技术的金标准。纤维支气管镜可提供全面的气道检查，证实气管导管的位置，不需要三轴成一直线，插管不依赖于患者的头颈活动度和患者体位，机体应激反应小，且耐受性好。对预计气管插管困难者，不应反复试插，可以直接选用纤支镜引导下气管内插管，减少插管并发症。

具体操作方法：患者清醒镇静和气道表面麻醉完成后，将选择好的气管导管及纤支镜外表涂少许液状石蜡起润滑作用，将无菌气管导管套在纤支镜上，将纤支镜自口腔插入并保持中立位推进约18cm后，调整方向寻找会厌，然后使镜头前端从会厌下方通过，再微微翘起，即可看见声门。此时调整纤支镜使之进入气管，直至隆突上 4～6cm，再缓慢将气管导管顺着纤支镜送入气管内。利用纤支镜观察气管导管到位，充分吸尽气道内分泌物，一手固定好气管导管，另一手将纤支镜撤出，充盈气囊及固定好气管导管。

（二）经鼻气管内插管

当经口无法实施（如开口受限）或阻碍手术路径时，需要进行经鼻插管。有颅底骨折或手术史的患者是经鼻插管的禁忌证。经鼻气管插管必须做好鼻黏膜表面麻醉，尽可能选择较通畅的一侧鼻腔实施操作。

1. 直接喉镜或可视喉镜下明视经鼻气管插管

明视经鼻气管内插管是指先将气管导管前端插入鼻前庭，通过手感盲探将导管穿过下鼻道或总鼻道，再穿出后鼻孔进入咽腔，然后左手持喉镜从口腔暴露声门，直视下将导管插入气管内。

(1) 盲探经鼻气管插管：盲探经鼻气管内插管完全是靠手感和听诊气流的声音进行的，并在其引导下逐渐接近声门而插入气管。导管呼吸音消失说明导管尖端进入食管、梨状隐窝或会厌谷。退管至再度听到呼吸音，调整头颈的位置，再次推进导管。在口咽部暂时充起气囊，有助于增加成功率。如果导管在喉部受阻，可将头部屈曲，通过改善导管与气管的角度使导管进入气管。

(2) 纤维支气管镜引导经鼻气管插管：选择合适大小的弹簧管套入纤支镜，经选择好的一侧鼻孔置入纤支镜，轻轻地推进，进入由下鼻甲、鼻中隔和鼻侧壁组成的三角空间，继续向鼻咽部推进，空间逐渐变大，直到看见咽喉壁。继而可以看见软腭、舌根，有时可以看见悬雍垂，远处还可以看见会厌。一旦会厌进入视野，缓慢进入，直视下利用通过工作通道的硬膜外导管喷洒局麻药，可以良好地麻醉声门及声门下。通过声门进入气管，可看见气管环，继续进镜可以看见隆突，将气管导管顺着纤支镜置入气管内。注意操作要轻柔，保持纤支镜绷直，顺着纤支镜置入弹簧管的过程中如有阻力，务必配合患者呼吸同时轻微旋转导管，于吸气相置入导管，当出现剧咳时禁忌暴力插管，暂停置管同时迅速加深麻醉后继续。

（三）支气管内插管

胸外科手术的特殊要求给气管插管带来了更大的挑战，更容易出现气道的管理困难和意外的困难气管插管。作为提供单肺通气的"金标准"，双腔支气管插管一直被应用于绝大多数胸外科手术麻醉。但对于清醒保留自主呼吸的患者，双腔支气管管径较粗，其特殊的曲度和形状在困难气道声门显露不佳的情况下增加了插管难度，并且会引起较强的应激反应，所以应首选纤维支气管镜引导下双腔支气管插管，或视频喉镜辅助纤维支气管镜引导下双腔支气管插管，或用直接喉镜或可视喉镜暴露声门后，插入弹性引导探条，再置入双腔支气管导管。还有学者报道过支气管堵塞器成功应用于张口困难需要单肺通气的患者，且支气管封堵器单肺通气的效果与双腔支气管导管相似，但支气管封堵器排气管和吸痰管较细，不建议用于湿肺的患者。

双腔气管导管定位良好是实现肺隔离、保证有效通气的关键因素，纤维支气管镜是支气管内插管定位的金标准。方法如下：置入左双腔管者，先将纤支镜插入右侧管，在导管开口处可见到气管腔、隆突、右支气管开口及左支气管内已充气的套囊。然后将纤支镜插入左侧管，在导管端孔处可见到左支气管腔、左上、下肺叶支气管开口。置入右双腔管者，先将纤支镜插入左侧管，在导管开口处可见到气管腔、隆突、左支气管开口及右支气管内已充气的套囊。然后将纤支镜插入右侧管，在导管端孔处可见到右中间支气管，其前方可见右中、下肺叶支气管开口。通过导管侧孔可见到右上肺叶支气管开口。上述各部位如未能窥视清晰，提示管端有错位现象，可以在纤支镜直视下调整管端位置，直到定位满意。改变体位后和术中可再次用纤支镜检查，确保手术过程管端处在最佳位置状态。

临床最常用的听诊法定位简便易行，在缺少纤维支气管镜的情况下是首选。以左侧双腔支气管导管的置入为例，确认双腔支气管导管的位置，分为三步：

(1) 证实导管在气管内：①气管套囊充气；②挤压呼吸囊；③听诊双肺均可闻及呼吸音，证明导管在气管内。

(2) 证实左侧支气管插管的位置良好：①支气管套囊充气；②挤压呼吸囊，听诊双肺呼吸音均良好时；③钳夹双腔导管的左侧导管，再行听诊：右侧呼吸音（+），左侧（−），表明导管位置良好；左侧（−），右侧（−），表明导管可能进入过深（右侧开口也进入左侧），应将插管退出 1～2cm 再行听诊。

(3) 证实右侧开口的位置：在证实左支气管插入位置良好后再进行。①钳夹双腔导管的右侧管；②听诊双肺呼吸音，此时左侧（+），右侧（−），表明导管的右侧开口位置良好。

(4) 改变体位后再重复以上检查，确诊导管位置正确后方可开始手术。

除此之外还有吸痰管通畅法、呼气末 CO_2 监测法、气道阻力和气道压监测法 P−V 环监测法等，麻醉医师应该掌握各种双腔支气管导管的定位方法，各种方法联合应用，会大大提高管端到位率。同时，气道峰压、P−V 环、$P_{ET}CO_2$ 等在术中连续监测，能及早发现因体位变动或手术操作等导致的术中管端移位，及时调整，避免气道压升高、通气不足、低氧血症等并发症，使患者安全得到保障。

（陈　益　肖兴鹏　黄　磊　朱宏飞）

第 26 章　体温调控与围术期患者生命质量调控

体温是机体内部的温度，是人体新陈代谢，骨骼肌运动过程中产生的结果，同时也是人体生命活动的重要条件。人体需要保持体温恒定，以维持正常代谢的需要。机体通过体温调节系统使产热及散热保持动态平衡，从而维持核心体温在（37.0±0.5）℃。当人体中心温度低于 36℃时称为低体温。临床上将低温划分为三种：体温 35～32℃时为轻度低温（浅低温）；体温 32～28℃时为中度低温；体温低于 28℃时为深低温。

围术期体温调控技术是临床麻醉中一项非常重要的麻醉技术，包括治疗性浅低温和治疗性高温。1952 年 Cookson 等最早成功在全麻下用低温开展了儿童心内直视手术，我国于 1956 年开始在临床麻醉中应用低温技术。控制性低温麻醉（hypothermicanesthesia）在心血管手术、神经外科手术、肝肾手术、创伤出血多的手术、控制高热、心搏骤停后脑复苏以及某些骨肿瘤等手术中得到广泛的应用。控制性低温是一种将机体体温降低到一定程度以求达到降低机体代谢，保持或延缓细胞活性的方法。适度的低温能降低器官的氧需和氧耗，稳定细胞膜，减少毒性产物的产生，有利于器官的保护。

另一方面，全身麻醉下通过全身加热治疗恶性肿瘤的"热疗"技术，近年来已逐渐在临床上得到应用，被认为是继手术、放疗、化疗、免疫疗法之后的第 5 种肿瘤治疗方法。全身热疗（wholebodyhyperthermia）是利用物理能量提高全身体温，运用热作用及继发效应选择性杀死肿瘤细胞，控制肿瘤广泛转移的治疗方法，其特点是不仅要使病灶处的温度升高，而且使全身温度都升高到同一温度。全身热疗与化疗的联合应用对于晚期的复发性和转移性肿瘤具有较好的治疗效果，但全身热疗的不良反应较局部热疗大，易出现一系列的并发症。因此，在全身热疗过程中，麻醉管理尤为重要。

一、低温对生理的影响

当外界温度降低时，机体为保持恒温而发生应激反应。反应以交感神经兴奋为主，机体耗氧量增加，最高可达正常水平的 7～8 倍。临床表现为毛发竖立、毛孔收缩、肌肉战栗及瞳孔散大，呼吸急促，血压升高、心率增快等。

1. 中枢神经系统

(1) 脑耗氧量降低：体温在 25℃时，脑组织的耗氧量仅为正常体温时的 1/3。体温降低 1℃，脑耗氧量降低 5%。

(2) 脑血流量降低：体温降低 1℃，脑血流量降低 6%～7%。

(3) 脑血管阻力增加：体温在 25℃时，脑血管阻力为正常的 2～3 倍。

(4) 颅内压降低：体温降低 1℃，颅内压降低 5%。

(5) 脑实质容积缩小：体温在 25℃时，脑实质容积缩小 4%。

(6) 脑电图：随着体温下降，脑电图出现电压下降、频率减慢直至脑电消失。

2. 循环系统

(1) 心率减慢：体温降至 25℃时，心率可降至降温前的一半。

(2) 出现心律失常：严重时发生室性心动过速、频发室性期前收缩等。当体温低于 28℃时易发生心室颤动（室颤），这是低温最严重的并发症。

(3) 心脏做功明显降低，心输出量降低。

3. 代谢变化

(1) 葡萄糖利用能力降低：体温达 30℃时，葡萄糖的利用能力基本完全丧失。

(2) 全身耗氧量降低：体温 34℃时，耗氧量明显减少；体温 30℃时，耗氧量降低一半；体温 23℃时，耗氧量为正常的 16%。

(3) 血液 pH 变化：表现为代谢性酸中毒与呼吸性碱中毒，以代谢性酸中毒为主。一般复温后可逐渐自行缓解。

(4) 药物代谢减缓，肝解毒功能抑制：低温时肌松剂不敏感，复温时可出现筒箭毒化；吗啡、巴比妥类药物在低温时作用增强；低温时机体对血管收缩药物不敏感，复温后可引起血压急剧升高。

(5) 氧解离曲线左移，氧解离下降：但由于全身耗氧量降低，不致发生细胞缺氧。

(6) 大量输入库存血时易发生高钾血症：引起心肌收缩无力，严重者可发生心搏骤停。

4. 机体内环境的改变　低温可降低弱酸和弱碱在液体中的游离，血液保持适度的碱性状态（pH=7.4）。随着温度的降低，生物性液体中的气体溶解度增加，当二氧化碳浓度稳定时，$PaCO_2$ 随着温度的降低而升高。低温状态下所有血管的血流量都将下降，最显著的影响发生在骨骼肌和肢体末端，常伴随对肾脏、内脏器官、心脏和大脑的影响。

5. 其他影响　低温可抑制胆汁分泌，肝糖元含量降低，肝血流量减少；肾血流量及肾小球滤过率降低，肾小管的分泌和重吸收功能降低；呼吸解剖死腔及生理死腔增加，但不增加二氧化碳的排出；血小板降低，出血时间延长，造成手术创口渗血。

二、围术期体温调控的常用方法

控制性低温需要做到以下几点：①有效抑制伤害刺激的反应，维持循环的稳定；②避免御寒反应；③肌肉完全松弛；④内环境稳定，器官灌注良好，末梢血管扩张良好；⑤避免应用易引起心律失常的药物。因此降温必须在全身麻醉状态下进行。低温麻醉时，降温方法很重要，要严格控制降温的温度、速度、时间等，若降温方法控制不好，会引起冻伤、部分脏器缺氧和代谢性酸中毒等不良后果。

1. 降温方法

(1) 体表降温：体表降温常用冰水浴或冰屑降温法、冰袋及冰帽降温法、变温毯降温法。这种方法简单易行，缺点是热交换效率低，达到治疗温度所需时间长，体表冷热不均匀导致寒战，难以控制复温速度和复温中的病情反跳等，这些都显著影响了亚低温的疗效，且温度控制困难。单独使用体表降温常很难达到降温的效果，常需要使用环境温度控制（应在 18～20℃）、麻醉药物、呼吸机控制呼吸等措施配合。

(2) 体腔降温：胸腹腔手术时，用 0～4℃无菌生理盐水灌洗胸腔或腹腔，通过体腔内的大血管进行冷热交换。当水温升至 10℃时予以更换，直至达到预计温度，一般需 1～2h，该方法需要大量的无菌生理盐水，操作时需暂停手术。胸腔降温时，冰水直接接触心脏会诱发室颤或其他心律失常等严重并发症，应严密监测。体腔降温主要作为在体腔手术时采用低温的一种辅助手段和补救方法，一般不单独应用。

(3) 体外循环血液降温法：在体外循环手术中，采用人工心肺机及热交换器（变温器）进行血流降温。该方法降温、复温快，可控性好，数分钟内可降至 30℃，10～20min 即降至 20℃以下，停止降温后可继续降 2～4℃。对血流丰富的重要脏器，如心、脑、肝、肾的温度下降快，发挥保护作用，但皮下组织及肌肉的温度下降缓慢。由于温度下降不均匀，温差较大，可导致代谢性酸中毒。需要注意降温和复温时，变温器水温与血温的温差不宜超过 8～10℃，以免溶解于血液中的气体释放形成气栓。而且最高水温不宜超过 42℃，以免造成红细胞破坏。

(4) 体外循环与体表降温相结合的方法：先将患者行体表降温至 32℃左右，再改用体外循环血液降温。在麻醉诱导后，通过使用冰袋和降温垫进行降温，此时手术可同时进行，开胸后即可连接体外循环机进行降温。这种方法主要用于深低温停循环的手术。但应注意体表深降温停循环或体外循环深降温停循环所致死亡率和脑功能障碍的发生率均较高。因此，应严格掌握其适应证和停循环的时限，只有在不能采取常规体外循环法施行手术时才可选用深低温体外停循环法。

2. 复温方法　常用的复温方法有以下几种。①体表复温：复温时水温不宜超过45℃，常用热水袋、电热毯、变温毯等；②胸腔或腹腔用40～45℃无菌生理盐水复温；③体外循环下血液复温，水温与血温的温差不宜超过8～10℃。体温升至32℃以上可停止复温，要注意保持2～4h体温可自然回升，复温过高可致反应性高热。

3. 体温的监测部位　人体各部位的温度因代谢水平不同而有区别，大体可分为核心体温和体表温度，二者之间的温度梯度为2～4℃。为观察核心体温，临床上测定邻近重要器官的局部温度作为标准，如测定耳鼓膜温度或鼻咽部温度代表脑温、测定食管中部的温度代表心脏大血管内的血液温度、测定直肠温度代表腹腔内脏温度。相比外周和皮肤温度，核心体温更均匀一致，可反映机体的热量状态，因此围术期应重点关注患者的核心体温，并将其列为术中常规监测指标。另外在降温过程中，身体各部分温度下降的程度不一致，应同时监测几个部位的温度。

(1) 鼻咽温度：可大致反映脑的温度。鼻咽温探头的置入深度为从鼻翼至耳垂的长度，但在实际应用中探头不到位或气管导管漏气等原因，可使测量温度偏低。放置温度探头时应动作轻柔，避免损伤鼻黏膜，尤其是体外循环手术时因为全身肝素化可能发生鼻黏膜出血。

(2) 食管温度：食管下1/3段温度与心脏大血管温度接近，而且能迅速反映心脏大血管的温度变化，但心脏手术时心包腔内局部低温时，此温度不能反映机体的中心温度。

(3) 直肠温度：在体外循环降温和升温时变化较慢。直肠温度可受肠道菌群产热、下肢静脉回流以及温度探头被粪便包埋等因素的影响，所以置入探头应超过肛门齿状线（至少距肛门6cm以上）。

(4) 鼓膜温度：监测鼓膜和外耳道的温度，比鼻咽部温度更接近脑部温度，深低温停循环时有更

大的应用价值。

(5) 血液温度：肺动脉漂浮导管可持续监测血液温度，以此反映中心温度。体外循环机带有监测血温的装置，动脉温度是动脉血进入机体前的温度，反映氧合器变温能力，通过变温器调节使温度控制在适当范围。静脉温度主要反映脑、心、肝、肾等血流丰富脏器的温度，也可判断机体的氧耗状况。

(6) 皮肤温度：四肢的皮肤温度是反映外周循环状态的指标，通过观察与中心温度的差异，可间接反映复温的均衡程度及外周组织的灌注情况。

4. 体温的监测方法　临床上快速、精确、舒适的体温监测方法如电子体温计和红外线体温计等，已逐渐将传统的水银体温计淘汰。新的体温监测方法可实现连续监测和数据联网传输，使得围手术期患者体温监测简便易行。

(1) 电子体温计：目前在体温监测中较为常见，可实现体温连续监测，是围手术期监测鼻咽或食管下段温度的常用手段。例如采用高精度钛钨金电极芯片作为测温芯片（如爱晟）的一次性体温探头，有效测温范围广，测温精度高，可连续、实时、精确的测量患者的核心体温（鼻咽及直肠温度等）。需要注意的是，置入温度探头可能导致患者不适，建议待患者意识消失后置入并监测。

(2) 红外线体温计：红外线体温计最常用于鼓膜温度测定，其反应迅速，与中心温度具有较好相关性。测量时患者无不适感。可用于术前及术后患者清醒时的温度测量，但无法实现连续测量。

手术患者的体温监测应具动态连续性，涵盖整个围术期，包括术前、术中和术后恢复期。建议术前即开始体温监测，作为患者基础体温值，为实施预保温提供参考；术后体温监测亦非常重要，不仅可评估术中体温保护措施的效果，还可为后续治疗提供参考。

三、控制性低温在临床麻醉中的应用

控制性低温可使耗氧量、代谢率随体温下降而下降，使心脏做功量减少；同时可减少麻醉药物的用量，抑制酶的活性和细菌的活力。低温麻醉可使患者的体温、基础代谢及组织耗氧量均降低，增强

患者的耐受力，减轻机体对伤害性刺激的反应，并可使自主神经传导阻滞及中枢神经系统反应性降低，有利于度过危险的缺氧缺能阶段，为进行有效的手术治疗争取时间。尤其在做大手术时（如心、脑手术），低温能显著降低心、脑等重要脏器的氧消耗及细胞的代谢能力，增加这些脏器对术中缺血缺氧的耐受程度，并减小缺血缺氧所带来的影响，起到良好的保护作用。因此，控制性低温在临床麻醉中适应于下列情况。

1. 心血管手术 控制性低温麻醉广泛用于心血管手术，耗氧量降低可延长暂停循环的时间来进行心脏或大血管手术，不致损害脑及其他脏器的功能。在心脏手术时，心脏停止搏动后除进行人工心肺机体外辅助循环外，还要将循环中的血液冷却，使体温降至 30℃以下。因为在低体温下，脏器和全身耗氧量下降，从而保证长时间在体外循环下进行手术的安全性。控制性低温麻醉可降低人体的消耗，使人体更能适应缺血缺氧等恶劣的环境，增强机体的耐受能力，增加手术的成功率。在心内直视手术时阻断循环，使心脏暂时停跳，然而在常温 37℃时脑细胞耐受缺氧的安全时间仅 3～4min，而当体温降至 30℃时，基础代谢率可降至正常的 50%，当体温降至 20℃时，代谢率可降至 14%，控制性低温麻醉就是利用这个原理将人体体温降至 28～30℃，可安全阻断循环 10～15min，且对心、脑、肺、肾等主要脏器无明显损害，并能进行一些简单的心内直视手术，如房间隔缺损修补术、肺动脉瓣狭窄切开术等。但是，低温体外循环麻醉应严格掌握适应证和循环阻断时间，以免因脑缺氧而导致不可逆性脑损伤。

根据手术需要，体外循环可分为：①常温体外循环：用于操作简单，时间短的心内手术。要求体外循环氧合性能好，能满足高流量灌注需要；②浅低温体外循环：采用体外循环血流变温，心内操作期间使鼻咽温维持在 28℃左右，心内操作即将结束时开始复温，将鼻咽温升至 37℃时停止复温。③深低温体外循环：多应用于心功能差、心内畸形复杂、侧支循环丰富的患者。鼻咽温降至 20℃左右，心内操作关键步骤时可将灌注流量降低，最低可达 5～10ml/（kg·min）。既保持手术视野清晰又防止空气进入体外循环发生气栓。微量灌注对机

体实际上已接近停止循环，需要尽量缩短时间；④深低温停循环，主要用于婴幼儿心内直视手术和成人主动脉瘤手术。术中将体温降至 20℃以下停止血液循环，可提供无血的手术视野，但需要具备良好条件和熟练的灌注技术。

全身低温时血液降温要注意机体和变温器之间的温差，复温时温差不要 > 12℃。复温时温差大，气体溶解度减少，溶解在血液中的气体溢出，可形成小气栓，特别是在高氧分压时易发生。降温时适宜的麻醉深度非常重要。浅麻醉时，冷血刺激可导致过度的交感反应，严重时可导致室颤。无论是降温还是复温都应该避免全身温度变化过大。降温和复温时鼻咽温度与直肠温度均不应大于 10℃。腹腔脏器温度变化慢，降温时温差大不利于这些器官的保护。复温时温差大的患者回 ICU 后体温易下降，严重者可导致凝血功能紊乱、寒战、低血压和酸中毒等。

2. 神经外科手术 低温能降低脑的代谢率、耗氧量，减轻脑水肿，降低脑血流量和颅内压，有利于颅内手术的施行。浅低温对脑组织也有保护作用，适用于可能需要暂时阻断局部循环，控制出血的颅内手术，如颅内一些血运丰富的肿瘤切除、脑血管畸形和动脉瘤手术等。

术中加用亚低温是目前开颅手术及脑外伤后应用的热点，将亚低温引入神经外科麻醉的理论基础包括以下几个方面。①近年来大量动物实验结果已充分肯定了亚低温对各种脑损伤的保护作用；②亚低温是临床脑复苏的有效手段，研究证实应用亚低温治疗重症颅脑损伤患者可显著降低颅内高压、提高生存率；③亚低温尤其是选择性头部降温安全、无严重并发症。因此可以认为麻醉诱导后即开始亚低温，对术中可能出现的脑损伤具有一定的保护作用。

3. 肝肾手术 肝和肾是耐受缺氧较差的器官，在常温下阻断肝血流时间一般不超过 20min，阻断肾血流不超过 40min，特别是在肝、肾有严重功能障碍时，耐受缺血缺氧的能力更差。要延长阻断时间则需要采用控制性低温，一般当温度在 28～32℃时，肝、肾血流的阻断时间可达 60min。

4. 创伤出血多的手术 用于创伤大、出血非常多的手术，如切除大动脉瘤或进行血管移植等手

术，可减少出血及休克的发生。

5. 控制高热　适用于围麻醉期各种因素引起的体温升高，如甲状腺功能亢进危象、恶性高热、感染、创伤及环境或药物等引起的高热。降低体温可降低代谢，保护重要器官的功能。

6. 心搏骤停后脑复苏　在心脏停搏后，采用亚低温（30～34℃），特别是选择性头部降温，可降低颅内压，减轻脑水肿，降低脑耗氧量，抑制氧自由基的产生及脂质过氧化等，有利于脑复苏。

7. 骨肿瘤切除手术　某些骨肿瘤患者由于长期卧床，全身性血管张力降低，围麻醉期易发生低血压或循环衰竭，增加麻醉管理的风险。而在术前改善患者的全身情况使其能够耐受手术，可通过多阶段控制性降压以及控制性低温麻醉方案实施骨肿瘤切除术，使术中出血量少，降压效果好，为围术期安全提供保障。

四、围术期低体温的不良后果及并发症

轻度低体温已被证实与围术期心肌缺血、凝血功能障碍和伤口感染等并发症相关，并可延迟拔管和延长 PACU 滞留时间，增加术中失血量、改变药物代谢动力学等。患者常主诉术后初期的寒冷不适是住院期间的痛苦体验之一，有时甚至超过术后疼痛。因此，对患者体温的密切监测非常重要，防止并发症的发生。

1. 御寒反应　如果麻醉深度不够或未采取适当措施，低温过程中可发生严重的御寒反应，患者的耗氧量会大幅增加，甚至发生其他意外。防止御寒反应发生的主要措施有适当加深麻醉、适当使用吩噻嗪类药物和肌松药。

2. 心律失常　围术期低体温可能诱发各种类型心律失常，严重时发生室性心动过速，频发室性期前收缩等。当体温低于28℃时易发生室颤，这是低温最严重的并发症。低温时交感神经相对兴奋可能是原因之一；酸中毒、碱中毒等酸碱平衡紊乱以及低钾血症、高钙血症等电解质紊乱，也是诱发室颤的原因。

3. 胃肠出血　长时间低温患者术后1周可发生消化道的应激性溃疡。低温期间血流滞缓，形成小肠动脉栓塞可致内脏出血。

4. 酸中毒　低温时组织灌注不足、供氧减少，可出现代谢性酸中毒。应注意减慢降温速度，适当纠正酸中毒，避免过度通气，以免加重组织摄氧的减少。

5. 组织损伤　皮肤接触冰袋，体表温度降低，可引起冻伤。另外，体表复温水温过高可引起烫伤。

6. 凝血功能异常　体温通过三条途径影响凝血功能：血小板功能、凝血酶功能和纤溶活性。低体温时血小板数量可保持正常，但功能却受到了抑制，这可能与血栓素 A_2 的释放减少有关。由于标准凝血试验（如 PT 和 APTT）通常在室温下检测，因此其检测结果不能准确反映低体温患者的凝血时间。

7. 伤口感染　低体温通过两种方式促使伤口感染：①低体温引发体温调节性血管收缩，降低皮下氧张力，组织缺氧间接抑制中性粒细胞功能，从而增加伤口感染的概率；②低体温直接抑制免疫功能，包括 T 细胞介导的抗体产生以及中性粒细胞非特异性氧化杀伤细菌的能力。低体温还加重术后蛋白消耗，抑制伤口的愈合。

8. 延缓药物代谢　药物代谢依赖于温度，这是因为调节器官功能和药物代谢的酶对温度相当敏感。在血浆分布一定时，低体温会增加体内麻醉药蓄积，导致恢复延迟。低体温可降低静脉麻醉药的清除率，持续泵注丙泊酚期间，体温降低3℃的患者血浆浓度比正常体温患者高约30%。体内许多酶的高度温度敏感性导致药物代谢也呈温度依赖性，低体温还可增加挥发性麻醉药的组织溶解。

五、低温期间的注意事项

1. 实施低温时，避免寒战反应　寒战是机体为了保持恒定体温，使机体产热增加，是机体对低温的保护性反射。这种防御反应造成肾上腺交感系统的强烈兴奋和紊乱，可导致严重后果，是控制性低温麻醉的一种危险的现象。强烈的寒战可使氧消耗量增高2倍，这样不但延迟降温的速度，严重降低了低温麻醉的效果，而且可诱发机体器官发生功能衰竭，导致死亡，因此必须加以预防。预防寒战的主要措施有：在降温前适当加深麻醉、适当使用肌

松药和自主神经阻滞药。

2. 防止组织冻伤　冰水浸浴时，末梢部位组织如耳、脚趾、手指要露出水面，防止冻伤，心前区避免直接用冰覆盖。

3. 体表复温防烫伤　体表复温时，水温不宜超过 45℃，以免发生烫伤。复温后若出现反应性高热，可使用小剂量氯丙嗪或体表大血管处置冰袋等方法控制体温。复温使血管扩张，血压下降或心律失常，要适当补充血容量。

4. 心肌保护　心肌是耗氧量最多的器官之一，维持正常心肌生理功能所需能量主要来源于脂肪酸氧化释放的 ATP，而脂肪酸氧化过程必须在有氧的条件下进行，因此维持呼吸道通畅是心肌保护的关键。维持良好的肺通气量且充分给氧，避免二氧化碳蓄积是心肌保护的重要措施。体外循环低温麻醉的心肌保护应贯穿整个围麻醉期，此期间的麻醉管理重点在于降低心率、防止高血压、增加氧含量及减少心肌耗氧等。

5. 防止降温或复温时的温差过大　降温时身体各部之间温差过大，可导致部分脏器缺氧和代谢性酸中毒，因此降温期间应防止血管收缩和降温过快。保证均衡降温，使鼻咽温与直肠温的温差小于 5℃，当温差大于 5℃时，可适当加深麻醉或应用间断降温的方法。

低温过程中需预防由温差过大而形成气栓，水温与体温差应小于 10℃，复温时间不低于 20 ～ 30min。复温速度过快可导致组织缺氧及酸中毒。

六、治疗性高温的麻醉管理

1985 年，美国食品药品管理局认证全身热疗法是继手术、化疗、放疗和生物免疫治疗后出现的第 5 种肿瘤治疗方法，成为肿瘤综合治疗的有效手段。热疗是利用物理能量（如红外线和微波）加热人体全身或局部，使肿瘤组织温度上升到有效治疗温度（42.5 ～ 43.5℃），并持续 1 ～ 2h，利用正常组织和肿瘤细胞对温度耐受能力的差异，达到既能使肿瘤细胞凋亡，又不损伤正常组织 [安全温度为（45.0 ± 1.0）℃] 的治疗目的。在全身热疗时，人体会产生一系列的应激反应，患者会出现痛苦、恐惧

等情绪反应，因而需要有效的麻醉。随着对全身热疗抗肿瘤机制研究的不断深入，发现在一定的温度范围内（不高于 42℃），全身热疗对肿瘤的治疗作用可能不是因为热作用对肿瘤细胞的直接杀伤，而是由于全身热疗可以促进肿瘤细胞凋亡、激发机体免疫系统活性、增强放化疗的疗效、抑制肿瘤的血管形成以及抑制肿瘤转移。

1. 全身热疗对机体的影响　主要表现为：①随着核心温度的升高，肌体氧耗增加，体温每升高 1℃，基础代谢率增加 13%，常伴有代谢性酸中毒和高碳酸血症；②持续的高温使机体处于应激状态，全身组织细胞代谢增高，心血管及呼吸系统的负荷增加，在升温和恒温期间，心率、心脏指数、每搏排出量指数、中心静脉压、平均肺动脉压、肺动脉楔压、肺内分流率和气道峰压均会升高，血流动力学呈典型的高排低阻状态；③平均动脉压、动脉血二氧化碳分压、pH、血钾和血糖下降，降温期可逐渐恢复；④恒温期和降温期低血压和肺水肿的发生率较高，低血压主要与有效循环血容量不足和心血管系统功能下降有关，肺水肿则与心功能下降、循环负荷过重和高热性肺毛细血管损害有关。

2. 围术期麻醉管理的要点　为提高全身热疗的安全性，围术期麻醉管理的要点包括：①术前充分准备，合理选择麻醉药物，完善监测措施，制定合理的补液计划；②采用对循环干扰较小的静脉复合全麻，进行有创血流动力学、呼吸力学、肺氧合、动脉血气和尿量等指标的监测；③对于心肺功能不全的患者需要注意预防肺水肿的发生，热疗过程中避免升温过快和输液过多，术中使用激素预防肺间质水肿；④术中维持血流动力学稳定，及时纠正内环境失衡，根据热疗过程调控全身麻醉的深度，降低机体应激反应带来的不良后果，保护心、脑、肺及肝肾等重要脏器的功能是麻醉管理的关键。

七、结语

控制性低温麻醉可有效地降低重要组织器官的代谢，保护因阻断循环和减少脑血液供应而导致的中枢神经损害，目前在临床上得到了广泛的应用，并且获得了前所未有的医疗效果，是提高围术期生命质量管理的重要麻醉技术。然而，我们也要关注

低体温所引起的严重并发症，给围术期麻醉管理所带来的风险，寒战反应、冻伤、烫伤的发生，给围术期护理增加了负担，因此进一步研究如何更有效地预防控制性低温麻醉的严重并发症，尤其是危及生命的心室颤动和急性心力衰竭仍是当前围术期生命质量管理的重要课题。充分掌握机体在低温或在低温手术时的生理病理变化，安全地达到深低温以及安全地延长循环阻断的时限，才能更好地适应心脏大血管手术、神经外科大手术的需要。同时需要多开展控制性低温麻醉对机体代谢物质的影响研究，明确在低温状态下的生理生化反应，更好地起到保护手术靶器官及相关组织的作用，保护好心、脑、肝、肾等重要器官。还应该多开展控制性低温麻醉和其他麻醉方法的联合应用研究，以期获得更好的麻醉效果，进一步提高围术期的生命质量管理。

全身热疗具有增强肿瘤化疗、放疗的治疗效果，并抑制肿瘤血管形成和转移倾向，刺激和增强免疫系统的功能，诱导肿瘤细胞凋亡，直接杀伤肿瘤细胞的作用，近年来已成为临床上治疗恶性肿瘤广泛开展的一个重要疗法。全身热疗的围术期管理需要熟悉热疗过程对机体生理变化的特点，早期预防不良反应的发生，术前充分准备，合理选择麻醉药物，完善围术期的相关监测，合理的补液，维持循环的稳定，维护各重要脏器功能均有助于提高全身热疗的安全性。

（黄　磊　肖兴鹏　贾一帆）

第27章　术中知晓的防治

一、术中知晓的定义

术中知晓（intraoperative awareness）是指患者在全身麻醉手术中存在意识并且在术后可以回忆术中手术相关事件场景的状态，是全身麻醉的并发症之一。记忆由内隐记忆（无意识记忆）和外显记忆（有意识记忆）构成。外显记忆（explicit memory）是对术中事件有清晰的记忆，而内隐记忆（implicit memory）对术中事件不是十分清晰的记忆。术中记忆有 4 个阶段：①有意识的知觉伴外显记忆（清醒）；②有意识的知觉无外显记忆（对指令有反应，但无相应的回忆）；③下意识的知觉伴内隐记忆（对指令无反应，但对术中事件存在内隐记忆）；④无知觉无内隐记忆（无知晓）。回忆是对麻醉中发生的事情保持记忆，相当于外显记忆。而觉醒状态（wakefullness）：或称为听觉－输入反应，是术中患者对言语指令的反应，但对刺激没有回忆。临床满意的麻醉仍可存在某些形式的记忆，大脑仍能接收听刺激（听觉输入），并在一个相当复杂的水平处理这些信息，且可能要用催眠术才能回忆，相当于内隐记忆。因此，具有外显记忆的术中知晓是患者和麻醉医师共同关心的问题，其可能会导致严重的心理后遗症，如创伤后应激障碍。

二、术中知晓的发生情况

1846 年 William Morton 成功地为 Gilbert Abbott 进行了乙醚麻醉，Abbott 事后回忆说，他知道手术的经过而不感疼痛。这可能是最早关于术中知晓的案例。1942 年肌松药箭毒开始使用。1945 年 Lancet 杂志讨论了肌松药带来的新问题。其后文献中就陆续出现了患者术中知晓的报道。来自美国的多中心研究结果与澳大利亚/瑞典所报道的知晓发生率相似，研究一致的结果表明术中知晓是普遍存在的现象，每 1000 例中就有 1 ～ 2 例发生术中知晓，其中心脏外科和产科手术可达 1% ～ 2% 或以上。国内的数据资料还很不完整，一些初步研究结果平均为 2%，心脏手术可高达 6%。

三、术中知晓的危害

全身麻醉中的术中知晓是一种不愉快的经历，会对患者造成严重的精神和心理障碍，是全身麻醉期间严重的并发症，近年来逐渐被大家所重视。术中知晓一旦发生，症状轻者仅有听觉的感知和回忆，无疼痛或其他感知；重者还会有对疼痛的感知、麻痹感（如感到被束缚感、不能说话和呼吸）、焦虑、窒息、濒死等。30% ～ 50% 术中知晓患者出现创伤后应激紊乱（PTSD），表现为心理和行为异常、失眠、重复噩梦、惧怕手术甚至医院、精神失常等，约 25% 的患者其症状可持续数月或数年，发展为慢性精神障碍。此外，术中知晓的痛苦经历不仅会让患者对医生产生不信任感以及有关的逆反心理，还会产生法律纠纷。术中知晓的索赔率为 1.9%（ASA 数据），平均赔偿额为 18 000 美元，最高赔偿额为 23 万美元。研究发现术中知晓索赔主要发生在 60 岁以下、ASA 为 I ～ II 级、接受择期手术的女性。值得注意的是，这部分病例中高血压和心动过速的发生率仅为 15% 和 7%，并没有出现浅麻醉的常规征兆。因此，术中知晓应引起麻醉医生的高度重视。

四、术中知晓的原因分析

尽管现代麻醉药物在不断改善和优化，麻醉方式在不断改进，麻醉的安全性和可控性进一步加强，麻醉深度监测技术和手段不断改进，但术中知晓依然常见，并仍然是目前全球麻醉学界面临和尚未解决的难题。理论上讲，发生术中知晓的根本原因就是大脑皮质组织内麻醉药物的浓度在维持有效麻醉深度时的持续性或阶段性不足，未能使高级中枢神经系统在手术过程中持续抑制达到意识消失的状态。虽然全身麻醉下发生术中知晓的机制尚不明确，但术中知晓的发生因素主要受患者本身的因素、手术因素及麻醉管理等多方面的影响。

1. 患者方面的因素　①患者对药物反应的个体差异，如女性患者较男性更易发生术中知晓；②患者对麻醉药物产生遗传型抗药或获得性耐药。这种耐药性可能源于药动学的因素，如麻醉药的新陈代谢加速；也可能源于药效学的因素，如麻醉药目标受体亲和力的改变。经常使用苯二氮䓬类药和阿片制剂的患者可对这类药物和其他类似药物产生耐药性。③既往有乙醇、阿片类药物和其他药物服用史的患者。习惯性饮酒的患者可能需要更多剂量的麻醉药，因许多麻醉药在肝内被细胞色素 P_{450} 血红素蛋白分解代谢，而饮酒时可使细胞色素 P_{450} 血红素蛋白的量增加。此外，还有依非韦伦、奈韦拉平、巴比妥、卡马西平、糖皮质激素、苯妥英钠、利福平等药物也可使细胞色素 P_{450} 血红素蛋白的量增加。④心血管手术患者本身心功能贮备低，不能耐受高剂量麻醉药，低剂量麻醉下易发生术中知晓。⑤气管插管困难的患者发生术中知晓的危险性大，可能是因为在长时间插管尝试期间未能保证足够的麻醉深度。⑥黑色素皮质素受体基因发生突变的患者比没有发生这种突变的患者对吸入性麻醉有更高的要求。⑦使用抗高血压药物和 β- 受体阻滞剂的患者，术中为了避免低血压的发生，较易出现术中知晓。⑧之前发生过术中知晓的患者再次发生知晓的风险明显增加。

2. 手术方面的因素　在产科手术、心脏手术及急诊手术的患者发生知晓的概率大。在产科手术可能是因为胎儿出生前为预防胎儿发生呼吸抑制，未使用阿片类药物所致；心脏手术可能是因为体外循环的使用导致体内血药浓度下降所致；急诊手术时可能是因为患者血流动力学的不稳定所致，为了保证患者血流动力学稳定，麻醉医师有意识地减浅麻醉所致。

3. 麻醉方面的因素　①实施麻醉的医师的技术水平；②为了手术的要求使用肌松药使麻醉深度变浅；③麻醉医师在使用足量的肌松药和麻醉性镇痛药时，而忽略了意识抑制的作用；④使用了不适当的麻醉技术。过分追求麻醉后患者的快速复苏，害怕患者出现复苏后呼吸抑制；或认为已经使用了大剂量镇痛剂而忽视镇静剂剂量的调整，或手术未结束就过早中止麻醉；⑤麻醉仪器设备出现异常没有被及时发现等。⑥麻醉挥发罐或回路漏气，吸入麻醉剂的实际浓度达不到临床要求。⑦静脉持续输注装置未启动、失灵、输出端阻塞或停止工作等都会导致麻醉突然中断。⑧根据生命体征判断，麻醉剂量已足够，但患者还是出现术中知晓，此种情况较难解释。

五、术中知晓的识别

判定术中存在外显记忆的最好方法是在术后 24h 进行术后随访。目前主要根据 Brice 和 Moerman 所提出的方法进行随访。对所有患者都应询问：①你在手术室入睡前记起最后一件事是什么？②你清醒后记起的第一件事是什么？③你能记起术中发生的任何事情吗？④你做梦了吗？⑤手术和麻醉中，你所记起的最不愉快的事是什么？若患者没有提示任何术中记忆，则不再提问其他问题。若患者回答中提示对术中的事情有清楚的记忆，将进一步询问其具体感受。

六、术中知晓的应对策略

1. 术前　在实施全身麻醉前要充分评估患者的身体状况及发生术中知晓的风险程度。建议术前告知患者术中有记忆和知晓的可能性，特别是术中不能避免浅麻醉实施时（如心内直视手术、创伤手术、剖宫产等）。因交感神经兴奋性增加可能增加术中知晓的可能性，因而术前采取心理干预、疏导，麻醉科普，麻醉前播放音乐，模拟手术等方法缓解患者的紧张情绪，充分取得患者的信任。根据患者自身的情况制定好精准的麻醉方案，检查好麻醉设备及麻醉检测仪器。术前预防性应用咪达唑仑或右美托咪定等药物，可以使患者产生顺行性遗忘的作用，有效降低全身麻醉术中知晓的发生率。

2. 术中　①合适的麻醉方式，术中的麻醉管理应保持充分的镇静、镇痛、肌松，必须达到一定的麻醉深度。如在静吸复合全麻中术中知晓发生率较低，因为吸入麻醉药对全麻知晓有预防作用，并随着浓度增加而加强。②若有术中知晓发生危险，如气管插管困难时或进行体外循环时，应及时追加镇静药物。③术中密切观察患者的生命体征及临床症状，如体动、流泪、吞咽活动等。④使用多种方法监测麻醉深度也可以有效减少术中知晓的发生。虽然在过去的几十年里，对麻醉深度的监测进行了广泛的研究，但是仍未建立一个黄金标准。目前临床上常用的监测麻醉深度的指标有：脑电双频指数（BIS）、听觉诱发电位指数（AEPI）、Narcotrend 监测等，研究表明这些指标的使用均可有效降低术中知晓的发生。⑤加强药理学理解，麻醉中合理选择镇静剂和镇痛药如异丙酚、芬太尼、吸入麻醉药等（表 27-1）。⑥合理应用肌松药并加强肌松监测，尽可能少用或不用肌松药，可明显减少记忆或知晓的发生率。⑦诱导药剂量要适当。⑧ N_2O 和阿片类药麻醉时至少辅以 0.6 MAC 的吸入麻醉药；单独使用吸入麻醉药时，其浓度至少为 0.8 ～ 1.0 MAC。⑨防止患者听到手术室的声音，通过使用耳塞减少声音刺激有可能减少术中知晓的发生。⑩麻醉医师应对使用过 β 受体阻滞剂、钙通道阻滞剂及那些可掩盖浅麻醉状态所导致生理反应的药物保持警惕。

表 27-1　常用麻醉药物对全麻不同作用的影响

	意识抑制	疼痛抑制	应激抑制	肌肉松弛
吸入麻醉药	++++	++++	++	+
巴比妥类	++++	+	+	
异丙酚	++++	+	+	
苯二氮䓬类	+++	+		
依托咪酯	++++			
氯胺酮	++	++++		
氟哌利多	+	++		
芬太尼	+	+++	++	
肌松药				++++

常用术中麻醉深度检测仪有以下几种：①脑电双频指数（BIS，图 27-1）：目前 BIS 已被广泛应用于评估全身麻醉的深度和意识状态。BIS 主要反映大脑皮质的兴奋或抑制状态，BIS 值的大小与镇静、意识、记忆有高度相关，不仅与正常生理睡眠密切相关，还能很好地监测麻醉深度中的镇静成分，但对镇痛成分监测不敏感。BIS 与主要抑制大脑皮质的麻醉药如硫喷妥钠、丙泊酚、依托咪酯、咪达唑仑和挥发性吸入麻醉药等的镇静或麻醉深度有非常好的相关性，但与氯胺酮、吗啡类镇痛药及 N_2O 无相关性。术中使用 BIS 监测可以在一定程度上降低术中知晓的发生率。然而即使 BIS 稳定的维持在 40 ～ 60，心率和血压没有明显的波动，仍有部分患者发生了术中知晓。尽管有研究已经表明 BIS 与术中知晓之间存在潜在的关联，但是其结果目前仍然存在很大的争议，且费用昂贵也限制了它的临床应用。②听觉诱发电位指数（AEP，图 27-2）：是由听觉神经系统的刺激引起的中枢神经系统的生物电反应，不仅可反映皮层兴奋或抑制状态用于监测麻醉的镇静成分，而且反映皮层下脑电活动，可监测手术伤害性刺激、镇痛和体动等成分。按照潜伏期分类可分为：早潜伏期或短潜伏期、中

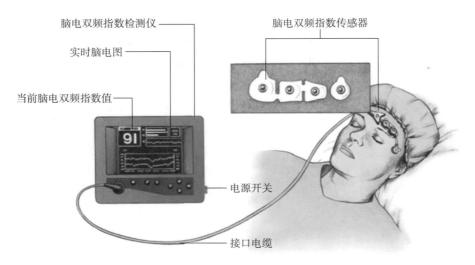

脑电双频指数检测仪

实时脑电图

当前脑电双频指数值

脑电双频指数传感器

电源开关

接口电缆

▲ 图 27-1　脑电双频指数

（引自 youtube.com）

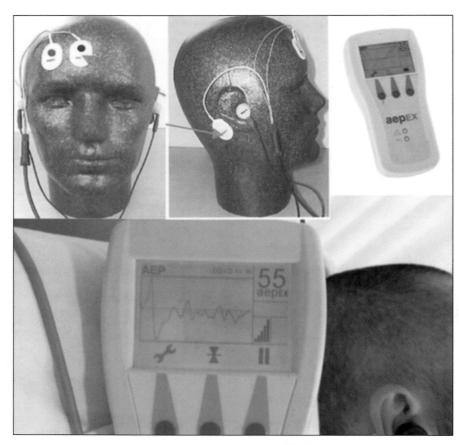

▲ 图 27-2　听觉诱发电位指数

（引自 signavitae.com）

潜伏期及长潜伏期。BIS 反映的是皮层电活动，是自发脑电位，而 AEPindex 监测的是诱发脑电位，诱发电位分析时间仅需 2～6s，能很快反映麻醉深度，且对麻醉深度的监测更为敏感，并能够区分出有意识状态及无意识的状态，是用来预测意识恢复的最佳的指标。BIS 联合 AEP 可用于麻醉深度的调控，有效降低术中知晓的发生率。但 AEP 易受其他电器的电波干扰，且对于听力障碍的患者不适用。③ Narcotrend 监测（图 27-3）：Narcotrend 监测仪通过对原始脑电信号的计算获得分级和 NT 数值 2 个指标，分级为 A 至 F 共 6 个级别，表示从觉醒到深度麻醉、脑电爆发抑制期间脑电信号的连续性变化，是一种用于测量麻醉深度的脑电图监测器。而最新的 Narcotrend 监测仪软件版本形成了无量纲麻醉趋势指数：100（清醒）～0（脑电活动消失），使其在临床中的应用更为方便、可靠。但其也易受电刀、低温、肌活动等因素的影响。

3. 术后 如果全麻中患者发生术中知晓，美国的 JCAHO（joint commission on accreditation of healthcare organizations）建议：①术后随访患者时，采集尽可能详细的细节。② 我们要向患者表示歉意。③确定患者的叙述及其症状的可信程度。④向患者解释术中发生什么和原因，例如术中保持浅麻醉

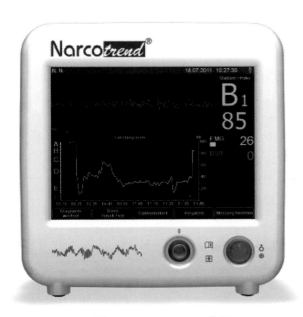

▲ 图 27-3 **Narcotrend 监测**

（引自 medshop24.ch）

是为了维持循环稳定。⑤同时也通知外科医生，护士和其他主要人员并要求他们也对患者进行随访。⑥如果术中知晓导致的心理和精神障碍严重影响患者日常工作、学习、生活时，必须接受治疗。一般由心理医生和精神科医生负责咨询、治疗及随访。

七、术中知晓的典型病案

患者，女，32 岁，体重 48kg，诊断为小乳症，拟在全麻下行隆乳术。术前评估显示一般情况良好，ASA 评级为Ⅰ级。入手术室后常规监测 ECG、NBP 和 SpO_2，测得基础心率 75/min，NBP 105/65mm Hg，SpO_2 100%。开放外周静脉，吸氧去氮后麻醉诱导，静注咪达唑仑 2mg，芬太尼 0.1mg，异丙酚 100mg，罗库溴铵 35mg，顺利置入 4 号喉罩，喉罩充气后接麻醉机，查双侧呼吸音对称，胸廓起伏正常，无漏气现象，行控制呼吸，调整呼吸参数，维持 PCO_2 在 4.5～5.0kPa（1kPa ≈ 7.5mm Hg），吸入药物维持为 2% 七氟醚。麻醉后 35min 时手术开始，划皮时出现体动，立即静脉内给予芬太尼 0.1mg，异丙酚 50mg 和维库溴铵 2mg。在麻醉 90min 时再次出现体动，即刻给予异丙酚 50mg 和芬太尼 0.05mg 静注，于本次加药后 20min 因体动再次给予异丙酚 50mg，同时发现七氟醚挥发罐缺药，给予添加后，七氟醚吸入浓度为 2%，直至手术结束未有体动。从麻醉开始至手术结束历时 135min，整个手术过程中患者心率维持在 55～70/min，平均动脉压维持在 65～70mmHg，术中监测仪上未有异常。手术结束时关闭七氟醚，停止机控呼吸后 5min 呼吸恢复，送苏醒室继续观察 10min 后拔出喉罩。5min 后患者清醒时情绪异常激动，哭泣，诉说术中知晓医生谈话等内容。此时麻醉医生确认此患者发生了术中知晓，立即给予心理疏导，并即刻静脉内给予咪达唑仑 2mg、异丙酚 50mg，随后以异丙酚 50mg/h 的速度微泵输注，同时麻醉人员在患者耳旁给予心理疏导和解释，此时患者处于浅睡眠状态，能按指令点头。90min 后停止异丙酚输注，患者清醒，情绪较前稳定后送返病房。术后连续 2d 随访无特殊表现。

（徐金金）

第28章 术后认知功能障碍的防治

随着外科和麻醉技术的发展以及人口的老龄化，外科手术中老年患者所占的比例越来越大。术后认知功能障碍（POCD）是老年患者麻醉和手术后的常见并发症，表现为患者术后出现的记忆能力下降、注意力不集中等认知功能改变，严重者甚至出现人格改变和（或）社会行为能力下降。POCD常发生于术后数周或数月，少数患者可持续更长的时间。在大、中型非心脏手术中，65岁以上患者POCD的发生率高达40%，而在心脏手术中，该比例可高达60%。POCD可严重影响患者术后生活质量、增加医疗相关费用、延长平均住院日等，长时间的存在POCD的患者增加社会负担，甚至可能增加术后1年病死率等。目前，POCD已受到医疗界的广泛重视，但对于POCD的发生机制、诊断尚没有统一的标准，因此其预防和治疗手段尚处于探索阶段。

一、POCD 的定义和诊断

1. 定义　POCD亦称认知功能衰退、认知功能缺损或认知残疾，是一种持续的认知功能紊乱状态，指麻醉手术后患者出现思维力、定向力、记忆力和专注力的障碍，社会活动能力降低的一种持续性并发症。美国精神病学会的《精神疾病诊断与统计手册（第4版）》（DSM-4）将认知障碍依据程度轻重进行分级，POCD属于轻度认知障碍（MCI），其特征是：不属于谵妄、痴呆和记忆功能障碍等的认知功能障碍，且是通过一般的医疗手段处理造成的。因而，POCD的诊断是一种排除谵妄、痴呆和记忆功能障碍等的排除性诊断。

2. 诊断

(1) 神经心理学方法：POCD的诊断需要经过神经心理学测试，评估脑功能的各个方面，如解决问题的能力、信息加工的速度、灵活性和记忆力等。目前应用最多的测试是韦氏记忆量表和简易精神状态量表（MMSE），也有研究者选用瑞文测验、明尼苏达多项人格调查表（MMPI）、津医精神运动量表（JPB）等。合适的测试量表应具有高敏感性的特点，能准确反映药物、年龄和手术等因素对脑功能的影响。然而目前并没有明确的、国际公认的测试量表来确诊POCD。但单用一种测试敏感性较差，而使用一组神经心理测试可以提高测试的敏感性。

(2) 神经电生理检查：检测脑电活动是诊断POCD的重要手段。事件相关电位（ERP）的P3又称为P300，其潜伏期时间及波幅可作为评估脑外伤患者大脑认知功能变化及治疗效果的客观指标。有的研究显示P300有助于发现早期的POCD。其他的脑电活动监测包括脑电图（EEG）和诱发电位（EP）等。EEG与EP结合可提供脑功能状态更精确的信息。

(3) 正电子发射断层扫描：可以直观地观察人脑血流灌注情况与细胞活性。较其他影像学技术更能反映微血管中微血栓发生的情况。

(4) 经颅多普勒超声成像技术：经颅多普勒超声成像技术通过测定大脑中动脉血流速度可直接对脑灌流进行定量评估，是持续评价脑血流动力学的有效方法。

二、POCD 的危险因素

影响POCD的危险因素有很多，包括高龄、手术类型、麻醉和血压等因素，但仍需进一步分析。

1. 高龄　高龄是POCD的主要危险因素之一。高龄患者自身调节功能受损，身体和心理功能有所减退，对麻醉和手术等事件的应激能力也有所下降。高龄同时伴随着药代动力学和药效学的变化、肾和肝清除能力下降、药物清除半衰期延长和药物敏感性的改变。此外，老年人常合并多种基础疾病或损害，如心血管疾病、糖尿病和肝肾功能不全等，这些因素均增加了围术期 POCD 的风险。在非心脏手术老年患者中，60—69 岁的患者术后 POCD 的发生率约为 7%，而 69 岁以上患者术后 POCD 的发生率为 14%，表明年龄越大，POCD 的发生率也越高。

2. 手术类型　一般来说，腹部手术、胸外科手术和血管外科手术等大型、侵入性手术，比小型和简单型手术具有更大的风险。接受小型手术患者术后 7d 和 30d 的 POCD 发生率分别为 6.8% 和 6.6%，而接受大型手术患者术后 7d 和 30d 的 POCD 发生率分别为 25.8% 和 9.9%。此外，心脏手术也是 POCD 发病率较高的手术类型。接受心肺转流术的患者 7d 内 POCD 的发生率为 42%，显著高于接受全髋关节置换术的患者，后者的 POCD 发病率仅为 17%。心肺转流术中的微栓塞事件可能是心脏疾病患者 POCD 的高发生率的主要原因，这些微栓塞事件可能通过诱导局灶性脑梗死导致 POCD 的发生。此外，脂肪栓子也被认为是导致 POCD 的重要因素之一。

3. 麻醉药物　如今手术可选麻醉药物层出不穷，这些麻醉药物对 POCD 的发生是否存在影响则需要一一验证。考虑到不使用麻醉药物进行手术是不符合伦理的，因此单一研究麻醉药物对 POCD 的影响比较困难。在老年患者非心脏手术中，丙泊酚与七氟烷麻醉相比较，其早期 POCD 发生率无明显差异；但当与异氟醚相比较时，丙泊酚麻醉患者的早期 POCD 发生率较低。然而，在另一些较大型的研究中，麻醉药物的选择对 POCD 的结果没有影响。七氟烷和地氟烷麻醉患者的 POCD 发生率无明显差异，但接受地氟烷麻醉的患者清醒更快，患者满意度更高。此外，与地氟烷或七氟烷相比，使用异氟烷可改善心脏手术后的神经认知功能。与异丙酚静脉麻醉相比，七氟烷吸入麻醉在心脏手术后 1 周内的认知有所提高。此外，右美托咪定可降低 POCD 的发生率，改善术后简易智力状态检查量表（MMSE）评分。总体来讲，现有的证据认为在 POCD 风险方面不同的麻醉药物之间没有差别，亦很难明确选择某种药物对认知功能的改善更佳。

4. 麻醉方式　尽管已经提出了脑细胞毒性这一概念，但是没有令人信服的证据支持全身麻醉对长期认知功能有不利影响这一结论。在 438 例 60 岁以上的非心脏手术患者，随机采用局部麻醉或全身麻醉，观察不同麻醉方式对患者术后 1 周和 3 个月认知功能的影响。结果发现区域麻醉可以减少术后 1 周认知功能障碍的发生率。国内一项研究探讨了不同麻醉方式对老年骨科患者术后认知功能的影响。结果表明，不同时间点两组动脉血压、心率无显著差异，麻醉后 24h 硬膜外组简易精神状态量表（MMS）评分显著高于全麻组，两组患者麻醉恢复时间不存在显著差异，麻醉后 6h 和麻醉后 12h 全麻组发生 POCD 的比例显著高于硬膜外组。大量的临床资料显示，麻醉方式不同者发生 POCD 的概率有较大差距。因此，未来的研究应关注于全身麻醉与 POCD 风险之间是否存在某种关系，以及患者的某些亚组（如老年患者、脑血管疾病患者或认知储备较少者）是否为全身麻醉或局部麻醉后 POCD 发生的高危因素。

5. 术中低血压　老年人心脑血管容易发生硬化和狭窄，高血压和低血压都可能导致神经系统的损害。虽然清醒患者的正常血压大约为 120/80mmHg，但在外科手术中由于外科医师的要求，患者术前常禁食禁饮，加上麻醉药物的作用，术中患者的血压常低于此水平。由于大脑在麻醉过程中有较低的代谢需求，但是，低血压可能不利于血栓的清除，且影响脑血流的自动调节。低血压和低灌注会导致海马、前脑室白质及基底神经节损害，而这也是老年人发生 POCD 的主要原因之一。当血压低于脑的自主调节范围时，会发生脑灌注减少，大脑皮层血流量降低，可致脑功能抑制，使皮层对信息的认识、加工、整合等过程发生障碍，导致认识反应和处理能力降低即认知功能的下降。在冠状动脉旁路移植术中，与术中平均动脉压为 80 ～ 90mmHg 的患者比较，术中平均动脉压为 60 ～ 70mmHg 的患者术后 2d 认知功能下降的比例更大，但 2 组患者脑氧饱和度相似。另一项随机对照试验发现，术中平均血压为 79mmHg 组和平均血压为 89mmHg 组之间的认知功能无明显差异。总之，当前研究表明，在手术期间维持一个相对较高的平均动脉压对于保证大脑的灌注是很必要的。

6. 其他因素　酗酒也是 POCD 的危险因素之一。有酗酒史的老年患者对比其他患者更容易出现术后认知功能的减退。酗酒者与无酗酒者的心脏手术患者相比，术后认知功能出现显著的减退，表明酗酒能够增加 POCD 的发生率和易感性。睡眠对于许多疾病的恢复以及中枢神经系统和免疫系统正常功能的维持很重要，尤其是学习和记忆的巩固。如果出现睡眠剥夺，可导致认知损害。研究表明，适量应用褪黑素使患者在术前保持良好的睡眠，也会对 POCD 的发生起到预防作用。此外，有研究认为，脑代谢水平也对 POCD 有影响，脑氧化代谢物质供应水平下降会导致 POCD 的发生。还有研究显示，海马作为脑记忆功能的重要区域，海马神经元的损伤也可能是 POCD 发生的重要原因。POCD 的其他危险因素还包括脑血管意外史、术前已有轻微的认知功能损害、感染、二次手术和教育水平低等。

三、POCD 的发病机制

目前 POCD 的发病机制尚不清楚，主流的学说包括炎症反应、中枢胆碱能系统功能降低、突触功能障碍、蛋白功能异常等。

1. 炎症反应　越来越多的研究表明，中枢神经系统炎症可能是 POCD 的始动环节。炎症反应的增强，特别是中枢神经系统炎症反应增强可以作为 POCD 发生率的预测因素。啮齿类动物术后海马炎性因子释放增加和小胶质细胞的激活与术后空间学习能力和记忆能力的损害密切相关，炎性因子拮抗剂能够改善 POCD 的发生。此外，不论是单纯麻醉还是麻醉合并手术，均能引发体内的炎症反应，增加大脑内炎性因子和炎症细胞水平，特别是海马部位炎症反应水平的增高导致神经炎症，增加 POCD 发生的风险。海马内由白细胞介素 -1β（IL-1β）介导的炎症过程与 POCD 的发生有关，通过敲除 IL-1β 基因和使用 IL-1β 受体拮抗剂，可显著减轻小鼠神经炎症和 POCD 的症状。在异氟烷麻醉的老年小鼠，其海马 IL-1β 的表达水平增加，同时出现认知功能障碍。除了 IL-1β，肿瘤坏死因子 -α

（TNF-α）也与 POCD 的发生相关。临床研究发现，接受异氟醚麻醉手术的老年患者 POCD 发生率显著高于丙泊酚组老年患者，异氟醚组老年患者血浆 TNF-α 水平也明显高于丙泊酚组。这些研究提示，炎症反应在 POCD 发生中可能起到重要作用。

2. 蛋白功能异常　近年来，诸多研究都认为阿尔茨海默病和 POCD 的发病机制以及临床表现都存在相似之处，在对于 POCD 的机制研究中也发现阿尔茨海默病的特征性病理改变，即 β 淀粉样蛋白（Aβ）沉积及 Tau 蛋白磷酸化。POCD 患者血清 Aβ 水平明显高于对照组患者。此外，接受异氟烷麻醉的患者在术后 24h 内脑脊液中 Aβ 水平明显升高，地氟烷麻醉的患者在术后 2h 内脑脊液中 Aβ 水平也显著升高。Tau 蛋白能够维持微管的稳定性，过度磷酸化的 Tau 蛋白能降低自身与微管蛋白的结合能力，促使正常微管解聚，最终导致神经元变性。Tau 蛋白的磷酸化介导长时程突触抑制，并快速引起长时程突触增强和记忆的损害，甚至能够通过突触功能障碍和神经元缺失导致认知功能损害。因此，Tau 蛋白磷酸化可能是异氟烷引起神经炎症的下游靶点，通过抑制 Tau 蛋白磷酸化过程中的特异性信号通路，或许能够有效治疗 POCD 和其他相关的神经退行性疾病。

3. 中枢胆碱能系统功能降低　中枢胆碱能系统在学习、情感记忆、注意力等认知功能调节中起关键作用。研究表明，胆碱能系统的功能障碍与年龄以及神经退行性疾病引发的认知功能减退有关。此外，使用麻醉药对其烟碱乙酰胆碱受体功能造成很大影响。麻醉药物对胆碱能系统有重要影响：一方面其可以通过剂量依赖的方式直接作用于中枢胆碱能系统，导致海马内乙酰胆碱转移酶的表达降低，从而抑制乙酰胆碱的合成；另一方面是增加脑内 Aβ 蛋白的沉积，产生神经毒性反应。长期灌注 Aβ 蛋白的小鼠出现学习和记忆功能的损害，而 Aβ 蛋白除了具有神经毒性外，还可抑制多种胆碱能作用。对于老年小鼠体内已有认知功能损害的，胆碱能神经元对 Aβ 蛋白抑制海马释放乙酰胆碱的作用更敏感。

4. 突触功能障碍　谷氨酸是中枢神经系统主要的兴奋性递质，其能够与 N- 甲基 -D- 天冬氨酸受体（NMDAR）结合，将突触前电信号转变成突触后神经元内的钙离子信号，通过启动一系列生化级联反应，导致突触的可塑性变化。根据突触功能可塑性变化的性质不同，可分为长时程增强和长时程抑制。它们均能选择性地修饰行使功能的突触，增强或减弱突触间的连接，因此能贮存大量信息，被认为是学习和记忆的重要神经基础。其中，长时程增强是海马学习和记忆形成的机制。此外，认知功能降低与突触的损失和功能障碍相关。异氟烷能够通过增加 γ 氨基丁酸（GABA）能神经递质的传递，引起 NMDAR 和 γ 氨基丁酸受体（GABAR）改变，并在 NMDAR 上拮抗谷氨酸盐，从而直接抑制长时程增强，导致学习和记忆功能受损。

5. 应激反应　患者在术中可能会出现缺氧、脑皮质低灌注、皮质功能受损等情况，在受到这些刺激后神经系统会进行应激反应，神经系统可能会出现紊乱。应激反应是机体因外来刺激导致内环境改变，包含肾上腺皮质激素、儿茶酚胺和其他激素的变化及由此出现的代谢改变。血浆中肾上腺皮质激素经长期应激水平会升高，激活海马内的激素受体后诱导谷氨酸能活性改变和树突状重组，损害海马神经元，导致 POCD 的发生。

四、POCD 的防治措施

1. 麻醉药物的选择

(1) 减少术中吸入麻醉药的应用：吸入麻醉药因其吸入和消除都在肺部，可通过调节浓度来控制麻醉深度而广泛应用于临床麻醉。给老年大鼠吸入 1.5 最低肺泡气有效浓度（MAC）地氟醚后 1 周，其在水迷宫中寻找平台和游泳的速度明显降低，而 1.0MAC 浓度不影响其表现，这种认知功能损伤在 4 ~ 12 周恢复。而对吸入异氟醚行牙科手术的小儿进行研究调查发现，小儿反应速度、记忆力等认知功能出现短暂的损害，但基本在 24h 内可恢复。尽管吸入麻醉药对术后认知功能的影响尚存在争议，但大多数临床实践发现手术过程中减少吸入麻醉药的应用是预防 POCD 发生的有效方法。

(2) 丙泊酚应用降低 POCD 发生：丙泊酚作为短效静脉麻醉药可能通过增强 GABAA 受体影响海马区功能及乙酰胆碱等来降低患者学习记忆能力，但具体机制尚不明确。尽管如此，目前临床研

究认为同吸入麻醉相比静脉麻醉的 POCD 发生率低，恢复快。一项针对丙泊酚和吸入麻醉对老年患者 POCD 影响的 Meta 中发现，丙泊酚对 POCD 的影响明显低于吸入麻醉。对行直肠癌手术的老年患者分组使用七氟醚和丙泊酚麻醉发现，两者均对认知功能有所损伤，但七氟醚影响更大。

(3) 椎管内麻醉降低 POCD 的发生：椎管内麻醉作用于脊髓，对患者整体生理功能及中枢神经系统影响小，同时可以抑制机体应激反应，同全麻相比椎管内麻醉可有效降低高龄患者 POCD 的发生率。一些临床研究发现，全身麻醉联合硬膜外麻醉能够减少麻醉过程对心血管系统的刺激，缓解机体应激反应，降低海马区神经元的损伤从而降低 POCD 的发生。全麻联合硬膜外麻醉基本适用于绝大多数老年患者麻醉，这对于降低 POCD 的发生率不失为一种有效的方式。

2. 术中预防

(1) 麻醉深度监测：术中通过脑电双频谱指数（BIS）监测可有效减少麻醉药物用量，达到适宜的镇静、镇痛和肌松作用，从而降低术后认知功能的发生。但是临床研究中麻醉深度对 POCD 的影响结果并不一致，对行胃肠道恶性肿瘤根治术的老年患者的研究发现，BIS 值维持在 30 ~ 39 时 POCD 的发生率低。同时有研究显示，术中 BIS 监测对 POCD 发生无影响。因此 BIS 监测对 POCD 的影响及合适界值尚需要进一步研究探讨。

(2) 适宜的呼吸末 CO_2 分压：脑血管对 CO_2 分压反应敏感性高，适度的 $PaCO_2$ 可扩张脑血管，提高脑血流量而降低 POCD 的发生。通过调控老年腹腔镜手术患者术中 $PaCO_2$ 发现，将 $PaCO_2$ 控制在 40 ~ 45mmHg 可减少患者术后认知功能障碍，改善认知。对于高危 POCD 的老年患者适宜调整术中呼吸末 CO_2 分压也不失为一种预防方法。

(3) 多重麻醉监测：多重麻醉监测可更好地控制麻醉深度并及时了解脑氧供平衡及血流状况，除了基本麻醉监测外，还包含麻醉深度指数（NTI）、局部脑氧饱和度和肌松检测等，临床应用发现多重监测可降低老年患者腹部手术后早期认知功能障碍的发生率。据相关文献报道，不同的麻醉深度会导致老年患者 POCD 发生率出现差异。多重麻醉检测下，术中丙泊酚、吸入麻醉药和肌松药等用量明显

减少，达到最适宜麻醉深度的同时降低了 POCD 的发生。

3. 其他药物应用

（1）右美托咪定：右美托咪定是一种新型的高选择性、特异性的 α_2 肾上腺素受体激动剂，具有良好的镇静镇痛及抗交感作用，可作为辅助药物用于全身麻醉，减少围术期麻醉药物用量。大量研究表明右美托咪定可维持术后患者良好的唤醒能力减少 POCD 发生，其作用机制可能同抑制炎症、应激反应，保护脑细胞相关。

（2）磷酸肌酸钠：磷酸肌酸钠是一种外源性的供能药物，体内吸收后在一定程度上可以弥补创伤应激造成的 ATP 缺乏而达到保护重要脏器的效能。临床研究发现，老年患者全麻期间使用磷酸肌酸钠可有效提高患者术后苏醒质量，减少躁动及苏醒延迟的发生率。此外，使用磷酸肌酸钠可降低 POCD 的发生率，磷酸肌酸钠可维护脑细胞结构，提高脑细胞抗缺氧能力，加速损伤修复利于认知功能的恢复。

（3）利多卡因：利多卡因是广为熟知的局部麻醉药，近年来研究发现利多卡因易通过血脑屏障，维持脑细胞离子稳定，改善脑血流，具有脑保护作用。静脉输注利多卡因，可减少大鼠海马区神经细胞死亡数量，减少脑梗死面积，可改善认知功能。尽管一些临床研究也证明，术中静注一定剂量的利多卡因可明显减少 POCD 的发生，但最佳剂量临界尚处于探索阶段。

（4）乌司他丁：乌司他丁是具有抑制蛋白酶、糖脂水解的蛋白酶抑制剂，而且可以清除氧自由基，抑制促炎细胞因子释放、降低机体应激反应改善大脑认知功能的作用。在对心肺流转术的患者使用乌司他丁后发现，乌司他丁可有效降低血浆 S100β 蛋白及炎症因子水平，具有改善患者认知功能的作用。

除上述几种药物之外，探讨改善认知功能的其他药物还包括辛伐他汀、尼莫地平、氟比洛芬酯、曲马多和帕瑞昔布钠等，但是基于术后认知功能障碍危险因素多样、发病机制多系统参与的复杂性，目前尚没有疗效十分确切的改善术后认知的药物。

4. 中医药疗法

近年来，中医中药对 POCD 的影响受到广泛的关注。中医是中国的传统医学，至今已有数千年的历史。

（1）电针刺激与经皮穴位电刺激：针刺是有着上千年历史的中国独特传统医疗方法。电针刺激通过抑制炎症反应，抗氧化自由基损伤，抑制海马神经元凋亡，调节中枢胆碱能系统，调节突触功能和提高应激水平等多种机制，改善认知功能，减少认知障碍。此外，它还可通过对单胺类神经递质和长时程的影响，及减轻兴奋性氨基酸及一氧化氮的毒性发挥脑保护作用。经皮穴位电刺激是一种新型针灸治疗方法，它是经皮神经电刺激与针灸穴位疗法的结合。经皮穴位电刺激无论在老年患者腹腔镜直肠癌切除手术、腹腔镜胆囊切除手术、股骨头置换术、髋关节置换术还是冠状动脉搭桥手术中，均可降低 POCD 发生的风险。

（2）参麦注射液：参麦注射液的成分包括麦冬、红参、麦冬皂苷、麦冬黄酮和人参皂苷等。现代药理学研究证实，其作用包括以下几个方面。①能使微循环改善，增大交换面积，加速体内有毒物质的清除；②能显著减少血清过氧化脂质，从而起到抗衰老的作用；③受体激动效应，能使冠状动脉血流量增加以调整心肌对氧的供求平衡，使心肌的收缩力增加；④促进肿瘤患者的免疫反应；⑤对肿瘤患者的减毒增效作用。在老年髋关节置换术患者，术中输注参附注射液和生脉注射液，可降低术后早期 POCD 的发生率、减轻 POCD 严重程度。观察参麦注射液对体外循环下心脏瓣膜置换术后患者认知功能的影响发现，参麦注射液可通过提高脑组织氧供，改善认知功能，降低 POCD 的发生率。

（3）川芎嗪：川芎嗪为伞形科蒿木属植物根茎的提取物，具有祛风止痛、活血行气的功效。围术期使用川芎嗪可降低脑内 S100β 蛋白水平，继而降低 POCD 的发生。此外，川芎嗪可减轻老年患者体外循环下心脏手术术后的炎症反应，并减少 POCD 的发生。川芎嗪对 POCD 的影响可能与其保护内皮细胞，抑制炎症反应的生理机制有关。

（4）天麻：天麻具有镇静、增加脑血流量及神经保护作用等功能，可通过改善脑部氧代谢，降低脑内 S100β 蛋白水平，发挥保护脑神经元、减少认知损害的作用。使用天麻处理阿尔茨海默病模型大鼠发现可明显改善大鼠水迷宫空间学习记忆能力以及海马中的 Aβ 沉积。此外，对行二尖瓣置换术后的患者静滴天麻素利于早期认知功能的恢复。

(5) 其他中药：有研究表明，银杏叶注射液可减少老年患者 POCD 的发生，其作用机制包括抑制炎症反应，保护神经元细胞等。同时，生脉注射液可降低老年患者 POCD 的发生率。具有此作用的还有血必净注射液，其主要成分为丹参、川芎、赤芍、红花和当归等，具有清热解毒、活血化瘀等功效。有研究发现，血必净注射液可通过抗炎、抗氧化作用，改善认知功能。以人参为主要成分的中药制剂，临床用于抗休克、抗心衰、保护心血管系统等方面。此外银杏提取物、黄芪多糖和石杉碱甲等中药也被认为具有改善老年患者术后认知的功能。

5. 其他方法　近几年超声技术在麻醉中的应用逐渐发展，研究发现超声引导下胸椎旁神经阻滞在开胸手术中应用可明显降低围术期麻醉用量，具有镇痛、抑制炎症及应激反应的特点，降低了 POCD 发生的风险。围术期脑供氧不足被认为是 POCD 发生的原因之一，使通过高压氧综合治疗 POCD 成为可能，临床技术的进步同时也为预防 POCD 提供了新的思路和方法。

五、展望

术后引发的 POCD 可对患者产生极大影响，其可持续存在数天至数月，严重损害患者健康及生活质量、增加社会负担，故应引起警惕及关注。因 POCD 的发病机制尚不明确，且目前没有有效治疗 POCD 的药物，因而 POCD 的预防价值更大。同时，还应加强对于 POCD 的发病机制及治疗手段的研究，以期找到应对 POCD 更有效的药物。

（杨云朝　黄亚医　熊　勇　余奇劲）

第29章 围术期生命质量调控与麻醉护理

手术室护士在围术期对患者生命质量的维护起着十分重要的作用，在手术过程中不仅为患者提供生理和心理等一系列的护理服务，而且还配合手术医师和麻醉医师实施手术和麻醉。手术室护士在手术过程中扮演着十分重要的角色，不仅是患者安全的代言人，还是连接手术团队成员之间的纽带，为手术的顺利实施提供了有力保障，有效维护了患者的生命质量，确保手术患者的生命安全。

一、个性化的术前访视与术后回访

为了缓解手术患者术前一系列不良心理，落实术前访视，我国卫生部于2005年颁发了《医院管理评价指南（试行）》第一次对围术期患者需要进行术前访视提出了明确要求。术前访视作为手术室护理工作的一部分，有着十分重要的作用，让手术室护士与患者切身交流，护理的对象也从局部的手术部位转为整体的人，从而使患者在心理及生理上得到更多的关心和理解。由于患者对疾病、麻醉及手术相关知识的缺乏，手术患者往往在术前表现为焦虑、恐惧与不安，这些负性心理直接影响患者对手术的耐受以及术后的康复。术前访视与术后回访为缓解患者围术期负性心理具有至关重要的作用。针对不同类型的手术患者制定个性化的术前访视方案，为不同患者分别实施个性化术前访视是缓解患者术前负性心理的有效措施。针对妇科手术患者，术前访视应着重讲解疾病的相关知识及疾病对生活质量的影响，注意保护患者的隐私，有条件的应设立单独的术前访视工作间，在访视工作间内与患者进行开放式的交谈，倾听患者的感受，最大限度地消除患者心理疑虑与恐惧。针对肿瘤手术患者，术

前访视应着重讲解手术后的预后情况，访视时应以实际病例说明手术效果，多采用康复病友的实际事例或者图片加以说明，让患者积极地面对手术，增强患者对手术的信心。对于整形手术患者尤其要注意保护患者的隐私，访视时一定要说明手术时对患者隐私保护的重视与采取的具体措施，其次是要以实际事例说明手术的效果，消除患者对手术后的顾虑。对于老年患者访视时应注意采用礼貌称呼，提高语调并放慢语速，耐心地倾听，切实为老年患者解决实际问题（图29-1）。针对小儿手术患者术前访视就显得更为重要，手术室护士可以通过术前访视与患者建立良好的护患关系，为患者顺利进入手术室打下基础，访视护士在访视时可以携带一些简单的玩具或采用播放动画片的方式与患者拉近距离，增加与患者的亲和力，使患者愿意与访视护士亲近，便于次日术前与患者进行良好的交流与沟通，使麻醉与手术顺利开始。

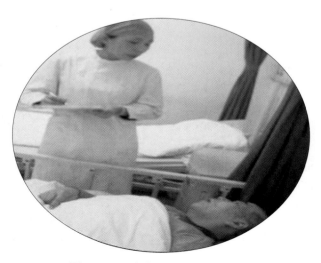

▲ 图29-1 手术室护士术前访视老年患者

二、建立良好的手术室环境

良好的手术室环境是手术顺利进行的重要条件。良好的手术室环境不仅使医师和患者感觉舒适而且还有利于维持手术视野的无菌状态及患者生命体征的平稳（图 29-2）。手术室内的温度与湿度过大会促进细菌滋生造成手术切口感染，手术室湿度过低会使得空气过于干燥、手术野水分丢失过多不利于切口愈合，温度过低会使患者体内散发大量的热量，不利于患者术中体温的维持，严重时诱发患者术中低体温而危及生命。因此，术中良好的手术室环境十分重要，手术室护士通常在手术前 1h 打开手术室层流控制系统并调节好合适的温度与湿度，温度一般控制在 22～24℃，湿度一般控制在 Ⅰ、Ⅱ级手术室为 40%～60%；Ⅲ、Ⅳ级手术室为 35%～65%，手术日晨湿式拖地并清洁所有物品表面，手术之间应保持层流系统运转足够时间并采用消毒纸巾擦拭物品表面后方可开始接台手术。患者进入手术室后征得其意愿后适当播放轻音乐以消除紧张恐惧的心理，使患者生命体征保持稳定，播放音乐音量控制在 50dB 以内。幼儿患者入室后适时播放动画片以转移其注意力消除陌生情绪，条件允许的情况下可以采取无痛化静脉穿刺，减少对患儿的刺激。老年患者入室后应注意增加盖被保暖，适当予以约束防止发生坠床等意外情况。手术结束后含氯消毒剂湿式拖地并擦拭物品表面、层流运转半小时后关闭，确保手术室环境的安全。

三、正确进行手术信息核查

正确的手术信息是患者安全的基本保障，实施手术患者信息核查是医护人员的重要职责（图 29-3）。世界卫生组织将手术患者安全核查作为开展手术的

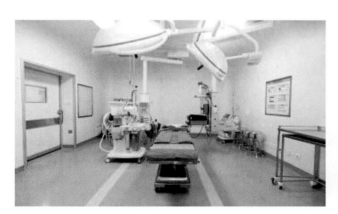
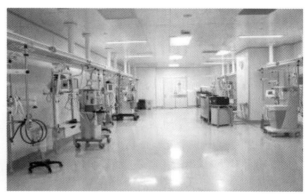

▲ 图 29-2　良好的手术室环境

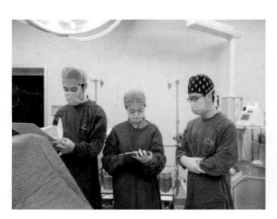
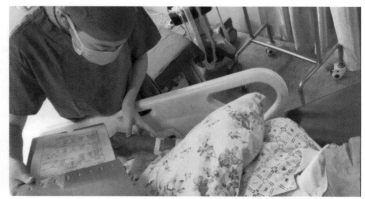

▲ 图 29-3　手术信息核查

重要内容，要求手术医师、麻醉医师、手术室护士分别在麻醉开始前、手术开始前、患者离室前严格实施。我国人口基数大，医务人员相对不足，在手术量日趋增大、手术任务与日俱增的实际情况下，繁重的医疗护理任务已经让医护人员应接不暇。手术医师既要完成高强度的手术任务，又要确保手术信息准确无误，必须要有严格的制度作保障和责任心强的医护人员确保实施。手术室护士正是这一制度实施的核心人员，因为在日常工作中手术医师通常关注患者的手术方式与手术过程，麻醉医师更加关注患者的麻醉方式与生命体征，对患者手术信息关注较多的往往是手术室护士，在手术患者安全核查的主动性方面手术室护士通常明显高于手术医师和麻醉医师，手术患者信息错误大部分是由手术室护士在执行查对时发现的，因为手术室护士在执行各项护理操作前均须实施信息核查，反复查对有效确保了信息的正确性，有效杜绝了错误手术信息的发生。手术室护士在维护患者生命质量方面具有关键性的作用。

四、有效配合实施麻醉

手术室护士在麻醉实施前有效地开放静脉通道，为麻醉药物精准顺利给予提供了保障，良好的静脉通道是麻醉成功的关键。各种麻醉药物均由手术室护士进行准确的核对与管理，麻醉实施前通常由手术室护士为麻醉医师准备好各种麻醉药物，确保麻醉药物名称与剂量的准确无误后才可使用，为患者实施麻醉提供了安全的药物保证（图29-4）。麻醉实施过程中手术室护士协助麻醉医师正确给予麻醉药物并及时为麻醉需要提供必要的协助。麻醉医师实施气管插管时，手术室护士可以根据患者的气道情况在麻醉医师的指导下调节手术床或者辅以体位垫，为麻醉医师实施气管插管提供最佳的插管体位，同时准备好吸痰器随时准备清理气道，有效保证气管插管的顺利实施，确保患者的生命安全。气管插管是麻醉患者重要的生命支持，气管插管完成后，手术室护士妥善固定气管插管，确保生命支持通道连接牢固。麻醉中必须严密监测患者生命体征，病情较重或者手术较大的患者术中麻醉监测项目繁杂，有些方面的变化麻醉医师有时难免及时发现，一些变化往往是由手术室护士发现并及时汇报给麻醉医师的，这些发现通常是非常重要的，一旦没有及时处理直接危及患者生命。因此，麻醉过程中手术室护士为麻醉实施提供了有效的配合与帮助，有效地维护了患者的生命质量，确保了患者安全。

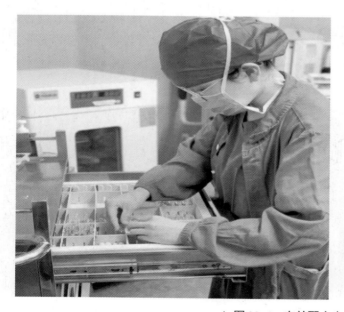
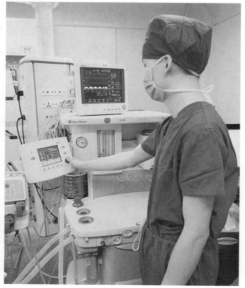

▲ 图29-4　有效配合实施麻醉

五、配合摆放正确的麻醉体位

气管插管是麻醉医师实施麻醉的重要环节，是患者呼吸状况维持的重要保障，更是患者的生命线。为麻醉患者实施麻醉的首要任务是实施气管插管，实施气管插管时通常采取颈仰卧位，但是有的患者由于病情需要及自身气道条件差等原因，采取一般插管体位不能有效实施气管插管，往往需要摆放一些特殊的麻醉体位以满足插管需求（图 29-5）。比如一些困难气道的患者往往需要将手术床头板下旋，较大幅度颈后仰才能顺利插管，有的患者由于颈部疾病等原因需要将肩部垫高才能插管，有的患者由于基础疾病严重无法平躺于手术床，需要采取坐位插管。在临床还有很多病情复杂的患者需要辅以侧卧位或者俯卧位等其他特殊插管体位等，这些插管体位的摆放都是由护士配合麻醉医师实施摆放的，有的时候甚至是护士指导麻醉医师摆放的，护

士在麻醉插管的实施过程起着十分重要的作用，尤其在特殊患者的麻醉插管过程中不可或缺。因此，护士在麻醉过程中对患者生命质量的维护具有重要的作用。

六、实施有效的体温管理

麻醉中由于大量麻醉药物的应用加速了患者体内热量的散失，手术过程中患者因体腔长时间暴露以及使用未经加温的冲洗液冲洗体腔也加速了体内热量的丢失，麻醉患者术中发生低体温是手术患者最常见的并发症，术中低体温可导致术后切口感染、凝血功能障碍及不良心脑血管事件发生风险升高。采取有效的保暖措施积极预防术中低体温是医护人员的重要任务。手术患者术中保暖措施的实施主要是由手术室护士具体实施的，他们为手术患者加盖被、穿肩搭、穿棉裤等措施阻止体表热能的散失（图 29-6），采用加温后的液体为患者冲洗手术

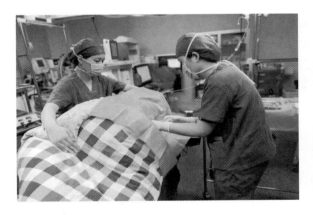
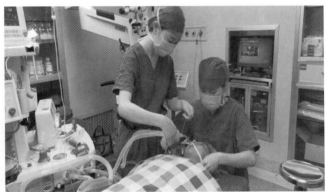

▲ 图 29-5　摆放正确的麻醉体位

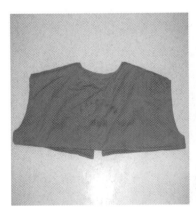
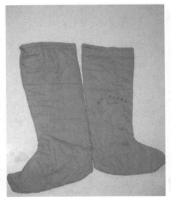
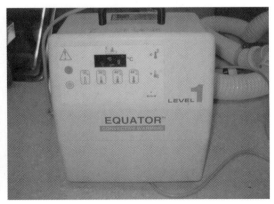

▲ 图 29-6　实施有效的体温管理

野减少体内热量的消耗，采取加温输液、输血加温装置为患者输注液体增加体液热能，适时提高手术室温度并应用暖风机等加温设备为患者提高环境温度减少热量丢失。一系列保温措施的实施都离不开手术室护士，这些保温措施从根本上有效预防了患者术中低体温的发生，有效维护了患者的生命质量，确保患者生命安全。

七、人性化的隐私保护

随着人们生活水平的不断提高，患者在就医的过程中不但追求良好的就医体验，还注重心理感受与精神追求。在当今信息高度发达的今天，患者特别注重个人隐私的保护。尤其是一些涉及隐私部位的特殊手术，患者对隐私保护的重视程度不低于对治疗效果的追求，而且对隐私保护的心理一直贯穿于就医的整个过程之中。手术室护士在麻醉、手术患者隐私的保护过程中起着至关重要的作用，是患者的代言人，以患者的利益为重，患者入手术室后将负责接待，是患者隐私保护的具体实施者。手术室护士采用各种方式保护患者隐私，他们采用盖被等方式保护患者肢体免于暴露（图29-7），严格禁

止手术无关人员进入手术间确保患者基本信息不被泄露，手术结束后护士会为患者整理好衣裤并盖好盖被出手术室，消除患者的顾虑与担忧，使患者在平静舒适的氛围中度过围术期，为患者生命质量的维护提供有效保障。

八、手术人员的有效沟通与协调

手术的顺利实施与开展离不开手术团队成员的通力协作，包括手术医师、麻醉医师、手术室护士以及一些辅助人员的相互配合。受到实际情况的影响，在日常工作中往往会出现一系列的具体问题，这些问题的解决需要团队成员的充分沟通与协调，沟通与协调不好势必会影响手术的顺利开展，严重时还会破坏团队成员的感情积累，削弱整个团队的战斗力。手术室护士是整个团队成员沟通与协调的润滑剂，是手术室沟通文化的建立者，哪里需要沟通与协调哪里就有护士的身影出现。手术室护士鼓励参与手术的每一位成员进行无等级的结构式有效沟通，在手术过程中一旦任何人发现错误立即说出，并及时停止手术予以解决（图29-8）。手术过程中适时召开手术室简要报告会，增强手术团队

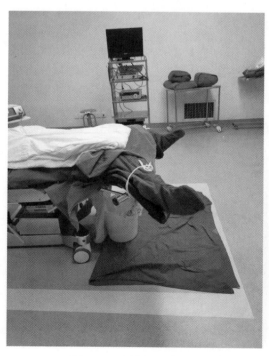

▲ 图 29-7 人性化的隐私保护

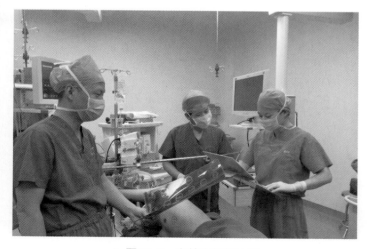

▲ 图 29-8 有效沟通与协调

成员协作感，及时发现问题并予以解决。正是有了手术室护士的积极沟通与协调，才有效避免了诸多隐患事件的发生，才有效化解了诸多可以避免的误解，才有了手术的顺利开展，极大地提高了手术室的工作效率，为患者的生命质量提供了有力的基本保障。

九、麻醉复苏期的有效护理

麻醉复苏期是每一位麻醉患者必须经历的一个阶段，麻醉复苏期是麻醉环节的一个重要组成部分，麻醉复苏质量的高低直接关系患者的苏醒与预后，是麻醉患者满意度高低的体现。一旦麻醉患者无法正常苏醒或苏醒延迟，必定会导致一系列不良事件的发生，给患者造成物质和精神上的巨大损失，严重时危及患者生命安全。麻醉复苏室护士可

以通过各种有效的护理方法，使麻醉患者平稳安全度过麻醉复苏期，正确观察患者生命体征、及时发现各种异常，预防并发症的发生。及时为患者清理呼吸道保持呼吸道通畅，采用有效的护理手段缓解患者各种不适，准确观察患者苏醒情况及时向医师汇报，为医师临床决策提供准确依据。麻醉复苏室护士作为麻醉患者生命体征的一线观察者，是患者生命异常的发现者；作为麻醉苏醒患者护理措施的具体实施者，是患者生命质量的有效维护者。

手术室护士在手术患者生命质量维护中的作用日趋明显，在促进患者安全、提高麻醉实施效率、促进手术团队成员沟通、提升手术患者舒适度等方面的作用尤为显著，较好地维护了手术患者的生命质量安全，极大地改善了手术患者的手术体验感，提高了手术患者的满意度。因此，围术期手术室护士对患者生命质量的维护具有十分重要的作用。

（吕　刚　余奇劲）

第三篇　围术期患者生命质量调控相关麻醉变革

第 30 章　日间手术麻醉

一、日间手术发展现状

日间手术是一种全新的手术管理模式，而不是一种新的手术方式。现有资料显示，日间手术起源于苏格兰的格拉斯哥市，一位名叫 James Henderson Nicoll 的外科医师在 1898 年至 1908 年完成了近 9000 例儿童日间手术。在这种模式中，Nicoll 主张手术后尽早活动和尽可能早回家，并由护士实行家庭随访。后来经过数年的发展，到 20 世纪 60 年代，美国加利福尼亚成立第一个日间手术中心，1995 年成立国际日间手术协会（IAAS）发展到现在，据 2009 年统计，欧美国家日间手术已占到择期手术的近 80%。我国香港在 1991 年开始尝试日间手术，2001 年武汉儿童医院率先开展日间手术，2006 年上海申康医院开始规模性的开展日间手术，2009 年华西医院成立日间手术中心，2013 年成立中国日间手术联盟，2013 年 5 月加入国际日间手术联盟。2015 年 10 月中国日间手术合作联盟首批推荐 56 个适宜日间手术的病种。至今在全国近 20 个城市开展了日间手术，目前已经形成一定的规模，并在进一步推广，在大幅节约公共医疗资源的同时，也令广大的患者不断从中受益。

二、日间手术的概念

国际日间手术协会（IAAS）这样定义日间手术：是患者在有计划的非住院情况下进行检查和手术，恢复时依然需要医疗机构，整个过程不需要在医院过夜。根据我国基本国情，结合临床工作实际，我国暂将日间手术定义为：患者入院、手术和出院在 1 个工作日（24h）之内完成的手术，除外在医师诊所或医院开展的门诊手术和急诊手术。特殊病例由于病情需要延期住院，住院时间最长不超过 48h 的手术。并且在时间界定上，仍会考虑不同地区医疗水平的差异，制定符合自身实际情况的日间手术模式。

三、开展日间手术的利与弊

开展日间手术，相对传统的手术室手术，更多的要求优化手术流程，减少手术中组织损伤，尽可能地精准手术，最大限度地减少医疗不良事件的发生，最大限度地加速术后恢复进程。

1. 日间手术的有利之处

(1) 对患者来说：可以大幅缩短术前等待时间、患者可自由支配时间增多，这尤其在当下快节奏高效率的社会生活中优势明显；大幅缩短患者在院停留时间，尽快让患者回归家庭，这更符合现代生物 - 心理 - 社会医学模式的内涵；降低患者住院费用，减轻患者家庭经济负担。

(2) 对医院来说：使医院的医疗资源得以充分利用，床位使用率大幅增加，不必花费大量的资金用于医院的规模扩张，倒逼手术医师苦练"内功"，提升专业技术水平，推动医疗服务流程改革朝更高效便捷方向发展，医院的经济效益和社会效益均会提高。

(3) 对国家来说：我国医疗资源相对不足，供需失衡，已造成了尖锐的社会矛盾问题，日间手术模式是目前解决资源相对不足的一种较好的创新医疗服务模式。同时，社保的付出减少了，但服务品质并未降低，也部分解决了患者住院难、手术迟的问题，满足患者趋优心理。

2. 日间手术的不利之处　日间手术的开展，会将医患比例失调的矛盾激化，增加有限的医师队伍的工作压力和负担，对麻醉医师的挑战尤为突出，对包含精准麻醉、舒适麻醉、个体化麻醉理念在内的围术期麻醉内涵和实质提出了更高要求。

四、开展日间手术及麻醉的基本条件与模式

1. 基本条件　开展日间手术的手术室环境、设备、设施等条件应与住院手术室一致。必须配备各类常规麻醉与围术期管理用药及抢救药品，以及具备成熟的抢救流程。手术医师、麻醉科医师、手术室护士及相关人员应具备相应资质，获得医院及相关部门授权。

2. 模式　根据国内外日间手术开展的情况来看，大致有院内整合模式，院内独立模式，院外独立模式和以诊室为基础的模式。

(1) 院内整合模式：日间手术是与住院患者共享手术设备，术前准备和术后恢复的区域相对独立。

(2) 院内独立模式：日间手术单元在功能和结构上与住院患者诊疗区域相对分离。

(3) 院外独立模式：就是相对独立的一个日间手术中心，纯粹为一个手术平台架构。

(4) 以诊室为基础的模式：就是在诊室的相关区域进行的手术，相对有局限性。

五、日间手术种类

随着外科微创手术的发展、外科技术的快速进步、疼痛管理的规范实施，日间手术的种类已

在很大程度上不断拓宽。确定是否可行日间手术的决定因素是手术创伤程度，手术时长已相对不重要。

1. 总体原则　宜选择对机体生理功能干扰小、手术风险相对较小、手术时间短（一般不超过 3h）、预计出血量少和术后并发症少、术后疼痛程度轻及恶心、呕吐发生率低的手术。各医院应综合考虑其医疗场所、设备条件、医疗水平及患者情况等多方面因素，在确保医疗质量和医疗安全的前提下，选择可开展的日间手术。

2. 首批推荐的日间手术病种　首批推荐的 56 个日间手术病种，涵盖消化、骨科、眼科等 9 个学科。具体手术名称如下：①甲状腺腺瘤摘除术；②甲状腺部分切除术；③甲状腺次全切除术；④甲状腺全切术；⑤翼状胬肉切除组织移植术；⑥外路经巩膜激光睫状体光凝术；⑦睫状体冷凝术；⑧白内障超声乳化吸除＋人工晶状体植入术；⑨小瞳孔白内障超声乳化吸除＋人工晶状体植入术；⑩白内障超声乳化摘除术；⑪耳前瘘管切除术；⑫ I 型鼓室成形术；⑬经耳内镜 I 型鼓室成形术；⑭经支撑喉镜会厌良性肿瘤切除术；⑮经支撑喉镜激光辅助声带肿物切除术；⑯颌面皮肤瘘管病灶切除术；⑰腮裂瘘管切除术；⑱普通室上性心动过速射频消融术；⑲经皮冠状动脉支架置入术；⑳大隐静脉腔内激光闭合术；㉑大隐静脉高位结扎＋剥脱术；㉒经腹腔镜阑尾切除术；㉓经电子内镜结肠息肉微波切除术；㉔经电子内镜结肠息肉激光切除术；㉕经内镜直肠良性肿物切除术；㉖肛裂切除术；㉗脐茸烧灼术；㉘脐茸手术切除术；㉙脐窦切除术；㉚腹股沟疝修补术；㉛无张力腹股沟疝修补术；㉜经皮肾镜超声碎石取石术；㉝经尿道输尿管镜激光碎石取石术；㉞经尿道输尿管镜气压弹道碎石取石术；㉟经尿道输尿管镜超声碎石取石术；㊱经尿道膀胱肿瘤电切治疗；㊲睾丸鞘膜翻转术；㊳隐睾下降固定术；㊴经腹腔镜隐睾下降固定术；㊵精索静脉曲张高位结扎术；㊶经腹腔镜精索静脉曲张高位结扎术；㊷经尿道前列腺激光气化切除术；㊸经尿道膀胱镜前列腺电切术；㊹经腹腔镜单侧卵巢囊肿剥离术；㊺经椎间盘镜髓核摘除术（MED）；㊻多指／趾切除矫形术；㊼肱骨干骨折切开复位钢板螺丝钉内固定术；㊽尺骨鹰嘴骨折切开复位内固定术；

㊾尺骨干骨折闭合复位钢板螺丝钉内固定术；㊿肌肉松解术；(51)腱鞘囊肿切除术；(52)髌骨骨折闭合复位内固定术；(53)腘窝囊肿切除术；(54)关节镜下膝关节清理术；(55)乳腺肿物切除术；(56)高位复杂肛瘘挂线术。

六、日间手术患者的选择标准

日间手术不同于传统手术模式，手术患者应严格筛查，以确保患者能安全地接受日间手术。

1. 适合日间手术与麻醉的患者一般应符合以下条件

(1) ASA Ⅰ～Ⅱ级患者；ASA Ⅲ级患者并存疾病稳定在 3 个月以上，经过严格评估及准备，亦可接受日间手术。

(2) 一般建议选择 1 岁以上至 65 岁以下的患者。但是，年龄本身不单纯作为日间手术的限定因素，65 岁以上的高龄患者能否进行日间手术，应结合手术大小、部位、患者自身情况、麻醉方式、并发症严重程度和控制情况综合判断。

(3) 预计患者术中及麻醉状态下生理功能变化小。

(4) 预计患者术后呼吸道梗阻、剧烈疼痛及严重恶心、呕吐等并发症发生率低。

2. 下列情况不建议行日间手术与麻醉

(1) 全身状况不稳定的 ASA Ⅲ～Ⅳ级患者。

(2) 高危婴儿或早产儿。

(3) 估计术中失血多和手术较大的患者。

(4) 因潜在或已并存的疾病可能会导致术中出现严重并发症的患者（如恶性高热家族史，过敏体质者等）。

(5) 近期出现急性上呼吸道感染未愈者、哮喘发作及持续状态。

(6) 困难气道。

(7) 估计术后呼吸功能恢复时间长的病态肥胖或阻塞性睡眠呼吸暂停综合征患者（根据 ASA 推荐使用 STOP-BANG 筛查工具，表 30-1）。

(8) 吸毒、滥用药物者。

(9) 心理障碍、精神疾病及不配合的患者。

(10) 患者离院后 24h 无成人陪护。

表 30-1　阻塞性睡眠呼吸暂停综合征术前 STOP-BANG 筛查诊断表

项　目	回　答	
1. 打鼾（S）：您的鼾声大吗（高于谈话声或隔着房间门就能听到）？	是	否
2. 疲劳（T）：您经常在白天感觉疲劳、乏力或困倦吗？	是	否
3. 观察（O）：曾经有旁人观察到您在睡眠中有呼吸停止的情况吗？	是	否
4. 血压（P）：您患有高血压或目前正在进行高血压治疗吗？	是	否
5. BMI（B）：BMI ＞ 35kg/m² ？	是	否
6. 年龄（A）：＞ 50 岁？	是	否
7. 颈围（N）：＞ 40cm ？	是	否
8. 性别（G）：男性？	是	否

各条目回答"是"者计 1 分，"否"者计 0 分；≥ 3 分，则 OSAS 风险增高；≥ 6 分，则中至重度 OSAS 风险

七、日间手术麻醉前评估与准备

充分的术前评估是保障患者安全不可缺少的措施。由于日间手术患者手术当日来医院，麻醉科医师与患者接触时间短，故应建立专门的术前麻醉评估门诊（APEC），既有利于保证患者的安全，也可避免因评估及准备不足导致手术延期或取消，同时还能减轻患者对手术麻醉的焦虑。

1. 评估方法　原则上日间手术患者术前需到麻醉门诊就诊，进行评估及准备，对于病情较复杂者尤为重要。手术当日麻醉科医师应于手术开始前与患者进行面对面直接沟通和评估。

2. 评估内容　主要包括 3 个方面：病史、体格检查、辅助检查。具体评估内容参照住院患者的评估。对于日间手术麻醉前评估，尤其要注意辨别出患者术中可能出现的特殊麻醉问题，包括困难气道、恶性高热易感者、过敏体质、肥胖症、血液系统疾病、心脏病、呼吸系统疾病以及胃食管反流性疾病等。

3. 术前检查及准备　术前检查的内容应根据患者病情和手术方式、麻醉方法选择，与住院患者

必需的检查项目一致。各项化验检查均应在手术前完成，若检查后患者病情发生变化，建议术前复查能反映病情变化的相关项目。对于有并存疾病的患者，在仔细评估病情的基础上安排合理的术前准备，必要时和相关学科医师共同制定术前准备方案并选择合适的手术时机，以增加患者对麻醉手术的耐受性和安全性。

4. 术前须知及用药　术前常规禁食、禁饮、戒烟。推荐参照 ASA 术前禁食规定：术前 8h 禁食固体食物，术前至少 2h 禁止摄取清亮液体。做好患者的术前宣教以及咨询工作，同时履行告知义务，签署手术、麻醉知情同意书。原则上不需要麻醉前用药。对明显焦虑、迷走张力偏高等患者可酌情用药。

八、日间手术的麻醉选择及术中监测

1. 日间手术常用的麻醉方式　麻醉方式的选择需考虑手术和患者两方面因素，应选择既能满足手术需求，又有利于患者术后快速恢复的麻醉方式。

(1) 监测下的麻醉管理（MAC）：MAC 一般指在局麻手术中，由麻醉科医师实施镇静和（或）镇痛，并监测患者生命体征，诊断和处理 MAC 中的临床问题。其主要目的是保证患者术中的安全、舒适、满意。

(2) 局部浸润和区域阻滞：采用局部浸润和区域阻滞麻醉，除满足手术需要，还可减少全麻术后常见的不良反应（如恶心、呕吐、眩晕、乏力等）。超声引导下神经阻滞技术的不断完善，为日间手术神经阻滞的开展提供了保障，建议尽可能采用。①用稀释的局麻药在手术部位局部浸润是减少术中阿片类镇痛药剂量和减轻术后疼痛最简便、安全的方法，有利于日间手术患者术后早期出院。②椎管内阻滞适合下腹部和下肢的手术，麻醉方式包括硬膜外阻滞、蛛网膜下腔阻滞和腰硬联合麻醉。③蛛网膜下腔阻滞由于起效快、麻醉效果确切，是下肢和会阴部手术通常选用的麻醉方法，但应注意其可能出现术后行走延迟、眩晕、尿潴留以及腰麻后头痛不适。④硬膜外阻滞可能出现阻滞不完善、术后行走受限和排尿困难等情况，用于日间手术时需掌控好用药时机和药物种类。⑤蛛网膜下腔阻滞和硬膜外麻醉都可能引起尿潴留，患者需下肢感觉运动功能完全恢复后方能回家，椎管内感染及出血等并发症可能在术后数日内才发生，故日间手术一般不优先选用这两种麻醉方式。

(3) 全身麻醉：全身麻醉是应用最广泛的日间手术麻醉方法。①靶控输注技术、静吸复合麻醉、麻醉深度监测以及肌松监测在全身麻醉管理中的合理应用，有利于日间手术患者术毕快速苏醒。气道管理一般可选择气管插管、喉罩、口咽通气道维持呼吸道的通畅。喉罩作为一种声门上的通气装置，是介于气管导管和面罩之间的一种特殊人工气道，术中可保留自主呼吸，可行机械通气，特别适用于日间手术麻醉。与气管插管相比，应用喉罩可适当减少麻醉药用量，可在不使用肌松药的情况下顺利置入，有利于加快术后肌力恢复和患者苏醒，降低诱导和苏醒期血流动力学的剧烈波动，避免了肌松药和拮抗药的过多使用。但需要注意，喉罩不能完全隔离气道和食管，可能发生误吸，对于饱胃、呕吐、上消化道出血的患者不宜使用。②麻醉药物总的选择原则：选择起效迅速、消除快、作用时间短、镇痛镇静效果好、心肺功能影响轻微、无明显不良反应和不适感的药物。多主张采用速效、短效、舒适的药物。临床上，丙泊酚、依托咪酯、瑞芬太尼、七氟烷和地氟烷等全麻药物，具有起效快、作用时间短、恢复迅速、无蓄积等优点，特别适用于日间手术。丙泊酚能减少术后恶心、呕吐的发生，苏醒质量高，已成为目前日间手术应用最广泛的静脉麻醉药。而且，靶控输注技术的发展使得静脉麻醉药使用更精确，可控性更好。依托咪酯除起效快、作用时间短和恢复迅速外，最显著的特点是对循环功能影响小，呼吸抑制作用也较轻。瑞芬太尼是新型超短时效阿片类镇痛药，消除迅速，但术后疼痛的发生时间也相对较早，故应根据手术进程适当联合使用其他镇痛药物。短效镇痛药阿芬太尼较芬太尼作用持续时间短，亦适用于短时手术的麻醉，但长时间输注后维持时间可能迅速延长。吸入麻醉药如七氟烷因具有容易调节麻醉深度、术中易于维持血流动力学稳定的特点，而被广泛应用于面罩吸入诱导以及术中麻醉维持，尤其适用于小儿麻醉；地氟烷作为短效吸入麻醉药，苏醒快，有利于日间手术麻醉。肌肉松弛药使用应根据手术情况选择，对于短时间的浅表手术，一般不需要使用肌肉松弛药，需要完成气管内插管或在手术中需要肌松时可根据情况选择中、短效的肌肉松弛药。

2. 术中监测　日间手术患者所需的监测项目应与住院手术患者基本一致。常规监测项目包括：心电图、无创血压、脉搏血氧饱和度，全麻时监测呼气末二氧化碳分压，条件允许时还可进行神经肌肉功能及麻醉深度的监测，其余监测项目可根据患者及术中具体情况采用。

九、日间手术麻醉后管理

1. 麻醉恢复　患者恢复可分为 3 个过程。

(1) 早期恢复（第一阶段）：即从麻醉药物停止使用到保护性反射及运动功能恢复。此阶段通常在麻醉后恢复室（PACU）进行，监测患者意识、活动、呼吸、心电图、血压、氧合状态等，至改良 Aldrete 评分（表 30-2）达到离开 PACU 的标准。

(2) 中期恢复（第二阶段）：由 PACU 转入日间手术病房（ASU）或普通病房进行，至达到离院标准时结束。此阶段应继续观察患者各项生理功能的恢复及外科情况。

(3) 后期恢复（第三阶段）：患者离院后，在家中完全恢复。

2. 术后镇痛　术后疼痛是导致患者延迟出院的主要因素，有效的疼痛管理是促进患者尽早康复的重要措施。术前评估时应告知患者术后疼痛的可能程度和持续时间。术后应及时评估疼痛，如果疼痛 NRS 评分 > 3 分，应及时治疗。术后建议采用多模式镇痛方法，原则上以口服、局部镇痛为主，包括切口局部浸润和区域阻滞，并联合使用 NSAIDs 药物（表 30-3），必要时辅助小剂量的阿片类药物。具体可参照中华医学会麻醉学分会《成人术后疼痛处理专家共识（2017）》。

3. 常用疼痛评估方法

(1) 视觉模拟评分法（VAS）：一条长 100mm 的标尺，一端标示"无痛"，另一端标示"最剧烈的疼痛"，根据疼痛的强度标定相应的位置。

(2) 数字等级评定量表（NRS）：用 0 ~ 10 数字的刻度标示出不同程度的疼痛强度等级，0 为无

痛，10 为最剧烈疼痛，≤ 4 为轻度疼痛（疼痛不影响睡眠），5 ~ 6 为中度疼痛（疼痛影响睡眠，但仍可入睡），≥ 7 为重度疼痛（疼痛导致不能睡眠或从睡眠中痛醒）。

(3) 语言等级评定量表（VRS）：将描绘疼痛强度的词汇通过口述表达为无痛、轻度疼痛、中度疼痛、重度疼痛。

(4) Wong-Baker 面部表情量表（Wong-Baker faces pain rating scale）：由六张从微笑或幸福直至流泪的不同表情的面部象形图组成，适用于交流困难、意识不清或不能用言语准确表达的老年患者（图 30-1）。

表 30-2　改良 Aldrete 评分

离院标准	分　数
运动：自主活动或指令运动，肌力	
4 级　能够自主或根据指令移动四肢	2
2 级　自主或根据指令移动两个肢体	1
0 级　不能自主或根据指令移动肢体	0
呼吸：	
可深呼吸和随意咳嗽	2
呼吸窘迫或呼吸受限	1
无呼吸	0
循环：血压与麻醉前相比	
±20% 以内	2
±（20% ~ 49%）	1
±50% 以上	0
意识：	
完全清醒	2
嗜睡但可被叫醒	1
对刺激无反应	0
氧饱和度：	
吸空气血氧饱和度≥92%	2
需吸氧才能维持血氧饱和度≥90%	1
吸氧条件下血氧饱和度仍＜90%	0

总分为 10 分，9 分或 9 分以上可以离开 PACU

表 30-3　术后镇痛常用非甾体类抗炎药

药　物	剂　量	给药途径
对乙酰氨基酚	40 ～ 50mg/（kg·d）	口服、静脉
双氯芬酸	50mg，每天 3 次	口服
布洛芬	0.4 ～ 0.6g，每天 3 ～ 4 次	口服、静脉
酮咯酸	30mg，每天 2 ～ 3 次	静脉
氟比洛芬酯	50mg，每天 4 次	静脉
氯诺昔康	8mg，每天 2 次	口服、静脉
帕瑞昔布	40mg，每天 2 次	静脉
塞来昔布	100 ～ 200mg，每天 2 次	口服

（5）行为疼痛评分（BPS）：适用于气管插管患者，评分越高，疼痛越剧烈（表 30-4）。

表 30-4　行为疼痛评分标准

项　目	指　标	评　分
面部表情	放松 稍紧张、皱眉 非常紧张、眼睑紧闭 面部抽搐、表情痛苦	1 2 3 4
上肢运动	无运动 稍弯曲 手指屈曲、上肢完全弯曲 持续弯曲状态	1 2 3 4
机械通气时的 顺应性	耐受良好 咳嗽但大多数时间能耐受 人机对抗 无法控制呼吸	1 2 3 4
合计		12

4. 术后恶心、呕吐　术后恶心呕吐（PONV）是延长日间手术患者住院时间的第二大因素，仅次于疼痛。严重的术后恶心、呕吐将影响患者进食、伤口愈合，并延迟术后出院。

　　影响术后恶心、呕吐的因素很多，目前认为与患者自身相关的因素中女性、术后使用阿片类镇痛药者、非吸烟者、有 PONV 史或晕动症、年龄（成人＜ 50 岁）是主要的危险因素。为减少 PONV 的发生，术前需重视 PONV 发生风险的评估，并主张积极的预防措施。对于有发生 PONV 中度风险的患者，应采用 1 ～ 2 种干预措施进行预防；对于高风险患者，建议采用联合治疗（≥ 2 种干预措施）和（或）多形式防治。预计 PONV 发生率高的患者，术中尽可能采用区域麻醉，减少全身麻醉的影响；优先应用丙泊酚诱导及维持麻醉，尽量减少挥发性麻醉药的使用；避免应用氧化亚氮；术中和术后阿片类药物剂量最小化；给予患者补充足够液体。对于未接受预防性药物治疗或者预防性治疗失败的 PONV 患者，应给予止吐药治疗。

十、日间手术患者的离院标准

　　由于日间手术及麻醉的特殊性，应严格掌握日

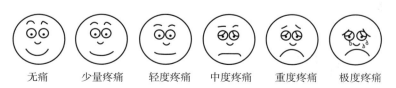

无痛　　少量疼痛　　轻度疼痛　　中度疼痛　　重度疼痛　　极度疼痛

▲ 图 30-1　Wong-Baker 面部表情量表

间手术及麻醉后的离院标准。一般认为日间手术患者需达到下列标准方可出院。

1. 按麻醉后离院评分标准（PADS）判定患者能否离院。PADS 总分为 10 分，≥ 9 分者方可离院（表 30-5）。建议评价患者早期恢复先用麻醉后恢复评分——改良 Aldrete 评分，当满足了改良 Aldrete 评分标准后，再采用改良 PADS 评分，评价患者是否达到离院标准。

2. 患者必须有能负责任的成人陪护，并有确切的联系电话。

3. 麻醉科医师和手术医师共同评估患者是否可以出院，并告知术后回家期间注意事项，提供给患者日间手术中心联系电话以备急需。

4. 椎管内麻醉的患者离院前必须确保感觉、运动和交感神经阻滞已经完全消退。

若患者达不到离院标准，可考虑转入普通住院病房。

十一、日间手术患者术后随访

患者出院后 24h 内应常规进行术后随访，以电话随访为主；如患者病情需要，应延长术后随访时间。及时了解患者是否出现麻醉和手术相关的并发症（如伤口疼痛、出血、感染，意识改变、恶心、呕吐、头晕，全麻后声嘶、呛咳，椎管内麻醉后腰背痛、头痛、尿潴留等），并提供处理意见，情况严重者建议尽快到医院就诊，以免延误病情。

表 30-5　麻醉后离院评分标准

离院标准	分　数
生命体征（血压、脉搏）	
波动在术前值的 20% 之内	2
波动在术前值的 20% ~ 40%	1
波动大于术前值的 40%	0
活动状态	
步态平稳而不感头晕，或达术前水平	2
需要搀扶才可行走	1
完全不能行走	0
恶心、呕吐	
轻度：不需治疗	2
中度：药物治疗有效	1
重度：治疗无效	0
疼痛	
VAS=0 ~ 3，离院前疼痛轻微或无疼痛	2
VAS=4 ~ 6，中度疼痛	1
VAS=7 ~ 10，重度疼痛	0
手术部位出血	
轻度：不需换药	2
中度：最多换 2 次药，无继续出血	1
重度：需换药 3 次以上，持续出血	0

总分为 10 分，此评分需≥ 9 分方可出院

（王创业　熊　庆　朱宏飞）

第31章 麻醉医疗保险与赔偿机制

一、麻醉医疗保险

随着社会的不断进步和发展，人们越来越注重健康，手术量逐年增加，再加之科学技术不断发展，高龄患者越来越多，合并内外科疾病也越来越多，病情危重、手术复杂，随之而来的麻醉风险也逐步增加。麻醉医生在临床工作中，专注业务能力培养、科学科研探索，即使如此，也依然会有麻醉意外发生，而麻醉医疗保险就可以同时为患者和麻醉医生分担风险和不必要的纠纷。因此，患者及其家属可根据患者病情及家庭状况自行选择购买麻醉保险，而麻醉医生可以支持患者及家属购买麻醉保险，但绝不可违规销售或推荐保险产品。所以麻醉医生有必要了解一下麻醉医疗保险的具体内容。

（一）相关概念

1. 麻醉医疗保险 其本质是被保险人遭受麻醉医疗意外或者麻醉医疗事故，保险人按约定给付保险金。

2. 麻醉医疗意外 指在麻醉过程中医院及其医务人员遵守医疗卫生管理法律、行政法规、部门规章和诊疗护理规范、常规，由于被保险人病情异常或者被保险人体质特殊而发生的医疗意外。

3. 麻醉医疗事故 指医院及其医务人员在麻醉过程中，违反医疗卫生管理法律、行政法规、部门规章和诊疗护理规范、常规，过失造成被保险人人身损害的事故。

4. 保险期间 一般是指自麻醉记录单记载的该项麻醉开始时间起，至麻醉记录单记载的该项麻醉结束时间后 12h 止。

5. 保险金额 保险金额一般由投保人与保险人在投保时约定。

（二）麻醉医疗保险责任

1. 身故保险责任 被保险人自麻醉意外伤害或者麻醉医疗事故发生之日起 180d 内以该次事故为直接原因身故的，保险人按保险单所载该被保险人意外伤害保险金额给付身故保险金。

2. 残疾保险责任 被保险人自麻醉意外伤害或者麻醉医疗事故发生之日起 180d 内以该次事故为直接原因致《人身保险伤残评定标准》（中保协发〔2013〕88 号）（见章末）所列残疾之一的，保险人按本保险合同所载的该被保险人意外伤害保险金额及该项残疾所对应的给付比例给付残疾保险金。如自事故发生之日起第 180 日时治疗仍未结束，按第 180 日的身体情况进行鉴定，并据此给付残疾保险金。当同一保险事故造成两处或两处以上伤残时，应首先对各处伤残程度分别进行评定，如果几处伤残等级不同，以最重的伤残等级作为最终的评定结论；如果两处或两处以上伤残等级相同，伤残等级在原评定基础上最多晋升一级，最高晋升至第一级。对于不同保险事故造成的伤残，本次保险事故导致的伤残合并前次伤残可领较严重等级伤残保险金者，按较严重等级标准给付，但前次已给付的伤残保险金（投保前已患或因责任免除事项所致附件所列的伤残视为已给付伤残保险金）应予以扣除。

（三）保险公司不负任何给付保险金的责任

但是，因下列原因之一，直接或间接造成被保险人身故、残疾的，保险公司不负任何给付保险金责任。①疾病的自然转归，治疗无效及并发症；②被保险人及其家属不遵医嘱，拒绝配合治疗或延误治疗；③在保险期间发生的除麻醉医疗意外和麻醉医疗事故之外的其他意外事故；④因手术原因引起的死亡、残疾；⑤投保人的故意行为；⑥被保险人自致伤害或自杀，但被保险人自杀时为无民事行为能力人的除外；⑦任何生物、化学、原子能武器、原子能或核能装置所造成的爆炸、灼伤、污染或辐射；⑧战争、军事行为、罢工、暴乱、恐怖行为或武装叛乱。

二、医疗赔偿机制及责任分担

现代医疗环境下，患者和医务人员的权益均神圣不可侵犯。但是在疾病治疗的各个环节中、在治疗实施的各个步骤中，都难以避免的出现一些或大或小的不良事件，这些大大小小的不良事件，有可能会对患者造成医疗损害，因此，我国《侵权责任法》第七章专门明确了医疗损害责任的赔偿机制及责任分担。

医疗损害责任主要分为三个部分：医疗技术损害责任、违反告知义务的医疗损害责任以及医疗产品致人损害的责任承担，下面进行详细介绍。

（一）医疗技术损害责任

1. 患者在诊疗活动中受到损害，医疗机构及其医务人员有过错的，由医疗机构承担赔偿责任（《侵权责任法》第 54 条）。

2. 医务人员在诊疗活动中未尽到与当时的医疗水平相应的诊疗义务，造成患者损害的，医疗机构应当承担赔偿责任（《侵权责任法》第 57 条）。

3. 患者有损害，因下列情形之一的，推定医疗机构有过错：违反法律、行政法规、规章以及其他有关诊疗规范的规定；隐匿或者拒绝提供与纠纷有关的病历资料；伪造、篡改或者销毁病历资料（《侵权责任法》第 58 条）。

4. 患者有损害，因下列情形之一的，医疗机构不承担赔偿责任：①患者或者其近亲属不配合医疗机构进行符合诊疗规范的诊疗，医疗机构及其医务人员也有过错的，应当承担相应的赔偿责任；②医务人员在抢救生命垂危的患者等紧急情况下已经尽到合理诊疗义务；③限于当时的医疗水平难以诊疗。

（二）违反告知义务的医疗损害责任

医务人员在诊疗活动中应当向患者说明病情和医疗措施。需要实施手术、特殊检查、特殊治疗的，医务人员应当及时向患者说明医疗风险、替代医疗方案等情况，并取得其书面同意；不宜向患者说明的，应当向患者的近亲属说明，并取得其书面同意。医务人员未尽到前款义务，造成患者损害的，医疗机构应当承担赔偿责任（《侵权责任法》第 55 条）。

因抢救生命垂危的患者等紧急情况，不能取得患者或者其近亲属意见的，经医疗机构负责人或者授权的负责人批准，可以立即实施相应的医疗措施（《侵权责任法》第 56 条）。

（三）医疗产品致人损害的责任承担

因药品、消毒药剂、医疗器械的缺陷，或者输入不合格的血液造成患者损害的，患者可以向生产者或者血液提供机构请求赔偿，也可以向医疗机构请求赔偿。患者向医疗机构请求赔偿的，医疗机构赔偿后，有权向负有责任的生产者或者血液提供机构追偿（《侵权责任法》第 59 条）。

附：人身保险伤残评定标准（行业标准）（中保协发〔2013〕88 号）

说明：本标准对功能和残疾进行了分类和分级，将人身保险伤残程度划分为一至十级，最重为第一级，最轻为第十级。与人身保险伤残程度等级相对应的保险金给付比例分为十档，伤残程度第一级对应的保险金给付比例为 100%，伤残程度第十级对应的保险金给付比例为 10%，每级相差 10%。

1. 神经系统的结构和精神功能

(1) 脑膜的结构损伤

外伤性脑脊液鼻漏或耳漏	10 级

(2) 脑的结构损伤，智力功能障碍

颅脑损伤导致极度智力缺损（智商≤20），日常生活完全不能自理，处于完全护理依赖状态	1 级
颅脑损伤导致重度智力缺损（智商≤34），日常生活需随时有人帮助才能完成，处于完全护理依赖状态	2 级
颅脑损伤导致重度智力缺损（智商≤34），不能完全独立生活，需经常有人监护，处于大部分护理依赖状态	3 级
颅脑损伤导致中度智力缺损（智商≤49），日常生活能力严重受限，间或需要帮助，处于大部分护理依赖状态	4 级

(3) 意识功能障碍

意识功能是指意识和警觉状态下的一般精神功能，包括清醒和持续的觉醒状态。本标准中的意识功能障碍是指颅脑损伤导致植物状态。

颅脑损伤导致植物状态	1 级

2. 与眼、耳有关的结构和功能

(1) 眼球损伤或视功能障碍

视功能是指与感受存在的光线和感受视觉刺激的形式、大小、形状和颜色等有关的感觉功能。本标准中的视功能障碍是指眼盲目或低视力。

双侧眼球缺失	1 级
一侧眼球缺失，且另一侧眼盲目 5 级	1 级
一侧眼球缺失，且另一侧眼盲目 4 级	2 级
一侧眼球缺失，且另一侧眼盲目 3 级	3 级
一侧眼球缺失，且另一侧眼低视力 2 级	4 级
一侧眼球缺失，且另一侧眼低视力 1 级	5 级
一侧眼球缺失	7 级

(2) 视功能障碍

除眼盲目和低视力外，本标准中的视功能障碍还包括视野缺损。

双眼盲目 5 级	2 级
双眼视野缺损，直径＜ 5°	2 级
双眼盲目≥ 4 级	3 级
双眼视野缺损，直径＜ 10°	3 级
双眼盲目≥ 3 级	4 级
双眼视野缺损，直径＜ 20°	4 级
双眼低视力≥ 2 级	5 级
双眼低视力≥ 1 级	6 级
双眼视野缺损，直径＜ 60°	6 级
一眼盲目 5 级	7 级
一眼视野缺损，直径＜ 5°	7 级
一眼盲目≥ 4 级	8 级
一眼视野缺损，直径＜ 10°	8 级
一眼盲目≥ 3 级	9 级
一眼视野缺损，直径＜ 20°	9 级
一眼低视力≥ 1 级	10 级
一眼视野缺损，直径＜ 60°	10 级

级别		低视力及盲目分级标准	
		最好矫正视力	
		最好矫正视力低于	最低矫正视力等于或优于
低视力	1	0.3	0.1
	2	0.1	0.05（3m 指数）
盲目	3	0.05	0.02（1m 指数）
	4	0.02	光感
	5	无光感	

如果中心视力好而视野缩小，以中央注视点为中心，视野直径＜ 20° 而＞ 10° 者为盲目 3 级；如直径＜ 10° 者为盲目 4 级。

本标准视力以矫正视力为准，经治疗而无法恢复者。

(3) 眼球的晶状体结构损伤

外伤性白内障	10 级

(4) 眼睑结构损伤

双侧眼睑显著缺损	8 级
双侧眼睑外翻	8 级
双侧眼睑闭合不全	8 级
一侧眼睑显著缺损	9 级
一侧眼睑外翻	9 级
一侧眼睑闭合不全	9 级

眼睑显著缺损指闭眼时眼睑不能完全覆盖角膜

(5) 耳郭结构损伤或听功能障碍

听功能是指与感受存在的声音和辨别方位、音调、音量和音质有关的感觉功能。

双耳听力损失≥ 91dB，且双侧耳郭缺失	2 级
双耳听力损失≥ 91dB，且一侧耳郭缺失	3 级
一耳听力损失≥ 91dB，另一耳听力损失≥ 71dB，且一侧耳郭缺失，另一侧耳郭缺失≥ 50%	3 级
双耳听力损失≥ 71dB，且双侧耳郭缺失	3 级
双耳听力损失≥ 71dB，且一侧耳郭缺失	4 级
双耳听力损失≥ 56dB，且双侧耳郭缺失	4 级

续表

一耳听力损失≥91dB，另一耳听力损失≥71dB，且一侧耳郭缺失≥50%	4 级
双耳听力损失≥71dB，且一侧耳郭缺失≥50%	5 级
双耳听力损失≥56dB，且一侧耳郭缺失	5 级
双侧耳郭缺失	5 级
一侧耳郭缺失，且另一侧耳郭缺失≥50%	6 级
一侧耳郭缺失	8 级
一侧耳郭缺失≥50%	9 级

(6) 听功能障碍

双耳听力损失≥91dB	4 级
双耳听力损失≥81dB	5 级
一耳听力损失≥91dB，且另一耳听力损失≥71dB	5 级
双耳听力损失≥71dB	6 级
一耳听力损失≥91dB，且另一耳听力损失≥56dB	6 级
一耳听力损失≥91dB，且另一耳听力损失≥41dB	7 级
一耳听力损失≥71dB，且另一耳听力损失≥56dB	7 级
一耳听力损失≥71dB，且另一耳听力损失≥41dB	8 级
一耳听力损失≥91dB	8 级
一耳听力损失≥56dB，且另一耳听力损失≥41dB	9 级
一耳听力损失≥71dB	9 级
双耳听力损失≥26dB	10 级
一耳听力损失≥56dB	10 级

3. 发声和言语的结构和功能
(1) 鼻的结构损伤

外鼻部完全缺失	5 级
外鼻部大部分缺损	7 级
鼻尖及一侧鼻翼缺损	8 级
双侧鼻腔或鼻咽部闭锁	8 级
一侧鼻翼缺损	9 级
单侧鼻腔或鼻孔闭锁	10 级

(2) 口腔的结构损伤

舌缺损>全舌的 2/3	3 级
舌缺损>全舌的 1/3	6 级
口腔损伤导致牙齿脱落≥16 枚	9 级
口腔损伤导致牙齿脱落≥8 枚	10 级

(3) 发声和言语的功能障碍
本标准中的发声和言语的功能障碍是指语言功能丧失。

语言功能完全丧失	8 级

4. 与心血管、免疫和呼吸系统有关的结构和功能
(1) 心脏的结构损伤或功能障碍

胸部损伤导致心肺联合移植	1 级
胸部损伤导致心脏贯通伤修补术后，心电图有明显改变	3 级
胸部损伤导致心肌破裂修补	8 级

(2) 脾结构损伤

腹部损伤导致脾切除	8 级
腹部损伤导致脾部分切除	9 级
腹部损伤导致脾破裂修补	10 级

(3) 肺的结构损伤

胸部损伤导致一侧全肺切除	4 级
胸部损伤导致双侧肺叶切除	4 级
胸部损伤导致同侧双肺叶切除	5 级
胸部损伤导致肺叶切除	7 级

(4) 胸廓的结构损伤
本标准中的胸廓的结构损伤是指肋骨骨折或缺失。

胸部损伤导致≥12 根肋骨骨折	8 级
胸部损伤导致≥8 根肋骨骨折	9 级
胸部损伤导致≥4 根肋骨缺失	9 级
胸部损伤导致≥4 根肋骨骨折	10 级
胸部损伤导致≥2 根肋骨缺失	10 级

5. 与消化、代谢和内分泌系统有关的结构和功能

(1) 咀嚼和吞咽功能障碍

咀嚼是指用后牙（如磨牙）碾、磨或咀嚼食物的功能。吞咽是指通过口腔、咽和食管把食物和饮料以适宜的频率和速度送入胃中的功能。

咀嚼、吞咽功能完全丧失	1 级

(2) 肠的结构损伤

腹部损伤导致小肠切除 ≥ 90%	1 级
腹部损伤导致小肠切除 ≥ 75%，合并短肠综合征	2 级
腹部损伤导致小肠切除 ≥ 75%	4 级
腹部或骨盆部损伤导致全结肠、直肠、肛门结构切除，回肠造瘘	4 级
腹部或骨盆部损伤导致直肠、肛门切除，且结肠部分切除，结肠造瘘	5 级
腹部损伤导致小肠切除 ≥ 50%，且包括回盲部切除	6 级
腹部损伤导致小肠切除 ≥ 50%	7 级
腹部损伤导致结肠切除 ≥ 50%	7 级
腹部损伤导致结肠部分切除	8 级
骨盆部损伤导致直肠、肛门损伤，且遗留永久性乙状结肠造口	9 级
骨盆部损伤导致直肠、肛门损伤，且瘢痕形成	10 级

(3) 胃结构损伤

腹部损伤导致全胃切除	4 级
腹部损伤导致胃切除 ≥ 50%	7 级

(4) 胰结构损伤或代谢功能障碍

本标准中的代谢功能障碍是指胰岛素依赖。

腹部损伤导致胰完全切除	1 级
腹部损伤导致胰切除 ≥ 50%，且伴有胰岛素依赖	3 级
腹部损伤导致胰头、十二指肠切除	4 级
腹部损伤导致胰切除 ≥ 50%	6 级
腹部损伤导致胰部分切除	8 级

(5) 肝结构损伤

腹部损伤导致肝切除 ≥ 75%	2 级
腹部损伤导致肝切除 ≥ 50%	5 级
腹部损伤导致肝部分切除	8 级

6. 与泌尿和生殖系统有关的结构和功能

(1) 泌尿系统的结构损伤

腹部损伤导致双侧肾切除	1 级
腹部损伤导致孤肾切除	1 级
骨盆部损伤导致双侧输尿管缺失	5 级
骨盆部损伤导致双侧输尿管闭锁	5 级
骨盆部损伤导致一侧输尿管缺失，另一侧输尿管闭锁	5 级
骨盆部损伤导致膀胱切除	5 级
骨盆部损伤导致尿道闭锁	5 级
骨盆部损伤导致一侧输尿管缺失，另一侧输尿管严重狭窄	7 级
骨盆部损伤导致一侧输尿管闭锁，另一侧输尿管严重狭窄	7 级
腹部损伤导致一侧肾切除	8 级
骨盆部损伤导致双侧输尿管严重狭窄	8 级
骨盆部损伤导致一侧输尿管缺失，另一侧输尿管狭窄	8 级
骨盆部损伤导致一侧输尿管闭锁，另一侧输尿管狭窄	8 级
腹部损伤导致一侧肾部分切除	9 级
骨盆部损伤导致一侧输尿管缺失	9 级
骨盆部损伤导致一侧输尿管闭锁	9 级
骨盆部损伤导致尿道狭窄	9 级
骨盆部损伤导致膀胱部分切除	9 级
腹部损伤导致肾破裂修补	10 级
骨盆部损伤导致一侧输尿管严重狭窄	10 级
骨盆部损伤导致膀胱破裂修补	10 级

(2) 生殖系统的结构损伤

会阴部损伤导致双侧睾丸缺失	3 级
会阴部损伤导致双侧睾丸完全萎缩	3 级
会阴部损伤导致一侧睾丸缺失，另一侧睾丸完全萎缩	3 级
会阴部损伤导致阴茎体完全缺失	4 级
会阴部损伤导致阴道闭锁	5 级
会阴部损伤导致阴茎体缺失＞50%	5 级
会阴部损伤导致双侧输精管缺失	6 级
会阴部损伤导致双侧输精管闭锁	6 级
会阴部损伤导致一侧输精管缺失，另一侧输精管闭锁	6 级
胸部损伤导致女性双侧乳房缺失	7 级
骨盆部损伤导致子宫切除	7 级
胸部损伤导致女性一侧乳房缺失，另一侧乳房部分缺失	8 级
胸部损伤导致女性一侧乳房缺失	9 级
骨盆部损伤导致子宫部分切除	9 级
骨盆部损伤导致子宫破裂修补	10 级
会阴部损伤导致一侧睾丸缺失	10 级
会阴部损伤导致一侧睾丸完全萎缩	10 级
会阴部损伤导致一侧输精管缺失	10 级
会阴部损伤导致一侧输精管闭锁	10 级

7. 与神经、肌肉、骨骼和运动有关的结构和功能
(1) 头颈部的结构损伤

双侧上颌骨完全缺失	2 级
双侧下颌骨完全缺失	2 级
一侧上颌骨及对侧下颌骨完全缺失	2 级
同侧上、下颌骨完全缺失	3 级
上颌骨、下颌骨缺损，且牙齿脱落≥24 枚	3 级
一侧上颌骨完全缺失	3 级
一侧下颌骨完全缺失	3 级
一侧上颌骨缺损≥50%，且口腔、颜面部软组织缺损＞20cm²	4 级
一侧下颌骨缺损≥6cm，且口腔、颜面部软组织缺损＞20cm²	4 级

续表

面颊部洞穿性缺损＞20cm²	4 级
上颌骨、下颌骨缺损，且牙齿脱落≥20 枚	5 级
一侧上颌骨缺损＞25%，＜50%，且口腔、颜面部软组织缺损＞10cm²	5 级
一侧下颌骨缺损≥4cm，且口腔、颜面部软组织缺损＞10cm²	5 级
一侧上颌骨缺损等于25%，且口腔、颜面部软组织缺损＞10cm²	6 级
面部软组织缺损＞20cm²，且伴发涎瘘	6 级
上颌骨、下颌骨缺损，且牙齿脱落≥16 枚	7 级
上颌骨、下颌骨缺损，且牙齿脱落≥12 枚	8 级
上颌骨、下颌骨缺损，且牙齿脱落≥8 枚	9 级
上颌骨、下颌骨缺损，且牙齿脱落≥4 枚	10 级
颅骨缺损≥6cm²	10 级

(2) 头颈部关节功能障碍

单侧颞下颌关节强直，张口困难Ⅲ度	6 级
双侧颞下颌关节强直，张口困难Ⅲ度	6 级
双侧颞下颌关节强直，张口困难Ⅱ度	8 级
一侧颞下颌关节强直，张口困难Ⅰ度	10 级

(3) 上肢的结构损伤，手功能或关节功能障碍

双手完全缺失	4 级
双手完全丧失功能	4 级
一手完全缺失，另一手完全丧失功能	4 级
双手缺失（或丧失功能）≥90%	5 级
双手缺失（或丧失功能）≥70%	6 级
双手缺失（或丧失功能）≥50%	7 级
一上肢三大关节中，有两个关节完全丧失功能	7 级
一上肢三大关节中，有一个关节完全丧失功能	8 级
双手缺失（或丧失功能）≥30%	8 级
双手缺失（或丧失功能）≥10%	9 级
双上肢长度相差＞10cm	9 级
双上肢长度相差≥4cm	10 级
一上肢三大关节中，因骨折累及关节面导致一个关节功能部分丧失	10 级

(4) 骨盆部的结构损伤

骨盆环骨折，且两下肢相对长度相差≥8cm	7 级
髋臼骨折，且两下肢相对长度相差≥8cm	7 级
骨盆环骨折，且两下肢相对长度相差≥6cm	8 级
髋臼骨折，且两下肢相对长度相差≥6cm	8 级
骨盆环骨折，且两下肢相对长度相差≥4cm	9 级
髋臼骨折，且两下肢相对长度相差≥4cm	9 级
骨盆环骨折，且两下肢相对长度相差≥2cm	10 级
髋臼骨折，且两下肢相对长度相差≥2cm	10 级

(5) 下肢的结构损伤，足功能或关节功能障碍

双足跗跖关节以上缺失	6 级
双下肢长度相差≥8cm	7 级
一下肢三大关节中，有两个关节完全丧失功能	7 级
双足足弓结构完全破坏	7 级
一足跗跖关节以上缺失	7 级
双下肢长度相差≥6cm	8 级
一足足弓结构完全破坏，另一足足弓结构破坏≥1/3	8 级
双足十趾完全缺失	8 级
一下肢三大关节中，有一个关节完全丧失功能	8 级
双足十趾完全丧失功能	8 级
双下肢长度相差≥4cm	9 级
一足足弓结构完全破坏	9 级
双足十趾中，≥五趾缺失	9 级
一足五趾完全丧失功能	9 级
一足足弓结构破坏≥1/3	10 级
双足十趾中，≥两趾缺失	10 级
双下肢长度相差≥2cm	10 级
一下肢三大关节中，因骨折累及关节面导致一个关节功能部分丧失	10 级

(6) 四肢的结构损伤，肢体功能或关节功能障碍

三肢以上缺失（上肢在腕关节以上，下肢在踝关节以上）	1 级
三肢以上完全丧失功能	1 级
二肢缺失（上肢在腕关节以上，下肢在踝关节以上），且第三肢完全丧失功能	1 级
一肢缺失（上肢在腕关节以上，下肢在踝关节以上），且另二肢完全丧失功能	1 级
二肢缺失（上肢在肘关节以上，下肢在膝关节以上）	2 级
一肢缺失（上肢在肘关节以上，下肢在膝关节以上），且另一肢完全丧失功能	2 级
二肢完全丧失功能	2 级
一肢缺失（上肢在腕关节以上，下肢在踝关节以上），且另一肢完全丧失功能	3 级
二肢缺失（上肢在腕关节以上，下肢在踝关节以上）	3 级
两上肢、或两下肢、或一上肢及一下肢，各有三大关节中的两个关节完全丧失功能	4 级
一肢缺失（上肢在肘关节以上，下肢在膝关节以上）	5 级
一肢完全丧失功能	5 级
一肢缺失（上肢在腕关节以上，下肢在踝关节以上）	6 级
四肢长骨–髌板以上粉碎性骨折	9 级

(7) 脊柱结构损伤和关节活动功能障碍

本标准中的脊柱结构损伤是指颈椎或腰椎的骨折脱位，本标准中的关节活动功能障碍是指颈部或腰部活动度丧失。

脊柱骨折脱位导致颈椎或腰椎畸形愈合，且颈部或腰部活动度丧失≥75%	7 级
脊柱骨折脱位导致颈椎或腰椎畸形愈合，且颈部或腰部活动度丧失≥50%	8 级
脊柱骨折脱位导致颈椎或腰椎畸形愈合，且颈部或腰部活动度丧失≥25%	9 级

(8) 肌肉力量功能障碍

肌肉力量功能是指与肌肉或肌群收缩产生力量有关的功能。本标准中的肌肉力量功能障碍是指四

肢瘫、偏瘫、截瘫或单瘫。

四肢瘫（三肢以上肌力≤3级）	1级
截瘫（肌力≤2级）且大便和小便失禁	1级
四肢瘫（二肢以上肌力≤2级）	2级
偏瘫（肌力≤2级）	2级
截瘫（肌力≤2级）	2级
四肢瘫（二肢以上肌力≤3级）	3级
偏瘫（肌力≤3级）	3级
截瘫（肌力≤3级）	3级
四肢瘫（二肢以上肌力≤4级）	4级
偏瘫（一肢肌力≤2级）	5级
截瘫（一肢肌力≤2级）	5级
单瘫（肌力≤2级）	5级
偏瘫（一肢肌力≤3级）	6级
截瘫（一肢肌力≤3级）	6级
单瘫（肌力≤3级）	6级
偏瘫（一肢肌力≤4级）	7级
截瘫（一肢肌力≤4级）	7级
单瘫（肌力≤4级）	8级

8. 与皮肤有关的结构和功能

(1) 头颈部皮肤结构损伤和修复功能障碍

皮肤的修复功能是指修复皮肤破损和其他损伤的功能。本标准中的皮肤修复功能障碍是指瘢痕形成。

头颈部三度烧伤，面积≥全身体表面积的8%	2级
面部皮肤损伤导致瘢痕形成，且瘢痕面积≥面部皮肤面积的90%	2级
颈部皮肤损伤导致瘢痕形成，颈部活动度完全丧失	3级
面部皮肤损伤导致瘢痕形成，且瘢痕面积≥面部皮肤面积的80%	3级
颈部皮肤损伤导致瘢痕形成，颈部活动度丧失≥75%	4级
面部皮肤损伤导致瘢痕形成，且瘢痕面积≥面部皮肤面积的60%	4级
头颈部三度烧伤，面积≥全身体表面积的5%，且<8%	5级

续表

颈部皮肤损伤导致瘢痕形成，颈部活动度丧失≥50%	5级
面部皮肤损伤导致瘢痕形成，且瘢痕面积≥面部皮肤面积的40%	5级
面部皮肤损伤导致瘢痕形成，且瘢痕面积≥面部皮肤面积的20%	6级
头部撕脱伤后导致头皮缺失，面积≥头皮面积的20%	6级
颈部皮肤损伤导致颈前三角区瘢痕形成，且瘢痕面积≥颈前三角区面积的75%	7级
面部皮肤损伤导致瘢痕形成，且瘢痕面积≥24cm²	7级
头颈部三度烧伤，面积≥全身体表面积的2%，且<5%	8级
颈部皮肤损伤导致颈前三角区瘢痕形成，且瘢痕面积≥颈前三角区面积的50%	8级
面部皮肤损伤导致瘢痕形成，且瘢痕面积≥18cm²	8级
面部皮肤损伤导致瘢痕形成，且瘢痕面积≥12cm²或面部线条状瘢痕≥20cm	9级
面部皮肤损伤导致瘢痕形成，且瘢痕面积≥6cm²或面部线条状瘢痕≥10cm	10级

(2) 各部位皮肤结构损伤和修复功能障碍

皮肤损伤导致瘢痕形成，且瘢痕面积≥全身体表面积的90%	1级
躯干及四肢三度烧伤，面积≥全身皮肤面积的60%	1级
皮肤损伤导致瘢痕形成，且瘢痕面积≥全身体表面积的80%	2级
皮肤损伤导致瘢痕形成，且瘢痕面积≥全身体表面积的70%	3级
躯干及四肢三度烧伤，面积≥全身皮肤面积的40%	3级
皮肤损伤导致瘢痕形成，且瘢痕面积≥全身体表面积的60%	4级
皮肤损伤导致瘢痕形成，且瘢痕面积≥全身体表面积的50%	5级
躯干及四肢三度烧伤，面积≥全身皮肤面积的20%	5级
皮肤损伤导致瘢痕形成，且瘢痕面积≥全身体表面积的40%	6级

续表

腹部损伤导致腹壁缺损面积≥腹壁面积的 25%	6 级
皮肤损伤导致瘢痕形成，且瘢痕面积≥全身体表面积的 30%	7 级
躯干及四肢三度烧伤，面积≥全身皮肤面积的 10%	7 级
皮肤损伤导致瘢痕形成，且瘢痕面积≥全身体表面积的 20%	8 级
皮肤损伤导致瘢痕形成，且瘢痕面积≥全身体表面积的 5%	9 级

（罗辉宇　刘　颖）

第32章 麻醉大数据与围术期生命质量调控

一、大数据的定义

对于"大数据"（big data），研究机构 Gartner 给出了这样的定义。"大数据"是需要新处理模式才能具有更强的决策力、洞察发现力和流程优化能力来适应海量、高增长率和多样化的信息资产。

麦肯锡全球研究所给出的大数据定义是：一种规模大到在获取、存储、管理、分析方面大大超出了传统数据库软件工具能力范围的数据集合，具有海量的数据规模、快速的数据流转、多样的数据类型和价值密度低四大特征。

大数据技术的战略意义不在于掌握庞大的数据信息，而在于对这些含有意义的数据进行专业化处理。换而言之，如果把大数据比作一种产业，那么这种产业实现盈利的关键，在于提高对数据的"加工能力"，通过"加工"实现数据的"增值"。

二、大数据的广泛应用

大数据在现代社会有着越来越广泛的应用。洛杉矶警察局和加利福尼亚大学合作利用大数据预测犯罪的发生。Google 流感趋势（Google Flu Trends）利用搜索关键词预测禽流感的散布。统计学家内特·西尔弗（Nate Silver）利用大数据预测 2012 美国选举结果。麻省理工学院利用手机定位数据和交通数据建立城市规划。梅西百货的实时定价机制。根据需求和库存的情况，该公司基于 SAS 的系统对多达 7300 万种货品进行实时调价。

三、大数据与医疗

对于医疗行业而言，随着全球医疗水平和质量的提高，早就遇到了海量数据和非结构化数据的挑战（图 32-1），而近年来很多国家都在积极推进医疗信息化发展，这使得很多医疗机构有需要来做大数据分析。

1. 大数据的分析和挖掘在医疗领域的应用包含很多的方向　比如临床操作的比较效果研究、临床决策支持系统、医疗数据透明度、远程患者监控、对患者档案的先进分析；临床试验数据分析、个性化治疗、疾病模式的分析等；还有患者临床记录和医疗保险数据集等。

2. 大数据的分析和挖掘技术的运用可以在一定程度上帮助医疗行业提高生产力，改进护理水平，增强竞争力　比如有大数据参与的比较效果研究可以提高医务人员的效率，降低患者的看病成本和身体损害；另外，利用大数据对远程患者的监控也可以减少患者的住院时间，实现医疗资源的最优化配置，在使用远程监护系统实现疾病预防的过程中，不仅能够降低患者出现意外的风险，同时也可以节约医疗资源，创造社会和经济价值。

3. 医疗保健也已经开始慢慢转向利用大数据　例如 Dignity Health（尊严健康）是美国最大的医疗健康系统之一，致力于开发基于云的大数据平台，带有临床数据库、社交和行为分析等功能。该平台将连接系统中 39 家医院和超过 9000 家相关机构并共享数据，通过他们的大数据应用可以看到一些机会：诸如，个人和群体医疗规划，包括预防性疾病

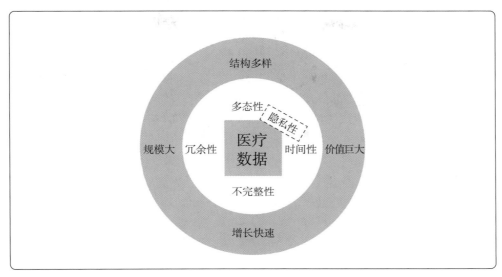

▲ 图 32-1　医疗大数据的特性

管理；定义和应用最佳病例，减少再入院率；预测败血症或肾衰竭风险，提早进行干预减少负面结果；更好的管理医药成本和阐述；创建工具来改进每个患者的就医体验。

从国内来看，2017 年 4 月 14 日，中国健康医疗大数据大会在北京召开。中国科学院专家从基因组、大数据与精准医学三个方面全面阐述了大数据在医疗行业的应用，并指出精准医学是大数据与医学的结合，是目前我国医疗大数据发展的重点方向之一。

随着政府、企业、科研机构加大对精准医疗的资源投入，大数据将持续发挥精准医疗发展助推器作用，推动精准医疗产业发展。人工智能和大数据一直是比较热的话题，大数据和人工智能目前在医学类的应用也是层出不穷。

四、大数据与麻醉

在围术期的许多麻醉决策问题上，诸如：同样的手术，哪种麻醉最好？不同年龄层次合适的麻醉深度？同样的麻醉，哪种药物最好？老年人接受较大型手术的预期预后？这些看似简单的问题常规的科学研究往往难以很好地回答出来。而大样本随机对照试验（RCT）和联合多个 RCT 的系统评价（SR）结果是证明某种疗法的有效性和安全性可靠的依据。例如发表于 2013 年新英格兰医学杂志的文章指出对于存在术后呼吸系统并发症高危因素的患者保护性通气策略可显著降低术后呼吸系统并发症。而来自美国两个医学中心的回顾性研究纳入外科患者 230 386 例，推荐将术中潮气量设置从 2005 年的 9.2ml/kg PBW 下降到 2013 年的 7.9ml/kg PBW 以降低机械性肺损伤的发生率，而 PEEP 应用于 60.4% 的患者的中位数值为 5cmH$_2$O。以上这些临床决策问题的回答正是大数据通过循证医学分析途径对围术期决策影响的生动价值体现（图 32-2）。

目前，麻醉学领域，各个国家地区都在积极建立和推进麻醉学临床电子数据库的成立（图 32-3）。欧洲的多中心围术期结果组（MPOG）成立于 2008 年，是一家由 50 多家学术医院和多个国家组成的非营利性组织，主要为麻醉研究和任何医生提供数据。而美国的国家麻醉临床结果登记处（NACOR）由麻醉质量研究所（AQI）创建，这是一个由 ASA 自 2009 年成立的非营利性组织，目前覆盖了 3700 多家医院和外科中心，大量数据用于麻醉病例的统计趋势研究，用以提高麻醉质量、实践基准和科学研究。而目前我国全国范围内的麻醉质控数据库也已基本建立，用以支撑我国麻醉学的发展。我国麻醉数据库的现状将在后一小节中具体介绍。

总之，围术期麻醉数据库的建立，实现了围术期麻醉大数据的资源共享与预警，用以提高麻醉质量、实践基准和科学研究。是现代麻醉学向围术期医学发展的必经途径。

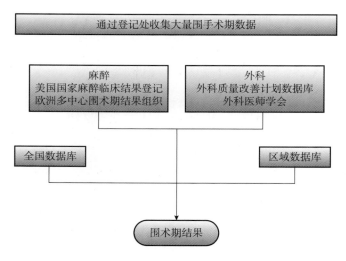

▲ 图32-2 临床数据的整合对围术期决策产生影响

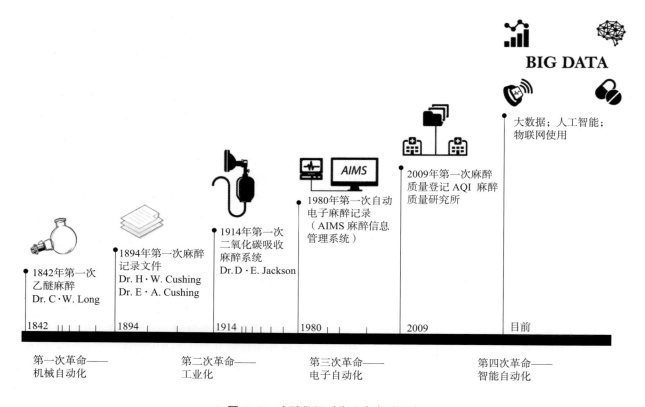

▲ 图32-3 麻醉数据采集历史变迁示意图

五、麻醉生命质量调控评估体系——麻醉质控数据库的建立

1. 建立全国麻醉质控网络 2018年6月3日，西藏自治区麻醉与手术室质量控制中心成立，我国内地的省区市均已成立省级麻醉质控中心。全国麻醉质控网络已初步建立，各省级麻醉质控中心将继续在国家麻醉质控中心的协调下，推进全国麻醉质控工作。2017年年底，国家麻醉质控中心通过问卷调查的形式对各省级麻醉质控中心的工作情况进行了摸底调查，了解了省级麻醉质控中心工作开展的

基本情况。2018 年 9 月组织了首次省级麻醉质控中心的调研学习工作，由重庆麻醉质控中心主任带队到广西壮族自治区考察广西麻醉质控中心工作开展情况并走访多家医院，了解各医院手术麻醉的质量安全现状。通过这样的调研学习，各省级质控中心之间相互学习先进经验，交流分享工作心得，促进麻醉学科的质量控制工作进一步落实。

2. 当前麻醉质控现状分析　麻醉质控指标认知水平逐步提升，专科医院仍有欠缺。经过多年的宣传及多次国家卫健委组织的全国性抽样调查，麻醉质控指标的认知水平逐年提高，尤其是之前连续多年抽样的综合医院。然而在 2018 年度调查中，专科医院麻醉质控指标整体反馈率相对较差（相关具体数据本报告中未提及），部分指标结果难以解释，数据采集质量有较大的提升空间。

(1) 麻醉专业结构质控指标反映的问题及分析：①综合医院级别越高，麻醉科规模越大，PACU/ICU 等术后监护单元体系越完整，自体血回输装置等设备的装备率越高。提示在我国现行的医疗体制下，优质麻醉资源集中于委属委管综合医院，而二级公立综合医院和民营综合医院的麻醉专业技术力量亟待加强。②综合医院级别越高，麻醉医生的人均年麻醉例次数越高，同时疑难危重患者的比例也越高。在优质麻醉资源向高级别综合医院集中的背景下，不可避免地造成更多患者选择前往委属委管综合医院就医，从而导致了委属委管综合医院的麻醉医生普遍处于超负荷劳动状态，麻醉质量安全存在隐患。从近些年数据变化情况看，这种情况并未改善，甚至有加剧的趋势。③我国幅员辽阔，各省（自治区、直辖市）的麻醉工作质量参差不齐，故各省级质控中心的工作重点应各有侧重，在开展工作的过程中应当加以注意。

(2) 麻醉专业过程质控指标反映的问题及分析：目前通过《麻醉专业医疗质量控制指标》的宣贯，越来越多的医院和麻醉医生开始关注过程指标。过程质控指标主要反映出以下几方面情况：①麻醉开始后手术取消率、非计划转入 ICU 率及非计划二次插管率 3 个过程指标在各类综合医院的分布趋势近些年指标大致相当。②PACU 相关的 2 个过程指标填报率在连续近 3 年的调查指标中最低，提示相当

数量的医院仍未将 PACU 工作纳入麻醉专业质控工作范畴，各级各类医院尤其是基层医院应注意加强 PACU 质控数据的搜集。麻醉质控工作中对于过程质控指标的关注，不应当止步于指标本身。在获取过程指标后，下一步应当研究导致该事件发生的相关因素，从而在制度或流程上有所预防。通过 Plan（计划）、Do（执行）、Check（检查）和 Act（处理）的质控循环，实现对麻醉质量的改进。

(3) 麻醉专业结局质控指标反映的问题及分析：目前总体结局指标呈现出从大型中心医院向基层医院逐步升高的趋势。主要存在以下几个方面的问题：①对于如麻醉后 24h 内死亡率、麻醉后 24h 内心搏骤停率、麻醉后新发昏迷率等指标，除了要关注统计指标本身外，还需要进一步研究导致该事件发生的原因，通过 PDCA 的质控循环，在制度和流程上加以预防。②建立规范的术后随访制度也是保证结局质控指标能够真实规范收集的关键。③与麻醉管理相关性更强的麻醉期间严重过敏反应发生率、椎管内麻醉后严重神经并发症发生率、中心静脉穿刺严重并发症发生率、全麻气管插管拔管后声音嘶哑发生率等指标，应注意指标采集是否严格遵循了相关定义标准。

3. 下一步麻醉质控工作重点　从以下几个方面着手：①继续推动麻醉质控数据的收集，并有针对性开展质控指标的修订工作；②规范质控指标采集过程，推动信息化质控指标采集填报；③继续加强省级麻醉质控的麻醉质量管理工作；④积极组织各省级麻醉质控中心参与中华医学会麻醉学分会质量管理学组组织的质控专业知识培训，加强质控专业人才培养。

六、展望

大数据为麻醉学的发展提供了有力支撑，推动着麻醉学向围术期医学发展，是今后麻醉学发展过程中不可或缺的一部分。正如牛津大学教授维克托·迈尔 - 舍恩伯格在其新书《大数据时代》中说的那样：这是一场"革命"，也将对各行各业带来深刻影响。

（杨　力　罗辉宇）

第33章 麻醉医生与围术期全科医学的倡导与践行

一、从麻醉学到围术期医学

1842 年 3 月 30 日，美国 Crawford Long 医生为一位摘除颈部肿块的患者成功实施了第一例乙醚全麻术。1846 年 10 月 16 日，Morton 医生在美国麻省总医院首次公开示范了乙醚麻醉，标志着现代麻醉学的开始。为了表彰麻醉医生对医学的贡献，美国总统布什于 1993 年签署总统令，定于每年的 3 月 30 日为美国的国家医生节。此后世界普遍采纳了这一天作为国际医生节，以表示对医生的感恩。2007 年美国的《商业周刊》评选出人类历史上最有价值的创新，其中手术和麻醉、疫苗和抗体、基因测序是生物医学领域仅有的三项入选者，由此可见麻醉医学的诞生提高了人类的生存能力和生活质量，推动了人类文明的进步和发展。

1. 传统麻醉学和现代麻醉学 传统意义上的麻醉学是用药物或其他方法使患者整体或局部暂时失去感觉，以达到无痛的目的，从而进行手术治疗。麻醉学是运用麻醉相关的基础理论、临床知识和技术以消除患者手术疼痛，保证患者安全，为手术创造良好条件的一门科学。然而，随着我国国民经济的快速发展，人民生活水平的提高以及"以患者为中心"的思想及"舒适化医疗"的理念越来越得到临床工作者的重视。现代麻醉医学的意义不再仅局限于外科手术的麻醉，作为人类科学史上最主要的成就之一，麻醉医学所进展的每一小步，都毫无意外地促进了外科学理论与技术的发展。麻醉学科经过长期发展，已经形成临床麻醉、重症监护、疼痛诊疗和急救复苏四大领域，仅关注传统意义上的手术麻醉的麻醉医生已无法适应新时代的需求，"麻醉科"的名称也已经远远不能涵盖麻醉学科的工作内容。

2. 围术期医学 2012 年 5 月美国麻醉医师学会（ASA）专家委员会提出了以患者为中心的围术期患者之家（PSH）的概念，重新定义了围术期管理的理念，成为手术诊疗的新模式。PSH 的核心内容是以患者为中心，麻醉医生和多学科为主导的团队协作，在整个围术期内最大限度地优化多学科资源，为手术患者提供无缝式连续性的医疗服务。2014 年 ASA 提出了围术期医学（perioperative medicine）的概念，建议将患者术前、术中、术后和出院后 30d 的医疗状况均纳入麻醉学的管理范围。随着医学领域对围术期生存、术后的恢复质量以及对患者远期生存质量的关注度增加，围术期医学的建立已发展成为医学领域的共识。

3. 麻醉科医生在围术期医学中的作用 由于麻醉医生在临床医学、生理、药理、病理、解剖等众多领域所具备的全面的知识理论，在保障患者安全、精确调控其生理功能、快速干预与化解医疗危机，促进患者术后快速恢复等方面中所具备的独特的专科技能，以及麻醉医生对患者疾病诊治的整体观念和对于手术医生及外科治疗的熟悉与合作，使其自然成为围术期医学的领导者。围术期医学观念的转变，要求麻醉医生将关注临床麻醉为主转变为关注患者疾病发展的全程和患者预后为主。这种转变的优势强调了以患者为中心，将外科医生转变为麻醉医生为主导，尊重循证医学证据，协调整个围术期的多个学科，整合现有的医疗资源，为手术患者提供连续有效的医疗治疗和康复进程。另外，围术期医学理念特别强调临床多学科团队合作的重要性，多学科协作、多模式围术期共同干预的理念可延展至相关临床科室，包括外科、麻醉、护理团队等都缺一不可。

二、围术期医学的现状

（一）围术期医学的概念

围术期医学是贯穿于包括术前优化、术中安全、术后康复在内的整个围术期的医疗活动。其中心内容在于围术期患者整体，特别是生命器官和生命系统的功能维护，以降低目前仍然处于高位的围术期并发症发生率和死亡率。

1. **围术期医学强调的重点**　①对手术患者术前阶段的客观准确评估，建立并遵循以确凿证据为基础的指南；②术中积极维护和精确调控患者机体生理功能的稳定；③联合协调多学科，降低手术风险，减少或避免术后重要脏器功能损伤及并发症的发生，促进患者康复，优化转归；④有效利用医疗资源，减少医疗耗费。

2. **围术期医学的中坚力量**　从现行的学科职能划分来看，能够承担围术期医学任务的专业，麻醉学科应该是中坚力量。尽管目前麻醉学科的业务领域仍然是集中于术中的管理，但麻醉医生突破"中间科室"的思维，不仅关注术中患者的医疗质量与安全，而且要意识到术中麻醉管理优质与否，还将会影响到患者围术期，甚至术后数月乃至数年的转归与预后。从理念与思维上的突破，是麻醉医学走向围术期医学的第一步。已有大量的临床研究显示，术中麻醉管理的许多方面，包括血压、呼吸、麻醉深度、容量及体温的管理优质与否，直接影响到患者中长期转归与预后。

（二）围术期医学的目标和理念

围术期医学提出的目标包括提高临床医疗服务质量，改善患者健康状况，降低医疗费用。围术期医学理念强调以患者为中心，多学科共同决策。而现行医疗模式下，由于学科差异导致诊疗行为不连续，从而形成治疗结果的变异度较大。目前的临床科室专业过于强调专业细化，而这种过于细化的单一性治疗可能会导致患者的诊疗方案缺乏连续性，增加了误诊发生率。而围术期医学从理念上保障了患者接受医疗服务质量的完整性和高效性。强调以患者为中心，医患可进行良好的沟通，并促使医患双方共同商讨诊疗决策，有助于建立信任基础，最大限度地减少医疗纠纷。同时麻醉医生还可以承担对患者的教育和健康指导，使患者真正成为围术期管理团队的重要成员。围术期医学对围术期的定义从时间跨度上保障了患者住院期间的各种医疗行为，有助于改善患者健康状况。这些措施包括缩短住院时间、提高患者的医疗体验、提高围术期患者的参与性与满意度等方面。最重要的是围术期医学关注改善各人群患者的手术预后，减少围术期并发症，降低病死率。在提高医疗质量和患者安全的同时，努力实现医疗资源优化，降低医疗费用。围术期医学理念的重要创新点在于将患者纳入医疗团队，强调以患者为中心，以最佳证据、最佳临床实践为依据，多学科共同决策从而提供高质量医疗服务和连续且标准化的管理。这个新理念能够最终达到降低医疗费用的目的，原因就是充分尊重了患者的选择和考虑如何使其最大限度地受益，包括更好的预后，减少高额的检查及治疗费用，减少术后不适的发生等。

（三）围术期医学的转化

顺利实施围术期医学理念的核心之一就是麻醉科职能的转变，即从麻醉科向围术期医学科的转变。早在 1995 年 8 月，美国南卡罗来纳州医科大学理事会批准将麻醉科更名为"麻醉与围术期医学科"。国内于 2015 年西京医院率先开始，近年来已有多家医院将麻醉科更名为"麻醉与围术期医学科"。麻醉科职能的转变意味着在医学发展中，比外科医生更懂内科、比内科医生更了解手术的麻醉医生，将成为围术期医学团队的核心。

围术期医学是一个非常广泛的医学范畴，依据外科患者的住院时间段，可分为术前、术中和术后三个时段，从医学内容来看，则包含了各时段内的一切医疗活动及与之相关的医学研究。目前有关麻醉学向围术期医学转化的共识是：保证临床麻醉安全有效，最大限度降低麻醉死亡率和严重并发症的发生率，改进麻醉学科的临床工作，改善患者的长期转归，提高患者手术后的长期生存率和生存质量。为了配合麻醉学科的顺利转型，麻醉医生需要承担更多的重任，其目的是更好地参与患者的围术期管理，以提高患者围术期的安全并改善预后。

三、围术期全科医学的倡导与践行

（一）围术期全科医学对麻醉医生的要求

麻醉学科向围术期医学科的转变，首先需要普及麻醉科普教育，逐步加强民众对麻醉医生在术前、术中、术后所担当的临床工作的认可和重视；其次需要设立麻醉门诊，加强术前访视工作，通过评估手术的风险和收益，确定最佳的手术时机，选择合适的手术方式；需要和外科医生共同确立围术期患者的治疗方案，增加患者舒适度，减少术后并发症，促进加速康复。

麻醉学科向围术期医学科的转变，需要麻醉医生改变传统思维和传统理念，在临床工作中，麻醉医生需要从患者的术后远期恢复方面进行思考，从而制定出合理的围术期管理方案。因此，麻醉医生至少需要从三个方面提升自我能力。

1. 精准麻醉的实施　精准麻醉体现了麻醉医学中"个体化"的医疗特点，兼顾前瞻性和预后性。通过靶向监测、目标控制和规范化的管理，调控患者术中的生理功能，实现"理想麻醉状态"，提升临床麻醉管理的内在标准，在保证患者安全的基础上，降低围术期麻醉相关并发症的发生率，最大限度地改善和提高患者的术后转归质量，促进舒适化医疗的发展。

精准麻醉理念不仅仅局限于手术期的麻醉管理，还包括患者麻醉前、麻醉后，以及送回病房的整个围术期。实施精准麻醉，需要在围术期充分地了解每个患者的具体病情。①精确地对患者进行术前风险评估，有效地优化患者的脏器储备功能，使其能适应和承受手术应激的过程，术中可以充分保障重要脏器功能和内环境的稳定，减轻应激反应及机体免疫功能的损害，从而为术后促进患者脏器功能的快速恢复打下基础。②精确的麻醉方式选择，可以减少患者围术期的应激反应。精准麻醉主张采用简洁、有效、袭扰少、转归佳的麻醉技术和方法，在精确的监测指标的指导下，针对设定的麻醉目标和治疗靶向，联合有效实用的技术方法，提升临床麻醉的管理质量。③精确的麻醉药物选择和术中麻醉管理均可降低术中低血压、容量不足、缺

氧、体温过低、血糖升高、异体输血等异常情况的发生。④精确的术后镇痛管理，可有效减少阿片类药物用量，增强术后镇痛效果，减少并发症的发生率，促进术后患者的生理与心理功能的恢复。

2. 加强培训和学习　加强专业培训，要让每一个麻醉医生掌握精准麻醉的相关知识及技能水平。同时，学术交流也是提高麻醉安全和麻醉质量的必要培训手段。通过规范化培训、继续教育以及专科培训，一名合格而优秀的麻醉医生可谓干到老，学到老。

通过加强培训和学习，使医生不仅知其然，更要知其所以然。比如患者血压低，麻醉医生不仅知道用血管活性药物，更要知道患者血压为什么低，能够针对病因而治疗。各项操作能够用最小的损伤带来最大的临床效果。当每一位麻醉医生均具有丰富的知识、足够的技能、良好的临床判断能力，必定能为患者预后带来更多的益处。

3. 开展科学研究　教育是培养麻醉医生的基石，研究是促进麻醉学发展的动力，两者均不可忽视。很多研究都提示一些药物或措施可以改善患者预后，麻醉医生要将有价值的研究成果积极地应用于临床，让患者受惠。培养一个合格的围术期全科医生，首先应该拥有丰富的知识，其次是足够的技能，再者是很好的临床思维和临床判断力。其中，临床思维、临床判断力是对麻醉医生比较高的要求，要通过不同的病例分析以及不同的临床实践才能够提高。

（二）围术期医学对麻醉学教育方式的影响

1. 注重交叉学科知识的培养　围术期医学理念的顺利实施，需要麻醉医生具备丰富的围术期多学科知识，这就要求在麻醉教学中增加与麻醉相关学科知识及理论的培养。多学科知识的交叉性需要在教学中渗透，以便对多学科知识进行系统性梳理、逻辑性记忆和重点性掌握。例如对于一名心脏瓣膜病患者的麻醉管理，常常需要麻醉医生掌握心血管生理、心血管病理、心脏超声、心血管药物治疗等诸多学科知识，了解食管超声的工作原理及参数解读。如果掌握了这些知识，就能从整体上认识心脏瓣膜病的基本病理生理机制，了解外科手术的基本步骤，完善术中的麻醉处理，运用食管超声为外科提供术后参数指标，合理优化体外循环停机的指

征。另外，对于合并心脏疾病进行非心脏手术的患者来说，围术期医生除了麻醉知识以外，还需掌握相应学科的知识，以便在麻醉过程中出现危险时，能够及时发现并及时处置。

2. 培养精准麻醉的管理理念 精准麻醉要求麻醉医生不仅要考虑手术期间的循环和呼吸稳定，还应该关注肝肾功能、手术要求、药物影响等。而麻醉教学中加强精确麻醉管理思维的培养可以弥补麻醉医生对于术后患者治疗周期的缺陷，强化术中精确化麻醉管理对于器官保护的重要性，最终从教学层面努力推进围术期医学的顺利实施。针对围术期医学的要求，相应教学方法需要改进，即加强临床中精准麻醉管理，培养精准麻醉管理的思维，培养学生的病例分析和麻醉管理能力。例如在冠状动脉旁路移植手术时，如何精确调控患者的容量负荷，从而达到维护搭桥期间稳定的血流动力学指标和良好的预后目标。对于心功能正常的冠心病患者来说，适当的前负荷对于维护术中稳定的血压起到至关重要的作用，但是对于心功能已经受损的冠心病患者，如果维持在稍高或正常的前负荷，有可能在术中搬动心脏过程中或进行前降支搭桥期间发生恶性心脏事件。另外术中前负荷的指标不能仅仅参考中心静脉压，还要直视下观察心脏容量的饱满程度。进行个体化的容量治疗和容量控制，针对某一问题的多角度训练，才能真正培养学生的精准麻醉管理理念和技术。

3. 培养个体化多学科的镇痛理念 随着医学人文理念的发展，"舒适化医疗"已成为未来医学的发展方向，其中围术期患者术后疼痛治疗是一个重要的环节。术后疼痛如果在急性期得不到有效控制，将对患者全身状况及快速康复造成不良影响，甚至引起心肌缺血、肺不张、血栓形成、代谢性酸中毒、延迟伤口愈合等不良后果，从而影响转归。而

且，持续的急性疼痛若得不到有效控制，有可能会转化为慢性疼痛，给患者带来持久的伤害。

个体化镇痛方案可以真实反映围术期医学理念的临床效果，个体化镇痛是以个体疼痛感觉指标为导向，而不是依靠麻醉医生的个人镇痛经验来选择的镇痛方案。疼痛的程度是一个"个体化"的指标，每个人都有差异，因此，只有切实推行个体化镇痛治疗方案，才能保障围术期医学的临床效果。在麻醉教学中增加术后疼痛机制以及多模式镇痛理论的培养，根据患者个体情况、手术部位、切口范围及大小、各类镇痛药物的作用机制及副作用等，通过镇痛药物的选择、镇痛方式的选择以及镇痛效果的评价，使学生对术后疼痛治疗有更深的理解。围术期多学科疼痛管理模式的实施，可以发挥麻醉学科在外科多学科协作团队中的重要作用，同时也要求麻醉医生走出手术室，向围术期医生的转化。

四、结语

麻醉学到围术期医学的转变对于麻醉医生而言是巨大的挑战，需要麻醉医生不断学习，掌握术前各种类型并存内科疾病对机体病理生理的影响，针对术中所发生的可能导致术后严重并发症的医疗事件，具备快速诊断与鉴别诊断的能力，并做出及时的处理，防止出现发现不及时、诊断不正确、处置不得当的情况。建立基于围术期大数据库的随访系统和非惩罚性医疗不良事件上报系统，总结术后严重并发症以及死亡病例，不断改进和完善围术期医疗流程、管理策略，最终达到围术期医学的目标。麻醉医师应该顺应麻醉学科发展的历史使命，重新调整学科的专业定位，加强医学教育和培训，规范麻醉医疗行为，从而构建保障患者安全的围术期管理体系。

（黄　磊　肖兴鹏）

第34章 麻醉互联网与围术期患者生命质量调控

一、远程医疗概况

1. **远程医疗的定义** 远程医疗是指通过计算机技术、遥感、遥测、遥控技术为依托，充分发挥大医院或专科医疗中心的医疗技术和医疗设备优势，对医疗条件较差的边远地区、海岛或舰船上的伤病员进行远距离诊断、治疗和咨询等远程实时监控的系统。这是一项旨在提高诊断与医疗水平、降低医疗开支、满足广大人民群众保健需求的一项全新的医疗服务。

2. **远程医疗的发展史** 我国是一个幅员广阔的国家，医疗水平有明显的区域性差别，特别是广大农村和边远地区，因此远程医疗在我国更有发展的必要。目前，远程医疗技术已经从最初的电视监护、电话远程诊断发展到利用高速网络进行数字、图像、语音的综合传输，并且实现了实时的语音和高清晰图像的交流，为现代医学的应用提供了更广阔的发展空间。国外在这一领域的发展已有70多年的历史，我国远程医疗系统发展较晚，但重视度高，发展迅速。1988年解放军总医院通过卫星与德国一家医院进行了神经外科远程病例讨论。1997年我国远程医疗网络正式开通并成立国际医学互联网委员会。《卫生事业发展"十二五"规划》指出：发展面向农村及边远地区的远程诊疗系统，提高基层尤其是边远地区的医疗卫生服务水平和公平性。在美国越来越多的联邦和州项目允许资助和报销远程医疗保健计划，旨在改善和提高远程医疗服务的可行性。

3. **远程医疗的主要内容** 随着互联网的发展，卫星和宽带连接的普及，世界各地的医疗机构都在向偏远地区的患者伸出援手。服务范围从初级保健到重症监护、急诊医学、放射学和麻醉学等领域的高度专科次专科咨询。远程医疗服务中心在远程医疗中担任着重要的协调分工的工作（图34-1）。例如，在紧急医疗服务过程中，远程医疗中心负责分流和管理患者，并指导救护车人员传输生理数据，以及视频和音频资料等给已等候在急诊室的主诊医生。

远程医疗提供的服务包括患者监测、会诊和接诊（图34-2）。远程医疗呵护：可对远端患者的生理参数，如心电、电压、体温、呼吸、血氧饱和度进行监测；病例讨论和多专家会诊：需借助于PACS和医疗信息系统，医疗中心的专家观察远端患者医学影像和检测报告进行诊断和会诊；远程影像会诊：专家主要基于CT、MR、X线片等疑难影像进行远程诊断并出具诊断咨询报告的会诊；临床交互式会诊：医学专家和异地患者"面对面"的直播会诊或接诊。

4. **远程医疗系统特点** 主要有以下几点。

（1）全方位分析：智能远程医疗系统通过先进技术计算，将数据进行汇总和分析，继而处理复杂的数据，可针对医院跨部门、跨科室的海量数据进行分析与整合，将特定知识运用于特殊场景、行业和事件中，获取最好的行动方案或解决措施。智能化指对收集的数据进行深入分析，获得更全面、完整和新颖的信息，快速、有效解决特定问题。

（2）跨区域互联：智能远程医疗系统通过通信网络技术，将个人电子设备、医院各类传感器及医疗仪器等系统储存和收集的信息有效连接，实现信

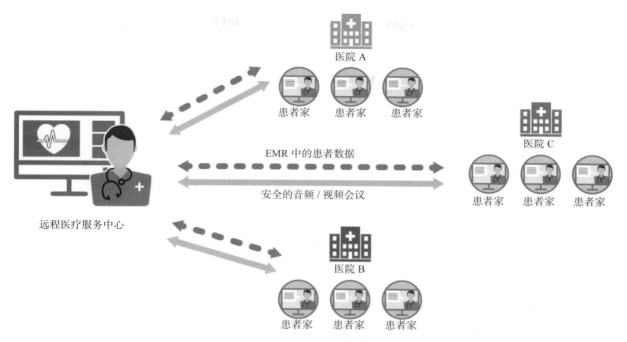

▲ 图 34-1　远程医疗服务中心在远程医疗中的协调分工

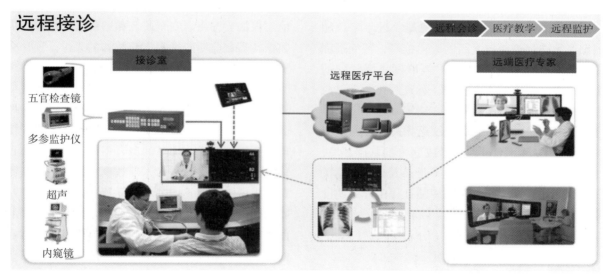

▲ 图 34-2　远程医疗服务

息资源共享和交互，实施监控业务状况及医疗环境，利于相关人员对医疗现状全角度、全方位分析，有效解决实时发现的问题。有助于实现跨区域、跨医院的远程诊疗和学习，可推动新兴医疗业务的运作。

(3) 随时随地感知：实现随时随地的信息传递、捕获、测量与感知，感知敏感药物储存温度及位置、感知医院内部服务环节患者排队时间和人数，感知患者血压和心跳等生理指标等。确保任何信息被快速分析、获取，利于医务人员制定对应规划或应对措施。

5. 远程医疗的优势　主要有以下几点。

(1) 从患者的角度：远程医疗使患者在当地可以得到专家会诊和建议，避免许多麻烦；通过远程会诊系统，可在短时间内获得诊断意见，把握诊断时机；远程医疗可实现疑难病症的异地会诊和本地治疗，为患者节省大量外出就诊费用；远程医疗的专家都是知名教授、主任、副主任医师。

（2）从医院发展来看：通过引入大量专家资源，提高了医院知名度，防止患者流失；在专家配合下，可开展全新的医疗服务，提高医院的医疗水平，带来经济效益；数字化的病例资料提高了保存质量，避免了许多因保存引起的资料丢失；加强了本地医生和专家医生的联系，建立良好的合作关系，有利于医疗项目的深入研究。

（3）从社会层面：远程医疗帮助缓解基层百姓日益增长的医疗需求和城镇医疗资源结构的巨大反差之间的矛盾；远程医疗建设是医疗信息化建设的重要组成部分，对于推进全行业的信息化建设起到推动作用。

（4）其他方面：提高了基层医生疾病诊断的准确率，解决诊断过程中的实际问题，有利于个人的成长。

6. 远程医疗中目前存在的问题　近年来，随着国家对智能远程医疗系统的大力推广，智能远程医疗系统构建取得良好效果，"互联网＋医疗"的时代背景以及国家的大力扶持，远程医疗系统已成为市场发展的主流，但仍然存在诸多问题：①未建立完善的规范及标准体系；②缺乏相关健全的法律法规；③建设力度不足，未形成完善的基础环境；④部分功能未使用，推广深度不足；⑤存在信息孤岛，共享信息程度不高，影响智能远程医疗系统使用效率等。

二、麻醉互联网的应用

即使在偏远和极端环境下进行麻醉和手术也应该关注患者围术期的生命质量。虽然偏远地区不可能总是依靠麻醉专家来处理有挑战性的病例，在许多情况下，主要要求现场的不是专家的实际出席或手工技能，而是他们的医疗专业知识和经验。因此，远程医疗系统能够非常有效地填补这些空白。健康信息技术和宽带互联网连接的进步为麻醉师提供了将围术期咨询服务扩展到偏远地区的新机会。此外，日益增加的医疗费用也使远程医疗成为一个有吸引力的选择，它在降低成本的同时取得了良好的结果。这适用于所有临床学科，包括麻醉学的所有部门，特别是在经济欠发达地区，那里缺乏高素质的专家。

麻醉学家开发了远程医疗程序，应用于术前评估、远程麻醉监测、围术期咨询、模拟和培训。例如一名4岁男童患有肝外胆道闭锁，计划接受肝脏移植手术。手术在印度的班加罗尔进行，同时在美国费城医院一个麻醉咨询团队实时提供协助。这个案例突出了远程医疗在麻醉学中的发展。麻醉远程协作需要在一致的数据平台上共享大量的生理数据、音频和图像。在许多问题中，麻醉师高度重视患者的安全。美国麻醉医师协会已经表明，在全身麻醉期间要想最大限度的实现远程患者安全，必须进行常规监测动脉血压、心电图（ECG）、脉搏氧和呼气末二氧化碳（$ETCO_2$）等。在麻醉过程中可以使用远程指导（telementoring）来确认诸如气管内插管等实时操作。此外，麻醉远程监测在术前筛查和术中干预生命体征紊乱方面也有一定的应用价值。根据美国患者安全研究和远程医疗技术提供的数据，随着监测和远程指导技术的改进，预计会有更好的患者结局和更好的患者安全。

1. 远程术前评估　由于术前患者评估不足或麻醉风险较高而取消手术当天的预定程序是一种严重的资源浪费。在医疗不发达的偏远地区，这种情况可能会更加严重，那里的患者不得不转诊到数百公里外的大医院进行手术，导致乡村医院医疗资源浪费且患者治疗成本增加。国际及国内的许多医院都在使用虚拟系统进行麻醉前评估。这使得患者的术前准备工作得到了优化，同时减少手术当天被取消的可能性及相关资源浪费。Wong等人进行了一项试点研究，包括使用远程医疗对ASA Ⅱ和ASA Ⅲ级患者进行术前评估。他们发现患者和麻醉医生在手术当天都很好地接受了这种体验。该项目现在是位于多伦多的安大略北部远程电信健康（北方）网络的一部分，该网络为安大略和马尼托巴省的65个站点提供服务。此外，Dick等人报道，在140个多学科的远程医疗儿科咨询中，患者和医生的满意率超过70%。在这些研究中，接受远程术前评估的患者的麻醉师对检查结果感到满意，不需要手术当天的额外信息。

鉴于随着电信技术的不断发展，远程医疗项目的目标需要明确界定。在偏远地区进行麻醉咨询时，患者的安全应该始终是首要目标。Cone 等人曾表示，"虽然偏远地区不可能总是依靠麻醉专家来处理棘手的病例，但这些地区的医生应该像在人员配备良好的医疗中心一样，享受及时的咨询服务。"

在美国各地，医疗机构都在虚拟检查室环境中提供术前评估，由一名护士在远程现场协助医生进行采访。高保真度摄像机允许"面对面"的对话，以及身体检查的内容，比如对气道的评估。使用摄像机和照明设备获得的图像为气道和口咽部提供了良好的、高分辨率的评估。医生指导护士或技术人员将听诊器安装在患者的身上，电子听诊器可以为医生传送听诊的心肺声音。

2. 远程麻醉监测　从 Skype（TM）或 Windows Live Messenger 等常见视频会议软件，到通过专用宽带连接进行的高保真视频传输，可以通过一系列产品实现对麻醉剂的远程监控。Cone 等人组装了一个"可快速部署的远程医疗设备"（图 34-3），该设备可以集成生理数据，包括心电图、氧饱和度、呼气末二氧化碳、动脉血压、呼吸音、心音和视频喉镜，以及双向语音和文本联系和实时视频会议。信号广播可通过互联网或卫星电话进行，但有可接受的毫秒的延迟。直接传输生理数据的优点是，较小的数据流允许在查看远程位置时有最小的时间延迟。通过专门的设备来捕获电子生理数据并将其传输到远程计算机，远程医生可以依靠这些生命体征

和趋势的电子记录进行独立评估。

目前的手术室视听设备，如 Karl Storz OR1 系统（商标）可以用来在手术室之间传输视频片段。通过这种配置，摄像机被用来观察手术场地、手术室环境和麻醉监视器。使用摄像机从远程手术室传输数据和图像的一个优点是这种设备在全世界都可以使用。向地理上孤立的地区提供高速互联网连接的情况正在增加，具有视频容量的智能手机等简单设备可以方便地将视频数据传输到允许多用户视频会议的高度专业化的计算机。在现场视频会议期间，站点之间的连接有时会受到高流量和低连接速度的影响，需要备份系统在连接失败时重新建立连接。

3. 远程医疗在仿真和培训中的应用　为方便医生咨询而建立的远程医疗系统也可用于进行模拟培训。Tooley 等开发了一种复杂的高保真医疗模拟设备，可以通过双向视频会议将其提供给远程位置。高保真度仿真系统可用于对个人和团队进行应急管理培训。在该模型中，培训课程包括在线参考系统、特定场景的教学材料和模拟过程的视频。学生参与现场模拟，并能够从远程影响模拟过程。该模型的一个优点是，它可以远程提供高度复杂的模拟训练系统。通过这一过程，两地的医疗团队都可以进行教学式的教育活动。参与的学生可以扮演顾问的角色，指导看护团队（位于仿真中心）对场景进行管理。

模拟偏远地区的案例还可以在进行现场远程会

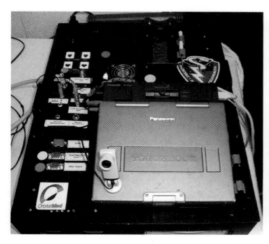
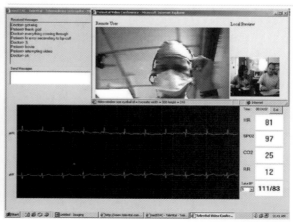

▲ 图 34-3　简易医疗远程设备

诊之前识别通信系统的潜在问题。为直接监测和咨询患者而建立远程连接所需的技术接口可能会带来技术挑战。在使用之前，应该对它们进行严格的测试，并且应该始终准备好备用通信系统，并对其功能进行评估。还必须考虑时区问题。医生可能需要在晚上或早上提供咨询服务，这使得远程医疗咨询后的第二天很难参与常规麻醉工作。相反，服务可能会利用时区差异，例如总部位于欧洲和亚洲的teleradiology服务。放射科医生白天在自己的国家工作，晚上为美国的医院提供咨询服务。

4. 执照、专业责任和远程医疗服务的报销 在发展远程医疗外展计划时，必须考虑与执照、专业责任和报销有关的问题。提供服务的医生和医院必须获得执照，才能在他们打算提供远程医疗服务的偏远地区提供服务。建议在发生意外结果或医疗错误时制定程序和政策。医疗事故政策应该考虑到这两类医疗服务提供者，因为原告可能会试图向当地或医疗机构提起诉讼远程医生，或者两者兼而有之。在设计和开发远程医疗计划时，医生必须讨论参与机构之间关于责任范围和医疗许可的个别协议。

三、结语

总而言之，计算机和电信技术的进步使远距离实时、面对面的交流成为可能。视频会议和宽带互联网连接使得将医疗服务扩展到全世界患者的举措成为可能。远程医疗系统可促进无法在当地获得专门医疗服务的患者和医生与专科医生进行咨询。

随着用于生理监测的数字接口的引入，麻醉学领域发生了重大变化；这些技术可以对患者进行远程监测。我国已有一部分医院已建立成功的远程术前评估项目，为远程患者提供教育和评估。在未来，这项技术将进一步在远程麻醉学咨询中发挥常规作用。

（徐金金）

第35章 中国麻醉周与围术期患者生命质量调控

一、中国麻醉周的由来

为了纪念1843年3月30日世界第一例乙醚麻醉的成功实施，将每年的3月30日定为"国际医师节"，围绕这个日子，从2017年起，每年3月的最后一周，中华医学会麻醉分会倡导开展了为期一周的麻醉学科宣传活动，称为"中国麻醉周"。

二、麻醉学科发展史

麻醉学科的进展对整个外科系统的发展都是不可或缺的，就如美国的那位麻醉医师Dr. Long，他在1842年3月30日用乙醚进行麻醉，给患者做手术。虽然他最早成功使用乙醚做手术，但是由于他当时就是一个乡村医师，不会写文章。所以，后来大家都只知道使用乙醚麻醉有Dr. Morton和Dr. Wells，但是对他不是很熟悉。不过美国最后还是把Dr. Long使用乙醚麻醉的日子定为美国医师节。应该说，麻醉同道对于现代医学的贡献是巨大的。举个例子来说，Dr. Apgar是我们全球第一位女性麻醉医师，而大家所熟知的新生儿Apgar评分就是由这位麻醉医师提出来的。大家都知道心肺复苏技术，很多人认为CPR胸外心脏按压技术是1960年由英国的一个学者提出来的，但其实在1957年第十期的中华外科杂志，就已经刊发了天津医科大学王源昶教授的文章，他对于产妇仰卧位低血压综合征导致的心搏骤停，进行了CPR心脏按压，成功地抢救了患者生命。可惜的是，当时我国跟国外的交流不足，未能得到国外同道的及时了解和认可，但是他仍然是我们中国乃至医学界的骄傲。

人类文明几千年，医学的发展带来了医疗的文明。在麻醉技术诞生之前，当时要给一个患者做一个截肢，需要靠几个彪形大汉把他逮住，彪形大汉的主要作用就是不能让患者跑掉。而当时的外科大夫需要"心狠手辣"，当时有位外科医师叫Robert Liston，他有一个外号叫"小李飞刀"，他有个无人能破的纪录，他可以在2min之内把患者的下肢给截掉，但是由于过于匆忙，史传有一次他把助手的手指头也给切掉了，然后还把周围一位围观者吓死了，助手由于手指感染也牺牲了。所以没有麻醉的手术无异于一种酷刑。没有麻醉的手术简单粗暴，鲜血淋漓，高死亡率，高并发症。以至于居里夫人怀孕生下一个女儿时，人家都恭喜她，结果她却异常的抑郁，她说我又把一个新的生命带到世界上，让她遭罪了。这话让人觉得她是多么的无助，多么的让人心酸。

在麻醉起源方面，华佗是中国人民的骄傲。1996年世界麻醉学术年会在澳大利亚的悉尼召开。当时我们有60个中国大陆的麻醉医师参加那一届的世界麻醉大会，庆祝世界麻醉大会150周年。开幕式上放了一部电影，用英文讲述很久很久以前，在世界的东方，出了一个麻醉先驱Anesthetic pioneer，他就是中国的华佗。这让在场的中国麻醉医师都无比的骄傲和自豪。

自从有了麻醉，科学战胜了痛苦。早年的时候麻醉就只是给患者一些可逆性的药物，消除患者的疼痛，即使是现如今公众对于麻醉医师的笼统印象也只是穿着手术衣，戴着口罩，给患者打一针、睡一觉这样浅显的认识，其实并不然。麻醉医师要把患者的生命体征牢牢控制在手中，同时掌控患者的神志、疼痛、体温、血压、脉搏、呼吸等。而且还要考虑各类内外妇儿潜在隐患的作用。麻醉医师可以说是外科的内科医师，不仅要掌握麻醉，还要掌握外科和内科知识，越来越高的医疗服务水平要求一位麻醉医师不仅要关注麻醉安全，同时还要关注患者手术后的长期康复和转归，就像第四军医大学西京医院院长熊利泽所说的，手术结束不是终点，要将视野拓宽至围术期全程。所以从2016年起，中华医学会麻醉学分会以关注患者康复为中心，提出了从麻醉学到围术期医学的目标。

三、国内麻醉学专家对麻醉学的认知

华中科技大学附属协和医院副院长兼麻醉科主任姚尚龙表示，麻醉学从只应用于手术期发展成为围术期医学，目的就是为患者今后不仅在手术中能够得到麻醉镇痛治疗，还将得到"急性疼痛治疗""术后监护治疗""重症监护治疗"、"慢性疼痛治疗""睡眠治疗"和"姑息治疗"等围术期范畴内的常规性镇痛，从而享受到更舒适化的医疗服务。

上海交通大学医学院附属瑞金医院卢湾分院院长兼麻醉科主任于布为指出，围术期医学可以把原本割裂的诊疗体系整合起来，促进患者更快康复。比如，ICU和疼痛科本来都是麻醉学科亚专科，但是随着这些亚专科的发展，逐渐从麻醉科中独立了出来。这让亚专科研究更深入，但也在一定程度上造成了诊疗的脱节。

中华医学会麻醉学分会主任委员黄宇光表示，现在的医学没有单独一个科室或少数科室就能够解决围术期死亡率和患者生活质量的问题。因此，需要学科间的融合，麻醉医师可以与内科医师一起帮助患者，从术前开始把患者自身可能导致的死亡原因降到最低。同时麻醉医师也可以跟外科大夫进行多学科的合作，减少手术中患者的死亡率。

在过去很长一段时间内，麻醉学的内涵是用药物或者其他方法，使患者整个机体或部分机体暂时失去知觉，消除患者的手术疼痛，并维护患者生命安全的一门医学学科。"现如今，麻醉已经不单局限于为手术'保驾护航'了，这门学科正转型成为

'麻醉与围术期医学科'，它的核心理念强调从术前到术后的全程关注、患者术后顺利舒适的恢复、术后长期转归等。"河南省肿瘤医院麻醉与围术期医学科主任卢锡华介绍，正是基于这样的学科发展理念，此次更名整合后的新科室将包含临床麻醉诊疗、麻醉监护治疗、麻醉后恢复诊疗、麻醉与围术期护理等工作内容，成为集麻醉门诊、日间手术、择期手术、麻醉恢复、护理、科研等核心要素为一体的新型科室，为患者提供全周期、全流程的诊疗服务，进一步改善就医体验。

四、麻醉学向围术期医学转变中麻醉医师的任务

在麻醉学向围术期医学转变中，麻醉的任务包括临床管理、质量、教育、研究和群体交流。塑造围术期医学的领导力，需要形成共享价值、建立愿景和目标、明确责任和制定策略。领导力的四大特征包括：①诚信；②高瞻远瞩；③有实现目标的能力；④具有激励措施。管理与领导力具有本质的不同，管理是把事情做正确，而领导力是做正确的事情。在形成领导力的过程中，容易被人视为对现有常规的破坏者。Warren Bennis曾说过："As weather shapes mountains，problems shape leaders"。在迈向围术期医学的过程中，我们需要不断解决所遇到的各种问题，才能最终成为围术期医学的领导者。

五、三届中国麻醉周

由中华医学会麻醉学分会倡议发起的"中国麻醉周"，旨在促进群众深入了解麻醉学相关知识，更好地配合手术麻醉及围术期康复，提高麻醉学科的公众认知度，促使公众了解麻醉学技术进步，也能让患者更好的配合麻醉医师的临床治疗，减少医患矛盾发生。而一年一度的"中国麻醉周"的顺利开展为推动麻醉学向围术期医学起了功不可没的作用，下面，让我们来回顾一下过去的三年"中国麻醉周"都做了些什么。

1. 第一届"中国麻醉周" 于2017年3月30日国际医师节之际，首次将3月27日至4月2日定为"中国麻醉周"，主题为——"从麻醉学到围

术期医学"，在北京，由中华医学会、中华医学会麻醉学分会和新华社瞭望周刊社联合主办的"2017中国麻醉周新闻发布会"吸引了各大媒体，发布会后，中华医学会麻醉学分会主任委员熊利泽接受新华社的采访，与此同时，全国覆盖 138 个地级市，466 家医院积极开展了活动，并有 167 家医院参与了网络评选，参与活动的方式有快闪舞蹈、网络直播等，有超过 200 家媒体转播了发布会并进行了专题报道。首届"中国麻醉周"的顺利实施像一枚石子丢进了清潭中，泛起层层涟漪，关于麻醉医师的报道多了起来，群众对这个职业的认知度也渐渐高了起来。

2. 第二届"中国麻醉周"　有了前一届麻醉周的顺利开展，第二届"中国麻醉周"在 2018 年 3 月 26 日到 4 月 1 日如期举行，此次活动相比上次力度更大范围更广（图 35-1）。超过一万多所三级、二级以及基层医院、私立医院都参与到本次活动当中。此次的主题是"美好生活从无痛诊疗开始"。此次活动涉及麻醉门诊的开设、术前评估和麻醉准备、小儿麻醉、麻醉与康复、日间手术、术后镇痛、无痛分娩、无痛胃肠镜、癌痛治疗、疼痛相关治疗之神经阻滞，在第一届内容的基础上，将围术期生命质量调控的措施做了细化，彰显了这次的主题，这些无痛诊疗技术由麻醉医师实施麻醉或镇静，患者在睡眠状态下很舒适地接受这些原本很痛苦的检查与治疗，让患者对这些检查不再恐惧，不再拒绝！我们将这些无痛诊疗称之为"舒适医疗"。

同时也是在告诉大众，除了手术室，麻醉医师还有很多工作场所，病房、门诊都有他们的身影，他们不再只是手术室里的幕后英雄。我们致力于将麻醉建设成为一个推动"舒适医疗"的主导学科，保障医疗安全的关键学科，提高医院工作效率的枢纽学科，协调各科关系的中心学科，为社会所熟知认可的重要学科！为人民群众提供更好更优质的无痛诊疗技术和舒适医疗服务，提供更多更丰富的医疗资源和社会满意度。

3. 第三届"中国麻醉周"　为响应国家"健康中国"战略，贯彻落实习近平总书记提出"没有全民健康，就没有全面小康"的指示精神，3 月 26 日，由中华医学会麻醉学分会、中国医师协会麻醉学医师分会联合主办的 2019 年第三届"中国麻醉周"科普宣传活动，在新闻发布会上，中国医师协会麻醉学医师分会会长米卫东教授介绍了举办麻醉宣传周的目的和意义，他指出，中国目前有 66.2% 的民众认为麻醉医师是打一针就离开，大众对麻醉医师的认识不高，并表示麻醉医师是在临床中对患者生命 100% 全程管理的守护者。米教授还通过市场调查数据，分析了麻醉医师目前的工作环境及状况，介绍了麻醉学科和麻醉医师工作的迫切性和重要性。

中华医学会麻醉学分会主任委员黄宇光教授说，希望通过麻醉宣传周活动换取更多民众的关注，麻醉学科的发展，需要全社会的呵护、关注和鼎力支持。目前麻醉学科遇到了历史的最佳发展机

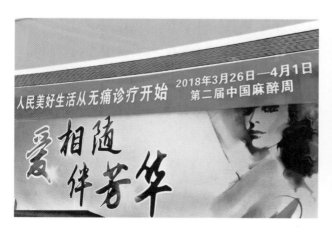
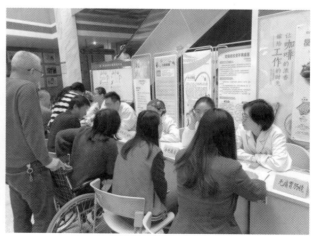

▲ 图 35-1　各医院精彩纷呈的麻醉周宣传活动

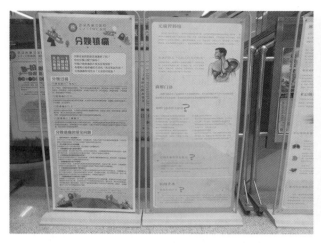
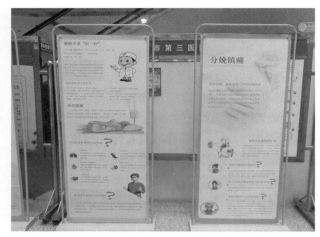
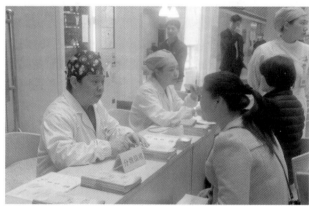
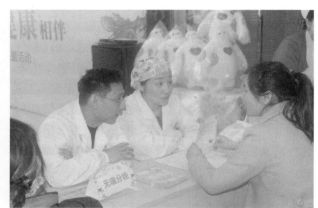

▲ 图 35-2　麻醉医师在为络绎不绝的咨询者解答疑惑

遇，应发挥我们专业的优势，把握时机、迎难而上，一起为患者提供更好的服务，把麻醉学科办成人民心中满意的学科，让患者知道"安全舒适保健康，麻醉医师在身旁"，并呼吁大家共同关注麻醉事业。这次的活动是对前两次的总结和深入，也让更多人了解麻醉这个行业。

六、围术期医学未来展望

从中华医学会麻醉学分会（CSA）第十二届委员会提出麻醉学科发展方向为"从麻醉学到围术期医学"，经过三年来的不断实践和深入推动，明确了麻醉学科和麻醉医师在围术期医学中的重要作用，使麻醉医师在患者围术期安全和术后转归中主动承担更多责任，在改善手术患者远期预后中发挥更加重要的作用。

三年来，在推进"从麻醉学到围术期医学"的转变上，中华医学会麻醉学分会做了大量工作，包括将发展方向确定为三年学术年会主题，编辑出版相关专著，培养围术期医学理念，强化围术期医学意识，培训围术期医学知识；每年举办与围术期医学相关的全国性演讲及知识大赛，促进麻醉医师主动思考如何更好地参与围术期医学实践；举办"走好长征路"等系列巡讲活动，面向基层科主任及青年麻醉医师进行围术期医学培训；每年开展全国大型科普宣传活动"中国麻醉周"和"中国镇痛周"，面向公众普及麻醉学知识和舒适化医疗理念，让更多公众了解麻醉医师在围术期医学中的重要作用。

2017 年，麻醉学分会向国家原卫计委医政医管局提交了《在我国二级以上医疗机构麻醉科设置护理岗位建议》的报告，历经一年时间反复协商沟通，2017 年 12 月原国家卫计委医政医管局下发《国家卫生计生委办公厅关于医疗机构麻醉科门诊和护理单元设置管理工作的通知》（国卫办医函〔2017〕

119 号），明确要求医疗机构麻醉科应提高麻醉科门诊服务保障能力，应加强麻醉科护理服务，应提高麻醉门诊及护理服务质量。这项通知极大地促进麻醉学科在保障医疗安全与质量上的进步，必将成为我国麻醉学科发展的重要推动力量。

2017 年，中国麻醉医师人员短缺问题得到党和国家高度重视，原国家卫健委与中华医学会等学术组织及麻醉学专家召开多次工作会议，麻醉学分会派出专家团队积极建言献策，为我国麻醉医师人员短缺等影响学科发展的主要问题给出行业深度分析，提出解决方案。2018 年 8 月 8 日，国家卫健委、国家发展改革委、教育部、财政部、人力资源社会保障部、国家中医药管理局、国家医疗保障局七部委联合下发《关于印发加强和完善麻醉医疗服务意见的通知》（国卫医发〔2018〕21 号），对我国麻醉医师短缺问题、麻醉人才队伍建设、提高麻醉医疗服务质量提供了政策支撑和有力保障。国家卫健委领导高度重视麻醉学科的现状，下发的《关于印发加强和完善麻醉医疗服务意见的通知》为麻醉学科的发展明确了方向。21 号文件将麻醉学科面临的突出问题纳入到国家医疗卫生服务体系规划中，以缓解我国麻醉医师短缺这一问题为导向，着眼于加强麻醉人才队伍建设，提升临床服务能力，推动医疗服务高质量发展。文件中所提到的"加强手术室外麻醉与镇痛"充分肯定了麻醉科既往在此方面发挥的积极作用，更认可了麻醉科在舒适化医疗中的

主导地位，并将舒适化诊疗的理念写进文件中，同时，对麻醉学科在围术期医学中的作用发挥提出了要求。21 号文件进一步明确提出麻醉科"增设麻醉科护士、技师等辅助人员岗位设置。二级以上医疗机构麻醉科配备麻醉科护士"，"有条件的医疗机构可以配备麻醉科技师"，对麻醉科护士和技师的岗位职责提出了指导性的意见，这对于麻醉学科的整体人员结构规划意义深远，将极大地促进和完善麻醉学科的建设和发展。21 号文件的发布更坚定了我们将"医疗安全的关键学科"和"舒适化医疗的主导学科"作为中国麻醉学科发展愿景首要内容的自信心，也将极大地推进从麻醉学到围术期医学的步伐。麻醉医疗服务是健康中国建设和卫生事业发展的重要内容，我们要把握发展机遇，与时俱进，促进文件落实和实施，全国的麻醉同道要积极主动地与当地政府部门和院领导沟通，切实有效地将 21 号文件精神最大化地落实到位。

三年来，我国越来越多的医院已将麻醉科更名为"麻醉与围术期医学科"，充分体现了新发展理念日渐深入人心，但学科更名最重要的目的是让麻醉医师具有成为围术期医学专家和领导者的意识，积极主动地参与到患者的术后康复工作中，致力于围术期并发症的防治和死亡率的降低，身体力行实践发展理念，让医院和外科认可麻醉医师参与到患者术后管理中会起到更好效果，积极作为才能凸显麻醉医师的重要并提高学科地位。

（彭　坚　刘　莉）

第36章 围术期生命质量调控与麻醉学现状及挑战

一、现代麻醉学的诊疗发展史

1842年3月30日，美国医生威廉森·朗（Crawford Williamson Long）为一位摘除颈部肿块的患者成功实施了世界上第一例乙醚全麻。Long医生完成的第一例乙醚麻醉对促进人类健康发展、人类文明社会的进步具有划时代的意义，史学家和社会学家们将其作为人类文明发展的分水岭，1842年被认为是现代麻醉学的开端。1846年10月16日，威廉·T·G.莫顿（William Thomas Green Morton）在美国波士顿麻省总医院于众人前成功示范了乙醚麻醉，成为第一个在新闻媒体前将吸入麻醉带给世人的人，此事成为将麻醉与消毒技术并列成为外科学革命的基石。

1949年我国第一个麻醉科由尚德延教授在兰州国民党陆军中央医院成立。尚德延、吴珏、谢荣、李杏芳、谭蕙英、王源昶是中国麻醉学的先驱者和开拓者，为中国麻醉学的发展做出了巨大贡献。1989年卫生部第12号文件明确定义麻醉科是临床二级学科，并规定了麻醉科工作领域由原先的手术室扩大到门诊与病房，业务范围由临床麻醉逐步扩大到急救、心肺脑复苏、疼痛的研究和治疗。如今，麻醉学已经走过170多年的发展道路，在这历史发展的舞台上，无数位优秀的麻醉医师所创造发明的药物、技术、理念，以及形成的学术机构、会议组织、期刊等无时无刻不推动着麻醉学科的前行的脚步。麻醉学科已发展为一门涵盖面广、集多门学科为一体的综合性学科。也正是因为麻醉学的蓬勃发展为保证并支撑医学科学的不断进步，并且

为相关学科，尤其是众多手术学科的发展提供了宽广的空间。因此，中华医学会麻醉学分会提出中国麻醉学科的"五大"发展愿景，即努力将麻醉学科建设成为医疗安全的关键学科、舒适医疗的主导学科、未来医院的支柱学科、医学创新的重点学科和社会熟知的品牌学科，并提出了"从麻醉学到围术期医学"转变的中国麻醉学科发展方向。

二、围术期医学理念的现状与转变

围术期医学（PM）理念是以患者为中心，以麻醉医师为主导，多学科合作优化诊疗方案，以降低围术期并发症，提高临床诊疗质量，降低医疗费用支出的手术诊疗新概念。长久以来，医学界认为麻醉学是医学最具风险的职业之一，但是在过去麻醉医师的关注点是以手术疾病为核心的管理模式，主要工作侧重于术前访视、术前准备、手术期间麻醉管理等环节，缺乏对手术患者心理－社会－环境健康问题的关注，对于手术患者整个住院期间生命质量未进行全局调控。近年来，随着全球人口增多带来手术量的急剧增加、人口老龄化、危重疾病多样化、手术学科新技术开展等问题的涌现，如何优化患者围术期生命质量调控，改善患者远期预后、术后康复，最终实现手术患者在疾病诊疗过程中的理想康复成为麻醉学科新的关注点。

美国麻醉医师协会专家委员会（ASA）率先提出了类似于PM概念，建议将患者术前、术中、术后和出院后30d的医疗状况均纳入麻醉学管理范围。2016年中华麻醉学会主任委员熊利泽教授建议将麻醉学逐渐向围术期医学转变。围术期医学的理念与

模式不仅是对传统理念与管理模式的更新，更是化解当今医患矛盾，延缓医疗费用增长，促进社会和谐的新理念与新模式。如今，麻醉医师将眼界拓展到患者整个围术期，诊疗贯穿于包括术前优化、术中安全、术后康复在内的整个围术期。其中心内容在于强调以患者为中心，将外科医生改为麻醉医生为主导，尊重循证医学证据，协调团结整个围术期的多个学科，整合现有的医疗资源，为手术患者提供连续有效的医疗治疗和康复进程，其中强调关注围术期患者的生命质量，特别是生命器官和生命系统的功能维护，以降低目前仍然处于高位的围术期并发症发生率和死亡率。针对新的麻醉学理念的转变，需要麻醉医生将关注临床麻醉为主转变为关注患者疾病发展的全程和患者预后为主。更重要的是，围术期医学理念特别强调临床多学科团队合作的重要性，展现出麻醉医师为主导的团队对患者生命质量调控的能力。

三、现代麻醉学诊疗范畴

早期世人对麻醉的理解从仅限于"打一针"的简单技能，到为手术患者解除疼痛，并在手术过程中维护患者的生命安全。由于对麻醉机制缺乏认识，以及对生命体征的管理缺乏有效的监护设备，使得麻醉学科发展停滞不前。麻醉学科成为医学各科中危险性最高的专业之一。各种麻醉并发症及麻醉意外困扰着麻醉医师，威胁着患者的生命安全，阻碍着医学的前进。麻醉学的范畴在近代医学发展中逐渐形成并不断更新。随着医学的不断进步，麻醉已不再是单纯的解决术中疼痛，工作范围也由手术室扩展至整个医院和其他场所。围术期麻醉的诊疗范畴经过长期发展，逐渐形成临床麻醉、重症监护、疼痛诊疗和急救复苏四大板块。因此，现代麻醉学又分为临床麻醉学、复苏学、重症监测治疗及疼痛治疗学等，成为一门研究麻醉镇痛、急救复苏及危重症医学的综合性学科。它既包含基础医学理论和各专业医学相关知识，又需要掌握广泛的临床知识和熟练的操作技能。如今麻醉向着全身麻醉、区域麻醉、重症监护、疼痛治疗、急救复苏、舒适医疗、生命调控等围术期医学发展。

四、围术期生命质量调控

目前手术是世界上疾病的主要治疗方法之一，为许多患者提供了更高的生存率和更长的寿命。通常，预期的手术死亡率很低（＜14%）。其中，13%的外科手术具有手术并发症高风险性，其死亡率占所有术后患者死亡率的80%。随着麻醉学科和手术学科的不断发展和进步使围术期患者生命安全系数大大增高，生命质量得到大幅改善。围术期医学被定义为"以患者为中心，旨在为手术患者提供从手术指示到完全康复的最佳护理，其明确目的是减少并发症，改善预后和生活质量，并使患者恢复重回社会"。因此可见，围术期生命质量调控贯穿患者整个住院期间，关乎患者的生命安全和生活质量。围术期生命质量调控具有多学科性。麻醉医生作为管理手术患者生命功能调控的专业医师，具备系统的知识体系和丰富的整体调控经验，由此决定了麻醉医生在整个围术期医学领域中必将发挥主导作用。麻醉医生是围术期生命质量调控的最佳人选，主导围术期患者术前评估及术前功能调整、术中麻醉管理、术后重症监护治疗与促进康复策略管理。

五、如何加强围术期生命质量调控

目前整个临床医疗管理模式存在的问题在于患者围术期生命质量未得到围术期全程、整体的关注。外科医生的关注点多集中在本专业局部病变上。如何以最快的速度、最少出血、最优的手法切除病变是外科医生优先考虑的，这对于患者预后至关重要。但是，经常出现手术很成功，但术后患者依然死亡的结果。这是手术医生和满怀希望的患者及家属最不希望看到的。因此，如何调控围术期生命质量是减少术后死亡率的关键。但是由于现代医学专业划分越来越精细，手术医生可能缺乏足够的时间和精力去关注手术对心、肺、肝、肾、脑等重要生命器官的影响，且对于非本专业的疾病知识不能面面俱到。在工作实践中，也缺乏全面系统的知识、理念和经验去管理生命器官。麻醉医生在整个手术麻醉中，需要关注调控机体整体的状况，监测和调控重要生命器官的功能状态，全面把控患者的生命。因此，对患者整个围术期进行整体管理，麻醉医生在知识、能力和经验方面比外科医生更具优势。

1. 术前患者功能调整　现阶段麻醉医生参与患者术前调整主要局限于术前评估，需要手术医生提交手术通知单后才开始进行术前干预。对于麻醉 ASA Ⅰ～Ⅱ级患者而言，患者无特殊情况，可循临床路径进入流程。但是对于危重患者以及特殊情况患者而言，此时进行评估后则可能需要进一步完善相关检查或进行机体调整。对于这一类患者可于入院时就进行麻醉门诊评估或麻醉科会诊，完成对患者耐受麻醉、手术的安全性评估，主要为以下几个方面：①对患者重要脏器（如心、肺、肝、肾、脑等）功能进行评估，判断患者对麻醉、手术的耐受能力。结合手术方案给予完善的术前检查、基础疾病治疗和重要脏器功能调整，同时预估患者的初始麻醉方案（术前急性疼痛治疗方案）；②预测手术出现出血、不良反射、过度应激等损害的可能性及引发心、脑并发症的风险，与患者及家属充分沟通并取得理解；③预测术后恢复过程中可能发生恶心、呕吐、疼痛、烦躁等并发症的概率及其预防和处理措施；④预测患者术后发生脑功能障碍的可能性及对其预防和应对的措施；⑤判断患者是否适合进入术后快速康复流程；⑥判断患者术后是否需要进入 ICU。通过麻醉门诊评估、麻醉术前访视的加强，并通过术前甚至和外科医生的沟通交流，从入院时就以患者为中心进行一系列的诊疗，将使外科医生认同并依赖麻醉医生来评估手术的风险/收益，改善患者术前功能状态，确定最佳手术时机，选择合适的手术方式，减少患者围术期风险，降低术后死亡率，缩短患者住院日，降低患者的住院费用，以达到增加患者舒适度，减少术后并发症，加速康复的目的。

2. 围术期麻醉管理精准化　围术期生命质量调控顺利实施，另外一个关注点就是麻醉精准化管理。麻醉管理从术前评估开始至患者送回病房。实施精准麻醉，就需要在围术期充分地掌握每个患者的具体病情，并根据患者病情制定个体化麻醉方案。①麻醉医生对患者术前手术风险进行精准评估，改善患者的重要脏器储备功能，使其能适应和承受手术应激的过程。尽量减轻创伤应激反应以及

对机体免疫机制的打击，为术后促进患者脏器功能的快速恢复创造条件。②麻醉方式选择精准化，可以减少患者围术期的应激反应，有效维护术中保障脏器和内环境稳定，降低术中低血压、缺氧、低体温、低血糖、高血糖等异常情况发生。③术后镇痛管理精准化。根据患者全身状况、疾病和手术方式结合药物敏感性，给予最佳术后镇痛效果，降低并发症的发生率，加快患者术后的生理与心理功能的恢复。

3. 术后患者功能调整　既往麻醉医生对患者术后管理关注点主要放在术后镇痛，对于患者生命功能调整多由手术医生调整。由于麻醉医生对患者整个机体状态更加了解，更擅长监测和调控多器官功能，于是未来麻醉医生除了参与患者术前机体调控，保证术中生命安全，也要主导术后功能恢复。患者在术后不但会出现机体明显的病理生理改变，还可能会产生各种不适和不良心理反应，引起患者的心理创伤，甚至危及恢复期患者的安全。术后紧张焦虑心理、对身体各种引流管的不适感、导尿管不适、剧烈咳嗽、恶心、呕吐、肺不张、术后低血压、低蛋白血症、术后贫血等严重影响患者生命质量恢复，给患者留下不良体验，增加患者术后并发症和死亡率。首先要改善全身状况，促进患者机体恢复，及时纠正低血压、调整电解质紊乱、贫血。其次，给予充分的镇痛和适当的镇静，使患者处于舒适状态，积极配合术后康复训练。

4. 强化围术期疼痛管理　围术期随着医学人文理念的发展，患者对医疗舒适性、安全性要求日益提高，"舒适化医疗"孕育而生，"舒适化医疗"是未来医学的方向，其中患者围术期疼痛治疗值得关注。围术期生命质量管理对麻醉疼痛提出更高要求。麻醉医生除了手术期间给予手术患者镇痛管理，还在如肿瘤患者癌性疼痛、小儿术后拆线、生殖试管婴儿取卵操作、胃肠镜检查及治疗、胎儿分娩、纤维支气管镜检查、电休克等舒适化医疗领域中多种有创诊疗给予患者舒适化体验。虽然目前国内围术期疼痛治疗技术取得很大进步，但是由于医院、医生和患者本人等原因，在实施镇痛时，由于医院、医生和患者等诸多因素，临床上患者术前和术后疼痛现象仍普遍存在，特别是术前疼痛更加严重。围术期疼痛如果在急性期得不到有效控制，

将对患者全身状况（例如冠心病、高血压、糖尿病患者等）及快速康复造成不良影响，甚至引起心肌缺血、脑血管意外、血栓形成、肺不张、代谢性酸中毒、延迟伤口愈合、心动过速、抑郁，从而影响患者转归；早期持续得不到控制的急性疼痛日久会转化成慢性疼痛，给患者带来持久伤害。因此，贯穿整个围术期的疼痛管理可改善围术期患者生命质量，提升患者舒适度和满意度。

综上所述，作为麻醉医生，其关注点应该向围术期方向延伸。这就要求麻醉医生不仅要以患者为中心，关注患者围术期生命质量，更要因地制宜主动参与到患者的整个诊疗过程中，工作中致力于围术期并发症的防治和死亡率的降低，真正成为患者围术期生命质量调控管理的主导者。

六、现代麻醉学的目标

2019 年 3 月 18 日，国家卫生健康委员会在官方网站发布了《2019 年深入落实进一步改善医疗服务行动计划重点工作方案》。《方案》给出了包括科学建立预约诊疗制度、完善远程医疗制度等 10 项具体任务。其中《方案》在"持续加强麻醉医疗服务"条款中指出：①确定分娩镇痛试点医院，深入开展分娩镇痛试点工作；②鼓励医院开设麻醉门诊、疼痛门诊，加强儿童、老年人、肿瘤患者的镇痛服务；③有条件的医院探索建立门诊无痛诊疗中心、儿童镇静中心，不断满足人民群众对医疗服务舒适化的新需要；④积极应用快速康复理念指导临床实践，提高手术患者医疗服务质量，缩短手术患者平均住院日。由此可见，为了改善人民群众生命质量，增加人民群众的幸福感，我国进一步深化医疗改革。中华医学会麻醉学分会提出中国麻醉学科的"五大"发展愿景更是为加强患者生命质量调控提供坚实的基础。

随着时代的发展，科技的更新，围术期麻醉学提出更高的要求和更新的目标。麻醉学不再停留于满足医疗安全高效运行，更注重满足改善患者预后的需求。麻醉学要求不仅降低并发症和死亡率，更要舒适化医疗，即是在保障诊疗安全的基础上追求诊疗的舒适化与人性化，改善围术期患者生命质量。围术期麻醉学提出更高的目标包括提高临床医

疗服务质量，改善患者健康状况，降低医疗费用。这就要求麻醉医生主动担起建立和管理围术期医疗系统的重任。通过以下措施来进行运转：建立标准的临床路径，有效地协调和转换围术期各环节的工作。同时将患者纳入医疗团队，强调以患者为中心，与患者深入沟通，多学科合作共同决策，保证患者诊疗的及时性、完整性、高效性和舒适性。

七、国内麻醉学的现状

既往麻醉医生强调以手术疾病为核心的管理理念，缺乏对患者心理 - 社会 - 环境健康问题的关注，忽视人文关怀，缺乏对患者远期预后、术后康复、危重患者救治成功率等的关注。随着时代的发展，麻醉门诊、日间病房、无痛诊疗中心等新的医疗单元出现，传统的麻醉理念无法适应新时代的需求。麻醉专业不仅承担围术期患者术前评估、术中麻醉管理、术后急性疼痛管理，还参与重症监护治疗和加速康复策略管理，实施院内急救疼痛治疗等职能，从而处于医院运行的支撑学科地位，是促进外科及相关科室发展的重要平台。麻醉学科与时俱进，不断立足长远发展。

近年来，伴随着科学技术的进步，现代麻醉技术、先进设备的逐步普及，对麻醉基础理论不断深入研究，麻醉质量不断提高，麻醉系统管理的规范化，以及麻醉专科医师的规范化培训，使得麻醉的安全性大大提高，麻醉直接相关的死亡率和意外发生率已降到接近国际水平。

八、麻醉学面临的挑战及对策

麻醉学虽然前景光明，但是道路曲折。麻醉现期面临巨大挑战，主要表现为以下几点。

1. 人民医疗素质参差不齐　部分大众对麻醉相关医疗知识不了解，对麻醉更存在偏见与误解。例如，有人认为麻醉是"打一针睡一觉"。也有人认为麻醉影响记忆，损伤大脑，怕"一麻"就永远醒不了。错误的理解和偏差往往是引发医患矛盾的源头。因此，科普宣传麻醉医学知识，揭开麻醉的神秘面纱，大众了解麻醉医学才能让病患主动融入诊疗团队，积极配合诊疗行为，从精神上缓解紧张焦

虑，改善精神压力。如今，大众媒体（纪录片、节目访谈等）已开始注重医学知识的传播，可邀请专业麻醉人士进行讲解，并多拍摄关于围术期题材的纪实内容。同时新兴媒体（例如微博、微信等）蓬勃发展，如建立微信麻醉科普公众号，定期组稿，利用微信、微博等互联网方式进行宣传，不仅可以对麻醉医务人员进行宣教，也可以利用朋友圈使更多的非医疗界人士了解麻醉。

2. 专业人才短缺　由于传统观念等其他因素使医疗主管部门对麻醉专业的关注度不够，患者数量增加，致使麻醉医生从业人员相对不足，沉重的临床麻醉和科研任务使麻醉医生过劳现象十分严重。一项业内调查显示，我国大部分麻醉医师的平均工作时间为每天 10～12h。高强度工作促使人才流失。

3. 人才队伍结构需要提升　随着科技发展，新技术和新型仪器出现，人工智能医疗运用，未来的麻醉医生需要具备更为全面的素质。这其中除了专业知识水平需要深入和拓展外，特别注意的是对围术期医疗系统整体的把握和相应的沟通技巧。麻醉医师需要顺应时代，把握时代的脉搏，不断学习，才能更好地适应和掌握新理念和新变化。

4. 疾病多样化，严重化　未控制的高血压、糖尿病、冠心病、甲亢等这些患者术中极易突发致命性心律失常、心肌梗死、心衰、呼衰、脑梗死等危险，术中稍有处理不当就会引起严重的并发症。一些大型的复杂手术，组织损伤、炎症反应、失血等各种异常刺激，对机体各生命系统影响非常大，尤其是对于原本就处于衰竭状态的患者、心肺功能差的患者、年老体弱患者等更是雪上加霜。因此，如何调控患者生命质量，寻找最佳治疗方案和手术时机，在满足外科手术的基础上，最大可能地保护患者重要脏器不受影响，成为麻醉医生最重要的临床工作。

九、当代麻醉医生如何应对时代挑战

面对当今时代的发展及带来的挑战，麻醉医生应该从以下四个方面开展工作。

1. 术前宣传　随着社会的发展进步，医疗科技水平的不断提升，人们对医疗服务水平的要求也由基本的生理及安全需要上升到了尊重的需要。这就要求医务人员注重对患者的人文关怀，提供人性化的优质医疗服务，为此，术前宣教必不可少。由于术前宣教关乎患者及家属自身利益，患者及家属一般都会认真倾听，此时进行麻醉知识科普并对患者进行答疑，消除患者及家属的顾虑。同时可辅助印制通俗易懂、深入浅出的宣传手册，利用问答方式或绘本讲解麻醉过程和注意事项，一步步加强人们对麻醉医生在术前、术中、术后所起作用的认可和重视。通过有效的宣教也可消除患者对麻醉医学的误解，能更加积极地参与麻醉诊疗中。

2. 提升自我修养　无论世事如何沉沦，麻醉医生面对生命必须有一颗敬畏之心，具备优良的品德及全心全意为患者服务的思想，良好的专业素质和强大的心理素质。麻醉医生面对的不只是单一病种的患者，更是不同系统疾病的患者和不同专业的手术医生，要为手术医生提供平台，为患者守护生命，所以作为一名麻醉医生，应当善于处理人际关系，并具有很好的协调能力。

3. 提升业务水平　当今疾病多样化，而"麻醉禁区"相对化。以前的麻醉禁区，如刚出生的新生儿甚至腹中胎儿、百岁老人的麻醉，伴有心、脑、肺、肝、肾等重要脏器功能障碍患者的麻醉等，逐渐成为临床麻醉的常规工作，麻醉禁区不再绝对化。这就要求麻醉医生除了提高麻醉医师自身素质，更要加强业务学习，进行各种形式的继续教育，不断提升自身的业务水平，使自己具有丰富的理论知识和临床经验，同时在相关学科发展的同时，麻醉医师也在孜孜不倦地探讨手术对机体的影响，以指导临床实践。所以麻醉医生应不断学习各分支学科的相关知识，拓展知识领域，及时进行知识更新。

4. 麻醉学教育方式的转变　麻醉学教育是麻醉学发展的基本保障，麻醉专业的教学和人才培养是为实现围术期生命质量调控的基本保障。随着麻醉学发展，麻醉教学也应该与时俱进，紧跟时代潮流。对于基层医院及年轻医生而言，需加大培训力度，定期更新知识，可以通过上级医院培训、科内学习及网课等丰富专业知识。临床教学模式由单一教学途径转变为多途径教学。既集中大课授学，又根据学员情况和教学内容个体化教学。对于麻醉科住院医生而言，可扩大麻醉科住院医生规范化培训基地的招生规模。制定统一的麻醉专业规范住院医师及专科医师培养计划，以及培养基地的评审和招生工作规范。麻醉学科的住院医师规范化培训将实施"3+2"的模式，即 3 年的专科住院医师规范化培训和 2 年的亚专科医师规范化培训。3 年的第一阶段住院医师规范化培训包括 6 个月的非麻醉临床科室、3 个月疼痛诊疗、3 个月至 6 个月 ICU 和 21 个月至 24 个月的临床麻醉各亚专科轮转培训。结束第一阶段培训的住院医师可自愿再接受 2 年的第二阶段亚专科住院医师培训。规培后，麻醉医生将掌握较丰厚的麻醉学知识，规范而熟练的操作技术和丰富的麻醉管理经验。这将使我国麻醉医生整体水平得到提高，能更加从容面对时代的挑战。

十、麻醉学的未来方向

随着医改的分级就诊体系完善、社区医疗体系的建立与全科医师培养加强。国务院办公厅发布了《关于推进分级诊疗制度建设的指导意见》，要求到 2020 年，基本建立符合国情的分级诊疗制度。新的医改政策和医疗的现状都对大型综合性医院的发展提出了新的要求。中国医疗结构正在逐步走向以社区医院及专科医院承担大部分内科诊疗，而大型医疗机构主要承担外科及介入治疗的局面，对于麻醉学科发展提出了更高要求。麻醉科作为辅助科室的角色已成为过去，作为个体化医疗方案的制定者和重要实施者，麻醉学科会成为整个围术期生命质量的主导。作为中国的麻醉医生，我们应该结合国情，顺应时代发展，学习和拓展围术期医疗的新模式，充分利用有限的医疗资源，努力探索以患者为中心，麻醉医生为主导，打造多学科合作的围术期团队医学新模式。多学科协作、多模式围术期共同干预的理念可延展至相关临床科室，包括外科、麻醉、护理团队等都缺一不可。只有这样，麻醉学科才能成为"医疗安全的关键学科，舒适医疗的主导学科，未来医院的支柱学科，医学创新的重要学科和社会熟知的品牌学科"，实现从麻醉学到围术期医学的转变。

（黄亚医　徐金金）

第四篇 围术期患者生命质量调控相关麻醉思考

第37章 围术期威胁患者生命质量的危险因素分析

随着国民经济的发展，人们对自身身体的健康程度和生活的质量也越来越关注，这就对现代医学提出了更高的要求。围术期，是指决定对患者的疾病处理以手术为主要治疗措施直到治疗结束的整个处理过程，包括术前、术中和术后的全部时间。在整个围术期中，所有的麻醉药物和麻醉方法、手术引起的创伤和出血、患者现患的外科疾病与自身合并的内科疾病都会导致患者出现相应的病理生理改变，这些因素都将造成患者的机体承受巨大的负担，对患者也将是非常严峻的考验。因此，对围术期可能影响患者生命质量的危险因素进行分析，有助于做好充分的术前准备，选择对患者最合适的麻醉和手术方式，应用对患者机体影响最小的药物，提高围术期的安全性。

一、患者因素

1. 既往史　既往有高血压、糖尿病、高脂血症、房颤是脑梗死的危险因素，而高血压是脑出血的主要危险因素。心血管疾病影响心脏储备能力成为手术的高危因素，显著增加手术死亡率和患病率。常见的有冠心病、高血压和瓣膜病。冠心病和高血压可引起心肌梗死和脑血管意外，瓣膜病可因围术期的血流动力学改变诱发心力衰竭。严重的先天性心脏疾病如艾森曼格综合征患者行剖宫产手术预后极差。

2. 高龄　高龄患者机体各项功能均减退，除常伴有心脑血管疾病外，还多存在支气管肺炎、营养代谢和消化吸收功能较差等基础病，导致营养摄入不足，因而存在营养不良。2016年，一项来自多个研究中心，包括100例老年患者的研究显示，10%的非心脏手术患者在术后MRI中发现了隐匿的卒中。

3. 婴幼儿　婴幼儿身体发育尚未成熟，对伤害性刺激耐受性较差，因此围术期发生并发症的危险增加。

4. 围术期情绪　围术期患者的焦虑情绪易导致心动过速、血压升高、心肌需氧增加，供氧和需氧失衡，易出现心肌缺血、心脑血管意外等。

5. 手术期间血压波动　在手术期间，未经治疗或者血压控制不好的高血压患者，极易出现血流动力学的不稳定。术中伴随着麻醉出现的全身血管舒张、血压下降，往往会给高血压患者带来更严重的后果。因为高血压患者冠状动脉的储备能力已经下降，而心肌氧供高度依赖冠状动脉的灌注压；所以当血压低于心肌自动调节范围时就容易发生心肌缺血。

6. 术后电解质紊乱　低血钾可致严重的心律失常，如老年人肌肉萎缩，体内可交换钾的总量减少；而围术期禁食、清洁灌肠及术中失血、术后禁食，易导致电解质紊乱而诱发心律失常。

7. 术后使用止血药　止血药可使血小板数量增

加，血小板功能及血小板黏合力也增加，血液黏滞度增高，加之老年人药物代谢缓慢，易形成血栓，诱发脑梗死。而术后常规应用止血药是发生下肢深静脉血栓的高危因素之一。

8. 术后卧床 长期卧床的老年患者可出现运动功能完全障碍或部分障碍，使机体血液循环相对缓慢，易出现的主要并发症是肢体深静脉血栓，深静脉血栓容易导致肺动脉栓塞而致命。

9. 术后疼痛 疼痛会引起机体明显的应激反应，继之刺激交感神经兴奋诱发冠状动脉痉挛、心肌缺血和血栓形成。

二、手术因素

（一）手术部位及并发症

1. 心胸外科手术 有研究发现，在所有科室中心胸外科手术死亡率是最高的，围术期的死亡率达1.07%。心胸外科手术主要以先天性心脏病、风湿性心脏病以及心脏大动脉手术为主，该科患者的病情相对其他科室严重，手术过程复杂，风险极大，术后极易出现心脑血管并发症，这是造成该科患者围术期生命质量下降的主要原因。MRI 检查数据显示，心脏手术后，30% ～ 50% 的患者出现了新的缺血性脑损伤。经导管主动脉置换术后卒中的发病率甚至更高，大多数患者在 MRI 检测下都可以发现新的脑缺血性病变。

2. 神经外科手术 神经外科手术诱发术后并发症是一种多因素导致的临床综合征，由于人体心胸脏器中拥有丰富的末梢神经，其参与着血容量及血压生理和病理的调控。在神经外科手术治疗中由于器械会直接损伤神经及大血管，从而通过动脉血管壁刺激，传导刺激信号，导致心肺感受器的兴奋性增加，进而诱发术后并发症。另外，由于疼痛刺激作用于皮下中枢及下丘脑，通过刺激信号传导使胆碱能神经张力增加，迅速增加的张力会导致内脏及肌肉小血管的反应性扩张，引发心率减慢、血压下降；剧烈疼痛也会诱发神经源性休克。由于术后并发症表现为神经抑制与血管抑制两大类型或者两者混合型，症状以意识淡漠、精神萎靡不振、面色苍白、出汗、呕吐为多见，部分患者出现血压下降和心率下降等冠状动脉灌注不足的表现，而血流减慢

可以导致急性血栓的形成，加之迷走神经兴奋可以加重冠状动脉的痉挛，从而引发其他严重心血管事件的发生。

3. 普外科手术 与胃肠手术直接相关的并发症可分为早期并发症和晚期并发症。早期并发症有腹腔内感染、吻合口狭窄、吻合口瘘以及消化道出血等，严重者可能需要二次手术；远期并发症包括粘连性肠梗阻、全胃切除术后的营养不良等。研究显示，与手术直接相关的并发症发生率约为 12.8%。此外，老年胃肠道疾病患者由于脏器、组织功能不断衰退，记忆力及免疫功能降低，身体状况普遍较差，且由于长期进食困难，患者对食物的吸收能力明显减弱，多数患者存在营养障碍，导致抵抗能力进一步降低，术后感染率明显增加。

4. 口腔颌面部手术 此类手术常涉及口腔内舌体、口底及口咽部组织，术后口腔内分泌物增多，易出现口咽部软组织的肿胀和功能障碍，导致气道不通畅或呛咳；此外，大多数老年口腔癌患者术后均行气管切开术，因此容易引发肺部感染。有研究表明，合并有糖尿病的患者，若术后持续存在高血糖更容易引起肺部感染的发生。睡眠呼吸暂停综合征患者行悬雍垂腭咽成形术后的并发症包括术后出血、进食鼻腔反流、鼻咽腔变窄、开放性鼻音等，严重者则可出现呼吸道梗阻、心脑血管意外、腭咽功能不全等，严重影响患者生命质量。因此，我们应该特别重视手术患者围术期的管理，规范术前评估，对于病情的变化做到早发现、早处理，降低围术期的死亡率，更进一步保证围术期的安全。

（二）手术时间与医生的熟练程度

长时间的手术会使患者术中出血量增多，首次下床时间以及术后住院时间也会延迟，并且明显增加患者术后并发症的发生率。一项回顾性研究发现，手术时间是影响胃癌术后腹腔感染发生的独立危险因素：行口腔癌手术的老年患者，手术时间 ≥ 5h 时术后心肌缺血发生率高达 44.44%，而手术时间 < 5h 时术后心肌缺血发生率降至 20%，在 641 例患者中手术时间 ≥ 5h 与手术时间 < 5h 者发生术后肺部感染的分别有 21 例、4 例，发生率分别为 9.68%、0.94%，手术时间 ≥ 5h 的患者术后肺部感染发生率高于手术时间 < 5h 的患者，$P=0.000 < 0.05$ 差异具有统计学意义。手术时间不仅与手术方式和

部位有关，且与主刀医生对占位病变局部解剖的认知以及熟练程度有关，Kunisaki 等研究显示，随着手术例数的增加，外科医生进行腹腔镜胃癌根治术的手术时间逐渐缩短，差异具有统计学意义。

（三）手术方式的选择

微创手术相较于传统开腹手术对围术期不良事件发生是一个保护性因素。既往研究显示，腹腔镜辅助手术是安全有效的，与开腹手术相比，术后短期以及长期生存率没有显著的差异；并且腹腔镜辅助手术在手术切口、术中出血及手术视野等方面较开腹手术具有极大的优势。微创的手术方式越来越受到外科医生的青睐，而且也减少了围术期不良事件的发生。多项研究显示，创伤小、出血少、恢复快、并发症少等优势促进了微创手术在外科手术中的发展，并使其成为胃肠外科、胸外科、妇科等科室的主要外科治疗手段。但腹腔镜手术对手术团队有更高的要求。

三、麻醉因素

（一）麻醉前评估不完善

麻醉医生没有经验或存在其他原因未对患者进行全面的、正确的术前评估时，因为对麻醉或手术过程中的突发情况缺乏准备，不能快速有效地判断及处理，进而错失抢救治疗的最佳时机。比如术前没有评估患者的气管插管条件，遇到困难气道时，因准备不充分会导致患者咽喉部损伤及出血、缺氧、误吸、吸入性肺炎甚至心脑血管意外等威胁患者生命质量的并发症出现。

1. 麻醉方式选择　麻醉方式不是重要的危险因素，但非最佳麻醉方式也可能产生一些危害患者生命质量的并发症。ASA 分级偏高的患者接受全身麻醉时心搏骤停发生率高于接受神经轴麻醉者（$P=0.03$），复苏成功率低于神经轴麻醉者（$P=0.013$），表明对于具有神经轴麻醉适应证的患者全身麻醉并不是最佳选择。Kopp 等专门调查了神经轴麻醉期间心搏骤停的发生率，结果表明蛛网膜下腔麻醉者心搏骤停发生率显著高于硬膜外麻醉者心搏骤停发生率。老年患者行腹部和下肢手术时，与单纯全身麻醉相比，硬膜外复合全身麻醉具有明显优势：①由于术中全身麻醉药和镇痛药用量显著减少，减

轻了药物对呼吸功能的不良影响，患者血流动力学稳定、应激反应小。②有利于术后创口无痛和早期清醒拔管，患者术后躁动减少。③可使用硬膜外自控镇痛，使患者术后更加舒服，且能改善术后肺功能，减少低氧血症的发生。

2. 麻醉管理

（1）药物使用不合适，如对肝肾功能受损的患者使用经肝肾代谢的药物，导致患者术后苏醒延迟、术后缺氧、术后谵妄等。

（2）术中出现低氧血症和高碳酸血症。

（3）术中血流动力学剧烈波动，导致心脑血管意外及脏器功能损伤。

（4）无良好的术后镇痛，导致患者因疼痛刺激等引发心脑血管意外。

（5）对有肺损伤的患者没有使用合适的通气策略，导致患者肺损伤加重。

（6）心胸外科手术中补液过量会导致肺泡上皮细胞损伤，再加上机械通气和体外循环炎症反应的影响，可导致肺水肿。

（7）术中大量输血而未监测电解质的变化导致高钾血症或手术原因使用大量冲洗液，导致患者出现低钠血症等。

（8）对于老年患者或手术时间较长的患者没有进行保暖措施，导致患者术后苏醒延迟，对于控制通气的患者来说更增加患者肺部并发症发生的概率，同时低体温会减弱机体免疫功能、损害凝血功能，进而增加手术切口感染及出血、术后寒战及心血管意外等发生的风险。

（9）麻醉操作时没有严格按照无菌原则，导致患者出现感染。

（10）术中监护不完善，如糖尿病患者没有监测血糖导致患者出现高渗性或低渗性昏迷。

（11）患者出现严重的输血、输液反应、静脉空气栓塞、过敏性休克等。

3. 用药错误（ME）　相对一般用药而言，围术期麻醉用药面临着独特的安全挑战，一旦发生 ME，极有可能造成不良事件，如患者心搏骤停或术后恢复时间延长。研究表明，围术期发生麻醉 ME 并不罕见，发生率为 0.02%～10.29%。影响围术期麻醉用药安全的风险因素主要涉及药品、环境、人员三个方面。值得注意的是，除常见的药品因素外，麻

醉药品短缺会增加 ME 的发生率。围术期麻醉用药错位类型及风险因素见表 37-1，围术期麻醉用药错误涉及的常见药物见表 37-2。

四、其他因素

1. 主要指围术期出现不可预料的突发事件或自然灾害，如停水、停电、停气、地震、火灾等。

2. 患者在病房或 ICU 发生误吸、噎食、食物中毒等。

3. 外出检查患者突发心搏骤停。

因此，医院必须完善各种突发事件的应急预案，以最大限度地保护患者生命安全。

表 37-1 围术期麻醉用药错误类型及风险因素

项 目	类 型	具体内容
ME 类型	品种	药物品种选择错误
	用法	给药途径错误 给药时间错误 药品遗漏
	用量	剂量不足 / 过量
引发 ME 风险因素	药品	稀释倍数错误 外包装相似 药品短缺
	环境	储存不当 麻醉托盘中药品位置摆放不当
	人员	注射器、安瓿、输液袋弄错 未检查标签 / 标签识别错误 知识欠缺，技术不熟练；分心，疲劳，沟通不足

表 37-2 围术期麻醉用药错误涉及的常见药物

药物种类	具体药品名称
麻醉镇痛药	芬太尼 / 布比卡因、硫喷妥钠、异丙酚、吸入用七氟醚、吗啡、哌替啶、咪达唑仑、氯胺酮
胆碱类	琥珀酰胆碱、泮库溴铵、维库溴铵、阿曲库铵、新斯的明、阿托品
激素类	肾上腺素、地塞米松

（徐金金）

第38章　麻醉医生与围术期患者快速康复

　　快速康复外科（ERAS）已被大量临床循证医学研究所证实，其通过减少手术患者的生理及心理的创伤应激和并发症，对围术期处理的临床路径予以优化，以达到改善患者预后和减少住院时间、节约医疗资源与降低财政支出的目的。近年来，ERAS 在临床中的应用取得了较好的社会效应和经济效益。麻醉管理是 ERAS 的重要组成部分，其贯穿于整个围术期，麻醉科医生在其中发挥了非常重要的作用，其对围术期相关生命质量调控策略的优化有利于患者快速康复。

一、术前部分

　　1. 术前宣教　针对不同患者，通过麻醉门诊及公开课，采用卡片、多媒体、展板等形式重点介绍可能采用的麻醉方式，麻醉中可能出现的相关并发症及解决方案；最好能够提供在线循证资源或者宣传册留待患者参考查询；缓解患者焦虑、恐惧及紧张情绪，使其保持积极心态，从被动接受到主动参与；嘱患者保证充足睡眠，避免劳累、熬夜；使患者知晓自己在此计划中所发挥的重要作用，获得患者及其家属的理解、配合，包括术前预康复、术后早期进食、早期下床活动，术后的镇痛策略，康复各阶段可能出现的问题以及应对策略等。

　　2. 术前戒烟、戒酒　有研究指出，术前未戒烟的患者心肺储备功能会受影响，吸烟与术后并发症发生率和病死率的增加具有相关性，可致机体组织氧合能力降低，伤口感染、肺部并发症及血栓栓塞发生率增加等。术前未戒烟患者患支气管炎的风险远高于不吸烟者（23.3% vs. 4.8%），术后出现肺部

并发症的风险增高 1.2 ～ 5.5 倍。一项 Meta 分析发现，戒烟至少 2 周方可减少术后并发症的发生。因此，有吸烟史的患者术前应积极戒烟，术前戒烟 4 ～ 8 周能显著减少吸烟导致的术后肺部相关并发症。戒酒可缩短住院时间，降低并发症发生率和病死率，改善预后。戒酒时间长短对器官功能的影响不同，戒酒 2 周即可明显改善血小板功能，缩短出血时间，一般推荐术前戒酒 4 周。

　　3. 术前访视与评估　术前麻醉访视时，麻醉科医生应仔细询问患者病史（包括伴随疾病、手术史、过敏史等），进行美国麻醉医师协会（ASA）分级、气道及脊柱解剖的基本评估。并全面筛查患者营养状态、心肺功能及基础疾病，经相关科室会诊予以纠正及针对性治疗。以改良心脏风险指数（RCRI）评价围手术期发生严重心脏并发症的风险，包括：①缺血性心脏病史。②充血性心力衰竭史。③脑血管病史。④需要胰岛素治疗的糖尿病。⑤慢性肾脏疾病（血肌酐＞ 176.8 μmol/L）。⑥胸腹腔及大血管手术。

　　对于合并肝脏疾病及黄疸的患者，应特别关注患者的凝血功能、血胆红素水平及有无合并低蛋白血症等，以指导麻醉方案的设计和管理。贫血患者 Hb ≤ 70g/L 时输注红细胞；对于具有低灌注证据的患者建议纠正 Hb 至 100g/L，以使组织的供氧最大化。糖尿病患者术前空腹血糖控制在 5.56 ～ 10mmol/L。根据美国运动医学会的推荐，患者在大手术前应接受体能及心肺功能评估，常用的指标有 6min 步行试验（6MWDT）以及心肺功能试验。存在心肺功能不全风险的患者［6MWDT ＜ 400m，或最大摄氧量（VO₂max）

< 18ml/（kg·min）] 术前锻炼应以每周 3d、每次 20 ~ 30min、涵盖拉伸和力量练习的有氧训练为宜。代谢当量（MET）评级可预测术后心血管事件发生率，代谢当量 < 4 时提示心功能差，术后心血管事件发生率高。心功能好的患者，即使有稳定型缺血性心脏病或其他危险因素，其预后也较好。肝胆外科手术患者应采用多种方法从多个角度进行肝功能评估：包括肝功能 Child-Pugh 分级、终末期肝病评分模型（MELD）、天冬氨酸氨基转移酶（AST）和血小板（PLT）比率指数（APRI）评分等。吲哚菁绿（ICG）排泄试验是常用的肝储备功能评估方法，ICG 排泄试验 R15 ≥ 14% 是肝切除术后肝功能不全的危险因素。CTA 和 MRI 等 2D、3D 影像方法不仅可用于显示肝脏血管、胆管的分布和走向，也可以用于肝脏体积的评估，标准肝体积可通过患者性别、身高、体重等参数进行估算，进而准确计算肝实质切除率（剩余肝体积 / 标准肝体积）。对于肝实质正常的患者，保留功能性肝脏体积应 ≥ 20% ~ 25% 标准肝脏体积（SLV）；对于明显肝实质损伤患者（肝硬化、脂肪肝、药物性肝损伤等），保留功能性肝脏体积应 ≥ 40%SLV。

手术创伤和术中出血均为激活乙肝病毒的危险因素，对乙肝病毒携带者，需要在围术期监测 HBV-DNA 变化，并予抗病毒治疗。调整肝功能至可以耐受手术。对于严重梗阻性黄疸（血清直接胆红素水平 > 200μmol/L）、梗阻时间 > 1 个月的高位胆道梗阻以及合并胆管炎或重要脏器功能不全的患者，术前减黄仍然具有积极作用。术前行器官功能保护，将患者调整至最佳状态，以降低围术期严重并发症的发生率；审慎评估手术指征与麻醉、手术的风险及耐受性，针对伴随疾病及可能的并发症制定相应预案。初步确定患者是否具备进入 ERAS 相关路径的基础和条件。

4. 术前体能贮备、锻炼与营养支持治疗　对于机体情况较差、手术风险较高的患者，术前应提高其重要器官的储备能力，以提高对手术应激的耐受余量。术前积极的体能锻炼是预康复的重要组成部分，其目的是增强患者心肺功能。适量运动，每天步行 30min 或慢跑 20min 以上。练习深呼吸、咳嗽、咳痰等术后恢复动作。有文献报道，患者在腹部手术前 6 周进行运动训练，保证每周有 3 次且时间 > 1h 的户外运动，则术后心血管系统、呼吸系统、泌尿系统的并发症发生率可明显降低，住院时间也将显著缩短。

术前应采用营养风险评分 2002（NRS2002）进行全面的营养风险评估。当合并下述任一情况时应视为存在严重营养风险：6 个月内体重下降 > 10%；疼痛数字评分法（NRS）评分 > 5 分；BMI < 18.5kg/m²；血清白蛋白 < 30g/L，对该类患者应进行支持治疗，首选肠内营养。当口服不能满足营养需要或合并十二指肠梗阻时可行静脉营养支持治疗。营养状态良好的患者，RCT 研究结果显示术前营养支持治疗并不能使患者获益。术前营养支持治疗时间一般为 7 ~ 10d，有严重营养风险患者可能需要更长时间的营养支持，以改善患者营养状况，降低术后并发症发生率。术前调整饮食结构、规律饮食、加强营养。以清淡、易消化饮食为主，避免暴饮暴食。

5. 术前口腔及肠道准备　每天刷 2 次牙，用抗菌漱口液漱口，以减少唾液中的细菌，以提高患者口咽舒适度。术前机械性肠道准备对于患者是应激因素，特别是老年患者，可致脱水及电解质失衡。不推荐对包括结直肠手术在内的腹部手术患者常规进行机械性肠道准备，以减少患者液体及电解质的丢失，且这种肠道准备并不降低吻合口漏及感染的发生率。术前机械性肠道准备仅适用于需要术中结肠镜检查或有严重便秘的患者。针对左半结肠及直肠手术患者，根据情况可选择性进行短程的肠道准备。

6. 术前禁食禁饮　缩短术前禁食禁饮时间，有利于减少术前患者的焦虑、饥饿、口渴等不良反应，有助于减少术后胰岛素抵抗，减少术后氮和蛋白质损失，维持肌力、加速患者康复，改善预后。除合并胃排空延迟、胃肠蠕动异常和急诊手术等患者外，目前提倡禁饮时间延后至术前 2h，之前可口服清饮料，包括清水、糖水、无渣果汁、碳酸类饮料、清茶及黑咖啡（不含奶），但不包括含酒精类饮品；禁食时间延后至术前 6h，之前可进食淀粉类固体食物（牛奶、配方奶、含酒精类饮品等胃排空时间与固体食物相当），但油炸、脂肪及肉类食物则需要更长的禁食时间（至少禁食 8h）。术前推荐口服含高碳水化合物的饮品，通常是在术前 10h 予患者饮用 12.5% 的碳水化合物饮品 800ml，术前 2h

饮用 ≤ 5ml/kg（总量 ≤ 400ml）。婴儿麻醉前 4h 可进食一次母乳。

7. 术前麻醉用药与预先镇痛 主要目的是控制应激、缓解焦虑、维持术中血流动力学稳定、减少术后不良反应。主要用药：① α₂ 受体激动剂可减少阿片类药物应用；② β 受体阻滞药减少术后并发症的发生，加速患者康复；③ 非甾体抗炎药（NSAIDs）以抑制外周和中枢痛觉敏化，降低术中应激和炎症反应，起到预防性镇痛的作用；但应避免使用抑制血小板聚集、增加手术出血风险的 NSAIDs。术前不应常规给予长效镇静和阿片类药物，因其可延迟术后的快速苏醒。如果必须，可谨慎给予短效镇静药物，以减轻硬膜外或蛛网膜下腔麻醉操作时患者的焦虑。老年患者术前应慎用抗胆碱药物及苯二氮草类药物，以降低术后谵妄的发生风险。对于下肢骨折疼痛难忍的老年患者，可先予以 NSAIDs 止痛或辅助神经阻滞镇痛。

β 受体阻滞药使用需谨慎：择期手术患者，应术前至少 2d（争取 1 周）起始，从小剂量开始，按血压、心率逐步上调剂量（围术期的目标心率为 60 ～ 80/min，同时收缩压 > 100mmHg），术后应继续使用；对明确存在显著心血管疾病风险的成年患者，当其接受住院非心脏手术时，若其术前长期服用 β 受体阻滞药治疗，可继续服用此药；若患者术前从未使用过 β 受体阻滞药，不建议术前 24h 内开始服用此药。高血压患者降压药服用至术晨，但在接受非心脏手术前 24h 暂停 ACEIs/ARBs 药物，或至少在手术日当天不服用上述药物。若患者术后血流动力学稳定，可考虑术后第 2 天让患者恢复 ACEIs/ARBs 药物。

二、术中部分

1. 预防性抗生素的使用 预防性应用抗生素有助于降低择期腹部手术后感染的发生率。使用原则：①预防用药应同时包括针对需氧菌及厌氧菌。②应在切开皮肤前 30min 至 1h 输注完毕。③单一剂量与多剂量方案具有同样的效果，如果手术时间 > 3h 或术中出血量 > 1000ml，可在术中重复使用 1 次。

2. 麻醉方案的优化 麻醉方案的选择和实施应遵循个体化、精细化的原则。推荐使用中短效类麻醉药物以及进行麻醉深度监测。选择全身麻醉或联合椎管内阻滞与神经阻滞，以满足外科手术的需求并拮抗创伤所致的应激反应。同时，在手术结束后，应使患者快速苏醒，无麻醉药物残留效应，为术后加速康复创造条件。因此，短效镇静、短效阿片类镇痛药及肌松药为全身麻醉用药的首选，如丙泊酚、瑞芬太尼、舒芬太尼等，肌松药可考虑罗库溴铵、顺式阿曲库铵等。肌松监测有助于精确的肌松管理，局麻药可选用盐酸罗哌卡因（耐乐品）。

美国田纳西州 Vanderbilt 大学医学中心的 Saied 等学者根据手术和麻醉类型筛选了 264 421 例全身麻醉和 64 119 例区域麻醉的患者进行配对分析发现：与全身麻醉相比，区域麻醉显著增加患者早期出院的可能性（OR 1.09；$P < 0.001$），术中并发症的发生风险降低 47%，呼吸系统并发症发生风险降低 24%。同时，区域麻醉还降低了 16% 的深静脉血栓形成风险，并将至少发生一种并发症的风险降低了 15%（OR 0.85；$P < 0.001$）。目前大量临床证据亦显示，对于膝髋关节手术而言，区域麻醉可缩短患者住院时间，对术后功能锻炼与康复具有显著益处。必须强调的是，对于老年下肢骨折患者手术麻醉首先椎管内阻滞。

基于开放手术的创伤强度，全麻联合中胸段硬膜外阻滞技术及术后患者自控硬膜外镇痛可提供与创伤强度相匹配的抗应激效应，同时有助于术后疼痛控制及肠功能恢复；实施中胸段硬膜外阻滞操作前，应确认患者凝血功能和血小板指标正常。最新证据表明，全麻复合连续输注右美托咪定与全麻复合中胸段硬膜外阻滞具有同等的抗应激效果，可作为替代使用。而腹腔镜手术，基于其微创特征，全凭静脉麻醉可满足外科的创伤应激。因右美托咪定还具有抗炎、免疫保护以及改善肠道微循环等效应，对于创伤大、手术时间长以及经历缺血 - 再灌注损伤的腹腔手术，可复合连续输注右美托咪定。

3. 生命体征及麻醉深度监测 术中精准化麻醉管理，应用脑电双频指数（BIS）监测麻醉深度在 40 ～ 60，尽量避免过深麻醉（BIS < 45），特别是老年高危患者。吸入麻醉应监测呼气末吸入麻醉药浓度（ETAC）在 0.7 ～ 1.3 最低肺泡有效浓度（MAC）。

维持血流动力学稳定（MAP ≥ 75mmHg）。麻醉过深可致术后谵妄及潜在的远期认知功能损害。近年研究认为，终末器官灌注偏低、深度镇静和 ETAC 低，与患者的预后和死亡率相关。

4. 气道管理及肺保护性通气策略　可视化技术的提高，气道工具材质及设计的优化，如双管、双充气喉罩等均可减少损伤、减少应激反应。而在气道管理策略上，采用低潮气量（6 ～ 8ml/kg），中度呼气末正压（PEEP）5 ～ 8cmH₂O（1cmH₂O = 0.098kPa），吸入气中的氧浓度分数（FiO₂）< 60%，吸呼比为 1 : 2.0 ～ 2.5，其中慢性阻塞性肺部疾病（COPD）患者可以调整吸呼比为 1 : 3 ～ 4。间断性肺复张性通气为防止肺不张的有效方法，术中间隔一定时间肺复张，以 30cmH₂O 压力维持 40s，至少在手术结束、拔管前实施 1 次。术中调整通气频率维持动脉血二氧化碳分压（PaCO₂）在 35 ～ 45mmHg（1mmHg=0.133kPa）。腹腔镜手术时，CO₂ 气腹以及特殊体位可能影响呼气末二氧化碳分压（PetCO₂）评价 PaCO₂ 的准确性，推荐在气腹后测定动脉血气以指导通气参数的调整，避免潜在严重高碳酸血症。

5. 术中输液及循环系统管理　推荐目标导向循环管理策略，特别是复杂手术以及危重患者，包括目标导向性液体治疗；维持动脉压波动范围在基础值 ±20%，特殊群体提高下限阈值；心脏指数 > 2.5L/（min·m²）；液体维持首选晶体平衡溶液，容量补充须适度晶体液、胶体液结合。治疗性液体的种类包括晶体液、胶体液及血制品等。液体治疗是外科患者围术期治疗的重要组成部分，目的在于维持血流动力学稳定以保障器官及组织灌注、维持电解质平衡、纠正液体失衡和异常分布等。晶体液可有效补充人体生理需要量及电解质，但扩容效果差、维持时间短，大量输注可致组织间隙水肿及肺水肿等不良反应。人工胶体作为天然胶体的替代物已广泛应用于患者围术期的液体及复苏治疗，扩容效能强、效果持久，有利于控制输液量及减轻组织水肿，但存在过敏、干扰凝血功能及肾损伤等不良反应。研究表明，液体治疗能够影响外科患者的预后，既应避免因低血容量导致的组织灌注不足和器官功能损害，也应注意容量负荷过多所致的组织水肿。因此提倡以目标为导向的液体治疗理念，根据不同的治疗目的、疾病状态及阶段个体化制定并实施合理的液体治疗方案。术中保温及预热静脉输液，限制液体输入量。术中应用平衡液维持出入量平衡，避免输液过度及不足，辅助应用血管收缩药物以防止术中低血压，避免肠道低灌注对吻合口漏的潜在影响，降低低血压相关急性心肌损伤、急性肾损伤及术后肠梗阻的发生率。推荐适当使用 α 肾上腺素能受体激动剂，如去氧肾上腺素或低剂量去甲肾上腺素等缩血管药物，维持术中血压不低于术前基线血压的 20%。对于无肾功能损害的患者，术中可以考虑给予胶体溶液。

对于择期腹部中小型手术，应以平衡盐液作为基础治疗。对于耗时长、操作复杂、出血量多的中大型手术，可以晶胶 3 : 1 的比例输注液体。羟乙基淀粉（HES 130/0.4）因分子质量相对集中且较小，降解快，安全性更好，对凝血和肾功能的影响较小，每日成人用量可提高到 50ml/kg。HES 输注后能够维持相同容量的循环血容量至少达 6h，特别是溶于醋酸平衡盐液的 HES 130/0.4，渗透压及电解质浓度接近血浆，具有更好的安全性，可降低电解质紊乱的风险。最新证据表明，腹部手术给予 HES 130/0.4 溶液，在维持围术期体液平衡、降低吻合口漏风险方面可能具有潜在优势。肝脏手术中宜实施控制性低中心静脉压以减少肝脏创面出血，利于手术野的清晰，尤其是腹腔镜下肝部分切除术。在麻醉开始即应用限制性补液方案，应用适量的心血管活性药物，配合体位调节等，控制中心静脉压（CVP）< 5cmH₂O，同时维持心输出量（CO）和动脉血压正常。对于预计出血量多、术中血流动力学波动大、手术时间长或年龄 ≥ 80 岁的老年患者，持续有创动脉监测是必需的。

6. 术中体温管理　有多项 Meta 分析及 RCT 研究显示，腹部复杂手术中避免低体温可以降低伤口感染、心脏并发症的发生率，降低出血量和输血需求，提高免疫功能，缩短麻醉后苏醒时间。术中应常规监测患者体温直至术后，可以借助加温床垫、加压空气加热（暖风机）或循环水服加温系统、输血输液加温装置等，维持患者中心体温不低于 36℃。

7. 手术方式与手术质量　创伤是患者最为重要的应激因素，而术后并发症直接影响到术后康复的进程，提倡在精准、微创及损伤控制理念下完成手术，以减小创伤应激。术者尤应注意保障手术质量并通过减少术中出血、缩短手术时间、避免术后并发症等环节促进术后康复。根据患者病情与肿瘤分期以及术者的技术等状况，可选择腹腔镜手术、机器人手术系统或开放手术等。

8. 鼻胃管留置　择期腹部手术不推荐常规放置鼻胃管减压用于降低术后肺不张及肺炎的发生率。如果在气管插管时有气体进入胃中，术中可留置鼻胃管以排出气体，但应在患者麻醉清醒前拔除。

9. 腹腔引流　腹部择期手术患者术后进行腹腔引流并不降低吻合口漏及其他并发症的发生率或减轻其严重程度。因此，不推荐对腹部择期手术患者常规放置腹腔引流管。对于存在吻合口漏发生的危险因素如血运、张力、感染、吻合不满意等情形时，建议留置腹腔引流管。

10. 导尿管的留置　一般术后24h后应拔除导尿管。行经腹低位直肠前切除术的患者可留置导尿管2d左右或行耻骨上膀胱穿刺引流。

三、术后部分

1. 术后疼痛管理　推荐采用多模式镇痛（MMA）方案，有助于减少外科手术后内分泌代谢和炎症应激反应。目标是：①有效的运动痛控制［VAS评分≤3分］。②较低的镇痛相关不良反应发生率。③加速患者术后早期的肠功能恢复，确保术后早期经口进食及早期下地活动。

在控制切口疼痛方面，对于开放手术，推荐连续中胸段硬膜外患者自控镇痛（PCEA）联合非甾体类消炎药（NSAIDs）。NSAIDs可使用至出院前，但应根据患者年龄、术前并存疾病（消化道疾病、心血管疾病等）、手术类型、术前肾功能等状况评价潜在吻合口漏、急性肾损伤等风险。实施PCEA具有发生低血压、硬膜外血肿、尿潴留等并发症风险，应密切监测并加以预防。局麻药伤口浸润或连续浸润镇痛、腹横筋膜阻滞镇痛（TAP）复合低剂量阿片类药物的患者自控静脉镇痛（PCA）＋NSAIDs，可以作为PCEA的替代方案。局麻药物可选用罗哌卡因、利多卡因和布比卡因等。

对于腹腔镜手术，推荐中长效局麻药伤口浸润镇痛联合低剂量阿片类药物PCA+NSAIDs方案。

以激动 μ 受体为主的阿片类药物可致肠麻痹，而以激动 κ 受体为主的阿片类药物引起肠麻痹及术后恶心、呕吐相对较少，同时可有效减轻手术导致的内脏痛。对于肠功能不全的患者，需优化阿片类药物的选择，以确保有效镇痛，并促进术后肠功能的快速康复、早期经口进食和下地活动。对于膝关节置换术后的镇痛，推荐关节腔内"鸡尾酒"（阿片药吗啡＋长效局麻药）镇痛加NASIDs止痛。

2. 术后恶心、呕吐的预防与治疗　术后出现恶心、呕吐（PONV）的风险因素包括年龄（＜50岁）、女性、非吸烟者、晕动病或PONV病史以及术后给予阿片类药物。提倡使用两种止吐药以减少PONV发生。5-HT$_3$受体拮抗剂为一线用药，可以复合小剂量地塞米松（4～8mg）；二线用药包括抗组胺药、丁酰苯和吩噻嗪类药物等，也可依据患者的高危因素使用其他措施降低PONV的发生风险，包括使用丙泊酚麻醉诱导和维持、避免使用挥发性麻醉药、术中术后阿片类药物用量最小化及避免液体过负荷等。近年研究发现，咀嚼口香糖可通过迷走神经刺激，引起胃肠道活动增加来治疗术后恶心、呕吐。必要时，可多种止吐药及方法联合使用。

3. 术后饮食　有研究显示，择期腹部手术术后尽早恢复经口进食、饮水及早期口服辅助营养可促进肠道运动功能恢复，有助于维护肠黏膜功能，防止菌群失调和异位，还可以降低术后感染发生率及缩短术后住院时间。一旦患者恢复通气可由流质饮食转为半流质饮食，摄入量根据胃肠耐受量逐渐增加。当经口能量摄入少于正常量的60%时，应鼓励添加口服肠内营养辅助制剂，该制剂出院后亦可继续口服。

4. 术后早期下床活动　早期下床活动可促进呼吸、胃肠、肌肉骨骼等多系统功能恢复，有利于预防肺部感染、压疮和下肢深静脉血栓形成。实现早期下床活动应建立在术前宣教、多模式镇痛以及早期拔除鼻胃管、尿管和腹腔引流管等各种导管特别是患者自信的基础之上。推荐术后清醒即可半卧位或适量在床活动，无须去枕平卧6h；术后第1天即可开始下床活动，建立每日活动目标，逐日增加活动量。

5. 出院基本标准　应制定以保障患者安全为基础的、可量化的、具有可操作性的出院标准，如恢复半流质饮食或口服辅助营养制剂；无须静脉输液治疗；口服镇痛药物可良好止痛；伤口愈合佳，无感染迹象；器官功能状态良好，可自由活动；患者同意出院。

6. 随访及结果评估　应加强患者出院后的随访，建立明确的再入院的"绿色通道"。在患者出院后 24 ～ 48h 应常规进行电话随访及指导；术后 7 ～ 10d 应至门诊进行回访，进行伤口拆线、告知病理学检查结果、讨论进一步的抗肿瘤治疗等。一般而言，ERAS 的临床随访至少应持续到术后 30d。

（林丽娜）

第39章 麻醉专科化建设与围术期患者生命质量调控

麻醉学是一个源自于人类消除痛苦的美好愿望而诞生的古老学科，中国古代就有文献记载关于华佗使用"麻沸散"来实施全身麻醉，在患者无痛不动的条件下，实施外科手术。1842年3月30日美国乡村医师Long首次使用乙醚进行麻醉，成功实施一例颈部包块切除手术。为了纪念这一重要的历史事件以及麻醉对临床医学的贡献，美国将每年的3月30日定为"医师节"。1949年尚德延教授在兰州创建中国第一个麻醉科，中国麻醉学专科建设已走过近70个年头。

随着手术禁区和手术方式的不断突破，术中生理功能干扰也随之增加。为了解决手术疼痛和维护麻醉手术过程中生理功能稳定性，一批新的吸入或静脉全麻药、肌松药、镇痛药、局麻药、气管插管术、椎管阻滞术、局部阻滞术、静吸复合麻醉、全凭静脉麻醉和术后镇痛等一系列相关药物和相关技术发展成熟起来，这些药物与技术的创新不仅满足了手术的要求，还大大丰富了麻醉的内容。同时，

各种监测的建立让麻醉医师的工作内容向更深的层次推进。从呼吸动力学、气体监测、血流动力学、血气分析、电解质监测、体温监测到更加深入的肌松监测、麻醉深度监测，麻醉医师潜心观察、细致思考、深入探索各种监测数据的规律和内涵，为全面客观地评估患者各器官生理功能、病理生理、药效药代学积累了丰富的经验，为临床麻醉、重症监护治疗、疼痛诊疗奠定了坚实的基础；从气道管理、心脏按压到电击除颤复苏心脏，从危重患者的生命维持到脑复苏，麻醉医师始终站在复苏急救的前沿，从而使麻醉科的工作内容已不再局限于手术室，从院前急救、复苏，到术前麻醉门诊、术中麻醉、术后镇痛以至术后重症监护治疗，都已成为麻醉科不可或缺的工作领域。麻醉学在发展过程中吸收了基础医学、临床医学、生物医学工程以及各种边缘学科中与其相关的理论与技术，形成了麻醉学自身的理论与技术体系，麻醉学的基本理论与临床技能构成了麻醉学内涵的基本内容，临床麻醉、重

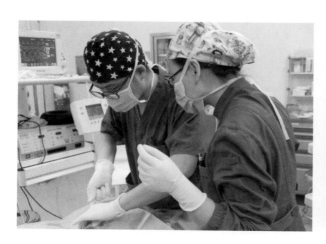
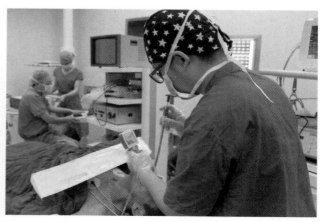

症监测治疗、疼痛治疗和急救复苏已成为麻醉学科建设的四大内容。"麻醉科"这一名称已经远远不能涵盖麻醉医师的工作内容。

围术期，是针对需要外科手术疾病的处理过程的一个专业名词。这一概念包括术前、术中和术后的全程时间，由于疾病诊疗过程中患者在这三个时段的表现、变化和常发生的问题等都不尽相同，因此处理技巧与管理重点也是不同的。现代外科医学在其发展过程中由于重视了围术期的处理，使得手术安全性得到了巨大的提高。

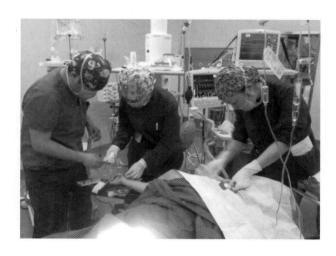

麻醉医师作为管理手术患者生命功能调控的专业医师，具备的知识和丰富的整体调控经验，决定了他们在整个围手术医学领域必将发挥主导作用。随着麻醉门诊、术前评估中心、日间病房、无痛诊疗中心等新的医疗单元的出现，麻醉专业将承担围术期患者术前评估、术中麻醉管理、术后重症监护

治疗与促进康复策略管理，实施院内急性疼痛管理与慢性疼痛治疗等职能，从而处于医院运行的支撑学科地位。

可以看到的是，随着医改分级下就诊体系的完善、社区医疗体系的建立与全科医师培养加强，内科普通住院患者在大型综合性医院逐渐减少。中国医疗结构正在逐步走向以社区医院及专科医院承担大部分内科诊疗，而大型医疗机构主要承担外科及介入治疗的局面，医疗服务需求的增长变化给麻醉医疗服务带来了新的要求和挑战。加强和完善麻醉医疗服务，是坚持以人民为中心的发展理念，实施健康中国战略，发展卫生健康事业的重要内容，对于提升医疗服务能力，适应不断增长的医疗服务需求，满足人民日益增长的美好生活需要具有重要意义。2018 年 8 月 8 日，国家卫生健康委联合国家发展改革委、教育部、财政部、人力资源和社会保障部、国家中医药管理局、国家医疗保障局联合印发《关于加强和完善麻醉医疗服务意见的通知》（国卫医发 [2018]21 号），将主要通过以下五大政策措施，加强和完善麻醉医疗服务：①加强麻醉医师培养和队伍建设；②拓展麻醉医疗服务领域；③保障麻醉医疗服务质量和安全；④提高麻醉医务人员积极性；⑤切实做好麻醉医疗服务组织实施。其中除最后一项政策措施主要由卫生行政主管部门的协调

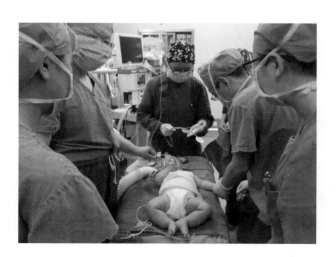

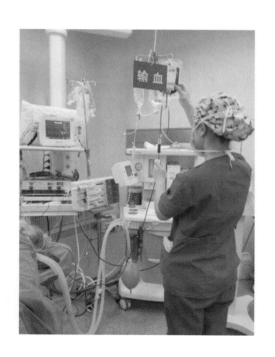

组织外，麻醉学界自身需要借力国家政策支持，围绕前四大措施大力开展麻醉学科建设。

一、加强麻醉医师培养和队伍建设

一个学科要发展，人的问题必然是首要问题。目前我国麻醉学科中最为突出的问题就是人员短缺。我国麻醉医师的短缺和过度疲劳问题极为突出。以欧美国家为标准，每一万人应配2.4名麻醉医师，但实际上我国麻醉医师仅有约8万人，缺额多达三十万以上。并且由于人员严重缺乏，大量麻醉医师长期处于过度负荷劳动状态。为了解决人员短缺问题，麻醉学科建设应该尽快落实以下三方面措施：①探索建立以临床岗位需求为导向的人才供需，建立需求、使用和招聘的平衡。②稳定麻醉学本科专业的招生规模，加强医学生麻醉学相关知识和技能的培养。③加大麻醉专业住院医师规范化培训的招收人数，合理调控不同专业比例。同时，还要探索优化麻醉学科技术人员的结构，增加麻醉护士、辅助人员的岗位，优化劳动结构，降低工作负荷。已有一些医疗机构配备麻醉科护士，在麻醉医师的指导下从事围术期护理，以及一些麻醉相关的设备、药品、耗材、文档等管理工作，取得了较好的效果。另外，还要对在岗麻醉医师进行继续教育培训，提高临床业务能力。

二、拓展麻醉医疗服务领域

除了人员问题，麻醉学科的发展还需要拓展自身的服务领域。在20世纪80年代，麻醉学科的工作主要包括临床麻醉、急救复苏、重症监护治疗和疼痛诊疗四大范畴。但随着时间的推移，除了临床麻醉以外的其他几项内容已经逐渐独立发展。麻醉学科要拓展服务领域，首先要优化手术相关的临床麻醉工作，包括：①优化围术期的急性疼痛治疗，精细化术后镇痛的管理，积极促进加速康复外科（ERAS）在多个相关科室里的开展。②开展日间手术的麻醉，提高医疗资源利用效率和患者舒适度。③进行麻醉门诊的建设，麻醉门诊可以开展住院手术、日间手术、无痛治疗以及其他有创操作前的麻醉评估、预约、准备，评估手术风险，指导术前准备，开展术后随访，使麻醉医师更好更主动地参与到整个围术期的评估、治疗和康复过程中。④加强麻醉科的护理服务，提高麻醉护理的专业化水平。另外，麻醉学科立足于手术室，也必须要走出手术室，积极开展手术室外的麻醉和镇痛，如无痛胃肠镜、分娩镇痛、无痛纤维支气管镜、无痛康复治疗，以及癌痛、慢性疼痛、临终关怀等疼痛管理，并加强疼痛门诊建设，提供门诊疼痛诊疗服务。

三、保障麻醉医疗服务质量和安全

除了人员配置和服务领域拓展，保障麻醉医疗服务质量和安全也是麻醉学科建设的关键点。①加强医疗机构麻醉学科的硬件建设、加强麻醉的专业组及亚专业组的建设，提高临床麻醉医师对患者提供急救、镇静、镇痛的能力，完善麻醉相关的临床

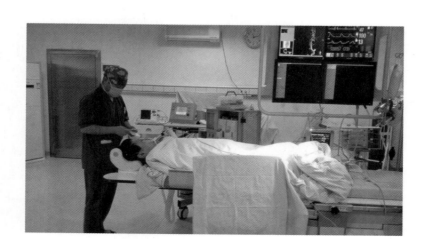

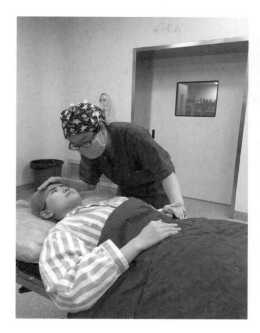 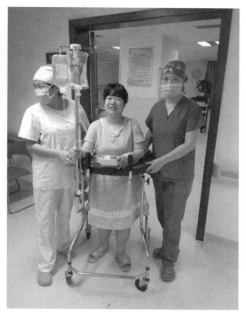

路径和诊疗规范指南。②要通过全国各级麻醉质控组织的管理，完善麻醉相关的医疗质量控制，通过信息化的手段加强信息收集、数据分析和结果反馈。目前各省已建立了麻醉质控中心，以后还要进一步促进各质控中心的互相学习交流，完善质控体系框架，加强质控专业人才培养。

四、提高麻醉医务人员工作积极性

最后，还应该通过多种手段，提高麻醉医务人员的工作积极性。①要优化麻醉医疗服务的性价比关系，根据疾病的严重程度、手术时间、患者年龄、麻醉医师专业能力的投入等因素，合理测算麻醉成本，体现技术劳动价值。②随着人民群众对舒适化医疗需求的日益增长，要加快新的麻醉医疗服务收费项目审批，以利于新项目的顺利开展。③增强麻醉相关医务人员的职业吸引力，如医疗机构的收入分配、评先评优、岗位聘用等，应充分考虑麻醉学科相关工作的特殊性和技术劳动价值，适当向麻醉医务人员倾斜。

（彭　坚）

第 40 章　对麻醉医师职业价值更好实现的思考

一、新时代麻醉医师角色需要新认识

虽然自从 1989 年开始，我国医学院校中已经开始麻醉学本科专业的招生工作，而且目前国内绝大多数医学院校可以招生麻醉学硕士或者博士研究生，但是麻醉医师仍然没有被患者及社会正确的常规认识。

很多人以为，麻醉医师就是一班"闲人"，配药、消毒、撸袖、打针，患者睡着后收工。在众多热播的医疗剧中，如《外科风云》《急诊室故事》《实习医生格蕾》等，人们把眼光更多地投向了外科医师、急诊室医师乃至是实习医师，因为这三者更有看头，既有争分夺秒的抢救，一念天堂一念地狱的生死抉择，也带出医者仁心的个人成长。然而，如果你看过由西安话剧团那部根据真人真事改编创作的《麻醉医师》，如果你看过近期中国医师过劳猝死统计中麻醉医师占比例数据，你就会知道，他们是外科手术中谜一样的存在，是一群真正的无名英雄！

当今时代已经发生巨变，诸多行业从业人员已经遭到社会无情的淘汰，然而麻醉医师却成为医学界紧缺人才。目前普遍认为培养周期长、学历要求高、工作强度大等因素使得中国麻醉医师紧缺。一项公开的数据显示，目前中国麻醉医师缺口达 30 万。另一方面，由于我国医疗保障制度的完善和医学新技术的大力推广及普遍提高，我国手术患者人数却在呈几何倍数的增长。同时由于我国已经步入老年化社会，高龄患者要求手术治疗的例数越来越多，尤其是合并诸多疾病而机体功能处于脆弱状态者。

目前麻醉服务范围正在扩大，分娩镇痛、无痛胃肠镜、支气管镜、疼痛管理等相关业务都纳入到麻醉科的业务范围内，麻醉医师将面对更多、更高的社会需求。面对新时代对麻醉医师的新要求，麻醉医师角色必将产生新的社会认识，麻醉医师自身价值必将获得更高层次的实现。

二、麻醉医师医疗作为的思考

1. 麻醉医师究竟为谁服务　麻醉医师这个不为大多数老百姓所熟悉的职业，其实在整个医疗体系中有着举足轻重的地位。很多人现在还称呼麻醉医师为麻醉师，其实是对现代麻醉医师的不尊重。麻醉师只是一个旧称，因为那时候国内的医疗还非常的落后（当然现在很多地方也不够先进），那时候麻醉一般是由护士或者技师担任，其实这是对患者生命极度不负责任的表现。手术医师专注于手术本身，无暇顾及患者生命体征的变化。麻醉医师就是担任这样一个角色，在手术过程中随时观察患者的生命体征、及时做好相应的抢救治疗，在保证患者生命安全的前提下为患者提供一个无痛舒适的手术过程。俗话说："开刀去病，麻醉保命"。麻醉医师是手术患者麻醉手术过程中的"生命保护神"。麻醉医师的所作所为（提供的服务）保障了手术患者的躯体（也一定程度包含心理）无痛和安全，让躯体疾病得以手术治疗；同时也服务了手术医师，为其提供了手术顺利和成功实施需要的必要条件。麻醉医师为患者和手术医师提供的服务，真可谓"合作共赢"和"医患共赢"。

2. 麻醉医师的职业定位　麻醉学科是临床医学

的一个分支，如同内科、外科、妇产科、儿科等。麻醉科医师跟所有内科、外科、妇科、儿科的医师一样，是具有执业医师资格，进行临床执业的医师。麻醉科医师的职责在于保证患者在无痛、安全的前提下和手术医师共同完成手术。现代的麻醉学范畴已不局限于手术室内，还包括特殊临床麻醉、急慢性疼痛诊疗及门诊、ICU、心肺脑复苏和癌痛治疗及血管痉挛性疾病的治疗等。现代的麻醉技术和完善的监护系统可以确保正常患者麻醉手术期间的安全。但由于患者的特殊病情和每个人对麻醉药耐受和反应不同，就要求麻醉科医师随时采取应急措施，同时就增加了要承担的风险。

麻醉医师是行走在医院里各个科室的"隐形人"，是藏身手术室的"幕后英雄"，更是让患者在术前平稳睡去、术中保驾护航、术后平安醒来、围术期安全无痛舒适的"生命守护者"。

3. 麻醉医师的职业要求和服务范畴　目前麻醉医师的职业基本要求是麻醉专业或临床专业本科以上学历，具有外科麻醉医师资格证书；全面掌握毒麻药物、抢救药物作用机制以及急救技能，如心肺复苏、气管插管，熟练应用心电监护、呼吸机等设备，能独立胜任各类手术麻醉，指导术后镇痛。具有高度责任心、良好的职业道德，严谨的工作态度，手脚麻利。麻醉科业务工作范畴概述如下：①临床麻醉，主要包括手术室内麻醉（安排在手术间的各类手术患者的临床麻醉工作），手术室外麻醉（无痛胃肠镜检查、无痛膀胱镜检查、放射检查与治疗），麻醉后恢复室，术后急性疼痛治疗，麻醉门诊；②体外循环；③疼痛诊疗，主要包括疼痛门诊，疼痛病房（完成有关疼痛患者的入院治疗工作），术后急性疼痛急会诊；④日间病房的手术麻醉；⑤院内急救；⑥全院相关会诊。

4. 麻醉医师的职业描述　大多数人认为麻醉医师是通过药物治疗解除疼痛、并使患者失去知觉的医师。但是很少有人认识到现代麻醉医师在手术室内的任务除保证患者的舒适之外，更重要的是在手术期间和麻醉恢复期对由多种因素（麻醉、手术及原发疾病等）引起的重要生命功能的变化进行监测、诊断，并由此进行治疗，保证围术期患者的安全。

麻醉科医师需有渊博的知识才能胜任，即需具备病理生理、药理、内科、外科、妇科、儿科、麻醉科等基础和临床医学多学科的知识。作为麻醉科医师要解除患者的疼痛，要管理患者的重要生命体征，包括呼吸、心率、血压及心脏、神经系统、肝肾功能等。麻醉科医师术前对病情进行判断，依据患者的身体情况，考虑个体差异，并依此制定治疗方案，在术中利用先进仪器监测患者的生命功能。麻醉科医师必须依靠各种复杂、精密的仪器对病情作出准确的诊断，维持患者的生命，其中有些已经是很脆弱的生命。

麻醉界乃至整个医学界普遍认为麻醉工作是最具风险的职业之一。以往国内权威的麻醉学和麻醉教科书主要阐述的是患者接受麻醉和手术的风险以及如何进行处理等。但是从事麻醉工作的医师所承担和面临的风险却很少提及。目前，除了要处理一些医疗上的事件之外，麻醉科医师还必须面对法律规定中的医疗纠纷医患举证倒置的情况。所以，作为麻醉科医师，为了避免以上提及的种种情况，更好地为医疗服务，为患者服务，一定要减少与避免危险。这就要求麻醉科医师从术前探视、协议书签署、麻醉实施到术后镇痛、术后随访等每一步都必须认真执行。其一是要坚持原则；其二，要树立良好的医德风尚，增强敬业精神和提高责任心；其三，要提高自己的专业水平，丰富麻醉实施经验也是避免风险和增强承受力的保证。

5. 麻醉医师如何服务到位　神一样的麻醉医师，到底是怎样的存在？手术前，麻醉医师与患者及其家属或者代理人充分沟通，了解患者是不是患有其他疾病，吃过什么药，帮患者解除焦虑的情绪，尽量以好的状态迎接第二天的手术；手术过程中，麻醉医师坚守岗位、不离不弃，尽量把所有风险降到最低，可以说，整个手术期间，麻醉医师都是患者生命的守护神。

随着麻醉技术的不断进步，麻醉医师的工作场所也不再仅仅局限在手术间，以作者所在医院为例，像消化内科无痛内镜、呼吸内科无痛气管镜，神经外科血管瘤栓塞，心外科先心病、主动脉夹层的介入治疗，心内科的射频消融，妇产科无痛分娩，无痛人流，还有麻醉门诊、疼痛门诊等越来越多的地方闪现着麻醉医师繁忙的身影。

当重大的危险来临的时候，麻醉医师更是责无旁贷地成为急救现场所有医务人员的指挥核心；在当今社会没有任何一种医疗技术，能像麻醉一样发挥如此高效和确切的立竿见影效果。现在麻醉可以轻而易举地让所有患者安然入睡，此后多姿多彩的生命形式就不再是人们常见的喜怒哀乐、悲欢离合和爱恨情仇。生命只表现为监护仪上不断变化的心电图、血压、血氧等数据。哪个数据偏离了正常，患者的生命就出现了危机。若危机出现的原因得不到正确的判断和解决，生命就开始无声无息坠落了。在这个过程中，只有麻醉医师在时刻关注着这些属于患者的生命数据。一旦出现异常，麻醉医师就会默默地帮助患者纠正这些数据，沉着地托举患者的生命回到正常的运行轨道。这个一直守候在身边呵护着患者生命的人，就是麻醉医师。

手术结束了。麻醉医师的工作还没有完，他们要看护患者安全苏醒，把患者送回病房并进行充分的术后镇痛，帮助患者尽快从伤痛中恢复。麻醉医师就是真正的"幕后英雄"。目前很多人都以为麻醉就是打一针，实际上麻醉不仅是一门让人"睡着的艺术"，更蕴含了丰富的医学知识。麻醉医师不仅要让患者"睡着"，更要保证患者手术后能安全地苏醒。

6. 麻醉医师合理待遇的思考

(1) 美国的情况：在美国，医师是个高收入的行业，据美国《福布斯》杂志报道，在 2007 年全美高薪职业排行榜上，麻醉医师和外科医师分列第一、二位。而在排行榜的前 16 名中，不是医师类的职业只有两个。全美共有 29 000 多名麻醉医师，2007 年平均收入 19 万美元，是医师行业中收入最高的。他们比外科医师的收入还要高出一截，不过要当上一名麻醉医师，一路的考验也不少。和其他科医师一样，首先要在美国医学院接受 7 年的教育，然后还要经过 3 年的实习住院医师培训，以及通过各种各样的考试，门门合格后才能取得"医师执照"。取得"医师执照"后，如果决定从事麻醉专科，还需要再继续接受 3 年的专科培训，同时，要发表一定数量的论文，接受种种考核，然后才能拿到宝贵的"麻醉学专科医师执照"。

值得注意的是，除了这 29 000 名麻醉医师，美国还有许多注册麻醉护士，开始每年收入大约是 6 万美金，获得麻醉护士协会的证书后可以拿到 10 万～15 万美金，虽然没有麻醉医师年薪高，也比美国社会上大部分职业收入高得多。

医师一直是受美国社会尊敬的职业，被视为"金饭碗"。有越来越多的美国医学院的学生选择麻醉专业，不仅仅因为这个专业收入高，也因为麻醉医师每天的工作时间比较固定、工作量比较有预见性，不像其他科，如外科手术医师，忙起来连轴转，不可能交给下一班。在美国大部分医院，麻醉医师由于没有门诊，一般下午四点左右就可以交班回家。不过手术期间，麻醉医师绝对不能离开手术室，哪怕是局部麻醉，也要一直守在麻醉室，因为出一点问题，"金饭碗"可能就砸了。

(2) 中国的情况：麻醉医师的待遇在医师群体中属于中下等，当然这里说的是总体，医院中麻醉科比较强势时待遇可能会稍稍好一点，也不会好太多。可是有几个医院麻醉科能强势起来呢？

麻醉医师不仅待遇低，地位确实也不高。在外人眼里麻醉医师的工作很简单，甚至很多麻醉医师认为自己什么都会，这个工作很简单。虽然和手术患者家属接触少，但是和外科医师接触多。外科医师主要关注患者如何开刀，患者围术期的生命质量如何调控考虑较少。如果一个低年资的麻醉医师想暂时停止外科大主任的手术，就会面临很多无奈的问题和压力。麻醉医师这种尽量将各种问题防患于未然的职业，相对于外科复杂的操作，本身就很难体现出其重要性。和患者接触少也不全是好处，这样容易造成手术患者乃至这个社会对麻醉医师不了解，这会大大降低麻醉医师这个职业的成就感。因为成就感不仅来源于自我的认识，还来源于外在的评价。

麻醉医师的地位和收入情况，在全国范围内差异很大，原因很多，比如经济发达地区和经济相对落后地区；再比如三甲医院和乡镇卫生院；还有，所属麻醉科在其医院中的地位和科室内分配制度的不同也会导致收入的明显差异。很难一概而论，也很难进行统计和普查。唯一基本可以肯定的是，同等职称下麻醉医师的地位和收入低于外科医师。

作为中国医师协会麻醉学医师分会会长，米卫东曾对麻醉医师数量、职业现状等情况详细摸底，感觉诸多状况不容乐观。他主持的该项学科调查涵盖麻醉医师数量、劳动时长、收入等。对全国 25 000 名麻醉医师的抽样调查显示，70% 的麻醉医师日工作时间超过 10h；接近 70% 的麻醉医师，月收入低于其当地房屋 1m² 的房价。总而言之，麻醉医师待遇的前景，在自我努力和学科实力的前提下，取决于所在医院对麻醉工作的重视程度。

三、麻醉医师的社会责任与麻醉学科发展

医学界普遍认为麻醉学是最具风险的职业之一。在过去的很长一段时间内，麻醉学的内涵是用药物或者其他方法使患者整个机体或部分机体暂时失去知觉，消除患者手术疼痛，同时维护其生命安全的一个医学学科。而近些年来，随着世界范围内手术量的急剧增加、无痛诊疗技术的广泛开展、人口老龄化等问题的涌现，麻醉医师面临和承担的医学责任及社会责任日趋严峻。如何优化患者围术期管理，改善其预后，从而最终实现手术患者在疾病诊疗过程中理想康复，成为麻醉医师和学科管理者务必优先重点思考的问题。

长久以来，麻醉学科不仅自身取得长足发展，也在推动着整个医疗行业的进步。麻醉学科经过长期发展，已经形成临床麻醉、重症监护、疼痛诊疗和急救复苏四大领域，"麻醉科"这一名称已经远远不能涵盖麻醉医师的工作内容。

围术期是针对需要外科手术疾病的处理过程的一个专业名词。这一概念包括术前、术中和术后的全程时间，由于疾病诊疗过程中患者在这三个时段的表现、变化和常发生的问题等都不尽相同，因此处理技巧与管理重点也是不同的。外科医学在其发展过程中由于重视了围术期的处理，使得现代的手术安全性得到了巨大的提高。麻醉医师作为管理手术患者生命功能调控的专业医师，具备的知识和丰富的整体调控经验，由此决定了他们在整个围手术医学领域必将发挥主导作用。随着像麻醉门诊、术前评估中心、日间病房、无痛诊疗中心等新的医疗单元出现，麻醉专业将承担围术期患者术前评估、术中麻醉管理、术后重症监护治疗与促进康复策略管理，实施院内急性疼痛管理与慢性疼痛治疗等职能，从而处于医院运行的支撑学科地位。

可以看到的是，随着医改分级就诊体系的完善、社区医疗体系的建立与全科医师培养加强，内科普通住院患者在大型综合性医院逐渐减少。中国医疗结构正在逐步走向以社区医院及专科医院承担大部分内科诊疗，而大型医疗机构主要承担外科及介入治疗的局面，这对于麻醉学科发展提出了更高要求。2015 年 9 月 11 日，国务院办公厅发布了《关于推进分级诊疗制度建设的指导意见》，要求到 2017 年，分级诊疗政策体系逐步完善，基层医疗卫生机构诊疗量占总诊疗量比例要 ≥ 65%；到 2020 年，基本建立符合国情的分级诊疗制度。新的医改政策和医疗的现状都对大型综合性医院的发展提出了新的要求，以往传统观念上医院片面追求规模、床位数的趋势已无法适应国家需求。

我国目前要在有效利用现有医院床位资源救治更多患者疾病方面取得突破，就必须建立以有限外科床位、充足 ICU 病床及日间手术恢复病床为模式的综合性医院格局，通过加强围术期平台学科建设及推进日间手术、快速康复等新理念，解决医疗资源配置难题。从目前医学发展模式的转变可以看出，医学治疗后患者的转归将成为衡量医疗质量和效益的主要指标。中国作为人口大国，医疗技术水平和投入与发达国家尚有一定差距。建立高效、性价比高、覆盖面广的国家多层级医疗体系将是解决医疗卫生需求的根本手段。因此，大力发展日间手术、加速康复外科（ERAS）相关的技术，能够极大提高床位周转率，并提升医疗质量。

在这一医疗管理模式下，打造能够集术前评估与准备、术中管理与维持、术后康复为一体的外科平台变得尤为重要，而麻醉学科向围术期医学学科的转变正是适应这一医疗模式的需求，而进行的深度医疗模式创新。麻醉科作为辅助科室的角色会成为过去，作为个体化医疗方案的制定者和重要实施者，麻醉与围术期医学科会成为整个医疗过程中的主导。随着临床医学领域对围术期生存及恢复质量与患者远期生存质量的关注度增加，围术期医学的建立与发展已逐渐成为广大医学界的共识，医院也在逐渐向第五代医院，即将临床科室按功能分群、弱化内外科界限以及虚拟病床管理等方向发展。在这一形势下，传统麻醉学科作为医院中手术科室的平台学科，其地位日渐凸显，麻醉学科逐渐向围术期医学拓展，并主导着在现代医院安全与效率中发挥重要作用的快速康复体系、无痛医院、围术期医

疗安全体系的施行。

当前，麻醉与围术期医学的发展已经得到了麻醉学界的广泛认同，国内多家医院的麻醉科已经重新命名为麻醉与围术期医学科，并逐渐改变工作模式，向围术期医学过渡。而在国内外也有诸多新型的围术期医疗模式在试行或实验当中，例如"加速康复外科（ERAS）""快通道外科（FTS）"和"围术期患者之家（PSH）"等。这些模式针对患者的个体化特点进行围术期的整体强化治疗，如术后有效镇痛、尽早下床活动、尽早恢复饮食等，最终达到了保障安全和提高医疗质量的目的。在具体的实践当中，麻醉科也从幕后走向台前，扮演着不可或缺的重要角色。与此同时，麻醉学科拓展为麻醉与围术期医学学科对麻醉医师提出了更高的要求，未来的麻醉医师需要具备更为全面的素质。这其中除了专业知识水平需要深入和拓展外，更为我们所欠缺和应当特别注意的是对围术期医疗系统的整体把握和相应的沟通技巧。特别是如何树立作为一名"围术期医学专家"的职业认同感，这是当下国内麻醉界面临的一个重要问题。

目前，麻醉学科要向围术期医学学科理念转变，尚需解决从业人员相对不足、人才队伍结构需要提升等困难，为此国内麻醉学界理当接受新理念和新变化，将围术期医学作为学科未来发展定位。麻醉学科更应当主动地肩负起建立和管理围术期医疗系统的重任，包括建立标准的临床路径，熟悉有关组织、协调、运行的基本知识，有效地协调和转换围术期各环节的工作，以及更主动更熟练地与患者沟通。麻醉学科将通过努力，建设成为在手术及介入治疗、无痛诊疗等方面发挥平台支撑的麻醉与围术期医学科，在未来医学新模式中发挥主导作用。

四、结语

围绕围术期和舒适化医疗期间患者生命质量调控，麻醉医师开展的种种医疗行为和麻醉学科工作性质的转变与提升，最终在让患者受益的过程中也必然实现麻醉医师自身价值的更大深化。离开了服务对象——需要舒适医疗和安全保障服务的患者，一代又一代麻醉医师不倦从事的临床技术的改革与提升、理论知识的丰富与传播、舒适化与围术期医学理念的推广均失去意义，麻醉医师自身价值的实现必将成为空中楼阁。

（余奇劲　肖兴鹏　朱德文　朱宏飞）

第41章 麻醉问责与免责

一、医疗纠纷赔偿责任的认定

医疗事业发展至今，尽管制度越来越完善，行业标准越来越清晰，但由于治疗过程的复杂性和疾病演变的不确定性，难免出现各种医疗纠纷，因此对纠纷赔偿责任的认定显得尤为重要。

医疗事故损害赔偿是人身损害赔偿中的一种，在实际责任分割中一般根据损害后果、因果关系、违法性及过错这几个方面来审查。

1. 损害后果 就医者具有身体的损害、组织器官功能障碍、残疾、死亡的后果及相应的经济损失。

2. 因果关系 因果关系的有无不仅是关系到是否承担民事责任的问题，因果关系大小也是承担责任范围的依据。我国民法在因果关系上以前一直采用直接因果关系或必然因果关系理论，而目前正在逐步引进相当因果关系说。如果说某项事件与损害之间具有相当因果关系，则必须具备以下二个条件：其一，该事件是损害发生所必不可少的条件，即条件关系；其二，该事件实质上增加了损害发生的客观可能性，即相当性原则。换言之，就是说如果一个事件增加了另一事件发生的概率，两个事件之间我们就认为存在相当因果关系。在医疗损害赔偿上也体现了这一点，原来的《医疗事故处理办法》（以下简称《办法》）第二条规定："本办法所称医疗事故，是指在诊疗护理过程中，因医务人员诊疗护理过失，直接造成病员死亡、残废、组织器官损伤导致功能障碍的。"而在新的《条例》中则取消了"直接"一词，否定了直接因果关系。在医疗损害赔偿中适用相当因果关系比较合理。俗话说"牵一发而动全身"，人体是一个由多个组织、器官、

系统构成的有机整体，任何一个组织、器官、系统的变化都会影响到其他组织、器官、系统，可能引起其他组织、器官、系统的结构和功能改变，如果强调必然因果关系，不符合当代法学理论及人体生理科学，也不利于对受损害者的保护。

3. 违法性 医疗活动一般都会对患者造成不同程度的损害，都是对受法律保护的公民人身健康权的侵犯，按民法理论都应承担侵权赔偿责任，但在医疗过程中，这样的侵权因患者的同意或者自冒风险而免责。患者对医疗损害的同意或自冒风险，是在就医过程中基于对医务人员的合理信赖，对医务人员按照医疗法律、法规及诊疗常规进行诊治过程中造成的损害的同意或自冒风险，而对于医务人员的违反医疗法律、法规及诊疗常规，过失造成的损害并无同意，因此对于这部分损害并不存在违法阻却而免责，医疗机构也不能因此而免责。因此这里的违法性是指医疗机构及医务人员违反法律、行政法规、规章及诊疗护理常规规定的法定义务。

4. 过错 医疗损害赔偿的归责原则是过错原则。过错是一种受主观意识支配的、受法律或道德否定评价的外部行为。包括故意和过失两种表现形式。首先应判断是否存在过错，其次分清是故意还是过失。

首先判断是否存在过错，应从主客观两个方面标准结合起来考察。客观标准目前存在三种学说，我国民法界比较倾向于违反义务说，新的《条例》也采用了这一学说。《条例》中对医疗事故的定义中规定："违反医疗卫生管理法律、行政法规、部门规章和诊疗护理规范、常规。"就是以医疗机构及其医务人员违反法定义务作为认定是否存在过错的标准。即有法律法规从法律法规、无法律法规从人民卫生出版社出版的教材等权威书，二者都没有的

从常规，这里的常规可以是成文的、也可以是不成文但大家在医疗活动中约定俗成的。医疗损害赔偿纠纷中的行为主体包括医疗机构及其医务人员，下面就过错问题分别说明：

(1) 医疗机构的过错：医疗机构不得违反国家相关的法律法规规定的其所承担的义务，如不得违反《医疗机构管理条例》《医疗机构管理条例实施细则》《产品质量法》《药品管理法》等法律法规所规定的义务。总体来说，医疗机构在医疗事故中违反的义务主要是管理义务，如按批准的诊疗范围开展诊疗活动，合格人员的任用，保证医疗设施设备处于良好使用状态，保证医疗器械、药品、医疗用品符合国家要求及按照规定保管医疗文件等。

(2) 医务人员的过错：医疗损害赔偿纠纷的行为人即医疗机构的医务人员是否存在过错，需要按主客观标准进行判断。

主观标准是人的内心活动，对其的判断应以客观的表现来判断，医疗机构是担负救死扶伤的机构，医务人员应提供适当的医疗服务，因此，医务人员应具备相应的医疗水平，不能以技术水平有限为由而免责。即根据医务人员所受教育程度、工作年限、所在医疗机构的规模级别、所从事的专业等方面考察他是否达到与其条件相同的其他人员所达到的平均水平，对于达不到相应技术水平而出现误诊误治的应认定其有过错。

客观标准主要考察医务人员是否违反其法定义务。由于法律的强制性规定，医务人员负有不得拒绝为患者诊治、抢救的义务；有请会诊、转诊、转院的义务。除此之外，在医疗诊治过程中不得违反"注意义务""预见义务""告知义务"及"取得同意义务"。医务人员在诊疗过程中承担的义务主要是这几个方面，对于如何判断是否违反了上述义务，可参照第三部分医务人员的义务说明来进行审查。

二、麻醉科医疗纠纷问责制度

麻醉医师应当严格遵守麻醉科各项工作制度、履行麻醉医师职责。负责麻醉医师，在术前一天到科室熟悉手术患者的病历、各项检查，详细检查患者的思想情况，确定麻醉方式，开出术前医嘱，有重大手术时与术者一起参加术前讨论，共同制定麻醉方案。麻醉前应认真检查麻醉药品、器械是否完备，严格执行技术操作常规和查对制度，保证患者安全。麻醉医师在麻醉期间要坚守岗位，密切观察、认真记录，如有异常情况及时与手术者联系，共同研究，妥善处理，对实习进修人员要严格要求，具体指导。手术完毕麻醉终止，麻醉医师要把麻醉记录单各项内容填写清楚，与手术医师共同护送患者回病房，并向值班人员交代清楚麻醉手术经过及注意事项。术后患者要进行24h随访，检查有无麻醉后并发症或后遗症，并做适当处理，其情况记录于术后随访单上。遇有并发症，应协同处理，严重并发症向上级汇报。术后应及时清理麻醉器械，妥善保管，及时维修，麻醉药品要及时补充。为随时抢救呼吸、心搏突然停止等危重患者，应该从人员值班、操作技术、急救器械等方面做好准备。麻醉医师但凡因为违规操作而造成患者损害的要进行严肃处理。

三、麻醉免责制度

现代医学科学虽然有了很大的发展，但是，由于人体的特异性和复杂性难以完全预测风险，人们对许多疾病的发生机制尚未认识，因而现代医学科学的诊疗技术不可能包治百病。有时尽管医护人员在诊疗过程中忠于职守、竭尽全力，但是由于其他原因仍然使患者遭受了比较严重的不良后果，这也是医护人员本身不愿意看到的结果。而这些情况的出现纯属于现代医学科学技术不能够预见却又不能完全避免并不能克服的意外情况，对类似情况本条规列举了六项免责条款。

《处理条例》第三十三条有下列情形之一的，不属于医疗事故。

1. 在紧急情况下为抢救垂危生命而采取紧急医学措施造成不良后果的　在紧急情况下为抢救患者的生命，医护人员按照诊疗护理操作规范、常规所采取的紧急救治措施造成患者人身损害后果的不属于医疗事故。但应当注意以下几点。①实施抢救行为的前提必须是情况紧急，患者的生命正在受到疾病的威胁，而不是假想的、尚未发生或已经过去的；目的是为了挽救患者的生命。②医务人员在实施抢救时，其医疗行为必须遵守诊疗护理规范、常规；③在迫不得已的情况下，只有采取明知可能会造成患者损害后果的紧急医疗措施，才有可能挽救其生命，因此在此种情况下造成不良后果的医疗行为不能被认定为医疗事故。

2. 在医疗活动中由于患者病情异常或者患者体质特殊而发生的　所谓医疗意外，是指由于患者的病情异常、体质特殊而发生难以预料的、不能防范的不良后果的情形。医疗意外具有两个基本特征：一是患者死亡、残疾或功能障碍等不良后果发生在诊疗护理过程中；二是不良后果的发生是医护人员在现有医学技术条件下难以预料和不能防范的，即医护人员的医疗行为无过失。医疗意外常见的表现形式有：医护人员抢救及时、措施得力、手术操作无误，但患者仍死亡或遗留严重的后遗症；患者为特异体质，在治疗前知道或在治疗后发现，但目前医学科学技术尚难以解决而发生的不良后果；在基础麻醉或椎管阻滞麻醉时，按规定剂量使用麻醉药后患者仍然出现呼吸抑制、血压下降、麻醉平面过高等现象，虽经积极抢救仍发生不良后果的；诊断明确，手术适应证掌握合适、术中操作无误，而在术中或术后发生大出血，呼吸、循环骤停及其他重要器官功能衰竭等不良后果的是否属于医疗意外，不能简单结论。个体即使存在特殊体质，但没有医疗行为的刺激，单独情况下也不会发生不良后果。因而，不应认为只要患者存在体质特殊或病情异常就一律认为是医疗意外。故本条不能作为绝对免除医方法律责任的条件。在认定医疗意外前应审查以下情况：

(1) 实施的医疗行为是否具有明确的指征、操作是否规范、是否符合诊疗常规：如果患者的病情根本没有必要施行手术、麻醉、输液等治疗措施，而医务人员由于其他目的以及误诊误治的因素而实施这些治疗措施，与患者的特殊体质或特殊病情结合，发生人身损害的，不能认定是医疗意外。

(2) 医务人员有无履行预见危险发生和防止危险结果发生的义务：履行了就应认定是医疗意外。可以从以下几方面进一步理解：①在实施医疗行为之前，是否对患者的既往过敏状况、特殊疾病状况进行全面的询问、了解和记载；②是否对患者的身体健康状况进行了相应的检查；③是否了解所使用

的药物有可能导致意外危险以及相应的救治措施；④是否按医疗护理规范进行了过敏试验和观察判断试验结果；⑤是否严格检查了所使用的药物、器械的状况；⑥是否对可能出现的意外危险进行了相应的急救准备。

(3) 医务人员是否侵犯了患者的知情同意权：患者具有选择医疗方式和方法的权利。医务人员在实施医疗行为前，有无向患者客观地介绍将要采取的医疗行为，将要使用的药物、器械等可能存在的风险，以及防范措施等；是否采用详细文字说明的文件形式向患者告知并双方签字。如患者同意并签字，即意味着其准备承担风险。

(4) 医务人员有无履行及时保留导致意外发生的药物、器械的义务：对能够证明发生了医疗意外的药物、液体、器械以及尸检的证据，是否及时进行了证据保存。不能提供相关证据、有意毁损证据或拒绝提供证据，应承担举证不能的法律责任。

3. 在现有医学科学技术条件下，发生无法预料或者不能防范的不良后果　《医疗事故处理条例》不再使用并发症的概念，而采用了在现有医学科学技术条件下（而不是以具体的医疗机构的医疗水平为标准）发生无法预料或者不能防范的不良后果的提法。这显然比并发症的范围要大，包括并发症、后遗症、医源性疾病和损伤。

(1) 并发症：是指在某种原发疾病或某种情况发展过程中发生的，由于原发疾病或某种情况或其他原因所导致的继发疾病或情况（合并发生了与这种疾病有关的，或与治疗这种疾病方式有关的另外一种或者几种疾病）。导致并发症发生的因素：①原发疾病本身的病理生理过程所导致的，如支气管哮喘并发自发性气胸；肺炎球菌性肺炎并发的胸膜炎、心肌炎、败血症及血行播散引起的化脓性病灶；股骨远端骨折导致腘动脉损伤；肠梗阻导致小肠坏死等并发症。②诊断、治疗措施方法所导致的，如在心脏插管、心脏起搏或电转复时，可造成心律失常、心跳停止、静脉血栓形成，食管胃吻合术后出现吻合口瘘等并发症。③不当的医疗行为所导致，如处理肩难产时手法不当可能会造成新生儿臂丛神经损伤。并发症有 3 个基本特征：可预见性，不确定性，相对可避免性。

(2) 判断因并发症而免除医务人员的医疗事故

责任前，要审查医务人员的医疗行为是否存在过失：①是否已经预见到患者可能出现的并发症。如果应当预见损害发生而没有预见或已经预见而没有采取有效措施避免损害发生，就可认定医务人员存在医疗过失，应定为医疗事故。②是否已将可能发生并发症的情形告知患者，并采取了相应的措施。如做到了仍然发生了难以避免的损伤后果，就不应定为医疗事故。反之应定为医疗事故。③所施行的诊疗措施是否治疗中所必需的，是否做到了尽可能避免并发症的发生。④并发症发生后是否采取了积极的治疗措施，以防止损害后果的扩大。

(3) 后遗症：是指医疗行为终结后患者仍遗留某些身体功能障碍，严重者尚存在医疗依赖，需靠医疗手段支持维持身体功能。后遗症的发生如果不是医务人员的过失导致的，而是在现有医学科学技术条件下不能避免或者无法预料的，则不属于医疗事故。

(4) 疾病自然转归：是指疾病过程的最后阶段。任何疾病从发生到终结是一个连续的病理生理动态过程。医疗手段作用于疾病自然转归的某一过程，缩短疾病向康复转归的进程，疾病的病理生理进程尽早被终结是医疗行为追求的转归结果。疾病因其病种、程度而有不同的转归。任何疾病的转归不外痊愈、不完全恢复健康（好转）、死亡。依据在医疗活动中医务人员有无过失可以把疾病转归区分为正常转归和非正常转归。只有因医务人员的过失造成的非正常转归才属医疗事故。

(5) 医源性疾病和损伤：是指在医疗活动中，因医疗行为所造成，非原发性疾病导致的其他疾病和损伤。广义的医源性损害包括：医源性感染、药源性损害、非必需的医疗损害、因住院治疗等外界因素引发的身心疾病、并发症、医疗意外等。医源性损害不是疾病自然发展或医疗必需的损害，而是医疗行为的副产品。有些医源性疾病和损伤是可以防止和避免的。但有些是不可避免的。只有不可避免的医源性疾病和损伤，才不属于医疗事故。

(6) 其他不能预见和防范的情况：尽管医疗技术在不断改进，但新型疾病也在不断出现，对于因医疗技术所限不能预料和防范的情况，在确认医务人员无过错后，才可以认定为不是医疗事故。

4. 无过错输血感染造成不良后果　输血感染指因给患者输入的血液被细菌污染或含有病毒而使患者出现血液污染反应或感染其他疾病。如果给患者输血有指征、履行了相应的手续，按输血操作规范、常规进行，应认定为无过错输血。因输血感染不是医疗机构的医疗行为造成的，行为主体是血液采集单位，故不能认定为医疗事故。如果医疗机构不能证明其输血行为无过失，则不能免除其医疗事故的民事法律责任。

5. 因患方原因延误诊疗导致不良后果的　对于医疗机构及其医务人员提供的医疗服务，患者享有一定的自主权和选择权。在有些情况下，患者对自己权利的不当行使，可能会延误诊疗的时机，造成本不应发生的不良后果。作为医务人员而言，无权采取强制手段对患者进行强制治疗。只要医务人员向患者告知了其病情、将采取的诊疗措施和不采取这些措施可能导致的不良后果等情况，因患方原因延误诊疗导致不良后果的，责任应由患者承担，不应定为医疗事故。此外，患者不如实地陈述病情、病史，使医务人员无法得出正确的诊断；或者不遵医嘱服药和做必要的检查，以致延误抢救时间造成不良后果，也不属于医疗事故。但认定不属于医疗事故的前提是医方必须有证据证明患者不良后果的发生确系患方原因延误诊疗造成的。

6. 因不可抗力造成不良后果的　《民法通则》第153条中规定：不可抗力是指不能预见、不能避免并不能克服的客观情况。不可抗力是法定的免责事由。应用于医疗事故时，不可抗力应以当时条件下从事医疗活动的医务人员应具备的技能为标准，而不能以某个人或某些人的技能为标准。在医疗活动中确实存在着在现有医学科学技术条件下不能预见、不能避免、不能克服的或者能够预见，但不能避免、不能完全克服的客观情况。如疾病的自然转归（癌、艾滋病），原有疾病的并发症。对此情形下发生的不良后果应免除医方的法律责任。

（罗辉宇）

第42章　围术期患者生命质量的
保障策略思考

一、概述

随着世界人口的不断增长和人口年龄的老化，外科手术的需求量逐年增加，过去几年全球每年做大约 234 200 000 台外科手术。仅美国每年就要做约 4 600 000 台住院手术和 5 300 000 台日间手术。并且，越来越高龄的患者和越来越复杂的外科手术也为麻醉科医师带来更多更大的挑战。众所周知，医疗质量管理是医院管理的核心内容，麻醉科作为医院的平台科室，既肩负着保障围术期患者安全的重要任务，又是危急重症患者抢救成功的重要保障，外科手术离不开麻醉，麻醉技术的发现发展和成熟成就了现代外科，所以麻醉科质量管理水平直接决定了医院医疗质量。无论是国家颁布的众多指导性文件还是现已发表的很多关于医疗质量管理研究的文献，都为我们提供了参考的视角。

外科手术提供特定的治疗效果，而其同时可能带来一些固有的并发症，例如胃切除手术后的小胃症状，下肢截肢后需要用拐杖，这些固有的并发症也相对容易为患者和社会接受，而麻醉技术则是为外科手术的进行提供患者和外科能接受的手术条件，让患者在手术过程中没有知觉和疼痛，同时维持患者各项生命体征的稳定。但一般说来，麻醉并不提供直接的治疗效果，并且总体上也没有固定的并发症（过敏、恶性高热等例外）。因此，所有麻醉的并发症基本上都应该是可以预防和避免的。这个概念给麻醉实践定下了非常高的标准。要求我们麻醉医师把麻醉工作做得接近完美，把麻醉相关的并发症和死亡率降低到接近于零。有研究统计了

不同年代每 100 000 次麻醉的麻醉相关死亡率，见表 42-1。

表 42-1　不同年代每 100 000 次麻醉的麻醉相关死亡率

时　间	死亡率（1/10 万）
1940 年	100
1950 年	64
1960 年	32
1970 年	35.7
1980 年	5.2
1990 年	5.3
2000 年	0.4

在麻醉工作者不懈的努力下，围术期安全在过去的一个世纪已经有了长足的进步，在中国，围术期安全还有很大的提升空间。系统提高中国围术期安全之策略包括不同的层面。在国家层面，卫健委应与中华医学会麻醉学分会及其他麻醉协会一起努力推广和改进住院医师规范化培训及标准的全国统一的考核；建立行业标准及相关条例；建立健全全国和各地区麻醉数据资料库，并建立全国麻醉质量监测中心；设置全国通行手术室最低装备，监护和人员配置的最低标准；在全国范围内大规模推广实施 WHO 建议的安全手术核查单，在麻醉前、术前和术后进行有外科医师、麻醉医师、手术室护士的三方核对。在医院层面上，医院管理层应该给麻醉

科及手术室配备足够的设备仪器，并配置有经足够时间训练的围术期从业人员；麻醉科及医院在平时都要有紧急预案，包括应急机制和应急人员，麻醉科室需要定期培训麻醉医师的危机处理能力，并为医院其他科室提供气道管理方面的培训；医院领导层必须认识到麻醉学科既是医院的平台学科也是医院的枢纽科室，加强麻醉学科的建设对于医院的发展是非常重要的；各级医院应该建立并完善隐患及事故的上报和登记系统，认识到这是保障围术期患者安全的重要手段。麻醉医师个人也应该坚持不懈地提高自己的职业技能和素养，在术前必须认真评估手术患者的病理生理状态，术前与患者及家属进行详尽客观的交流，让患者理解手术和麻醉可能带来的不良反应。并且，麻醉医师在手术前应该有充分的麻醉准备，这是安全、高质量麻醉之关键；在手术过程中麻醉医师及围术期工作人员应该维持高度的警觉性，这是保证患者安全至关重要的因素，只有通过多个层面的系统努力，围术期安全才可能有整体的提高。

如何进一步提供麻醉安全性？通过下述不同层面不同方面的措施，中国将逐步、系统地提高麻醉安全程度。

二、国家层面之策略：实施住院医师规范化培训和统一考核

从 2014 年开始，中国住院医师规范化培训制度正式启动，采用统一标准的住院医师培训内容。这是一个在中国医学教育医师培训历史上具有里程碑式意义的事件。任何一个国家的医学院毕业生都不能马上具备诊治疾病的能力。中国医学院刚毕业的学生也是如此。因此，西方国家很早就采用了规范的住院医师培训制度。医学院毕业生只有经过了系统规范的住院医师培训才能独立为患者诊治疾病。过去的 60 余年，中国医学院毕业的学生，由于缺乏规范化的住院医师培训制度，医学生毕业后的行医能力差异巨大。不同医院的医师对于同样疾病的诊治能力有着巨大的差异。在美国无论是大学医院还是社区医院，医师对相同疾病的诊疗水平相差不大。究其根源，乃是中国医师没有经过规范化培训，而是一种师徒传承的体系。这就导致

了中国医师与发达国家医师相比，成熟期平均要晚 10 年。

1. 建立并维持在全国范围内的住院医师培训医院网络　中国住院医师规范化培训目前主要采用"5+3"模式。"5"是指医学类专业本科生需要用 5 年时间完成医学院的基本教育。"3"是指医学毕业生以住院医师身份在认可的住院医师培训基地（医院）接受 3 年的医疗实践训练。目前，我国确定了 559 家培训基地医院，主要是高水平的三级甲等医院。

2. 建立全国统一标准的住院医师考试制度　住院医师规范化培训的重点是培养临床诊疗能力。在培训结业并通过考核后，颁发全国统一的《住院医师规范化培训合格证书》。取得培训合格证书将作为执业注册和职称晋升，岗位聘任的重要条件之一。"规范化培训"加上"统一标准的考核"将能保证未来中国执业医师的最低标准也能维持在较高的水平上。

3. 制定行业的从业标准和相关条例　各个医学专业都应建立本专业的从业标准。从医实践如果低于这个标准，就有可能遭到法律的惩罚，患者或家属就可能把医师告上法庭。相关条例其中一个规定就是每年每个从业医师必须得到足够的继续教育（CME）时间。美国各州都会要求从业医师每年不得少于 10 ~ 20 个 CME 学分。

4. 建立国家级别和区域性麻醉数据资料库和建立全国性麻醉登记和质量监测中心　中国的很多大医院已经有很不错的电子麻醉记录。但是在省级和国家水平的电子化大数据水平的整合还远远不够。目前中国的麻醉学界有识之士已经开始启动这方面的工作。

5. 建立全国手术室最低装备标准，麻醉监护标准和最低人员配置标准　中国的不少县级及以下医院的手术室未能达到最基本的最低装备标准，因此外科手术麻醉的安全得不到最基本的保障。下面是英国的手术室最基本的装备要求，供国内参考。①脉搏血氧饱和度监测（SpO_2）；②气道与通气，呼气末二氧化碳（$ETCO_2$），气道压力；③循环监测，如心电图、心率、血压；④体温；⑤神经肌肉功能监测；⑥可听信号机报警系统；⑦脑电双频谱指数（BIS）。其中，BIS 迄今在美国尚未要求成为

必须设备。

6. 全国及区域性会议安排建立动手教学及模拟教学　在国家级、省级及区域性会议上开展“动手教学”及“模拟教学”的内容及培训班，以加强麻醉从业人员处理围术期危机状态及罕见病理状态的应变能力。美国执业麻醉医师认证协会（ABA）主持的美国执业麻醉医师证书之维持（MOCA）项目，就明确要求麻醉医师考试把模拟场景考试作为其中重要的一个部分。大城市中心医院要为中小医院定期培训麻醉从业人员。场景应对技能加上模拟教学，有助于麻醉医师处理非常规事件（NRE）的能力。这些非常规事件包括：①无法插管，无法通气（CICV）；② MH；③心力衰竭；④腰麻平面过高；⑤过敏性休克；⑥气管插管着火；⑦手术室火灾；⑧手术室停电。

7. 采用世界卫生组织（WHO）核查单，麻醉前，术前和术后核对　WHO 从 2007 年开始推动“安全手术保存生命”项目。WHO 在全世界范围内推广使用外科手术安全核查表（图 42-1 和图 42-2）。英国伦敦的研究报告显示，自采用手术安全核查表以来，外科手术死亡率从 1.5% 降至 0.8%。按照每年 234 200 000 台手术计算，其死亡率的下降意味着手术安全核查表在全世界范围内能够减少死亡近 100 万人。北京协和医院率先在国内开始使用手术安全核查表，并取得不错的效果。

8. 践行患者安全目标　根据《中国医院协会患者安全目标（2017 版）》解读，患者安全目标是倡导和推动患者安全活动最有效的方式之一，是绝大多数国家的通行做法。我国积极响应世界卫生组织世界患者安全联盟工作，中国医院协会从 2006 年起连续发布《患者安全目标》。2017 版是在历年患者安全目标的基础上，结合当前我国医院质量与安全管理工作实际，使之简明化，标识化，更具操作性。

世界卫生组织 | 患者安全

麻醉诱导前

（至少要护士、麻醉师核对）

患者是否已经确认了其身份、手术部位和名称，是否已签署手术同意书？
□ 是

是　已标记手术部位？
□ 是
□ 否

麻醉机和麻醉药品是否核对完毕？
□ 是

是否给患者进行血氧饱和度监测，该仪器运转是否正常？
□ 是

患者是否有

既往过敏史？
□ 否
□ 是

是否存在气运困难/误吸的风险？
□ 否
□ 是，所需设备/辅助人员已就位

是否存在失血量>500ml（儿童>7ml/kg）的风险？
□ 否
□ 是，已建立两条静脉通道/保留中央静脉导管，已备好液体

切开皮肤前

（护士、麻醉师、手术医师核对）

□ 确认团队的所有成员要自我介绍其姓名和职责

□ 确认患者姓名、手术名称和手术部位

手术前 60min 内，是否给患者注射了预防性抗生素？
□ 是
□ 不适用

手术前 60min 内，是否给患者注射了预防性抗生素？
□ 手术的关键步骤是什么？
□ 手术需要多长时间？
□ 预计的手术失血量是多少？

麻醉师：
□ 患者有没有特殊的注意事项？

护理团队：
□ 消毒（包括消毒指示带结果）过多没有？
□ 设备有没有问题？有没有其他的注意事项？

是否已展示必需的影像资料？
□ 是
□ 不适用

患者离开手术室前

（护士、麻醉师、手术医师核对）

护士口头确认：
□ 手术名称
□ 清点完毕手术器械、数料和针头
□ 标记手术标本（大声朗读标本标签，包括患者姓名）
□ 是否存在需要解决的设备问题

手术医师，麻醉师和护士：
□ 手术后，该患者在康复、治疗方面的特别注意事项

▲ 图 42-1　WHO 中文版的手术安全核查表

World Health Organization

SURGICAL SAFETY CHECKLIST (FIRST EDITION)

Before induction of anaesthesia ▶▶▶▶▶▶▶▶ Before skin incision ▶▶▶▶▶▶▶▶▶▶▶ Before patient leaves operating room

SIGN IN

- [ ] PATIENT HAS CONFIRMED
  - IDENTITY
  - SITE
  - PROCEDURE
  - CONSENT
- [ ] SITE MARKED/NOT APPUCA BLE
- [ ] ANAESTHESIA SAFETY CHECK COMPLETED
- [ ] PULSE OXIMETER ON PATIENT AND FUNCNONING

DOES PATIENT HAVE A:

KNOWN ALLERGY7
- [ ] NO
- [ ] YES

DIFFICULT AIRWAY/ASPIRATION RISK?
- [ ] NO
- [ ] YES, AND EQUIPMENT/ASSISTANCE AVAILABLE

RISK OF> SOOML DLOOD LOSS (7ML/KG IN CHILDREN)?
- [ ] NO
- [ ] YES, AND ADEQUATE INTRAVENOUS ACCESS AND FUUIDS PLANNED

TIME OUT

- [ ] CONFIRM ALL TEAM MEMBERS HAVE INTRODUCED THEMSELVES BY NAME AND ROLE
- [ ] SURGEON, ANAESTHESIA PROFESSIONAL AND NURSE VERBALLY CONFIRM
  - PATIENT
  - SITE
  - PROCEDURE

ANTICIPATED CRITICAL EVENTS

- [ ] SURGEON REVIEWS: WHAT ARE THE CRMCAL OR UNEXPECTED STEPS, OPERATIVE DURATION, ANTICIPATED BLOOD LOSS?
- [ ] ANAESTHESIA TEAM REVIEWS: ARE THERE ANY PATIENT-SPECIFIC CONCERNS?
- [ ] NURSING TEAM REVIEW: HAS STERILITY (INCLUDING INDICATOR RESULTS) BEEN CONFIRMED? ARE THERE EQUIPMENT ISSUES OR ANY CONCERNS?

HAS ANTIBIOTIC PROPHYLAXIS B EEN GIVEN WITHIN THE LAST 60 MINUTES?
- [ ] YES
- [ ] NOT APPUCABLE

IS ESSENTIAL IMAGING DISPLAYED?
- [ ] YES
- [ ] NOT APPUCABLE

SIGN OUT

- [ ] NURES VERBALLY CONFIRMS WITH THE TEAM
- [ ] THE NAME OF THE PROCEDURE RECORDED
- [ ] THAT INSTRUMENT, SPONGE AND NEEDLE COUNTS ARE CORRECT (OR NOT APPUCABLE)
- [ ] HOW THE SPECIMENIS LARELLFD (INCLUDING PATIENT NAME)
- [ ] WHETHER THERE ARE ANY EQUIPMENT PRORLEMS TO BE ADDRESSED
- [ ] SURGEON, ANAESTHESIA PROFESSIONAL AND NURSE REVIEW THE KEY CONCERNS FOR RECOVERY AND MANAGEMENT OF THIS PATIENT

▲ 图 42-2 WHO 英文版的手术安全核查表

三、从医院层面的策略思考

1. **从基本的设备条件做起** 手术室最基本的装备要求，虽然不一定要达到发达国家的高端标准，但诸如：氧气供应，SpO_2、$P_{ET}CO_2$、气道压力测定，基本的循环监测（心电图，心率，血压），体温测定，吸引器，面罩人工呼吸器，基本的运输监测设备等是必须具备的。术后有可能出现呼吸抑制的患者，一定要有 SpO_2 并配有报警装置；医院手术室必须配备困难气道处理的仪器设备，必须配备心脏除颤的设备。

2. **基本的人员配置及训练** ①围手术相关服务需要配备足够的相关人员：进行入院时的相关手续及登记。这样患者的相关信息就会以电子化的方式在全院的电脑系统得以查询。该患者以前就诊的历史资料也可以调出来供麻醉医师参考。②麻醉前准备护士：手术室巡回护士必须熟悉当天的外科手术，患者的外科体位，麻醉方式，是否有特殊设备

需要，是否需要血液制品。在诱导麻醉时，巡回护士也应该时刻准备给麻醉医师提供帮助。③麻醉技术员：必须非常熟悉各种麻醉相关的仪器设备，各种耗材的陈放位置，各种非控制药物的位置。尤其是与困难气道相关的仪器设备必须每天检查，保证其功能的完整性。每个麻醉科定期安排 1 位有经验的麻醉医师对麻醉技术员进行培训。④麻醉医师：手术前必须熟悉患者的病情及相关伴发疾病，了解外科的治疗方式及可能发生的问题。对手术中及手术后可能发生的问题，包括外科和麻醉可能的并发症，需要有应对的措施和备用手段。尤其是气道方面的可能困难，手术中心血管功能衰竭，需要有应急准备。

3. **平时要有紧急预案** 紧急预案是美国医院都必须有的机制。麻醉科是紧急预案的重要组成部分。紧急预案应该至少包括以下几个方面：①天灾：水灾、火灾、地震；②停电；③大众灾难（突然有大量外伤患者）；④恐怖袭击。

4. **定期培训麻醉医师的危机处理能力** 如果有

模拟训练中心设施，这方面的训练就会容易些。遗憾的是国内很多医院尚无模拟训练中心，但这方面的定期训练仍需落实。以下几种危机的处置能力尤为重要：①恶性高热（MH）。中国目前大多数医院尚无 MH 的特效药"丹曲林"，训练如何处理突发的 MH 就尤为重要。②困难气道。每位麻醉医师都必须熟悉手术前的气道评估，如果是困难气道，必须有周全的应对措施（plan A），并且要有抢救措施（plan B），人员方面必须有足够经验的麻醉医师准备随时提供帮助。麻醉医师不是非要熟悉每一种困难气道的工具，但必须有一套自己非常熟悉，在紧急情况下有自信使用的困难气道的工具。困难气道处理是麻醉领域永恒的一个课题。③过敏性休克。过敏性休克是围术期相对常见的一个危急状态。肾上腺素是首选的药物。④心力衰竭。围术期出现心力衰竭是较常见的，尤其现在的外科手术患者年龄越来越大，病情越来越重。麻醉医师应该非常熟悉各种强心药物的特点，适应证和禁忌证，用法和用量。⑤腰麻平面过高。腰麻平面过高是相对较常见的麻醉紧急状态，可以由腰麻引起，也可以是硬膜外麻醉引起，还可能是其他神经阻滞引起（如深颈丛阻滞麻醉）。⑥手术室火灾。手术室火灾虽然罕见，但最近几年国内发生过好几起手术室火灾。2008 年 12 月 17 日 19:22 台大医院的 4 楼失火，起火原因乃是医疗器材库房上方的电线走火，导致全院 1300 多名患者紧急疏散。上海宝钢医院 2011 年 8 月 24 日 22:00 许发生一起手术室火灾，1 名正在接受截肢手术的全身麻醉患者不幸身亡。外科病房大楼其他的大量住院患者被迫纷纷撤离，所幸期间未造成更多其他人员受伤。⑦手术室停电。手术室停电虽然不常见，但也并不罕见。通常状况下一旦外来电力供应中断，医院的备用发电机马上开始供电。因此，每个手术室需要准备手电筒作为短暂供电。

5. 加强麻醉学科的建设　麻醉学科既是医院的平台学科也是医院的枢纽科室。建设得好的麻醉学科可以支撑医院很多其他学科的发展。相反，麻醉学科有可能成为其他学科发展的制约因素。现代麻醉学科除了在医院手术室提供外科麻醉之外，还提供胃肠内窥镜室操作的镇静、心导管及其他心脏操作的镇静、产科人流室及放射科介入室操作的镇静，并进入各种其他需要舒适化治疗和检查的科室。麻醉学科现在还提供急性、慢性疼痛诊疗。并且，麻醉学科还参与全院各科会诊，是外伤抢救以及心脑肺复苏工作中的中坚力量。所有这些都对麻醉学科的专业水平和科室管理及运作提出了更高更严的要求，也带来更多的职业压力。

6. 建立并完善隐患及事故的上报和登记系统　国内的医院应该鼓励所有工作人员上报隐患及事故，对上报者不应该加以惩罚而应该予以表扬。害怕上报以致自己被惩罚是多数人的心理。

四、从科室层面的策略思考

医务人员是医疗行为的直接参与者，做好人才管理是提升医疗质量的根本。人才管理包括两部分，一是构建人才需求模型，二是建立目标导向人才培养体系。

1. 构建人才需求模型　通过 5 个步骤完成。①分析科室业务单元的现状，梳理业务单元之间的横向和纵向关联，明确当前人才需求；②确定科室的战略定位和发展方向，预测未来新业务单元的拓展，分析未来人才需求；③构建既满足当下需求又有利于未来发展的人才需求模型；④分析现有人才的当前胜任力和未来胜任力，找出现有人才配置与需求模型的差距；⑤确定人才培养目标，减小人才供需差距。

2. 建立目标导向人才培养体系　人才需求模型清晰地展现出了人才培养的目标，人才培养体系的建设要以人才培养目标为导向。遵循"全面培养与重点培养相结合""技术性能力培养和非技术性能力培养相结合"的原则。

(1) 全面培养：全面培养的目的是提升所有医务人员的基础能力，提高科室的整体医疗服务质量。包括对科室所有业务单元全部医务人员的统一培养，如无菌观念的培养、患者术前核查意识的培养；针对特定业务单元所有医务人员的培养，如针对所有临床麻醉医师麻醉理念的更新、针对所有 PACU 护士的术后护理技能培训等。

(2) 重点培养：重点培养是针对科室人才供需差距较大的部分进行的有针对性的培养。包括针对重点业务的培养，提升特定的业务水平，如针对科室特色开展专科化培训；针对重点人才培养，在科室内部培养骨干人才，必要时培养专业化人才，构成科室的核心架构，并可以根据梯队建设的需要破格赋予相应的权责，如在人才断层、人才结构呈现梭形的情况下，选拔人才进行重点培养，使人才结构趋于梯形。

(3) 技术性能力的培养：技术性能力包括临床理论知识和实践能力，是提升临床业务水平保障临床质量的根本。科室应根据业务特点和人才需求模型展现出的人才供需差距，确定技术性能力的培养内容，并依据前述全面培养和重点培养相结合的原则，有针对性的制订培养计划。

(4) 非技术性能力的培养：麻醉过程中常出现各种需要做出迅速处理的紧急情况，在这些危急状态下影响患者安全的因素除了医务人员的技术性能力外还包括诸如抗压能力、知识提取速度、沟通能力等众多非技术性能力，因此，非技术性能力的培养是麻醉科人才培养中非常重要的一项内容。危机资源管理是发现非技术性能力缺陷和提升非技术性能力的重要手段，危机资源管理可以采用多种形式，包括视频学习、模拟演练、模拟人培训等。麻醉科可根据科室实际情况采取相应的培训方式。

3. 制度落实方面　根据卫生部门的相关规定及科室运转过程中的实际经验，将直接关系到患者安全的医疗制度和流程作为科室核心制度，包括分级授权制度、术前访视制度、知情同意制度、安全核查制度、术后随访制度等。临床医疗的高风险特性通过严格执行临床核心制度来进行风险的有效防范，核心制度运行的各个环节可以借鉴航空管理等容错性很低的行业的管理经验，通过科学制定、严格执行、有效监督形成闭合式管理。

(1) 科学制定：依据卫生部门对医疗核心制度的相关规定并结合麻醉专科特点、科室特色等，分析直接影响患者安全的临床医疗活动流程、操作规范等，分析直接影响患者安全的临床医疗活动流程、操作规范等，依据科室现有的人员结构、技术水平，制定出科学化、可操作性强的制度。

(2) 严格执行：核心制度要彻底地不打折扣地执行。对于仅限于麻醉科医务人员执行的制度，科室领导和上级医师必须以身作则，例如术前访视制度、知情同意制度；对于需要多科协作的制度，应

与相关科室沟通达成共识或由行政机关以制度性文件形式推进，麻醉医师要坚守原则促进实施，如三方核查制度。

(3) 有效监督：制度执行的初期以促进医务人员的习惯养成为目的，辅以科室管理小组的日常监督，做到多说明、多讲解、多示范、多强调。之后以奖惩措施配合日常监督确保制度的落实。

(4) 灵活制定配套制度：除了临床核心制度，还有众多与患者安全不直接相关的行政配套制度，包括休假制度、排班制度等。通过灵活制定配套制度缓解医务人员工作压力，激发医务人员工作热情，促进医务人员创造性的发挥。这类制度的制定以保障临床安全为前提，在不违反医院相关规定的基础上，根据麻醉科特色，充分尊重个性需求，发挥个体特长，营造人性化工作环境。

五、麻醉医师的个人技能、职业素养和行为

医务人员的个体因素是影响单次医疗服务质量的关键因素。一般来说应做到以下几点。

1. 术前了解手术患者的病理生理状态　需要外科手术治疗的患者，常常合并有其他可能影响其生理功能的并存或伴发疾病。为了能够让患者安全顺利地接受外科手术，麻醉从业人员必须对患者的各种合并疾病有深入的了解，熟悉患者的病理生理改变，药物使用现状，以及其他相关的资料，一旦发生异常情况，麻醉医师就能够正确处理。

2. 术前麻醉医师与患者的交流　术前向患者或家属详尽解释手术麻醉期间可能发生的问题是非常重要的一个环节。让患者对自己即将接受的外科手术和必需的麻醉状态，以及与之相随的固有不良反应和适当的期望。有研究表明，不切实际的过高的期望是发生医疗诉讼非常的重要因素。

3. 手术前麻醉准备　外科手术前充分的麻醉准备是实施安全且高品质麻醉的必需环节。

(1) 麻醉机：不管当天的外科手术是全麻还是阻滞麻醉或者静脉用药镇静，麻醉机都必须常规检查。全麻是所有其他麻醉方法的最终抢救措施。

(2) 麻醉所需设备的检查：根据手术的范围，除麻醉机外其他麻醉所需设备有很大不同。以心脏

手术为例，可能需要检查的仪器包括：心电监护、SpO_2、血压测定仪，压力传感系统，心排出量测定仪，脑氧合量测定，液体加温系统，经食管超声（TEE），等等。

4. 麻醉所需药物　常用的麻醉药物在配备好以后，一定要标记药名、浓度、配备时间。有些在术中乃至术后可能需要的药物，都需要在术前准备好待用。对于不太常用的药物，需要术前熟悉其用法用量及可能的不良反应。可能带来灾难性后果的药物，就需要特殊标记，并放在可靠的位置，比如鱼精蛋白，如果在体外循环状态下给药，有可能导致全身栓塞引起死亡。

5. 麻醉计划　麻醉医师在任何手术之前都必须有详尽的计划。对于不熟悉的外科手术，需要熟悉手术的基本内容，必要时与外科医师联系，讨论决定最合适的麻醉方法。对于不熟悉的外科医师，如果某种外科手术可能有多种麻醉方式，也宜事先与外科医师商量，熟悉外科医师习惯的麻醉方式。麻醉计划还包括气道处理的计划，术中液体处理及血流动力学管理和术后镇痛计划。

6. 手术中警觉　麻醉医师及围术期从业人员维持高度的警觉性是保证患者安全的最重要的因素。这就是美国麻醉医师协会（ASA）把警觉性放在ASA 的会标中的原因。随着科学技术的发展，现在有一些麻醉从业人员过分依赖麻醉监测仪器，而放松了术中术后的警觉性，再加上中国现在存在严重的麻醉医师短缺，在职麻醉医师劳动负荷很重，在职疲劳也可能会影响高强度长时间的警觉性。

六、结语

在中国，提高麻醉和围术期安全需要从多个层面进行努力。规范的制度、流程的制定和落实是保障整体医疗服务质量的重要因素，科学的质量管理工具是提升医务人员培训质量、促进制度落实的重要手段。在医疗质量管理建设的过程中，要从"人的因素"出发，提升医务人员的理论水平和实践水平，从"系统建设"的角度出发，用制度和流程规范医务人员的医疗行为，同时应用科学的管理工具发挥医务人员的主观能动性，促进制度的落实和改进，最终构建"以人才为基础，以制度为保障，以工具为动力"的人才、制度、工具三位一体的质量管理体系。在国家政策层面，需要在全国范围内实施住院医师规范化培训和统一考核，制定行业的从业标准和相关的条例，建立国家级和区域性麻醉数据资料库和建立全国性麻醉登记和质量监测中心，建立全国通行的手术室最低装备标准，麻醉监护标准和人员最低配置标准，在全国范围内或区域性会议上安排建立动手教学及模拟教学，大规模采用实施 WHO 建议的核查单，在麻醉前、术前和术后进行有外科、麻醉、手术室护士参与的三方核对。在医院层面，医院管理层必须给麻醉科及手术室配备最基本的仪器设备，并给围术期相关部门配置得到足够训练的从业人员；任何一个麻醉科及医院在平时都要有紧急预案，包括应急机制和应急人员；麻醉科室内部需要定期培训麻醉医师的危机处理能力，因为麻醉学科作为医院的平台学科，既肩负着保障围术期患者安全的重要任务，又是危急重症患者抢救成功的重要保障，麻醉科质量管理水平直接决定了医院医疗质量，因此医院领导层必须认识到加强麻醉学科建设的重要性。建立并完善隐患及事故的上报和登记系统，是改进围术期患者安全的重要手段。提高麻醉医师的个人技能及职业素养和行为，毫无疑问是提供患者安全的重要环节。麻醉医师在术前必须了解手术患者的病理生理状态，术前麻醉医师与患者的交流，让患者及家属理解手术和麻醉可能带来的不良反应。麻醉医师在外科手术前有充分的麻醉准备是实施安全且高质量麻醉的关键，手术过程中麻醉医师及围术期从业人员维持高度的警觉性也是保证患者安全的至关重要的因素。只有多层面的系统努力，围术期安全才可能有整体的提高。

（何　旋　黄亚医　肖兴鹏）

第43章　麻醉期间突发事件保障制度的建立与思考

近年来，医疗卫生事业的不断发展，患者对医疗质量和医疗期望值的要求不断提高，医疗纠纷现已逐步成为当前社会热点问题之一。医疗纠纷是指医患双方在疾病诊疗过程、治疗结果等相关问题存在争议的情况，其发生多因医患双方对医学知识的不对称，既有患者及其家属对医疗认识的不足，也有医务人员的医疗水平和态度及医院诊疗条件等方面问题。当医疗纠纷上升到医患冲突，即双方因为分歧而产生不适当的，甚至暴力侵犯对方合法权益的行为，后者常使医院的正常医疗程序面临巨大威胁，并严重影响医院的形象与品牌，从而引发医院危机。

一、麻醉期间突发事件的医疗纠纷现况

据报道，全国有73.33%的医院出现过患者及其家属殴打、威胁、辱骂医务人员的现象，61.84%的医院发生过患者去世后，家属在医院内摆花圈、设灵堂等现象。医疗纠纷可能发生于患者就诊的各个时期，而围麻醉期医疗纠纷已有多次报道。2013年2月22日一名41岁产妇在佛山妇幼保健院手术中死亡，死者家属为此和医院发生纠纷，坚持认为是医务人员诊疗不当。2014年8月10日，湘潭县妇幼保健院发生一起产妇死亡事件，家属破手术室门而入，媒体失实热炒引得全国关注，事后证实该产妇死于羊水栓塞。2014年10月19日，一产妇在阳新县三医院做剖宫产手术时死亡，死者亲属40余人到医院燃放鞭炮、燃烧纸钱、摆放花圈，并非法停尸，严重扰乱了医疗秩序。围术期不良事件时有发生，但有些事件最终医患双方和平解决，而有

些则是上升到医疗纠纷，甚至对簿公堂。

二、当下医疗纠纷的特点

1. 医疗纠纷数量逐年增多，程度愈发激烈，规模增加，处理难度不断增大。发达国家的医疗纠纷发生率远高于我国平均水平，也高于北京、上海、深圳等发达地区，但是发达国家少有类似我国严重的医疗纠纷恶性事件。

2. 患方损害赔偿更为突出，索赔金额不断攀升；患方解决纠纷的方法趋向暴力化、专业化，随意打砸医疗设施、肆意辱骂、殴打医务人员，导致医务人员伤残、甚至死亡的现象屡见不鲜。中国医院协会的有关调研报告显示，近几年来，我国暴力伤医事件逐年递增，发生过暴力伤医事件的医院比例从2008年的47.7%上升至2012年的63.7%。

3. 受职业医闹等不良风气的影响，医疗纠纷波及面越来越广，负面影响也越来越大。

4. 媒体为吸引眼球，失实报道、不当宣传甚至过度炒作，错误引导社会舆论。

三、麻醉期间医疗纠纷成因分析

1. 医方因素

(1) 医务人员医疗技术不精、工作负荷过重：统计显示，医务人员由于医疗技术不精造成医疗损害引发医疗纠纷的占11.6%。这些医务人员中很多人每天工作量大、精神压力也大，有的医疗技术水平低、临床经验不足，造成漏诊、误诊或者错诊等情况。麻醉医师因技术不精，术前对患者机体整体

情况未做到有效评估，未能选择最佳麻醉方式，可直接造成患者及其家属身心损害，最终导致医疗纠纷的发生。

(2) 医务人员在诊疗过程中与患者沟通不足：疾病的转归并非都是痊愈，在诊治过程中难免会出现诸如医疗意外或者医疗并发症等现象进而使患者病情加重乃至死亡，然而由于医方与患方在医疗信息上高度的不对称，如果医生对手术及麻醉的预期效果、潜在风险等有关事项没有尽到合理的告知义务，就极有可能使患方没能意识到手术及麻醉风险，从而产生错误认识，产生过高的预期值，当围麻醉期出现突发情况时难以承受，不能理解医方的处理，最终引发医疗纠纷。

(3) 医务人员素质不高，缺乏应有的职业道德：围术期患者和家属往往都是高度紧张的，他们更加需要医务人员耐心开导，缓解紧张情绪。但医务人员每天要面对大量的患者，进行长时间高强度的劳动，因此有时会疲乏困倦，与患者交流时可能出现态度不好、语言生硬、缺乏耐心甚至有时训斥等问题。我国麻醉医师高强度的工作也经常让人忽略术前访视患者时对其心理的疏导，而这些因素都是患者对医务人员产生不满进而引发医疗纠纷的原因所在。

(4) 医疗机构制度不健全：医疗机构管理制度不健全，没有建立预防和处理医疗纠纷的有效机制。在处理医疗纠纷时医院管理者往往选择息事宁人，对患者的诉求妥协退让，愿意以赔偿换取医院的平安，而不是从根本上去解决问题，去减少围术期不良事件的发生。

2. 患方因素

(1) 随着人民生活水平的提高和社会的老龄化，心脑血管疾病的发病率和死亡率也逐年升高，并有患者年轻化趋势，因此患者在就诊时可能已经合并多个系统疾病，但因为医学常识缺乏，不了解现代医学的局限性，往往对治疗的预期值偏高，同时不能很好地接受可能存在的手术以及麻醉风险，当手术或麻醉相关并发症发生时，往往难以接受，认为是医务人员的技术问题或者失职造成的，最终诱发医疗纠纷。

(2) 患者的维权意识不断增强，但有时维权方式不对。公众获取疾病相关信息的途径不断增多，

更多时候对医务人员保持一种怀疑态度，医务人员在诊疗过程中有违反法律、法规或者诊疗护理规范造成患者人身或财产等损害时，患方就会主动采取行动维护自己的权益。其中也有部分患者是迫于高昂医疗费用，无理取闹，夸大医方过错甚至是歪曲事实，索要高额赔偿。

3. 社会因素　医疗卫生发展水平有限，对疾病的诊断和治疗存在一定的误诊率和漏诊率；机体疾病发展的差异性，疾病的转归并不完全相同，围麻醉期可能出现的突发情况多种多样，并不能达到零风险。医疗体制不健全，政府对公立医疗机构的投入严重不足，很多医院过分注重效益，采取"以药养医""以检养医"的方式来获得自身的发展和壮大，随之而来的是患者医疗费用不断上升，高额的医疗费用大大超过患者的承受能力，患者对医护人员极易产生不信任感，医患矛盾随时发生；另一方面，某些医院在处理纠纷时不能第一时间尽快解决，引起患者强烈的不满。当围术期突发事件最终引发医疗纠纷时，有些科室为了自身利益，选择规避风险，转移矛盾，将纠纷的矛头指向其他科室，而不是选择共同面对纠纷。

四、麻醉期间突发事件的医疗纠纷调节与维权

围麻醉期突发事件时有发生，医疗纠纷时有发生，医患矛盾也有愈演愈烈之势。为了化解医患矛盾，全国各地颁布了许多政策法规，采取了各种措施手段来调节医疗纠纷。

国务院 2002 年 4 月发布的《医疗事故处理条例》中规定，对医疗纠纷处理采取和解、行政调解、诉讼等方式，但这造成了实践中的和解具有极强的任意性，在行政调解中，很多时候患方难以支付额外的医疗事故鉴定费用而让卫生行政部门难以判定是非；而民事诉讼时间冗长、花费高昂、程序烦琐，使得医患双方，特别是患方不愿意通过诉讼的方式解决医疗纠纷。上述三种调解方式都存在优缺点，单纯凭借一种模式去解决所有的医疗纠纷问题是不可取的，公信力强，能客观公正地维护医患双方的利益，同时社会资源耗费少以及调解成本小是当前衡量医疗纠纷调解模式是否合适的重要

标准。

医患本是一家，但在医疗纠纷不断涌现的当今社会，医患双方都是受害者。目前全国各地都在探索相对合适的医疗纠纷解决办法，在我国实践中有北京模式、上海模式、天津模式、南京模式以及宁波模式等五种典型的医疗纠纷调解模式，由于纠纷日趋复杂，只有整合多方面力量，如卫生、司法、公安、保险等，才能维护好双方利益，以相对好的办法解决纠纷。合理划分责任，消除医患双方对立情绪，综合考虑双方的利益，将矛盾转移，方能缓解医患矛盾。《中华人民共和国人民调解法》明确规定"经人民调解委员会调解达成的调解协议，具有法律约束力，当事人应当按照约定履行"，确认了人民调解的法律地位，为医疗纠纷人民调解提供了法律保障，对于严重的纠纷，此组织可作为客观、独立的第三方，及时参与医疗纠纷调解工作。

五、麻醉期间突发事件相关保障制度的建立

围麻醉期突发事件的发生存在一定的偶然性，一旦发生引发医疗纠纷的可能性极大，这也容易导致一些其他不良影响。其一，为避免纠纷的发生，越来越多的麻醉医生选择防御性医疗，即其医疗的出发点已经从原本的患者利益变成了回避风险，维护自身利益，导致越来越多的麻醉医师拒绝高风险麻醉，暂停手术，而此防御性医疗最终导致的后果是麻醉医师与手术医师之间矛盾的加剧，患者医疗成本的提高，医患矛盾的加剧，最终导致医疗纠纷的形成。其二，加重医方的经济负担，目前我国医院赔偿费是二级、三级医院的医疗责任赔付构成的主要部分，而医疗保险对医疗纠纷赔偿的风险分担并不明显。2011—2013 年两年间，27 所二级以上医院平均每年医疗纠纷赔付总额为 2431.2 万元，其中医疗保险赔偿费用 614.4 万元，占 25.27%；医院赔偿费用 1728.1 万元，占 71.08%；其他赔偿费用 88.7 万元，占 3.65%。我国绝大多数的医疗损害纠纷赔偿是由医院、科室及涉事医务人员本人分担，这无疑给医方带来了巨大的经济压力。其三，增加麻醉医师的心理负担，在中国医疗纠纷的解决过程总是漫长的，而医疗过失受害患者及其家属在等待赔偿的过程中可以通过多种方式影响麻醉医师的工作，如漫骂、侮辱、恐吓甚至是极端暴力行为，这极大地影响了麻醉医师的工作情绪；同时，医疗纠纷对麻醉医师个人的职业前途也影响较大，个人承担的相应医疗赔偿费用对于一个普通的麻醉医师常是一个天文数字。因此，制定围麻醉期突发事件相关保障制度，减少医疗纠纷的发生，维护医患双方利益是极其必要的。

在全球范围内，医疗纠纷皆是高发的状态，且补偿金额也是相当高。2013 年美国医疗事故所产生的赔偿金额总计 35.8 亿美元，平均每起赔偿额为 225 221 美元；在意大利，医院每年花费超过 100 亿赔偿因医疗过失而受害的患者。在很多国家，医方可以通过医疗责任保险转移赔偿风险，赔偿与医方的关系明显减少，是可以将医方从医疗纠纷矛盾中解脱出来的有效方法，明显减少医方经济赔偿的压力。然而医疗责任险在我国实施过程中遇到许多困难。我国综合性大医院医师数量比较大，每年因医疗过失承担的赔偿数额大，但是相对稳定，赔偿风险波动相对较小，如若仅仅依靠医方自行购买医疗责任险，这将是一笔巨额投资，因此综合性大医院对医疗责任赔偿风险转移的需求相对小医院更小一些；另一方面，目前只有很少的保险公司愿意承接医院医疗赔偿业务，即便承担，也存在相关责任保险限制较多、理赔手续冗繁、赔偿到位延迟、理赔方式单一等诸多问题，医方、患方以及保险承担方满意度都不高。

在医疗纠纷预防处理过程中，充分发挥保险的社会管理和经济补偿功能，无疑会有助于预防和化解医疗纠纷，在医疗责任险的具体实施过程中，有些问题仍然需要解决，比如风险发生的不确定性和不可预测性，当年缴纳的保费不可能和当年的实际赔付准确匹配，应如何科学公正地厘定保费金额，是统一固定标准还是选择浮动机制？谁来承担高额的医疗责任险的保险费用，是政府、医院还是医师个人，或者是三方达成一定比例共同承担？是一次性终身投保还是定期缴纳？当发生医疗纠纷时，应当根据什么标准确定具体的理赔金额？如何提高保险公司的理赔效率，将医方从医疗纠纷中尽快解脱出来？

六、麻醉期间突发事件预防策略

围麻醉期突发事件应给予高度重视，处理不当可引起患者严重并发症，最终导致医疗纠纷的发生。要预防其发生，可以从以下几个方面考虑。

1. 充足的人力资源　有数据显示，我国麻醉医生队伍缺口约 20 万人，人员短缺使得很多麻醉医师都处于巨大的工作压力之下，麻醉医师猝死的报道已有多例。当出现突发事件时，如若出现人员不足，或是麻醉医师分身乏术时，突发事件引起不良事件的发生率极有可能上升。

2. 规范医疗工作　将日常工作规范化，抢救药品及设备应齐全，定期更新及维护；科室制定围麻醉期突发事件处理的临床路径，制定成文，定期学习，人人知晓。

3. 培育合格的麻醉医师　院方及科室应注意加强医务法制教育，加强防范医疗纠纷意识教育，减少或杜绝医疗差错事故及纠纷的发生；麻醉医师术前仔细了解病史，评估可能的风险，术中加强生命指征的监护；定期参与科室或外院组织业务能力培训，加强业务能力的学习，提升个人能力，让自己在面对围麻醉期突发事件时可以冷静、合理地选择相关处理措施，减少患者可能受到的不良影响。

4. 明确麻醉医师资格分级授权管理制度　实行麻醉医师资格分组授权管理，责任到每一位医师，建立能力评价与再授权机制；如遇高度风险麻醉，须经科内讨论，科主任同意后报医务科，由医务科决议自行审议或提交业务副院长审批；遇急诊手术麻醉，在权限级别内可实施，若遇高风险或预期麻醉超出自己麻醉权限级别，应紧急报告二线值班，必要时向科主任上报，前提是不得延误抢救时机。

5. 及时有效的沟通　围麻醉期突发事件发生时，应及时与手术医师沟通，双方共同配合，步调一致，解决问题，在文书记录方面也要注意相关记录的真实性与统一性；同时，应及时与患者家属沟通，告知病情的变化及可能出现的并发症，当需要进一步处理或相关操作时，征得患者家属的知情同意；在并发症出现后，也要及时告知家属，建立有效的沟通平台，取得家属的理解与信任，将医患矛盾降到最低。当围麻醉期突发事件造成的影响不可避免时，医方应积极处理与面对可能发生的医疗纠纷问题，及时有效地做好患者及家属的心理疏导工作，建立医患双方有效的沟通平台，正确引导患者尊重和理解医护人员的劳动，公正、客观、理性地对待医疗行为可能出现的各种风险，预防患者及其家属可能出现的过激行为，必要时由第三方调解机构介入，同时保护医患双方的合法权益，维护正常的医疗服务秩序，共同建立和谐健康的医患关系。此外，医院宣传部门也要加强与媒体的沟通工作，指导媒体对医疗纠纷客观、真实地报道，正确引导各种舆论。

（陶　红　余奇劲　陈　烨）

第44章 血荒时围术期患者输血需求的自救与调控策略

血荒指血液偏型或血库的供血量严重不足，而呈现告急现象。曾经血荒只是偶尔发生的应急事件，目前血荒的存在已经是举国上下不容忽视的事实，它不分血型、时间和地点，其可以导致围术期患者输血需求无法保障，以致手术患者安全备受威胁。无疑，血荒时围术期患者输血需求如何保障已经成为一个严峻的社会问题。

一、围术期患者输血需求的特点

1. 输血需求客观存在性　围术期患者在术前存在严重贫血、手术期间异常出血、手术操作复杂或时间较长及手术部位失血量过多等情况下，麻醉医师或手术医师均会申请给患者输入适量的血液（全血或成分输血），以求增强患者的载氧能力或血管内的渗透压，从而减少相关的并发症；若遇到大量失血的急诊手术患者，则血液的保障供给直接影响患者的生存质量。

2. 确定性与不确定性并存　围术期患者若术前已经存在输血的适应证，则术前备血、术中输血实属必要；然而手术期间患者的病情或手术进展存在诸多的变数，这无疑造成输血需求具有极大的突发性与时间和量的不确定性。

3. 输血需求对象和需求量剧增　随着我国改革的深入和国力的增强，大量原先限于经济能力未进行治疗的患者开始寻求手术治疗，一些用血大户例如肝移植手术也广泛开展。目前仅一次肝移植就需要使用红细胞9000ml，按每个献血者献200ml计算，相当于45个人的献血量。

4. 时间紧迫性　围术期患者一旦因突发事件而需要输血，均表现为十万火急，比如大血管破裂、手术方式改变而出血量超过预期、弥漫性血管内凝血功能障碍发生等。

5. 威胁患者生命安全　若输血已是解决围术期患者病情的最佳或者唯一手段，血液的供给保障直接决定患者的安危。

二、血荒时围术期患者输血需求无法保障的危害

血荒的发生必然造成围术期患者输血需求难以全面保障，从而激发诸多问题的恶化。

1. 增加手术患者死亡风险　目前为止，无论是人造血，还是人工合成胶体，均无法完全代替人体自身血液的成分和功能。围术期患者机体的血液若稀释到一定程度，而得不到及时的血液成分的补充，必然发生全身组织缺氧而致多种相关严重并发症，最终导致患者死亡。

2. 不利于需要输血手术患者的预后　血荒时围术期患者机体血液成分无法短时间依靠外源途径补充，机体自身通过造血系统的代偿生成需要一定的时间。在这期间患者由于血液相关成分比如凝血因子的不足，而致机体凝血功能欠佳，伤口渗血较多，患者预后必然受到影响。

3. 引发医患纠纷　血荒时由于血液的无法保障，一些估计围术期存在输血需求患者的手术时机极有可能会被手术医师或麻醉医师反复推迟；手术时机的推迟不影响患者的生存质量则患者及其家属可以接受，若手术时机的推迟影响患者的生存质量或器官功能，则存在医患纠纷随时发生的隐患。

4. 激化社会矛盾　血荒时在一定区域内该地区中心血站掌握的血液资源必然有限，通常这些血液资源调配给所谓"大医院"或公立医院的概率较大，而所谓的"小医院"或私立医院则血荒加剧。在血荒之前若手术患者或其家属已经响应国家无偿献血的号召而献血，这次自己或亲人面临手术而无血源保障，则相应的社会矛盾凸显。

5. 滋生不良社会现象　血荒时围术期患者输血需求越突出，则变相卖血和非法采血等违法犯罪行为越多。这将极大地增加输血并发症发生率，尤其是促进血液疾病的传播。我国某些地方"艾滋病"村的出现已是血的教训。

三、血荒时围术期输血需求的自救措施

血荒时为了保障围术期患者的输血的刚性需求，应采取科学措施加强术前、术中自身血液的合理利用，极大减弱对外源性血液供给的依赖。

1. 术前自体备血　手术患者在自身病情符合自体输血适应证的情况下，有计划地进行术前采血储备，术中再根据手术进展输入其体内，目前在许多医院已经开展，不仅有效缓解了围术期用血矛盾，而且避免了异体血输注引起并发症的风险。

2. 术中运用物理方法减少出血　四肢手术止血带的运用，颅内、胸腔、腹腔手术期间止血纱条的使用，各种手术期间电刀、超声刀的运用，控制性降压方法的应用以及腔镜技术的大量开展，均能有效减少手术期间失血量和降低围术期输血的需求。

3. 术中化学方法防治出血　在患者术前无血液疾病和存在发生血栓风险的情况下，目前多种止血药物和血液保护药物已在围术期运用，其一方面能预防围术期出血，另一方面能在一定程度治疗手术创伤性出血。

4. 术中失血的回收　围术期患者的血液未被污染或非恶性肿瘤患者，在很多医院已经开展术中自体失血回收输注技术，极大程度减轻了血荒的危害。

四、血荒时围术期输血需求的调控与管理

1. 需要输血手术患者的合理分流　根据手术患者的病情和居住地建议患者错开手术时间和手术医院，一方面既没有放弃疾病的治疗，另一方面也在一定程度缓解了血荒带来的不利影响。

2. 患者输血与献血理念的更新　我国居民受几千年封建思想的影响，认为血乃神圣之物，一方面害怕主动抽血而影响健康，另一方面过分担心自身血液的不足而盲目要求输血。这些思想无疑不利于献血工作或术前自体备血的开展和导致围术期输血标准的放宽，最终血荒时增加血源困难，甚至加剧有限血源的消耗。为了更新患者输血与献血理念，医务工作者宜加大血液相关知识的普及力度，同时学校可以开展输血与献血方面知识的讲座或课程。

3. 患者亲人自愿自助献血模式的尝试　目前一些医院在血荒期间，迫于围术期患者输血需求和安全保障的巨大压力，已经尝试开展手术患者亲人自愿自助献血。这一举措有利也有弊。每个家庭中成员数目不一，尤其是独生子女家庭或者孤寡老人家庭，手术患者亲人中没人符合献血条件时怎么办？患者亲人自愿自助献血模式在具备条件的情况下不失为一良策，但医院的公立性不能缺失，毕竟满足围术期患者输血需求不完全是患者私人的事情。

4. 科学输血的培训　针对血液资源紧张的局面，几乎所有的医院都对医务人员进行科学合理输血培训，力争做到输血时机的准确掌握和患者输血指征的严格控制，这样有限血资源得以节约，有利于集中和统一调配，以求围术期患者输血需求得到最大限度的满足。

5. 围术期调控输血需求管理组织的成立　围术期输血的决定者由麻醉医师承担，这已经在很多地方达成共识，但是血荒时面对围术期输血需求，某个医疗单位有限的血资源由谁来调配和向谁配给却存在争议。血库血资源充足时，输血科的工作轻松；血荒时输血科面对指责最多，其也不愿意承担围术期手术患者无血供给的责任。血荒时，围术期用血的矛盾其实是整个医院的事情，医院管理者需要责无旁贷地成立专门机构或指定特定部门承担医院血资源的调控；医院专门机构或特定部门面对全社会的血荒，务必围绕围术期患者输血需求的特点制定可行、有效的应急措施。政府相关部门宜协调区域内血资源的最佳分配与利用。

6. 围术期患者自救措施与纠纷的处理　血荒

时，围术期患者相对地接受了更多的医疗措施，一方面期待提高围术期医疗质量，另一方面却增加了医疗风险，可谓双刃剑。血液保护剂抑肽酶曾一度广泛用于心血管手术期间的血液保护，让众多患者大量减少了围术期输血，然而其可怕的过敏反应也夺取了一些患者的生命，最终被禁止临床运用。面对类似的尴尬事件，医患双方需要知情同意与沟通，患方和医疗管理方需要共同的仲裁机构解决纠纷。

7. 围术期输血需求的保障与相关法律制度的完善　血荒这一新问题的出现，说明我国无偿献血模式急需改进。血荒已经引发了修改《献血法》的讨论。《献血法》自 1998 年实施，至今已有 15 年了。这部不到 3000 字的法律对于中国血液事业的发展起到了巨大作用。然而，随着情况的变化，它的局限和弊端也越来越明显。关于无偿献血的种种新问题也亟待法律来回答。目前大多数人认为《献血法》修改的关键集中在建立几个制度，这些制度包括安全前提下保质保量的采血制度、激励制度、管理制度（政府管理、血液机构的管理、医疗机构的管理、保障机制）、信息平台制度、临床用血制度等。血荒闹到一定程度将引起社会的不安定，其远非一个单纯的医学问题，与之相应的其他法规的制定亦刻不容缓。

五、结语

在我国现阶段，随着医改的深入，全国用血需求将不断攀升，血荒有其存在的历史必然性，而围术期患者输血的刚性需求一直客观存在。血荒的破解，匹夫有责。在血荒期间，若全社会动员，各级政府部门积极应对，医院管理者、医务人员、患者及其家属同舟共济，加强沟通与理解，则围术期患者的紧急输血需求得以有效满足并非难事。

（余奇劲　朱宏飞）

第45章 手术患者麻醉前心理危机的应对

一、心理危机的定义

当个体遭遇重大问题或变化发生使个体感到难以解决、难以把握时，心理平衡就会打破，正常的生活受到干扰，内心的紧张不断积蓄，继而出现无所适从甚至思维和行为的紊乱，进入一种心理失衡状态。危机反应主要表现在生理上、情绪上、认知上和行为上。生理方面，如肠胃不适、腹泻、食欲下降、头痛、疲乏、失眠、做噩梦、容易惊吓、感觉呼吸困难或窒息、阻塞感、肌肉紧张等。情绪方面，常出现害怕、焦虑、恐惧、怀疑、不信任、沮丧、忧郁、悲伤、易怒，绝望、无助、麻木、否认、孤独、紧张、不安，愤怒、烦躁、自责、过分敏感或警觉、无法放松、持续担忧，害怕染病、害怕死去等。认知方面：常出现注意力不集中、缺乏自信、无法做决定，健忘、效能降低，不能把思想从危机事件上转移等。行为方面：呈现反复洗手、反复消毒、社交退缩、逃避与疏离，不敢出门、害怕见人、暴饮暴食、容易自责或怪罪他人、不易信任他人等。

手术为一种极具威胁性的应激源，常可导致外科患者在手术前产生强烈的心理应激反应，表现为术前1d甚至数天睡眠质量差，心情复杂、烦闷，即术前患者普遍存在焦虑和恐惧等心理危机。手术患者麻醉前的心理危机不可避免地导致手术患者和其家属产生比较剧烈的生理与心理应激反应，这些反应过于强烈，可对神经、循环及内分泌等多个系统产生重要影响，严重干扰手术、麻醉的顺利实施，影响患者的治疗效果，术前如何正确分析患者的心理危机和采取必要的干预措施是医务人员面临的重要课题。

二、手术患者麻醉前心理危机的原因分析

手术患者麻醉前的心理危机是导致患者生理失衡，影响手术与麻醉顺利进行的重要因素，严重影响手术患者生命安危，务必找出麻醉前影响手术患者心理危机的原因，加以防范。

1. 手术患者麻醉前心理危机的主观原因 ①对手术效果、预后及其相关并发症的担心；②对麻醉效果及其并发症的担心，尤其是既往有不满意麻醉经历或平素怕痛患者的表现更为明显；③特殊群体，小儿离开父母的不习惯，对陌生环境的恐惧、害怕及害怕打针等，老年患者对自身状况、对疾病及经济负担可能考虑得更多些；④部分患者对其手术部位暴露时产生羞涩、紧张心理，尤其是须暴露隐私部位时表现得更明显等，这亦可造成或加重患者的心理负担。

2. 手术患者麻醉前心理危机的客观原因 ①手术可能造成患者躯体功能障碍，乃至社会角色的改变等；②高额的医疗费用尤其是在经济不宽裕的家庭表现更明显，而家庭关系不和谐，缺乏亲人、配偶的关爱、照顾、理解和体贴，均能给患者造成或加重心理危机；③目前部分媒体对一些医疗事件的不准确报道使患者对医务人员信任度下降，以及对医务人员技术水平存在担心等。

三、手术患者麻醉前心理危机的危害

手术患者麻醉前的心理危机不仅给患者带来严重不适，而且还严重影响麻醉和手术的进一步开展，甚至危及患者生命，其危害不言而喻。

1. 手术患者麻醉前过度心理危机对正常生理功能的影响　麻醉前心理危机的一个重要危害是对正常生理功能的影响，使机体抵抗力下降，对手术和麻醉耐受产生不利影响，甚至给我们医疗工作增添困难；另外，麻醉前过分紧张常持续至手术中，有些患者表现为肌肉特别紧张，这会给手术增加一定的难度和风险，同样给麻醉医生术中管理带来麻烦，常需增加药物剂量或使用更多种类的安定镇静类药、麻醉性镇痛药等来满足手术要求，给患者自身增添了麻醉风险。

2. 手术患者麻醉前过度心理危机对痛阈的影响　焦虑、恐惧、缺乏信心及周围环境的不良刺激都可影响患者的痛阈，焦虑过重者会使交感神经系统激活过度，引起一系列生理变化，干扰麻醉及手术，影响预后。一个人的焦虑越严重，机体的痛阈越低，心理高度恐惧的患者对疼痛的敏感性增高；此外，痛阈的降低亦增加患者痛苦体验，不仅不利于术后康复，也可能增加对下次手术的恐惧心理。

3. 手术患者麻醉前过度心理危机对其他方面的影响　有研究表明，心理紧张影响人体免疫系统的功能，可导致伤口愈合延迟；并且过分紧张可影响胃肠道的蠕动，增加术中呕吐，甚至误吸风险，同时也会使术后肛门排气时间延长，增加患者的经济负担，也不利术后恢复。

四、手术患者麻醉前心理危机的应对策略

麻醉前有效的心理干预可以改善患者的心理状态，增强其战胜疾病的信心，提高对手术的认识，有利于麻醉和手术的顺利进行，有利于患者的康复。手术患者麻醉前的心理危机原因是多方面的，需要医护人员从多方面入手防范。

1. 手术医生对麻醉前患者心理危机的干预　针对患者术前的心理特点，手术医生应该与其多交流，在术前1d进一步沟通，除签署必要的相关医疗文件外，还需尽量解除患者及家属的紧张不安心理，耐心听取患者的意见和要求，向患者阐明手术的重要性和必要性，并对手术的安全作出肯定性的保证，使患者获得安全感，减少患者对手术效果、预后及相关并发症的担心。根据不同病情和治疗情况，手术医生应该采取有针对性的心理干预措施。

2. 麻醉医生对麻醉前患者心理危机的干预　麻醉医生在进行术前访视时，除签署必要的相关医疗文件外，对患者进行心理干预、疏导是必要的，首先要向患者解释麻醉的方式及选择，简要说明麻醉的操作过程，对拟在神经阻滞或椎管内麻醉下施行手术的患者，须交代配合麻醉的特殊体位，使患者对麻醉有初步的正确了解，增加患者对麻醉医生的信任感，减轻心理负担，解除不必要的顾虑；另外，如需全麻，由于很多患者或家属对其存在不正确认识（在患者年龄偏小时表现得更明显），麻醉医生应该进行必要的解释以消除误解。

3. 病房护士对麻醉前患者心理危机的干预　针对患者术前的负性情绪，病房护士亦须采取一定的干预措施：①针对焦虑，可以采用国内外常用的认知行为疗法；②针对抑郁，可帮助患者认识到其认知过程中所存在的自我贬低的思维方式并努力改变，及时阻断负向思维；③针对缺乏社会支持的患者，加强社会支持，帮助患者与家人建立密切联系，鼓励患者多与家人、朋友及其他患者沟通，如实表达内心需求，同时尽可能帮助患者提高对社会支持的利用度。

4. 手术室护士对麻醉前患者心理危机的干预　手术室护士对手术患者进行术前访视可增强患者对医务人员的信任，提高患者对护理工作的满意度。

5. 其他人员对麻醉前患者心理危机的干预　患者家属、朋友应协助医务人员做好心理护理和疏导，在患者面前态度要从容不迫，使患者有安全感，增加其战胜疾病的信心等。医院陪护人员、接送人员等在与手术患者接触时也应适当跟患者沟通，态度要亲切，言语要得当，并做一些必要的解释工作。

（余奇劲）

第46章 麻醉医师与围术期患者的人文关怀

围术期，患者由于多方面的原因常忧心忡忡、顾虑重重，因而难免出现紧张、抑郁、焦虑和恐惧等不利于麻醉和手术的心理反应。目前有些医院麻醉科医师在工作中却忽略了手术患者的这些心理反应，不进行术前访视、术中关心患者和术后随访等工作，或进行了这些工作而态度冷漠，造成围术期患者严重缺乏人文关怀。随着现代医学模式由传统单纯的生理医学模式快速向生理—心理—社会医学模式的转变，围术期迫切需要麻醉医师对患者实施必要的人文关怀。

一、围术期麻醉医师人文关怀缺失的原因分析与思考

1. 历史原因　我国部分麻醉医师不重视围术期患者的人文关怀有其一定的历史原因。很多麻醉医师长期受到生物医学模式的束缚，唯技术论至上，手术过程被看作单一的技术过程，医患关系被视为单一的技术关系；而忽视了患者的人权和尊严，忽视了与患者沟通的重要性，也就是忽视了对患者的人文关怀。

2. 客观原因　随着现代医学的发展，人们疾病意识的增强，公民医疗保障体系的完善，目前各家医院的手术量日益增多，麻醉医师每天的工作量也随之繁重。作为一名麻醉医师，每天的精力也是有限的，在过度繁忙之后，根本就无过多精力和时间顾及患者的心理感受，更谈不上很好地关心患者。再加之科室工作安排的随机性强，或当天手术时间过长，无法保证麻醉医师按部就班地工作。在疲惫的工作状态下，麻醉医师想有效开展围术期患者的

人文关怀，也可谓心有余而力不足。

3. 思考　为了麻醉医师能有效地开展围术期患者的人文关怀，笔者认为以下两方面的工作务必做好：一是对麻醉医师进行系统的围术期人文关怀相关知识的培训，让他们认识围术期对患者实施人文关怀的重要性，同时掌握人文关怀相关知识，知道如何有效地实施人文关怀；二是医院（科室）管理者制定合理的工作制度，使麻醉医师能有章可循，从而有条不紊地开展工作，实施围术期患者的人文关怀。

二、围术期麻醉医师对患者实施人文关怀的必要性

1. 社会发展的需求　现代医学模式由传统的生物医学模式已经快速向生物—心理—社会医学模式转变，针对患者的诊疗方式也逐渐从以患者的"病"为中心转变为以患者的"人"为中心。新医学观点更注重对生命的关爱和对人的关怀，患者就医期间人文关怀显得尤为重要。

随着社会的发展、时代的进步和就医环境的改善，患者对医务工作者的要求也在不断提高，不仅要求其具有精湛的专业技术，而且还要求其具有全面的人文知识。调查研究显示，对患者满意度造成影响的前四位因子是：医术（30.1%）、人文关怀（26.8%）、费用（18.4%）、后勤保障及伙食（14.7%）；调查资料的分层分析显示，患者对医院最关注的是医疗技术和人文关怀。由此可见，医务工作者实施人文关怀的意义是非常重大的。围术期对手术患者有效实施必要的人文关怀是麻醉医师义不容辞的责任。

2. 患者心理和生理的需求　围术期患者普遍存在着不同程度的紧张、抑郁、焦虑和恐惧等心理活动。据对 500 例术前患者精神状态的分析，60% 的患者对手术存在各种疑虑、急需得到解答，50% 以上的患者感到恐惧，31% 的患者担心手术对今后健康有损，38% 的患者害怕手术引起生命危险，17% 的患者对麻醉产生恐惧，12% 的患者顾虑术后疼痛、呕吐难忍。术中更是如此，由于患者接受的手术不同，其心理负担也大相径庭：身体裸露的患者会产生受人侵犯、不被尊重心理，而出现紧张、抑郁情绪；生理功能丢失（如子宫、乳房切除）的患者会因为家庭或社会的压力，而出现焦虑、恐惧的心理；肢体丢失的患者会因为担心日后生活困难，而出现悲观、压抑的情绪；乙肝、梅毒、结核等传染病患者会因为受人歧视、被人排斥，而出现悲观、被动的局面；小孩和老人会因为离开家人的关爱与呵护，而出现孤独、无助的感觉。术后因担心恢复情况，这些心理活动依然存在。若这些紧张、抑郁、焦虑和恐惧等心理活动得不到合理的解除，必然会对患者的生理功能造成巨大的影响，这些影响对麻醉医师来说同样至关重要。围术期患者不利的心理活动对其生理的影响主要体现在以下几个方面。

(1) 对心血管功能的影响：研究表明，过度的紧张、抑郁、焦虑和恐惧等心理活动，会使体内的自主神经功能发生紊乱，迷走神经活性减弱，交感神经活性增强和下丘脑—垂体—肾上腺轴功能增强，可引发一系列生理病理改变，如儿茶酚胺过量分泌、脂类代谢紊乱、血管活性物质释放等，使得外周血管收缩，心肌收缩力增强，心输出量增加，出现血压升高、心率增快；严重者会导致心肌缺血，甚至心律失常。

(2) 对消化系统功能的影响：当机体处于紧张、抑郁、焦急、恐惧等状态时，机体的神经元会处于高度紧张的状态，严重者其消化系统将会出现与胃肠功能紊乱相似的特征。患者主要表现为功能性消化不良、肠痉挛、腹泻等症状。

(3) 对内分泌功能的影响：手术前长时间的紧张、害怕和焦虑使得机体内分泌严重失调，很多患者会出现口干、舌燥、大汗和尿潴留等症状；其中以女性显得尤为突出，由于"脑皮层－下丘脑－垂体－卵巢－子宫生殖"的神经内分泌系统调节的失衡，部分女性甚至会出现月经失调。

(4) 对大脑功能的影响：过度的紧张、抑郁、焦虑、恐惧等心理活动，会使大脑局部供血不足，供氧不够，部分患者会明显感觉到头昏头晕，严重者甚至会引起脑卒中。

(5) 对免疫系统的影响：有资料显示，精神紧张时机体内 CD3、CD4、CD8 的平均百分比较精神松弛阶段均有明显降低，表明情绪紧张会明显削弱人体细胞的免疫功能。

三、围术期麻醉医师开展人文关怀的重要性

围术期患者之所以会出现紧张、抑郁、焦虑和恐惧等心理活动，主要与以下因素有关：病情的严重程度、手术成功与否的关心、术后疼痛程度及医师的态度等。麻醉医师担负着围术期患者重要脏器的功能保护和维持，可谓手术期间患者生命安全的守护者，首先应当解决的就是采取措施尽量消除患者紧张、抑郁、焦虑、恐惧等心理活动对麻醉和手术的影响。其次才是对患者实施有效的麻醉措施。围术期实施人文关怀，并不是要求麻醉医师去做什么感天动地的大事，也不是要求其做什么惊世之举，而只是要求其能踏踏实实地为患者做好自己的本职工作。围术期麻醉医师对患者有效实施必要人文关怀有利于消除不良心理反应对患者生理产生的负面影响，有利于患者以最佳的身心状态参与手术，有利于医疗服务质量的提高，有利于增加患者对医务人员的满意度。

四、围术期麻醉医师对患者实施人文关怀的具体措施

围术期麻醉医师应主要在三个阶段根据各个患者的实际情况实施相应的人文关怀，即术前访视、手术室中、术后指导和随访，其具体做法如下。

1. 术前访视　麻醉医师主要是通过对患者的术前访视来进行麻醉方式的选择和麻醉的评估。麻醉医师在接触患者前必须先通过阅读病史，详细了解患者的身体情况、经济状况、文化程度、家庭背

景、社会背景，并向主管医师了解患者目前的心理状态、情绪以及对疾病的认识。麻醉医师进病房时务必仪表端庄，态度热情亲切，主动向患者及其家属介绍自己，耐心细致地解答患者及其家属的每一个问题，以取得他们的信任；同时告诉患者手术室的大概环境、条件及手术时间，减少患者对完全陌生环境的恐惧和盲目等待所致焦虑。

在麻醉知情同意书签字时，麻醉医师应该详细地向患者或其代理人讲解麻醉方式的选择和麻醉中所潜在的风险、相应的麻醉并发症及处理措施；讲解时宜注意态度和语言的艺术性，应表示出对患者及其家属处境的同情和心情的理解，在感情上与之产生共鸣，进一步赢得他们的信任和理解。

2. 手术室中 患者进入手术室时，一般都会感到非常紧张、焦虑和害怕。在患者情况允许的条件下，让患者自己步入手术室也可以一定程度上缓解焦虑。为减轻患者对陌生环境的不安和恐惧，手术室内可以播放轻柔的或是根据患者喜好选择的背景音乐。若拟对患者采取椎管内麻醉，在测定麻醉阻滞平面时麻醉医师可以改变传统的针刺法，而采用更为人性化的方法，如用酒精棉签试温度觉，这种方法既可靠又可以减少患者的痛苦。

除全身麻醉外，患者在麻醉过程中多半是清醒的，麻醉医师对清醒患者实施人文关怀主要体现在点点滴滴的小事中，例如：①尊重患者的人格和尊严，尽可能用清洁的敷料或巾单遮盖患者的隐私处；②通过适当的交流，让患者了解麻醉程度及手术的大概进展情况，从而产生积极主动的心态，避

免产生"人为刀俎，我为鱼肉"的悲观情绪；③适当应用麻醉辅助药物减轻患者的焦虑和不适感，消除患者对恶性刺激的记忆。

对全身麻醉的患者，在进行气管插管前，麻醉医师可以在气管导管的套囊上涂少许盐酸利多卡因凝胶，防止患者在麻醉恢复期不能耐受气管导管而烦躁不安；尽量避免过早停止麻醉药物的应用，以免让患者在疼痛中进行手术；让患者在舒适的环境中自然苏醒，不要采用粗暴的气道内刺激、暴力拍打或大声喊叫的方法催醒患者；患者苏醒后，麻醉医师应对其进行安抚，直到送返病房。

3. 术后指导和随访 麻醉医师对手术后患者的人文关怀主要体现在术后正确的指导和及时的随访。术后良好的休息对患者顺利康复至关重要。对椎管内麻醉的患者，麻醉医师要叮嘱其回病房后先平躺 6h，以预防麻醉相关并发症的发生。如果患者有什么疑虑，麻醉医师一定要耐心地为之讲解。对全身麻醉的患者，要根据其麻醉恢复状况合理指导睡眠，不要千篇一律的要求 2h 内禁止睡眠。

麻醉医师术后及时随访是临床麻醉工作中较为薄弱的环节。许多麻醉医师认为患者出手术室后相关的问题就应该由病房医师负责。其实，由于专业的不同，很多年轻的外科医师可能根本不能解决麻醉后的相关问题，在临床工作中由于麻醉医师和病房医师沟通不足而造成的医患纠纷和医医纠纷时有发生。因此，麻醉医师必须要及时进行术后随访，详细了解患者有无麻醉并发症；同时还需要表达一下慰问之情，对患者而言，这也是一种心灵上的鼓舞和精神上的支持。

（余奇劲　陈　烨）

第47章 手术前预防性应用抗生素的现状及思考

手术前预防性使用抗生素已成为预防与减少手术切口部位感染有效措施之一。根据抗生素使用原则，抗生素应用要有明确的适应证和禁忌证，在临床工作过程中应特别注意。同时，预防性应用抗生素若时机选择不当，不但会增加手术麻醉的相关风险，而且还会降低患者手术治疗的质量。该文就手术前预防性使用抗生素的现状及有关问题予以综述及思考。

一、手术前预防性应用抗生素的依据

根据中国有关卫生主管部门制定的抗生素应用指南，外科手术预防性应用抗生素的基本原则为：根据手术野污染情况决定是否预防用药；清洁手术根据情况而定，清洁 – 污染手术及污染手术则要应用抗生素。通常在清洁手术患者术前 0.5 ～ 2h 给药，或麻醉开始时给药，使手术切口暴露时局部组织中已达到足以杀死手术过程中侵入切口的细菌的药物浓度。若手术时间 > 3h，或失血量 > 1500ml，可在手术中追加使用。抗菌药物的有效覆盖时间应包括整个手术过程和术后 4h，总的预防用药时间 ≤ 24h，个别可延长至 48h。手术时间较短的清洁手术，术前只需用药一次。目前有研究指出，乳腺癌手术患者术前预防性应用抗生素可有效降低感染发生率及术后并发症，而术后应用抗生素并无显著降低感染率和术后并发症的作用。在腹部择期开放性手术、骨折切开固定术、经腹子宫切除等多种外科手术中皆有类似报道。还有报告指出，术后应用抗生素并没有显著降低感染发生率，反而有可能增加术后并发症的发生。因此，手术前给予患者一定剂量的抗生素对于降低手术切口感染率、提高医疗质量、减少患者痛苦和经济负担是极其必要的。

二、抗生素与麻醉药物的相互作用

根据有关用药指南，药物配伍使用时存在一定的禁忌，如喹诺酮类抗生素能抵制 γ- 氨基丁酸与其受体的结合，因此与凯芬配伍使用时可能会导致患者"抽搐"；氨基糖苷类与肌肉松弛药同时使用会加强肌肉松弛药物对神经肌肉的阻滞作用、延长苏醒的时间、加重麻醉反应等；头孢拉定与琥珀胆碱、利多卡因、苯妥英钠、间羟胺等麻醉有关的药物也存在配伍禁忌。另外也有研究指出，腰麻过程中配合使用抗生素时不良反应发生率显著上升。严重者可出现心力衰竭、过敏性休克等。全国第九次临床麻醉知识更新学习班暨学术研讨会指出，麻醉过程中有可能出现的过敏 / 类过敏反应是导致患者发生严重并发症和死亡的重要原因，其中 1/3 与麻醉有关。

由于个体的差异性，麻醉药物应用于人体后，部分患者会出现不良反应。临床上常用的全身麻醉药物之一在使用时偶会出现诸如局部注射痛、肌阵挛、呼吸暂停、低血压、血栓性静脉炎等不良反应，而配伍芬太尼使用时更会出现喉痉挛、呼吸抑制、心动过缓、过敏性药疹、痉挛抽搐、四肢强直、注射后头晕恶心等症状。局部麻醉药物（主要为利多卡因、布比卡因）则可能由于误入静脉或过量引起血清药物浓度过高，出现中枢神经兴奋型或者抑制型反应。兴奋型反应多表现为精神紧张、多语好动、烦躁不安、气促，稍重者有窒息感，严重者甚至出现心率加快、血压急剧升高或波动剧烈、肌肉震颤、惊厥、呼吸肌痉挛、心律失常等症状，最终则发生呼吸、心搏停止；而其抑制型毒性反应虽较少见，但因其临床症状较隐蔽，主要表现为意识淡漠、嗜睡，甚至意识突然消失、呼吸变浅、变慢，严重者心率 < 50/min，出现心律失常，最终心搏停止。

麻醉药物自身可能导致的不良反应与手术前运用抗生素导致的不良反应混杂在一起，有时不易鉴别，增加临床处理的难度。近年来，越来越多研究表明，抗生素与麻醉药物一起使用容易发生过敏性休克及类过敏性反应，而且两者混用时，患者麻醉诱导用药导致的生命体征变化与抗生素不良反应呈现的体征变化常常混淆，如呼吸减弱、血压降低、心率减慢等。麻醉药物与抗生素配伍使用时，一方面可能影响药物彼此的疗效，另一方面由于患者已进入麻醉状态，出现不适时没有主诉，极大地影响麻醉医师的判断，因此有些麻醉医师不愿甚至拒绝在手术前预防性使用抗生素。

三、手术前不规范使用抗生素可能产生的围术期不良后果

不论是抗生素还是麻醉药物在单独使用过程中都有可能出现不良反应，两者同时应用时，加上患者个体的差异性，围术期患者更易发生诸多不良的事件，如高热、癫痫样发作、谵妄、寒战、神经系统损害、血液及造血系统损害、肝损害、肾损害、大疱性表皮、坏死松解、过敏性休克，严重者甚至死亡。这要求相关医务人员在临床实践中务必认真规范地使用抗生素。

然而，临床实践中由于药物种类繁多、药品名称与商品名称不符、术前医嘱书写不规范、临床医师对预防性应用抗生素指征不明确、执行时间不确定等多方面因素，术前预防性运用抗生素在实际操作中存在很大程度的不规范。这样的医疗行为对患者而言，可能意味着严重的手术并发症及麻醉并发症，甚至是死亡；对麻醉医师而言，则可能意味着麻醉复杂性的提高、准确判断患者生命状态的难度增高、麻醉过程中精神压力的增加及麻醉并发症发生风险的提高；对外科医师而言，则可能意味着手

术的中止、术中失血及相关手术风险的提高和术后并发症的增加。

四、术前预防性应用抗生素前后相关医疗责任及纠纷问题的思考

1. 手术前预防性应用抗生素应由谁负责　由于术前预防性应用抗生素多在麻醉前 0.5 ～ 2h 给药，或麻醉开始时给药，这便提出一个问题：预防性使用抗生素应由谁负责使用？其使用者可能是三类人：外科医师、手术室护士、麻醉医师。①外科医师提前下好医嘱，在病房由护士执行。但由于各种原因导致手术开始时间无法确定，这在很大程度上影响了临床医师有效地手术前预防性应用抗生素；外科病房护士执行医嘱，然后带入手术室，患者转接进入手术室的路途中可能会出现抗生素不良反应，在缺乏抢救条件的环境下极有可能对患者的生命造成威胁。②手术室护士使用。由于对抗生素用药知识欠缺、外科医师与手术室护士沟通协作不当，如医嘱书写不规范等，加之工作程序烦琐、角色认知欠缺、执行时间不确定等原因导致手术室护士不能按抗生素用药指南规范用药。③麻醉医师应用。麻醉医师的本职工作是麻醉，配合外科医师手术的需要，遵医嘱使用抗生素往往并不在其职责范围内。虽然麻醉医师在手术过程中可以更加有效快捷地观察患者情况，术中根据抗生素使用情况及时追加用药，但是麻醉医师在紧张的工作中往往会忽略或者遗忘。此外，这也要求麻醉医师直接开出抗生素处方，并在术前访视患者时仔细观察抗生素皮试效果，这便极大地增加了工作的复杂性与烦琐性。

2. 术前知情同意由谁负责谈话　术前知情同意制度是争取患者及家属对围术期相关事件理解、支持、配合的重要内容，也是预防医疗纠纷不可或缺的医疗程序。对于手术前抗生素的应用及其可能引发的不良后果都应该成为术前谈话的内容，只有取得患者或患者家属的知情同意及配合后方可开展。目前，无论是外科医师术前谈话，还是麻醉医师、手术室护士术前访视，都有一个告诉患者手术相关信息的过程，再加上抗生素是在手术室中使用而非病房，此谈话及家属签字由谁来负责实施也是一个

需要明确、但在临床实际工作中尚未明确的问题。

3. **手术前预防性应用抗生素的时机选择** 调查研究指出，术后应用抗生素预防切口感染的作用显著低于术前半小时应用抗生素。因此，临床多采用麻醉前使用抗生素，或者确定切皮时间时可选择在麻醉诱导完成后使用抗生素。抗生素应用指南提出，术前预防性应用抗生素是在术前 0.5～2h 给药。然而有病例报告指出，麻醉诱导与抗生素输入同时进行易引起单纯皮肤症状、支气管痉挛、低血压、抽搐、类过敏反应、肌松时间延长等不良反应。这对准确把握手术前预防性应用抗生素的时机提出了挑战。

4. **术前抗生素使用后产生的并发症由谁来处理** 手术前预防性应用抗生素若在麻醉诱导前，患者出现不适，此时需要专业的临床医师以及专业的护理人员在场，积极对症处理。这时是否需要通知病房的主管医师来处理呢？如是在麻醉诱导后出现持续性低血压、呼吸抑制甚至循环衰竭等问题，这便要求麻醉医师在保证动态监测患者生命体征变化前提下，首先排除麻醉原因，调整患者麻醉深度及辅助用药，若情况还未好转，则有可能是抗生素不良反应，立刻停止用药。这种情况下麻醉医师能否要求手术医师来到手术室共同处理患者病情呢？

5. **手术前预防性应用抗生素导致的医疗纠纷如何解决** 手术前预防性应用抗生素不规范会对患者及其家属、医疗工作团队都造成很多困扰。术前医患沟通不充分和围术期针对抗生素产生的并发症处理不当都是医疗纠纷的诱发因素。据有关专家分析，我国医疗纠纷产生后一般通过以下几种方式解决：自行协商、行政调解、诉讼、人民调解等。然而，手术前预防性应用抗生素导致医疗纠纷时无论采取何种解决办法都有其自身的利弊：自行协商医患双方知识不对等，协商结果缺乏一定法律效力；行政调解缺乏中立方，调解范围窄；诉讼成本高、周期长和刚性化，医患双方的隐私得不到保障；人

民调解最常用，但是工作弹性大，标准难统一，缺乏一定权威性。规范手术前预防性抗生素的使用可最大限度地减少有关不良事件的发生，是最佳的医疗纠纷解决途径。

6. **手术前预防性应用抗生素引发的医疗纠纷由谁买单** 手术前预防性应用抗生素引发的不良反应导致的并发症最终引起医疗纠纷时，一个现实的话题再次摆上台面：谁应该对纠纷担起主要责任？患者不良事件的发生地为手术室，那么是否就认为应由麻醉科或手术室的医务人员来承担责任呢？手术前预防性应用抗生素是手术医师的医嘱，那么是否应由手术医师负责呢？患者若在麻醉前发生了抗生素不良反应，是否就认为麻醉医师无责任而手术室护士有责任呢？患者若是在麻醉后发生抗生素不良反应，是否存在麻醉医师与手术医师责任区分不清呢？因此，医院相关管理部门有必要对这项工作有一个系统的责任统筹与规划，使手术医师与手术室医务人员各司其职、协调配合、最大限度地保障手术患者的利益，这是一个值得深思和急需解决的现实问题。

五、结语

在临床上，术前预防性应用抗生素已经成为一些大型开放性手术有效预防或治疗感染的辅助措施。要实现在围术期规范和合理地使用抗生素、提高医患双方的安全保障、避免上述多种不良后果的出现，应首先提高医务人员对术前应用抗生素的重视、明确上述几点有争议性的问题。医院管理部门应完善相关管理规定、制定科学合理的术前抗生素使用规范及相关临床操作路径、统筹安排、多科室协调合作，使各相关科室医护人员能明确自身职责、依照规定开展工作，从而提高麻醉医师、手术医师及护士的责任感及工作效率，为患者提供优质的医疗服务。

（余奇劲　陶　红）

第48章　我国麻醉医师亚健康问题及对策

WHO 的一项全球性调查证实，大部分国家真正健康的人仅占 5%，患有疾病的人占 20%，而 75% 的人处于亚健康状态。随着现代医学模式的转化及医疗纠纷的增多，医疗人员所承受的工作压力越来越大，成为亚健康易感人群。有研究显示，医疗人员相对于普通居民而言，其健康状况相对较差，亚健康发生率在不同职业中比较高（57.28%）。随着近些年医疗技术以及医疗器械的发展，各种复杂手术全面启动，麻醉科作为医院内唯一与所有外科科室进行合作的独立临床科室，其重要性不言而喻，但因高强度的职业压力、对医疗诉讼的担忧、睡眠剥夺及人际关系处理棘手等原因，麻醉医师会经常处于一定程度的生理或心理疾病状态。因此，麻醉医师在临床医师群体中更易遭受亚健康的威胁。

一、亚健康状态的种类

据文献报道，亚健康状态分为躯体、心理、人际交往三类，主要表现为：躯体症状为主的躯体性亚健康状态、心理症状为主的心理性亚健康状态和人际交往中不良症状为主的人际交往性亚健康状态。

1. 躯体性亚健康状态　躯体性亚健康状态主要表现为慢性疲劳症状。疲劳是导致亚健康的第一因素。1994 年美国疾病控制中心根据疲劳时间长短将"自我报告的持续时间在 1 个月或 1 个月以上的疲劳"称为"长时间疲劳"，将"自我报告的反复发作或持续 6 个月以上的疲劳"称为"慢性疲劳"。据一项对医疗人员慢性疲劳综合征情况的分析发现，急诊、重症及相关科室危险因子较高。国外一项对麻醉医师的调查显示约 24.6% 的医师经常感受到工作压力超负荷，57% 的麻醉医师存在疲劳的症状。麻醉医师因工作原因的特殊性，其慢性疲劳症状具体可以表现为失眠、头痛、精力减退、血压增高，在围麻醉期间注意力不集中、对紧急事件应对能力降低。

除慢性疲劳之外，麻醉医师躯体性亚健康状态还可以表现为：身体免疫功能下降或失调、肌肉松软、脱发、视力下降，而女性麻醉医师除上述表现外，还可出现月经周期紊乱、乳腺增生、高血压、代谢性疾病等。有研究表明，部分麻醉医师会产生一种职业倦怠。职业倦怠症是职业工作者在长期工作重压之下产生的一种身心俱疲、能量被耗尽的感觉。国内一项调查显示，医师中有 31.6% 存在轻度倦怠，36.4% 存在中度倦怠，7.7% 存在重度倦怠。法国一项调查研究显示，临床麻醉医师的职业倦怠症发生率高于麻醉室护士，且女性麻醉医师发生率高于男性。

2. 心理性亚健康状态　心理性亚健康状态最常表现为焦虑。一项全国范围内 12 个城市 30 家医院的医师睡眠问题调查研究发现，医师群体存在严重的睡眠问题。其中，在由于睡眠问题影响日常生活的 1304 例医师中，精神疲惫者占 53.6%，焦虑烦躁者占 48.5%。由于麻醉医师在围麻醉期间及值班期间需要时刻警惕突发情况的发生，加上医疗科学技术更新速度快，外科医师对于麻醉更高的要求和患者家属对于麻醉效果的期待，麻醉医师会长期处于精神高度紧绷状态，这些因素很容易使麻醉医师处于焦虑的状态。

除了上述表现外，麻醉医师心理亚健康还可表现为：记忆力下降、情绪低落、恐惧、精神压力大、压抑等，严重者甚至有自杀念头。据国内一项调查显示，医师中有 73% 感到精神压力大，62% 存在记忆力下降，57.8% 存在睡眠障碍，21.0% 存在压抑感。也有报道指出医务工作者由于工作压力大自杀率高于普通人群。麻醉医师工作强度高，精神压力大，心理亚健康状态可想而知。

3. 人际交往性亚健康状态　人际交往性亚健康状态主要表现为：交流的频率下降、关系不稳定、心理距离变大、社会适应能力降低、经常自我封闭而不愿与人沟通、孤独冷漠以及处世冲动。随着医疗行业的快速发展，医院之间、科室之间以及麻醉医师之间的竞争越来越激烈，麻醉医师在人际交往方面出现的问题也越来越多。如果麻醉医师不能很好地与患者及患者家属、外科医师、科室主任进行有效沟通，一旦在实施麻醉的过程中遇到问题，便不易达到临床操作的最佳状态，严重时甚至产生医疗纠纷。由于目前医患关系紧张，很多麻醉医师选择尽量规避风险，有时甚至会拒绝实施某些麻醉。

二、麻醉医师亚健康的原因分析

1. 主观原因

(1) 家庭因素：一项关于医疗人员与亚健康相关因素的调查表明：医疗人员中家庭关系紧张者亚健康发生率（67.09%）明显高于家庭关系和睦者（46.53%），提示家庭关系可影响亚健康的产生。众多临床医务工作者中，麻醉医师长期处在麻醉科室，长期 24h 值班，受术前访视手术患者、术后观察等因素影响，麻醉医师陪家人的时间相对其他职业有所减少，家庭矛盾增多，这自然会影响麻醉医师的工作状态。若处理不当，不仅会影响工作情绪，严重者甚至会将个人情绪带到工作之中，恶化了自己与同事或患者之间的关系。而紧张的家庭关系容易引发抑郁、精神状态不佳，长此以往会导致人身心俱疲而进入亚健康状态。

(2) 性格因素：性格内向的医师倾向于沉默，将所有问题压在心里，不愿与他人交流，因此承受更大的心理压力，容易产生消极、悲哀、恐惧的心理，导致亚健康。相反，性格开朗阳光、乐于助人、乐观向上、积极进取、勇毅不屈等则有利于预防亚健康。麻醉医师如果不能很好地调适自己内心的负面情绪，而将其长期积压在自己内心便容易导致亚健康的产生。

(3) 生活习惯：有些医师养成了不良的生活习惯，如吸烟、喝酒、缺乏运动、生活无规律等，不良的生活习惯会降低自身免疫力，扰乱机体生物节律，让人产生不同程度不适感。有研究显示：医疗人员中，吸烟者亚健康发生率（70.13%）明显高于不吸烟者（52.89%），饮酒者亚健康发生率（66.10%）略高于不饮酒者（51.00%），而经常参加体育锻炼者亚健康发生率（48.15%）明显低于不参加锻炼者（67.86%）。由此可见，具有不良生活习惯的麻醉医师也容易处于亚健康状态之中。

2. 客观原因

(1) 工作环境与压力：据国外研究报道，医护人员中有近一半的人处于高压状态，其概率是普通人群的 2 倍，麻醉医师的职业压力也在不断增加，其职业紧张与压力是其进入亚健康状态的主要原因。随着知识与信息的爆炸式发展，以及医学模式的改变，麻醉医师面临的压力与挑战与日俱增。麻醉医师的工作压力是指麻醉医师在围麻醉期间所承受的紧张或威胁。主要来自于 3 个方面：①麻醉医师经常面临危重患者的抢救，这要求麻醉医师时刻高度谨慎、高风险、高负荷、高压力。②医学技术的整体发展，外科医师操作技术和水平对麻醉医师提出更高的要求。③家属、患者的意愿有时会与医疗原则相矛盾，在一定程度上挑战麻醉医师的精神承受力。

麻醉医师因工作环境的特殊性，在临床工作中其健康受到严重的潜在威胁。由于麻醉医师的职业暴露性，在手术室经常会面临诸如锐器损伤、肌肉劳损、电击损伤、辐射损伤、噪声烟雾等物理性危害，CO 中毒、麻醉废气、消毒剂等化学性危害，艾滋病、乙肝、结核病等生物性危害，这些客观存在的职业性危害严重威胁着麻醉医师的身心健康。

(2) 医患关系：目前紧张的医疗环境和医患关系让麻醉医师在实施麻醉过程中承受着巨大的心理考验。患者麻醉过程中的不合作、某些传染性疾病或者术前进食的隐瞒等使得麻醉风险提高，而家属对于医师的不理解以及不合理要求、医疗暴力如威胁或殴打也在强化麻醉医师在麻醉过程中心理上的紧张程度，使其判断能力受到影响，导致麻醉医师处于亚健康状态。中国医师协会的医患关系调研报告显示，74.29% 的医师认为自己的合法权益得不到保护，认为当前执业环境"较差"和"极为恶劣"的分别达到 47.35% 和 13.28%；近 3 年来，平均每家医院发生医疗纠纷 66 起，患者打砸医院事件 5.42 起，打伤医师 5 人。

(3) 麻醉管理制度：一项对全国麻醉科室建设管理的调查发现，73.6% 的医院麻醉科与手术室为同一科室，有麻醉恢复室和术前准备室的医院分别为 33.8% 和 30.6%。有调查显示部分地区并未设置独立麻醉科室，这类医院的麻醉专业要真正成为二级学科，其差距依旧很明显。目前有关麻醉科室管理制度的研究表明，麻醉科室投入的不足、机制不健全、人员设置不合理、麻醉仪器及药物配置的欠缺、质控的不规范等因素，都给麻醉医师实施麻醉带来了许多安全质量隐患和责任风险，同时也阻碍了麻醉医师生计问题的解决和职业技能的发展，使麻醉医师易于陷入亚健康状态。

三、麻醉医师亚健康状态的应对策略

面对如此严峻的事实，采取一定措施缓解麻醉医师亚健康现状是刻不容缓的。针对上述不同原因，我们认为可以从以下几个方面入手。

1. 麻醉医师自身

(1) 心理素质的提升：麻醉医师具备健康的心理素质，这是避免亚健康的关键。只有心理健康的麻醉医师才能在麻醉过程中沉稳地处理各种突发事件，很好地在日常的工作、学习、生活中寻找一个平衡点，营造一个轻松的环境与和谐的人际关系，从而避免亚健康。因此，麻醉医师应该重视自己心理素质的提升，适时接受健康心理素质的培养和教育，不断增强心理调适能力，这样有助于维持其身体健康。

(2) 业务能力的提升：积极总结自己的工作经验并虚心学习，踊跃参加有意义的麻醉技能培训，自觉提升业务能力，特别要增强处理各种突发情况的能力；麻醉医师也要注意提高自己的医患沟通能力，用通俗易懂的语言与患者及其家属在术前进行

谈话，加深患者对于麻醉的相关认知，缓解其紧张不安感，减少医患矛盾的发生。

2. 麻醉医师服务对象　患者与麻醉医师的良好沟通是解决医患矛盾的现实需要。一台手术的麻醉可以顺利完成，必须具备两个基本条件，即麻醉医师对病情的正确判断与实时监护以及手术患者和家属的全力配合。只有通过良好的医患沟通与交流，方可增加手术患者及家属对麻醉风险性的了解，进而增强对麻醉医师的信任与理解，从而在麻醉医师与患者之间建立一种相互信任、尊重、配合的新型医患关系。

3. 麻醉科室管理者　麻醉科室的管理者应该将麻醉医师的健康状况提到议事日程，做好以下的具体工作：①注意改善手术室的环境，严格管理手术室的仪器，降低麻醉医师疾病暴露的风险。②尽量确保麻醉的安全实施，即有针对性地安排各类重大手术和疑难疾病的手术，加强对手术患者围术期的监控，并重视每一例手术患者的麻醉选择，麻醉实施过程中严格要求上级 医师认真指导下级医师实施操作，同时也要实行严格的麻醉药品查对和管理制度。③科主任要重视麻醉医师专业技能学习，如定期安排麻醉理论和操作学习，定期讨论疑难病例，加强工作督查，注意促进科室人员内部人际和谐，协作进步，以避免麻醉失误的发生。④科室应该注重麻醉医师学习相关的法律知识，使麻醉医师在处理医疗纠纷时掌握主动权。

4. 医院领导　医院的领导层应该重视完善与麻醉科和麻醉医师相关的各项规章制度，调整医院整体资源配置，加强投入医疗设备的完善与更新，如建立麻醉后监测治疗室（PACU）、综合外科监护病房（SICU）。一台麻醉的成功实施与麻醉医师本人的专业技能以及相应麻醉设施是分不开的，麻醉师合理使用有效的设施可以促使麻醉过程更加顺利，并能够有效地处理各种 麻醉并发症，这在很大程度上缓解了工作时的紧张情绪，降低了工作压力，能避免亚健康的发生。有报道 指出：PACU 为预防严重麻醉手术并发症，提高生命质量争取了宝贵时间。国际麻醉学家米勒认为手术麻醉拔管后送入 PACU 的最初 15min 内最易发生麻醉手术并发症，对于手术麻醉后的患者无论有无麻醉问题、只要合并有重要脏器功能障碍都要送入 SICU 观察，根据

病情变化决定 SICU 内停留的时间。成都军区昆明总医院报告分析显示：其麻醉科在 2010 年 3 月份建立 PACU 后，严重麻醉手术并发症明显降低。

5. 卫生管理行政部门　卫生管理行政部门应该提高对麻醉科的认可与重视，全面了解目前我国麻醉科发展的情况，加强麻醉科整体的投入与建设，争取早日与国际接轨。一方面，虽然当前卫生行业有相当规模和数量的人才交流中心，但现实中人才流动现状不容乐观，这在很大程度上制约了麻醉医师的培训与开发，甚至是进一步深造与发展；另一方面，有些地区的医疗卫生部门一定程度上忽视了医院的文化建设，使得医院以及各临床科室医师更多地注重经济效益而非"以人为本"的医疗服务理念，这也阻碍了麻醉医师的全面发展。

麻醉医师健康状态的研究涉及医学、社会学、心理学、哲学、人文科学的诸多学科。只有重视麻醉医师的亚健康问题，围术期患者的安全和接受的服务质量才能得到保证。

（余奇劲　陶　红）

参 考 文 献

[1] Marik PE. Obituary: pulmonary artery catheter 1970 to 2013[J]. Annals of intensive care, 2013, 3 (1): 38.

[2] Critchley LA, Lee A, Ho AM. A critical review of the ability of continuous cardiac output monitors to measure trends in cardiac output[J]. Anesthesia and analgesia, 2010, 111 (5): 1180–1192.

[3] Morgaz J, Granados Mdel M, Munoz-Rascon P, et al. Comparison of thermodilution, lithium dilution, and pulse contour analysis for the measurement of cardiac output in 3different hemodynamic states in dogs[J]. Journal of veterinary emergency and critical care, 2014, 24 (5): 562–570.

[4] Romagnoli S, Franchi F, Ricci Z, et al. The Pressure Recording Analytical Method (PRAM): Technical Concepts and Literature Review[J]. Journal of cardiothoracic and vascular anesthesia, 2017, 31 (4): 1460–1470.

[5] Kiefer N, Hofer CK, Marx G, et al. Clinical validation of a new thermodilution system for the assessment of cardiac output and volumetric parameters. Critical care, 2012, 16 (3): R98.

[6] Thiele RH, Bartels K, Gan TJ. Cardiac output monitoring: a contemporary assessment and review[J]. Critical care medicine, 2015, 43 (1): 177–185.

[7] 段怡，冯艺. 无创超声心排血量监测仪的临床应用进展 [J]. 临床麻醉学杂志，2014, 30 (7): 716–718.

[8] 邓小明，姚尚龙，曾因明. 2015 麻醉学新进展 [M]. 北京：人民卫生出版社，2015.

[9] Raggi EP, Sakai T. Update on Finger-Application-Type Noninvasive Continuous Hemodynamic Monitors (CNAP and ccNexfin): Physical Principles, Validation, and Clinical Use[J]. Seminars in cardiothoracic and vascular anesthesia, 2017, 21 (4): 321–329.

[10] 施景，左祥荣，曹权. 生物电抗无创血流动力学监测研究进展 [J]. 中国急救医学，2013, 33 (1): 85–88.

[11] 叶泽君，左云霞，陈果. 围术期血流动力学监测进展 [J]. 国际麻醉学与复苏杂志，2017, 38 (12): 1122–1137.

[12] Marshall K, Thomovsky E, Johnson P. Brooks A: A Review of Available Techniques for Cardiac Output Monitoring[J]. Topics in companion animal medicine, 2016, 31 (3): 100–108.

[13] Dries D. Cardiac output monitors: old and new[J]. Journal of burn care & research: official publication of the American Burn Association, 2013, 34 (5): 543–548.

[14] Martina JR, Westerhof BE, van Goudoever J, et al. Noninvasive continuous arterial blood pressure monitoring with Nexfin (R) [J]. Anesthesiology, 2012, 116 (5): 1092–1103.

[15] Scheeren TWL, Ramsay MAE. New Developments in Hemodynamic Monitoring[J]. Journal of cardiothoracic and vascular anesthesia, 2019, 33 Suppl 1: S67–s72.

[16] 徐承义，刘成伟. 主动脉内球囊反搏的临床应用现状和进展 [J]. 中国心血管杂志，2016, 21 (4): 327–331.

[17] 吴信，胡宝莲，刘平，等. 主动脉内球囊反搏术在不同心脏病术后应用效果的比较 [J]. 中国循环杂志，1997, 12 (2): 107.

[18] 朱晓东，张宝仁. 心脏外科学 [M]. 北京：人民卫生出版社，2007.

[19] 吴清玉，吴信. 心脏外科学 [M]. 济南：山东科学技术出版社，2003.

[20] Russ M . [Intra-aortic balloon pump (IABP) counterpulsation: Do we still need it and if so when?][J]. Medizinische Klinik - Intensivmedizin und Notfallmedizin, 2015, 110 (6): 402.

[21] Unverzagt S, Buerke M, de Waha A, et al. Intra-aortic ballon pump conterpulsation (IABP) for myocardial infraction complicated by cardiogenic shock[J]. Cochrane Database Syst Rev, 2015, 3: CD007398.

[22] Parissis H, Graham V, Lampridis S, et al. IABP: history-evolution-patheophysiology- indications: what we need to know[J]. J Cardiothorac Surg, 2016, 11 (1): 122.

[23] Stevenson J G. Adherence to physician training guidelines for pediatric transesophageal echocardiography affects the outcome of patients undergoing repair of congenital cardiac defects[J]. J Am Soc Echocardiogr, 1999, 12 (3): 165–172.

[24] 俞波，严济泳，陈苏江，等. 经食道超声心动图在小儿先心病镶嵌治疗术中的应用价值 [J]. 中国临床医学影像杂志，2013, 24 (9): 661–663.

[25] Vignon P, Gueret P, Vedrinne J M, et al. Role of transesophageal echocardiography in the diagnosis and management of traumatic aortic disruption[J]. Circulation, 1995, 92 (10): 2959–2968.

[26] Goto T, Maekawa K. Cerebral dysfunction after coronary artery bypass surgery[J]. J Anesth, 2014, 28 (2): 242–248.

[27] Davila-Roman V G, Barzilai B, Wareing T H, et al. Atherosclerosis of the ascending aorta. Prevalence and role as an independent predictor of cerebrovascular events in cardiac patients[J]. Stroke, 1994, 25 (10): 2010–2016.

[28] Gold J P, Torres K E, Maldarelli W, et al. Improving Outcomes in Coronary Surgery: The Impact of Echo-Directed Aortic Cannulation and Perioperative Hemodynamic Management in 500 Patients[J]. The Annals of Thoracic Surgery, 2004, 78 (5): 1579–1585.

[29] Djaiani G N. Aortic arch atheroma: stroke reduction in cardiac surgical patients[J]. Semin Cardiothorac Vasc Anesth, 2006, 10 (2): 143–157.

[30] Kanemitsu S, Tanabe S, Ohue K, et al. Improve morbidity and mortality in coronary artery bypass graft surgery for severe atherosclerosis[J]. Ann Vasc Dis, 2011, 4 (2): 93–98.

[31] Kowalewski M, Pawliszak W, Malvindi P G, et al. Off-pump coronary artery bypass grafting improves short-term outcomes in high-risk patients compared with on-pump coronary artery bypass grafting: Meta-analysis[J]. J Thorac Cardiovasc Surg, 2016, 151 (1): 60–77.

[32] Khalique O K, Hahn R T. Role of Echocardiography in Transcatheter Valvular Heart Disease Interventions[J]. Current Cardiology Reports, 2017, 19 (12) .

[33] 王建德，段福建，焦盼晴，等. 经食管超声心动图在梗阻性肥厚型心肌病扩大室间隔切除术中的应用 [J]. 中国循环杂志，2014, 29 (8): 594–597.

[34] Miyake M, Izumi C, Takahashi S, et al. Efficacy of transesophageal echocardiography in patients with cardiac arrest or shock[J]. J Cardiol, 2004, 44 (5): 189–194.

[35] Arntfield R, Pace J, Hewak M, et al. Focused Transesophageal Echocardiography by Emergency Physicians is Feasible and Clinically Influential: Observational Results from a Novel Ultrasound Program[J]. J Emerg Med, 2016, 50 (2): 286–294.

[36] 李磊，陈世彪. 食道超声应用于术中监测血流动力学的研究进展[J]. 江西医药, 2017, 52 (6): 582–585.

[37] Hong J Y, Kim W O, Kil H K. Detection of subclinical CO_2 embolism by transesophageal echocardiography during laparoscopic radical prostatectomy[J]. Urology, 2010, 75 (3): 581–584.

[38] Mirski M A, Lele A V, Fitzsimmons L, et al. Diagnosis and treatment of vascular air embolism[J]. Anesthesiology, 2007, 106 (1): 164–177.

[39] Hilberath J N, Oakes D A, Shernan S K, et al. Safety of transesophageal echocardiography[J]. J Am Soc Echocardiogr, 2010, 23 (11): 1115–1127, 1220–1221.

[40] Daniel W G, Erbel R, Kasper W, et al. Safety of transesophageal echocardiography. A multicenter survey of 10, 419 examinations[J]. Circulation, 1991, 83 (3): 817–821.

[41] Olenchock S J, Lukaszczyk J J, Reed J R, et al. Splenic injury after intraoperative transesophageal echocardiography[J]. Ann Thorac Surg, 2001, 72 (6): 2141–2143.

[42] McSweeney M E, Garwood S, Levin J, et al. Adverse gastrointestinal complications after cardiopulmonary bypass: can outcome be predicted from preoperative risk factors?[J]. Anesth Analg, 2004, 98 (6): 1610–1617.

[43] Bavalia N, Anis A, Benz M, et al. Esophageal perforation, the most feared complication of TEE: early recognition by multimodality imaging[J]. Echocardiography, 2011, 28 (3): E56– E59.

[44] Pong M W, Lin S M, Kao S C, et al. Unusual cause of esophageal perforation during intraoperative transesophageal echocardiography monitoring for cardiac surgery––a case report[J]. Acta Anaesthesiol Sin, 2003, 41 (3): 155–158.

[45] Kim H C, Oh J H, Lee Y C. Esophageal perforation after perioperative transesophageal echocardiography: a case report[J]. J Med Case Rep, 2016, 10 (1): 338.

[46] Sainathan S, Andaz S. A systematic review of transesophageal echocardiography-induced esophageal perforation[J]. Echocardiography, 2013, 30 (8): 977–983.

[47] 李越，翟亚楠，魏丽群，等. 经食管与经胸超声心动图造影检出卵圆孔未闭右向左分流效果比较 [J]. 中华医学超声杂志（电子版）, 2013, 10 (11): 44–48.

[48] 陈涵，伍静，陈向东，等. 无创经食道多普勒超声引导目标导向液体治疗在老年全髋置换术中的应用 [J]. 临床急诊杂志, 2016, 17 (08): 597–601.

[49] 罗爱伦. 病人自控镇痛 [M]. 北京：北京医科大学/中国协和医科大学联合出版社, 1999.

[50] 类维富. PCEA 与 PCIA 术后镇痛的优缺点 [C]. 泰安：山东省疼痛研究会学术会议, 2003.

[51] 李峰，唐吉伟，钱自亮. 术后患者自控镇痛的规范化管理措施 [J]. 实用疼痛学杂志, 2011, 7 (3), 204–206

[52] 韩文军，邓小明，赵继军. 手术后患者自控镇痛的管理策略 [J]. 国际麻醉学与复苏杂志, 2015, 36 (1): 73–77

[53] Garimellav, Cellini C. Postoperative pain control[J]. Clinics in colon and rectal surgery, 2013, 3 (3): 191–196.

[54] 中华医学会麻醉学分会. 成人术后疼痛处理专家共识 [J]. 临床麻醉学杂志, 2010 (3): 190–196.

[55] McNicol ED, Ferguson MC, Hudcova J. Patient controlled opioid analgesia versus non–patient controlled opioid analgesia for postoperative pain[J]. Cochrane Database Syst Rev, 2015, 2 (6): CD003348.

[56] 佘守章，黄宇光. 患者自控镇静技术在我国发展的回顾与临床策略前瞻 [J]. 实用疼痛学杂志, 2018, 14 (4): 247–250.

[57] 黄涛，张建峰，曹汉忠. 新型无线镇痛泵系统在临床应用中可行性及有效性的相关研究 [J]. 世界最新医学信息文摘, 2018, 18 (A2): 194–195.

[58] 魏智慧，韩田，何会珍，等. 肌内患者自控镇痛方法的临床观察 [J]. 中国临床医师杂志, 2012, 8 (6): 4696–4698.

[59] 止痛泵在临床如何应用. http://www.sohu.com/a/196125619_375318

[60] Crilegw.The kinetic theory of shock and its prevention through anoci-association (shock less operation) [J]. Lancet, 1931, 182 (4688): 7-16.

[61] Woolf CJ. Evidence for acentral component of post-injury pain hypersensitivity[J]. Nature, 1983, 306 (5944): 686–688.

[62] Wallpd.The prevention of postoperative pain[J].Pain, 1988, 33 (3): 289–290.

[63] Woolf CJ, Chongms. Preemptive analgesia-treating post operative pain by preventing the establishment of central sensitization[J]. Anesth Analg, 1993, 77 (2): 362–379.

[64] Aricis, Gurbeta, Turkerg, et al. Preemptive analgesic effects of intravenous paracetamol in total abdominal hysterectomy[J]. Agri, 2009, 21 (2): 54–61.

[65] Neussh, Kopling, Haaseo, et al. Preemptive analgesia reduces pain after radical axillary lymphnode dissection[J]. J Surg Res, 2010, 162 (1): 88–94.

[66] Pogatzki-Zahn EM, Zahn PK. From preemptive to preventive analgesia[J]. Curr Opin Anaesthesiol, 2006, 19: 551–555.

[67] Reuben SS, Buvanendran A. Preventing the development of chronic pain after orthopaedic surgery with preventive multimodal analgesic techniques[J]. J Bone Joint Surg Am, 2007, 89: 1343–1358.

[68] 王庚，吴新民. 瑞芬太尼复合麻醉患者术后急性阿片类药物耐受的发生 [J]. 中华麻醉学杂志, 2007, 27: 389–391.

[69] 佘守章. 新型阿片类药物在病人自控镇痛中应用研究的进展 [J]. 临床麻醉学杂志, 2006, 22: 874–877.

[70] Troster A, Sittl R, Singler B, et al.Modulation of remifentanil induced analgesia and post infusion hyperalgesia by parecoxib in humans[J].Anesthesiology, 2006, 105: 1016–1023.

[71] Canty T, Balltyne J. Postoperative pain therapy//Moller A, Pedersen T, eds. Evidence–based an aesthesia and intensive care[M].Cambridge: Cambrige University Press, 2006: 86–91.

[72] 郭曲练，姚尚龙. 临床麻醉学 [M].4 版. 北京：人民卫生出版社, 2016: 92–96.

[73] Grape S, Tramèr MR. Dowe need preemptive analgesia for the treatment of postoperative pain[J]. Best Pract Res Clin Anaesthesiol, 2007, 21 (1): 51–63.

[74] 戎利民，蔡道章，董健文，等. 罗哌卡因局部浸润用于显微内镜腰椎间盘切除术后镇痛 [J]. 中国医院药学杂志, 2008, 28 (18): 1575–1577.

[75] Hebl JR, Dilger JA, Byer DE, et al.A pre-emptive multimodal pathway feat uring peripheral nerve block improve sperioperative outcomes after major orthopedic surgery[J]. Regional Anesthesia and Pain Medicine, 2008, 33 (6): 510–517.

[76] Obata H, Saito S, Fujita N, et al.Epidural block with mepivacaine before surgery reduces long-term post-thoracotomy pain[J]. Canadian Journal of Anesthesia, 1999, 46 (12): 1127–1132.

[77] Ong CK, Lirk P, Seymour RA, et al.The efficacy of preemptive analgesia for acute post operative pain management: ameta-analysis[J]. Anesth Analg, 2005, 100 (3): 757–773.

[78] Hariharan S, Moseley H, Kumar A, et al.The effect of preemptive analgesia in post operative pain relief[J].PainMed, 2009, 10 (1): 49–53.

[79] Coughlin SM, Karanicolas PJ, Emmerton-Coughlin HM, et al.Better late than never? Impact of local analgesia timing on post operative pain in laparoscopic surgery: asystematic review and meta analysis[J].Surg Endosc, 2010, 24 (12): 3167–3176.

[80] Nesek-Adam V, Grizelj-Stojcic E, Mrcic V, et al. Preemptive use of diclofenacin combination with ketamine in patients under going laparoscopic cholecystectomy: arandomized, double blind, placebo-controlled study[J].Surg Laparosc Endosc Percutan Tech, 2012, 22 (3): 232–238.

[81] Arici S, Gurbet A, Türker G, et al. Preemptive analgesic effects of intravenous paracetamol in total abdominal hysterectomy[J]. Agri, 2009, 21 (2): 54–61.

[82] Goyagi T, Nishikawa T. The addition of epinephrine enhances post operative analgesia by intrathecal morphine[J]. AnesthAnalg, 1995, 81 (3): 508–513.

[83] Detweiler DJ, Eisenach JC, Tong C, et al. Acholinergicinteraction in alpha 2 adrenoceptor-mediated antinociception in sheep[J]. J Pharmacol Exp Ther, 1993, 265 (2): 536–542.

[84] 郑丽宏，梁洁，王国年，等．经皮穴位电刺激对胃癌根治术患者围术期细胞因子及术后镇痛效果的影响 [J]. 中华麻醉学杂志，2007, 27 (5): 397–400.

[85] 瞿慧，王春光，徐建国，等．术前服用加巴喷丁对胃癌患者术后曲马多镇痛的影响 [J]. 临床麻醉学杂志，2007, 23 (9): 725–727.

[86] Burke SM, Shorten GD.Perioperative pregabal in improve spain and functional outcomes 3months after lumbar discectomy[J]. Anesth Analg, 2010, 110 (4): 1180–1185.

[87] Mailis A, Taenzer P. Evidence-based guideline for neuropathic pain interventional treatments: spinal cord stimulation, intravenous infusions, epidural injections and nerve blocks [J]. Pain Res Manag, 2012, 17 (3): 150–158.

[88] Franceschi F, Iacomini P, Marsiliani D.Safety and efficacy of the combination acetaminophen-codeine in the treatment of pain of different origin[J].Eur Rev Med Pharmacol Sci, 2013, 17 (16): 2129–2135.

[89] 关军．酮咯酸氨丁三醇复合瑞芬太尼用于腹腔镜胆囊切除术后静脉自控镇痛的临床研究 [J]. 中国医药指南，2012, (29): 104–105.

[90] Saulino M, Shaw E.New devices and drugs on the horizon in pain management[J]. J Neurosurg Sci, 2012, 56 (4): 313–322.

[91] 安立新，陈雪，李锦，等．经皮穴位电刺激及电针对幕上肿瘤切除术患者术后恢复及镇痛的影响 [J]. 中国疼痛医学杂志，2013, 19 (2): 66–70.

[92] 王松平，荚卫东，李建生，等．超前镇痛在术后镇痛中的应用进展 [J]. 实用肝脏病杂志，2014, 17 (4): 433–436.

[93] 张倩，尤浩军．"超前镇痛" 研究进展及麻醉中应用 [J]. 中国疼痛医学杂志，2016, 22 (4): 241–244.

[94] 徐建国．成人手术后疼痛处理专家共识 [J]. 临床麻醉学杂志，2017 (9).

[95] Elsayed E S A . Chronic postsurgical pain[J]. Current Opinion in Anaesthesiology, 2011, 10 (1): 12–14.

[96] Fiona Duncan R N, Ruth Day R N, Carol Haigh R N, et al. First Steps Toward Understanding the Variability in Acute Pain Service Provision and the Quality of Pain Relief in Everyday Practice Across the United Kingdom[J]. Pain Medicine, 2014, 15 (1): 142–153.

[97] Tawfic Q A, Faris A S . Acute pain service: past, present and future[J]. Pain Management, 2015, 5 (1): 47–58.

[98] Nikolajsen L, Minella C E . Acute postoperative pain as a risk factor for chronic pain after surgery[J]. European Journal of Pain Supplements, 2012, 3 (S2): 29–32.

[99] Harvey, Alan M . Classification of Chronic Pain-Descriptions of Chronic Pain Syndromes and Definitions of Pain Terms[J]. Pain Supplement, 1995, 3 (2): S1.

[100] Willis WD, Westlund, et al. Neuroanatomy Of The Pain System And Of The Pathways That Modulate Pain[J]. Journal of Clinical Neurophysiology Official Publication of the American Electroencephalographic Society, 1997, 14 (1): 2.

[101] Woolf CJ . Recent advances in the pathophysiology of acute pain[J]. British Journal of Anaesthesia, 1989, 63 (2): 139–146.

[102] Dickenson, Anthony H . Central Acute Pain Mechanisms[J]. Annals of Medicine, 1995, 27 (2): 223–227.

[103] 谭冠先．疼痛诊疗学 [M].3 版．北京：人民卫生出版社，2014: 203–204.

[104] 冯艺．术后慢性疼痛研究新进展 [C]. 广州：全国麻醉学与复苏进展学术会议，2009.

[105] 金菊英，彭丽桦，杜洵松，等．手术后慢性疼痛的流行病学调查和危险因素分析 [J]. 中国疼痛医学杂志，2015, 21 (7): 505–512.

[106] 闻洁曦，邢国刚．慢性疼痛与抑郁关系的研究进展 [J]. 中国疼痛医学杂志，2012, 18: 436 – 440.

[107] Breivik E K, Skoglund L A . Comparison of present pain intensity assessments on horizontally and vertically oriented visual analogue scales.[J]. Methods Find Exp Clin Pharmacol, 1998, 20 (8): 719–724.

[108] Price D D . A comparison of pain measurement characteristics of mechanical visual analogue and simple numerical rating scales[J]. Pain, 1994, 56.

[109] Kriegler J S . The Massachusetts General Hospital Handbook of Pain Management[J]. European Journal of Anaesthesiology, 1997, 14 (1): 105–106.

[110] Wong DL, Baker CM.Comparision of assessment scales, Pedistr Nurs, 1988, 149 (1): 9–17.

[111] 杭燕南，王祥瑞，薛张纲，等．当代麻醉学．2 版．上海：上海科学技术出版社，2013: 896–905.

[112] 秦培顺，蔡明阳，李军等．帕瑞昔布单次静复合芬太尼用于小儿术后镇痛的临床观察 [J]. 中国临床药理学与治疗学，2011, 16 (9): 1021– 1025.

[113] 魏丹，刘迎龙，贺彦，等．不同剂量舒芬太尼对小儿先天性心脏病术后镇痛镇静效果的影响 [J]. 实用儿科临床杂志，2012, 27 (23): 1841–1844.

[114] Tyler DC, Tu A, Douthit J, et al. Toward validation of pain measurement tools for children: a pilot study[J]. Pain, 1993, 52 (3): 301–309.

[115] 靳三庆，黄文起，何广芬，等．硬膜外吗啡持续注入用于小儿术后镇痛的研究 [J]. 中华麻醉学杂志，1999, 19 (2): 113–115.

[116] Gupta A. NSAIDs in the Treatment of Postoperative Pain[J]. Current pain and headache reports, 2016, 20 (11): 62.

[117] Bell, RF, Dahl JB, Moore RA. Perioperative ketamine for acute postoperative pain [J]. The Cochrane database of systematic reviews, 2006 (1): CD004603.

[118] Bravo, L Mico JA. The Discovery and development of tramadol for the treatment of pain [J]. Journal of Expert opinion on drug Discovery, 2017, 12 (12): 1281–1291.

[119] Bhana N, Goa K K. Dexmedetomidine[J]. Drugs, 2000, 59 (2): 263–270.

[120] Grass JA.Patient-controlled analgesia[J]. AnesthAnalg, 2005, 101 (5): S44–S61

[121] Johns N, O'neill S, Ventham NT, et al. Clinical effectiveness of transversus abdominis plane (TAP) block in abdominal surgery: a systematic review and meta-analysis[J].Colorectal Disease, 2012, 14 (10): E635–E642.

[122] Willard FH, Vleeming A, Schuenke MD, et al. The thoraco-lumbar fascia: anatomy, function and clinical considerations[J]. J Anat, 2012, 221 (6): 507–536.

[123] Schuenke MD, Vleeming A, Van Hoof T, Willard FH. Description of the lumbar interfascial triangle and its relation with the lateral raphe: anatomical constituents of load transfer through the lateral margin of the thoracolumbar fascia[J]. J Anat, 2012, 221 (6): 568–576.

[124] Comparing two posterior quadratus lumborum block approaches with low thoracic erector spinae plane block: an anatomic study[J]. Reg Anesth Pain Med, 2019, 44: 549–555.

[125] Kadam VR.Ultrasound-guided quadratus lumborum block as a postoperative analgesia technique for laparotomy[J].J Anaesth Clin Pharmacol, 2013, 29 (4): 550–552.

[126] Visoiu M, Yakovleva N.Continuous postoperative analgesia via quadratus lunborum-An alternative to transversus abdominis plane block[J].Paediatr Anaesth, 2013, 23 (10): 959–961.

[127] Blanco R, Ansari T, Girgis E. Quadratus lumborum block for postoperative pain after caesarean section: a randmised controlled trial[J]. Eur J Anaesthesiol, 2015, 32 (11): 812–818.

[128] Blanco R, Ansari T, Riad W, et al.Quadratus Lumborum Block Versus Transversus Abdominis Plane Block for Postoperative Pain After Cesarean Delivery[J].Regional Anesthesia & Pain Medicine, 2016, 41 (6): 757.

[129] Ishio J, Komasawa N, Kido H, et al.Evaluation of ultrasound-guided posterior quadratus lumborum block for postoperative analgesia after laparoscopic gynecologic surgery[J].Journal of Clinical Anesthesia, 2017, 41: 1–4.

[130] Dewinter G, Coppens S, Marc V D V, et al.Quadratus Lumborum Block Versus Perioperative Intravenous Lidocaine for Postoperative Pain Control in Patients Undergoing Laparoscopic Colorectal Surgery: A Prospective, Randomized, Double-blind Controlled Clinical Trial[J]. Annals of Surgery, 2018, 268: 812–818.

[131] Ueshima H, Otake H. Clinical experience of anterior quadratus lumborum block after lumber surgery[J].J Clin Anesth, 2017, 37: 131.

[132] Murouchi T, Iwasaki S, Yamakage M. Quadratus lumborum block: anagesic effects and chronological ropivacaine concentrations after laparoscopic surgery [J]. Reg Anesth Pain Med, 2016, 41 (2): 146–150.

[133] Carline L, McLeod GA, Lamb C. A cadaver study comparing spread of dye and nerve involvement after three different quadratus lumborum blocks[J]. Br J Anaesth, 2016, 117 (3): 387–394.

[134] 杜立华 . 超声引导下腹横肌平面阻滞用于小儿下腹部手术术后镇痛的临床观察 [J]. 医学综述 , 2011, 17 (19): 3035–3036.

[135] Miguel Sá, José Miguel Cardoso, Reis H, et al. Quadratus lumborum block: are we aware of its side effects? A report of 2 cases[J]. Revista Brasileira De Anestesiologia, 2016.

[136] Wikner M. Unexpected motor weakness following quadratus lumborum block for gynaecological laparoscopy[J]. Anaesthesia, 2017, 72 (2): 230–232.

[137] Jankovie ZB, Pollard SG, Nachiappan MM. Continuous transversus abdominis plane block for renal transplant recipients[J]. Anesth Analg, 2009, 109 (5): 1710–1711.

[138] Börjesson M, André ll P, Mannheimer C, et al.Spinal cord stimulation for long-term treament of severe againa pectoris: what does the evidence say [J].Future Cardiol, 2011, 7 (6): 825–833.

[139] McGillon M, L'Allier PL, Arthur H, et al.Recommendations for advancing the care of Canadians Living with refractory againa pectoris: a Canadians Cardiovascular Society position statement[J].Can J Cardiol, 2009, 25 (7): 399–401.

[140] Kapural L.Spinal cord stimulation for intractable chronic pain[J]. Curr Pain Headache Rep, 2014, 18 (4): 406.

[141] Melzack R, Wall PD.Pain mechanisms: a new theory[J]. Science, 1965, 150 (3699): 971–979.

[142] Muquit S, Moussa AA, Basu S.Pseudofailure of spinal cord stimulation for neuropathic pain following a new severe noxious stimulus: learning points form a case series of failed spinal cord stimulation for complex regional pain syndrome and failed back surgery syndrome[J]. Br J Pain, 2016, 10 (2): 78–83.

[143] 袁保红 , 刘小男 , 刘丹彦 . 脊髓电刺激减轻大鼠神经病理性痛的机制 : 与脊髓 HMGB1/TLR4/NF-κB 信号通路的关系 [J]. 中华麻醉学杂志 , 2014, 34 (7): 789–792.

[144] 袁保红 , 刘丹彦 , 刘小男 . 脊髓电刺激对神经病理性痛大鼠脊髓 P 物质和降钙素基因相关肽表达的影响 [J]. 中华麻醉学杂志 , 2015, 35 (11): 1310–1313.

[145] Smits H, Van Kleef M, Holsheimer J, et al.Experimental spinal cord stimulation and neuropathic pain: mechanism of action, technical aspects, and effectiveness.Pain Pract, 2013, 13 (2): 154–168.

[146] Iacono RP, Guthkelch AN, Boswell MV.Dorsal root entry zone stimulation for deafferentation pain [J].Stereotact Funct Neurosurg, 1992, 59 (1–4): 56–61.

[147] Kapural L, Yu C, Doust MW, et al.comparison of 10-kHz High-Frequency and Traditional Low-Frequency Spinal Cord Stimulation for the Treatment of Chronic Back and Leg Pain: 24-Month Results From a Multicenter, Randomized, Controlled pivotal Trial[J]. Neurosurgery, 2016, 79 (5): 667–677.

[148] De Ridder D, Plazier M, Kamerling N, et al. Burst Spinal Cord Stimulation for Limb and Back Pain[J]. World Neurosurgery, 2013, 80 (5): 642–649.e1.

[149] Grider JS, Manchikanti L, Carayannopoulos A, et al.Ectiveness of spinal cord stimulation in chronic spinal pain: a systematic review [J].Pain Physician, 2016, 19 (1): E33–E54.

[150] Gay AM, Béréni N, Legré R. Type I complex regional pain syndrome[J].Chir Main, 2013, 32 (5): 269–280.

[151] Schwartzman RJ, Erwin KL, Alexander GM.The natural history of complex regional pain syndrome [J].Clin J Pain, 2009, 25 (4): 273–280.

[152] Keiek N, Groeneweg JG, Stronks DL, et al.Preferred frequencies and waveforms for spinal cord stimulation in patients with complex regional pain syndrome: a multicentre, double blind, randomized and placebo controlled crossover trial[J].Eur J Pain, 2017, 21 (3): 507–519.

[153] Slangen R, Schaper NC, Faber CG, et al.Spinal cord stimulation and pain relief in painful diabetic peripheral neuropathy: a prospective two-center randomized controlled trial[J]. Diabetes Care, 2014, 37 (11): 3016–3024.

[154] Van Beek M, Slangen R, Schaper NC, et al.Sustained Treatment Effect of Spinal Cord Stimulation in painful Diabetic peripheral Neuropathy: 24-Month Follow-up of a prospective Two-Center Randomized Controlled Trial[J].Dlabetes Care, 2015, 38 (9): e132–134.

[155] 程祝强 , 徐霜霜 , 金毅 . 脊髓电刺激治疗缺血性肢痛 [J]. 国际麻醉学与复苏杂志 , 2015, 36 (7): 665–669.

[156] 杨文荣 , 于洋 , 谢平 , 等 . 脊髓电刺激治疗带状疱疹后神经痛的临床观察 [J]. 中国疼痛医学杂志 , 2016, 22 (9): 664–667.

[157] 罗裕辉 , 熊东林 , 蒋劲 , 等 . 短时程脊髓电刺激治疗带状疱疹性神经痛的疗效观察 [J]. 中国疼痛医学杂志 , 2016, 22 (2): 118–122.

[158] Lanza GA, Barone L, Di Monaco A.Effect of spinal cord stimulation in patients with refractory angina: evidence from observational studies[J].Neuromodulation, 2012, 15 (6): 542–549.

[159] Falowski S, Celii A, Sharan A.Spinal cord stimulation: an update[J]. Neuromodulation, 2008, 5 (1): 86–99.

[160] Kapural L, Narouze SN, Janicki TI, et al.Spinal cord stimulation is an effective treatment for thechronic intractable visceral pelvic pain[J].Pain Med, 2006, 7 (5): 440–443.

[161] Reig E, Abejón D.Spinal cord stimulation: a 20-year retrospective analysis in 260 patients[J]. Neuromodulation, 2009, 12 (3): 232–239.

[162] De Caridi G, Massara M, Serra R, et al.Spinal Cord Stimulation Therapy for the Treatment of Concomitant Phantom Limb Pain and Critical Limb Ischemia[J]. Ann Vasc Surg, 2016, 32: 131.

[163] 王艺霈 . 基于神经电生理学的着装接触舒适性研究 [D]. 上海 : 东华大学 , 2012.

[164] 刘晓燕 , 吴逊 . 临床脑电图学 [M]. 北京 : 人民卫生出版社 , 2006.

[165] 王恩真 . 神经外科手术麻醉的进展 [J]. 中华麻醉学杂志 , 2003, 23 (10): 797–800.

[166] 白杰 . 模糊逻辑控制理论在临床麻醉中的应用研究 [D]. 上海 : 上海交通大学 , 2008.

[167] 王天龙 , 王国林 , 王保国 , 等 . 神经外科手术中神经电生理监测与麻醉专家共识 // 中华医学会麻醉学分会 . 2014 版中国麻醉学指南与专家共识 [M]. 北京 : 人民卫生出版社 , 2014.

[168] AATIF M HUSAIN, 王珏 , 吴文忠 . 术中神经电生理监测的应用 .2 版 . 北京 : 人民卫生出版社 , 2017.

[169] Murphy GS, Brull SJ. Residual neuromuscular block: lessons unlearned. Part I : definitions, incidence, and adverse physiologic effects of residual neuromuscular block[J]. Anesth Analg, 2010, 111: 120–128.

[170] Schreiber JU, Mucha E, Fuchs - Buder T. Acceleromyography to assess neuromuscular recovery: is calibration before measurement mandatory?[J]. Acta Anaesthesiologica Scandinavica, 2011, 55: 328–331.

[171] Dubois PE, De Bel M, Jamart J, et al. Performance of acceleromyography with a short and light TOF - tube compared with mechanomyography: a clinical comparison[J]. European Journal of Anaesthesiology, 2014, 31: 404–410.

[172] Kopman AF, Chin W, Cyriac J. Acceleromyography vs. electromyography: an ipsilateral comparison of the indirectly evoked neuromuscular response to train-of-four stimulation[J]. Acta Anaesthesiologica Scandinavica, 2005, 49: 316–322.

[173] Brull SJ, Silverman DG. Real time versus slow-motion train-of-four monitoring: a theory to explain the inaccuracy of visual assessment[J]. Anesthesia & Analgesia, 1995, 80: 548–551.

[174] Claudius C, Viby-Mogensen J. Acceleromyography for use in scientific and clinical practice: a systematic review of the evidence[J]. Anesthesiology, 2008, 108: 1117–1140.

[175] Miller RD, Ward TA. Monitoring and pharmacological reversal of a nondepolarizing neuromuscular blockade should be routine[J]. Anesth Analg, 2010, 111: 3–5.

[176] Engbaek J. Monitoring of neuromuscular transmission by electromyography during anaesthesia. A comparison with mechanomyography in cat and man[J]. Danish Medical Bulletin, 1996, 43: 301–316.

[177] Alshaikh NM, Martinez JP.Perception of pain during electromyography in children: A prospective study[J].Muscle Nerve, 2016, 54: 422–426.

[178] Trager G, Michaud G, Deschamps S, et al. Comparison of phonomyography, kinemyography and mechanomyography for neuromuscular monitoring[J]. Can J Anaesth, 2006, 53: 130–135.

[179] Cappellini I, Picciafuochi F, Ostento D, et al.Recovery of muscle function after deep neuromuscular block by means of diaphragm ultrasonography and adductor of pollicis acceleromyography with comparison of neostigmine vs. sugammadex as reversal drugs: study protocol for a randomized controlled trial[J].Trials, 2018, 19: 135.

[180] Soltesz S, Stark C, Noé KG, et al.Monitoring recovery from rocuronium-induced neuromuscular block using acceleromyography at the trapezius versus the adductor pollicis muscle: an observational trial[J].Can J Anaesth, 2016, 63: 709–717.

[181] Nandi R, Basu SR, Sarkar S.A comparison of haemodynamic responses between clinical assessment-guided tracheal intubation and neuromuscular block monitoring-guided tracheal intubation: A prospective, randomised study[J].Indian J Anaesth, 2017, 61: 910–915.

[182] Sinclair CF, Téllez MJ, Tapia OR.Contralateral R1 and R2 components of the laryngeal adductor reflex in humans under general anesthesia[J]. Laryngoscope, 2017, 127: E443–E448.

[183] Hemmerling TM, Schmidt J, Wolf T, et al.Intramuscular versus surface electromyography of the diaphragm for determining neuromuscular blockade[J].Anesth Analg, 2001, 92: 106–111.

[184] Le Corre F, Plaud B, Benhamou E.Visual estimation of onset time at the orbicularis oculi after five muscle relaxants: application to clinical monitoring of tracheal intubation[J]. Anesth Analg, 1999, 89: 1305–1310.

[185] Soltesz S, Stark C, Noé KG, et al.Comparison of the trapezius and the adductor pollicis muscle as predictor of good intubating conditions: a randomized controlled trial[J].BMC Anesthesiol, 2017, 17: 106.

[186] Lee H J, Kim K S, Jeong J S, et al. Comparison of four facial muscles, orbicularis oculi, corrugator supercilii, masseter or mylohyoid, as best predictor of good conditions for intubation A randomised blinded trial[J]. European Journal of Anaesthesiology, 2013, 30 (9): 556–562.

[187] Naguib M, Kopman AF, Lien CA, et al. A survey of current management of neuromuscular block in the United States and Europe[J]. Anesth Analg, 2010, 111: 110–119.

[188] Khandkar C, Liang S, Phillips S, et al. Comparison of kinemyography and electromyography during spontaneous recovery from non-depolarising neuromuscular blockade[J]. Anaesth Intensive Care, 2016, 44: 745–751.

[189] Ali, HH, Savarese, JJ. Stimulus frequency and dose-respone curve to d-tubocurarine in man[J]. Anesthesiology, 1980, 52: 36– 39.

[190] 刘文姬，刘宏锋．单次颤搐刺激与强直刺激的 NMT 监测方法的比较 [J]．中国保健营养（中旬刊），2012 (7): 268.

[191] Naguib M, Brull SJ.Conceptual and technical insights into the basis of neuromuscular monitoring[J].Anaesthesia, 2017, 72 (Suppl 1): 16–37.

[192] 邓小明，姚尚龙，于布为，等．现代麻醉学 [M]．北京：人民卫生出版社，2014.

[193] 刘春生，朱彩兵，宋艳涛，等．医用二氧化碳监测方法与应用研究进展 [J]．中国医学物理学杂志，2012, 29 (5): 3672–3675.

[194] 李燕，代志刚，张示杰．持续呼气末二氧化碳分压与动脉二氧化碳分压相互的关系 [J]．石河子大学学报（自然科学版），2010, 28 (1): 76–78.

[195] Ryan W Morgan, Benjamin French, Todd J Kilbaugh, et al. A Quantitative Comparison of Physiologic Indicators of Cardiopulmonary Resuscitation Quality: Diastolic Blood Pressure Versus End-Tidal Carbon Dioxide[J]. Resuscitation, 2016, 104: 6–11.

[196] Donald R Dengel, Nicholas G Evanoff, Kara L Marlatt, et al. Reproducibility of blood oxygen level-dependent signal changes with end-tidal carbon dioxide alterations[J]. Clin Physiol Funct Imaging, 2017, 37 (6): 794–798.

[197] Lin HT, Wang SC, Zuo Z, et al. Increased requirement for minute ventilation and negative arterial to end-tidal carbon dioxide gradient may indicate malignant hyperthermia[J].J Chin Med Assoc, 2014, 77 (4): 209–212.

[198] 陈霞，李少莉，马咏梅，等．持续呼气末二氧化碳分压监测在婴幼儿重症肺炎中的应用 [J]．中国煤炭工业医学杂志，2015, 18 (10): 1705–1708.

[199] 李瑞，刘济泳，马艳伟，等．调控不同呼气末二氧化碳分压对老年腹腔镜手术全麻患者术后认知功能障碍发病率的影响 [J]．中国医学创新，2017, 14 (21): 1–6.

[200] 林morning祥，翁陈华，麦隽，等．允许性高碳酸血症通气治疗新生儿急性呼吸衰竭疗效观察 [J]．实用儿科临床杂志，2003, 18 (8): 622–623.

[201] 胡华琨，李强，彭夕华，等．允许性高碳酸血症在新生儿胸腔镜先天性膈疝修补术中的应用 [J]．临床麻醉学杂志，2014, 30 (8): 766–769.

[202] Wang C, Wang X, Chi C, et al. Lung ventilation strategies for acute respiratory distress syndrome: a systematic review and network meta-analysis[J]. Sci Rep, 2016, 9 (6): 22855.

[203] Marhong J, Fan E.Carbon dioxide in the critically ill: too much or too little of a good thing?[J]. Respir Care, 2014, 59 (10): 1597–1605.

[204] 黎秋焱．允许性高碳酸血症对丙泊酚复合舒芬太尼全凭静脉复合麻醉效果的影响 [J]．中国当代医药，2018, 25 (24): 93–95.

[205] Stephanie L Go, Jeffrey M Singh. Pro/con debate: Should PaCO2 be tightly controlled in all patients with acute brain injuries?[J]. Go and Singh Critical Care, 2013, 17: 202.

[206] 刘金变，曹定春．容许性高碳酸血症的生理影响及在麻醉中的应用 [J]．国外医学：麻醉学与复苏分册，2003, 24 (6): 347–349.

[207] None. Practice Guidelines for Preoperative Fasting and the Use of Pharmacologic Agents to Reduce the Risk of Pulmonary Aspiration[J]. Anesthesiology, 2017, 126 (3): 376–393.

[208] 中国心胸血管麻醉学会，北京高血压防治学会．围术期高血压管理专家共识 [J]. 临床麻醉学杂志，2016, 32 (3): 295–297.

[209] Fleisher L A, Fleischmann K E, Auerbach A D, et al. 2014 ACC/AHA Guideline on Perioperative Cardiovascular Evaluation and Management of Patients Undergoing Noncardiac Surgery: Executive Summary[J]. Journal of the American College of Cardiology, 2014, 64 (22): 2373–2405.

[210] Steen Dalby Kristensen, Juhani Knuuti, et al. 2014 ESC/ESA Guidelines on non-cardiac surgery: cardiovascular assessment and management[J]. European Heart Journal, 2014, 1 (35): 35.

[211] 中华医学会麻醉学分会老年人麻醉学组．慢性阻塞性肺疾病患者非肺部手术及围术期管理专家共识 [J]. 中华医学杂志，2017, 97 (40): 3128–3139.

[212] 中华医学会麻醉学分会老年人麻醉学组．2014 中国老年患者围术期麻醉管理指导意见 [J]. 国际麻醉学与复苏杂志，2014, 35 (10): 870–976.

[213] Lois L Bready, Susan H Noorily, Dawn Dillman. Decision Making in Anesthesiology. 4th edition. Beijing: Peking University Medical Press, 2011.

[214] 中华医学会麻醉学分会．围术期血糖管理专家共识（快捷版）[J]. 临床麻醉学杂志，2016, 32 (1): 93–95.

[215] 王秀丽，王庚，冯泽国，等．凝血功能障碍患者区域麻醉与镇痛管理的专家共识 (2014) // 中华医学会麻醉学分会．2014 版中国麻醉学指南与专家共识 [M]. 北京：人民卫生出版社，2014.

[216] 王秀丽，王庚，冯泽国，等．围手术期深静脉血栓 / 肺动脉血栓栓塞症诊断、预防与治疗专家共识 (2014) // 中华医学会麻醉学分会.2014 版中国麻醉学指南与专家共识 [M]. 北京：人民卫生出版社，2014.

[217] 中国医师协会急诊分会，中国人民解放军急救医学专业委员会，等．创伤失血性休克诊治中国急诊专家共识 [J]. 中华急诊医学杂志，2017, 18 (12): 881–889.

[218] Mervyn Singer, Clifford S Deutschman, Christopher Warren Seymour, et al. The Third International Consensus Definitions for Sepsis and Septic Shock (Sepsis-3) [J]. JAMA, 2016, 315 (8): 801–810.

[219] Goodman SM, Springer B, Guyatt G, et al. 2017 American College of Rheumatology/ American Association of Hip and Knee Surgeons Guideline for the Perioperative Management of Antirheumatic Medication in Patients With Rheumatic Diseases Undergoing Elective Total Hip or Total Knee Arthroplasty[J]. Arthritis Care Res, 2017, 69 (8): 1111.

[220] Kinshuki Jain, Nishkarsh Gupta, Mukesh Yadav, et al. Radiological evaluation of airway-What an anaesthesiologist needs to know! Indian J Anaesth. 2019 Apr; 63 (4): 257–264.

[221] Xu Z, Ma W, Hester DL, et al. Anticipated and unanticipated difficult airway management[J].Curr Opin Anaesthesiol, 2018, 31 (1): 96–103.

[222] Roth D, Pace NL, Lee A, et al. Airway physical examination tests for detection of difficult airway management in apparently normal adult patients[J]. Cochrane Database Syst Rev, 2018, 5: CD008874.

[223] 中华医学会麻醉学分会．困难气道管理专家共识 [J]. 临床麻醉学杂志，2017, 118 (2): 251–270.

[224] Apfelbaum JL, Hagberg CA, Caplan RA, et al. Practice guidelines for management of the difficult airway: an updated report by the American Society of Anesthesiologists Task Force on Management of the Difficult Airway[J]. Anesthesiology, 2013, 118 (2): 251–270.

[225] Khan ZH, Maleki A, Makarem J, et al. A comparison of the upper lip bite test with hyomental/thyrosternal distances and mandible length in predicting difficulty in intubation: A prospective study[J]. Indian journal of anaesthesia, 2011, 55 (1): 43–46.

[226] Del Buono R, Sabatino L, Greco F. Neck fat volume as a potentialindicator of difficult intubation: A pilot study[J].Saudi J Anaesth, 2018, 12 (1): 67–71.

[227] Liu KH, Chu WC, To KW, et al.Sonographic measurement of lateral parapharyngeal wall thickness in patients with obstructive sleep apnea[J]. Sleep, 2007, 30 (11): 1503–1508.

[228] White A, Kander PL. Anatomical factors in difficult direct laryngoscopy[J]. Br J Anaesth, 1975, 47: 468–474.

[229] Bellhouse CP, Doré C. Criteria for estimating likelihood of difficulty of endotracheal intubation with the Macintosh laryngoscope[J]. Anaesth Intensive Care, 1988, 16: 329–337.

[230] Han YZ, Tian Y, Zhang H, et al. Radiologic indicators for prediction of difficult laryngoscopy in patients with cervical spondylosis[J]. Acta Anaesthesiol Scand, 2018, 62: 474–482.

[231] Gupta K, Gupta PK. Assessment of difficult laryngoscopy by electronically measured maxillo-pharyngeal angle on lateral cervical radiograph: A prospective study[J]. Saudi J Anaesth, 2010, 4: 158–162.

[232] Gupta S, Sharma KR, Jain D. Airway assessment: Predictors of difficult airway[J]. Indian J Anaesth, 2005, 49: 257.

[233] Brodsky JB, Lemmens HJM. Tracheal width and left double-lumen tube size: A formula to estimate left-bronchial width. J Clin Anesth, 2005, 17: 267–270.

[234] Naguib M, Malabarey T, AlSatli RA, et al. Predictive models for difficult laryngoscopy and intubation: A clinical, radiologic and three-dimensional computer imaging study[J]. Can J Anaesth, 1999, 46: 748–759.

[235] Prasad A, Yu E, Wong DT, et al. Comparison of sonography and computed tomography as imaging tools for assessment of airway structures[J]. J Ultrasound Med, 2011, 30: 965–972.

[236] Orton C, Ward S, Jordan S, et al. Flow-volume loop: Window to a smooth diagnosis?[J]. Thorax, 2015, 70: 302, 304.

[237] 中华医学会麻醉学分会．困难气道管理指南 [J]. 临床麻醉学杂志，2013, 29 (1): 93–98.

[238] 庄心良，曾因明，陈伯銮，等．现代麻醉学 [M]. 3 版 . 北京：人民卫生出版社，2009: 912.

[239] 张拥军，段志强，于金玲．双侧喉上神经阻滞联合环甲膜穿刺气管表面麻醉用于经鼻插管全麻 [J]. 伤残医学杂志，2014 (14): 112.

[240] 余德华，余桂芳．利多卡因环甲膜穿刺联合喉上神经阻滞在经鼻盲探气管插管抢救呼吸衰竭中的应用 [J]. 浙江医学，2016, 38 (12): 1028–1030.

[241] Gildasio S, DeOliveira, Fitzgerald P, et al.Ultrasound-assisted translaryn geal block for awake fibreoptic intubation[J].Can J A naesth, 2011, 58 (7): 664–665.

[242] Sawka A, Tang R, V aghadia H.Sonographically guided superior laryngeal nerve block during awake fiberoptic intubation[J].A Case Reports, 2015, 4 (8): 107–110.

[243] 王俊安，孙宇，黄燕，等．超声引导下喉上神经阻滞联合环甲膜穿刺麻醉在清醒气管插管中的应用 [J]. 上海口腔医学，2017, 26 (3): 336–338.

[244] Tsai CJ, Chu KS, Chen TI, et al.A comparison of the effectiveness of dexmedetomidine versus propofol target controlled infusion for sedating during fibreopticnasotracheal intubation[J].Anaesthesia, 2010, 65: 254–259.

[245] 柳垂亮，李玉娟，龚文魁，等．右美托咪定用于 Shikani 喉镜引导颈椎手术清醒气管插管的研究 [J]. 国际麻醉学与复苏杂志，2013, 34 (4): 293–295.

[246] Ryu JH, Lee SW, Lee JH, et al. Randomized double-blind study of remifentanil and dexmedetomidine for flexiblebronchoscopy[J]. Br J Anaesth, 2012, 108 (3): 503–511.

[247] 计超，严佳，姜虹．右美托咪定或瑞芬太尼联合表面麻醉用于清醒气管插管术的安全性：meta 分析 [J]. 中华麻醉学杂志，2016, 36 (10): 1243–1246.

[248] 徐雪，董秋月，戚翔．不同靶浓度舒芬太尼 TCI 辅助表面麻

醉用于 OSAS 患者纤维支气管镜引导经鼻清醒气管插管术的效果 [J]. 中华麻醉学杂志 , 2013, 33 (9): 1089–1092.

[249] 邓小明, 曾因明, 黄宇光, 等. 米勒麻醉学 (中文版, 第七版) [M]. 北京 : 北京大学医学出版社, 2011: 1587.

[250] Apfelbaum JL, Hagberg CA, Caplan RA, et al.Practice guideline for management of difficult airway: an undated report by the American Society of Anesthesiologists Task Force on Management of the Difficult Airway [J].Anesthesiology, 2013, 118 (2): 251–270.

[251] Frerk C, Mitchell VS, McNarry AF, et al.Difficult Airway Society 2015 guideline for management of unanticipated difficult intubation in adults[J].Br J Anaesth, 2015, 115 (6): 827–848.

[252] Paolini JB, Donati F, Hemmerling TM.Review article: Video-laryngoscopy: another tool for difficult intubation or a new paradigm in airway management? [J].Can J Anaesth, 2013, 60 (2): 184–191.

[253] 薛富善, 王强, 程怡. 视频喉镜在气道管理中应用的现况 [J]. 国际麻醉学与复苏杂志, 2012, 33 (12): 795–797.

[254] 邓小明, 姚尚龙, 于布为. 现代麻醉学 [M]. 4 版. 北京 : 人民卫生出版社, 2014: 1005.

[255] 张建楠, 祝平, 徐永成, 等. 纤维支气管镜引导气管插管在困难气道处理中的应用价值 [J]. 临床麻醉学杂志, 2011, 11 (27): 1130.

[256] Chung YT, Sun MS, Wu HS.Blind nasotracheal intubation is facilitated by neutral head position and endotracheal tube cuff inflation in spontaneously breathing patients[J].Can J Anaesth, 2003, 50: 511–513.

[257] Brodsky JB, Lemmens HJ.Left double-lumen tubes: clinical experience with 1, 170 patients[J].J Cardiothorac Vasc Anesth, 2003, 17 (30): 289–298.

[258] 张志捷, 王珊珊, 祁宾, 等. 视频喉镜用于纤维支气管镜下双腔支气管导管插管术的辅助效果 [J]. 中华麻醉学杂志, 2016, 36 (6): 740–743.

[259] 刘涛, 李明强, 周立文.Airtraq 喉镜联合弹性插管探条在预计困难气道支气管插管中的应用 [J]. 国际麻醉与复苏杂志, 2016, 37 (2): 145–148.

[260] Angie Ho CY, Chen CY, Yang MW, et al.Use of the Arndt wire-guided endobronchial blocker via nasal for one-lung ventilation in patient with anticipated restricted mouse opening for esophagectomy[J].Eur J Cardiothorac Surg, 2005, 28: 174–175.

[261] 杨禄坤, 梁军, 苏永辉, 等. 支气管封堵器与双腔支气管导管用于食管癌根治术病人单肺通气效果的比较 [J]. 中华麻醉学杂志, 2013, 33 (9): 1099–1101.

[262] 贺定辉. 支气管封堵器在困难气道患者中行单肺通气的价值 [J]. 广东医学, 2010, 31 (16): 2092–2093.

[263] Jie Yi, Yongjing Lei, Shiyuan Xu, et al. Intraoperative hypothermia and its clinical outcomes in patients undergoing general anesthesia: National study in China[J]. PLoS One, 2017, 12 (6): e0177221.

[264] Katrine B Buggeskov, Raluca G Maltesen, Bodil S Rasmussen, et al. Lung Protection Strategies during Cardiopulmonary Bypass Affect the Composition of Blood Electrolytes and Metabolites—A Randomized Controlled Trial[J]. J Clin Med, 2018, 7 (11): 462.

[265] Ioannis Sgouralis, Roger G Evans, Bruce S Gardiner, et al. Renal hemodynamics, function, and oxygenation during cardiac surgery performed on cardiopulmonary bypass: a modeling study[J]. Physiol Rep, 2015, 3 (1): e12260.

[266] Jie Yi, Lujing Zhan, Yongjing Lei, et al. Establishment and Validation of a Prediction Equation to Estimate Risk of Intraoperative Hypothermia in Patients Receiving General Anesthesia[J]. Sci Rep, 2017, 7 (1): 13927.

[267] 马正良, 易杰. 围手术期患者低体温防治专家共识 (2017) [J]. 协和医学杂志, 2017, 8 (6): 352–358.

[268] Aida Salameh, Stefan Dhein, Ingo Dähnert, et al.

[269] 杨晓春. 亚低温在神经外科麻醉中的应用及临床意义 [J]. 吉林医学, 2006, 27 (1): 56–57.

[270] Michael Holzer, Christof Havel, Marcus Müllner, et al. Hypothermia for neuroprotection in adults after cardiopulmonary resuscitation[J]. Cochrane Database Syst Rev, 2016, 2016 (2): CD004128.

[271] Rajat Kalra, Garima Arora, Nirav Patel, et al. Targeted Temperature Management After Cardiac Arrest: Systematic Review and Meta-Analyses[J]. Anesth Analg, 2018, 126 (3): 867–875.

[272] 郭栋. 多阶段控制性降压复合低温麻醉对骶骨肿瘤切除术的影响 [J]. 滨州医学院学报, 2014, 37 (2): 144–145.

[273] 邓小明, 姚尚龙, 于布为, 等. 现代麻醉学 [M]. 北京 : 人民卫生出版社, 2014.

[274] Niccole Schaible, Young Soo Han, Thuy Hoang, et al. Hypothermia/rewarming disrupts excitation-contraction coupling in cardiomyocytes[J]. Am J Physiol Heart Circ Physiol, 2016, 310 (11): H1533–H1540.

[275] 蒋东, 郑世营, 陈锁成. 全身热疗与肿瘤细胞凋亡的研究进展 [J]. 医学综述, 2008, 14 (1): 50–52.

[276] 吴青华. 恶性肿瘤全身热疗的常见并发症及麻醉处理现状 [J]. 实用医药杂志, 2011, 28 (9): 842–844.

[277] Tasbihgou SR, Vogels MF, Absalom AR. Accidental awareness during general anaesthesia - a narrative review[J]. Anaesthesia, 2018, 73 (1): 112–122.

[278] Mashourl GA, Avidan MS. Intraoperative awareness: controversies and non-controversies[J]. British Journal of Anaesthesia, 2015, 115 (Suppl 1): i20–i26.

[279] 任子生, 李恒林. 全身麻醉术中知晓的研究进展 [J]. 医学综述, 2010, 16 (14): 2206–2208.

[280] Myles PS. Prevention of awareness during anaesthesia[J]. Best Pract Res Clin Anaesth, 2007, 21 (3): 345–355.

[281] Wang Y, Yue Y, Sun YH, et al.Investigation and analysis of incidence of awareness in patients undergoing cardiac surgery in Beijing, China[J].Chin Med J, 2005, 118 (14): 1190–1194.

[282] 张伟. 浅析术中知晓及其理性思考 [J]. 医学与哲学 (临床决策论坛版), 2007, 28 (6): 55–56.

[283] 王焱林. 避免麻醉中知晓的策略 [J]. 广东医学, 2005, 26 (6): 726–727.

[284] Ghoneim MM. Awareness During Anesthesia[J]. Anesthesiology, 2000, 92 (2): 597–602.

[285] 刘和平, 蔡美华, 姜虹, 等. 术中知晓的原因及应对措施 (附 1 例报告) [J]. 中华现代临床医学杂志, 2007, 5 (9): 837–838.

[286] Valentin LS, Pietrobon R, Aguiar JW, et al. Definition and application of neuropsychological test battery to evaluate postoperative cognitive dysfunction[J]. Einstein (Sao Paulo), 2015, 13 (1): 20–26.

[287] Kotekar N, Kuruvilla CS, Murthy V. Post-operative cognitive dysfunction in the elderly: A prospective clinical study[J]. Indian J Anaesth, 2014, 58 (3): 263–268.

[288] Canet J, Raeder J, Rasmussen LS, et al. Cognitive dysfunction after minor surgery in the elderly[J]. Acta Anaesthesiol Scand, 2003, 47 (10): 1204–1210.

[289] Evered L, Scott DA, Silbert B, et al. Postoperative cognitive dysfunction is independent of type of surgery and anesthetic[J]. Anesth Analg, 2011, 112 (5): 1179–1185.

[290] 陈小涛, 刘凌燕, 茼莲平, 等. 老年骨科手术患者行全身麻醉和硬膜外麻醉对术后认知功能的影响 [J]. 中国医药指南, 2014 (24): 29, 30.

[291] Siepe M, Pfeiffer T, Gieringer A, et al. Increased systemic perfusion pressure during cardiopulmonary bypass is associated with less early postoperative cognitive dysfunction and delirium[J]. Eur J Cardiothorac Surg, 2011, 40 (1): 200–207.

Neuroprotective Strategies during Cardiac Surgery with Cardiopulmonary Bypass[J]. Int J Mol Sci, 2016, 17 (11): 1945.

[292] Charlson ME, Peterson JC, Krieger KH, et al. Improvement of outcomes after coronary artery bypass Ⅱ: a randomized trial comparing intraoperative high versus customized mean arterial pressure[J]. J Card Surg, 2007, 22 (6): 465–472.

[293] Geng YJ, Wu QH, Zhang RQ. Effect of propofol, sevoflurane, and isoflurane on postoperative cognitive dysfunction following laparoscopic cholecystectomy in elderly patients: A randomized controlled trial[J]. J Clin Anesth, 2017, 38: 165–171.

[294] Fodale V, Santamaria L B, Schifilliti D, et al. Anaesthetics and postoperative cognitive dysfunction: a pathological mechanism mimicking Alzheimer's disease[J]. Anaesthesia, 2010, 65 (4): 388–395.

[295] Millar K, Bowman AW, Burns D, et al. Children's cognitive recovery after day-case general anesthesia: a randomized trial of propofol or isoflurane for dental procedures[J]. Paediatr Anaesth, 2014, 24 (2): 201–207.

[296] 许德奖, 杨威, 赵国栋. 丙泊酚与气体麻醉对老年患者术后认知功能障碍的影响: Meta 分析 [J]. 南方医科大学学报, 2012, 32 (11): 1623–1627.

[297] Riker RR, Shehabi Y, Bokesch PM, et al. Dexmedetomidine vs midazolam for sedation of critically ill patients: a randomized trial[J]. JAMA, 2009, 301 (5): 489–499.

[298] 方芳, 王奇, 朱旭贞. 参麦注射液对老年髋关节置换患者术后认知功能障碍的影响 [J]. 现代实用医学, 2014, 26 (1): 43–44.

[399] 张会平, 汤志伟. 美国健康信息共享治理及其对我国的启示 [J]. 中国行政管理, 2018 (5): 133–138.

[300] 欧田文. 大数据与围术期医学 [A]. 杭州: 第十一届亚洲心胸麻醉大会 (ASCA) 暨第十四次华东六省一市麻醉学术年会, 2015.

[301] Pirracchio Romain, Mitchell J Cohen, Malenica Ivana, et al. Big Data and Targeted Machine Learning in action to assist medical decision in the ICU[J]. Anaesthesia Critical Care & Pain Medicine, 2019, 38 (4): 377–384.

[302] Victor GB Liem, Sanne E Hoeks, Felix van Lier, et al. What we can learn from Big Data about factors influencing perioperative outcome[J]. Current Opinion in Anaesthesiology, 2018, 31 (6): 723–731.

[303] 马爽, 申乐, 黄宇光. 2018 年国家卫健委麻醉专业质控中心工作报告 [J]. 麻醉安全与质控, 2019, 3 (2): 63–68.

[304] 黄宇光, 罗爱伦. 围术期患者之家麻醉学科努力的方向 [J]. 中华麻醉学杂志, 2015, 35 (1): 3–5.

[305] Vetter TR, Boudreaux AM, Jones KA, et al. The perioperative surgical home: how anesthesiology can collaboratively achieve and leverage the triple aim in health care[J]. Anesth Analg, 2014, 118 (5): 1131–1136.

[306] 刘杨, 熊利泽. 围术期医学是麻醉学的发展方向 [J]. 中华麻醉学杂志. 2016, 36 (1): 3–4.

[307] 米卫东. 关注围术期 关注患者预后 [J]. 麻醉安全与质控, 2017, 1 (1): 4–7.

[308] 邓小明, 姚尚龙, 于布为, 等. 现代麻醉学 [M]. 北京: 人民卫生出版社, 2014.

[309] 熊利泽, 陈宇. 从麻醉学到围术期医学 [J]. 医学与哲学, 2016, 37 (10): 8–12.

[310] Stephen W Cone, Lynne Gehr, Russell Hummel, et al. Remote Anesthetic Monitoring Using Satellite Telecommunications and the Internet[J]. Anesth Analg, 2006, 102: 1463–1467.

[311] Jorge A Galveza, Mohamed A Rehman. Telemedicine in anesthesia: an update[J]. Current Opinion in Anesthesiology, 2011, 24 (4): 459–462.

[312] 远程医疗发展及国内外概况. http://www.docin.com/p-1511001178.html?docfrom=rrela

[313] 远程医疗. https://baike.so.com/doc/6285780-6499260.html

[314] Vishal Nangalia, David R Prytherch, Gary B Smith. Health technology assessment review: Remote monitoring of vital signs-current status and future challenges[J]. Critical Care,

2010, 14 (5): 233.

[315] Ethan O Bryson, Divyesh Sejpal. Anesthesia in Remote Locations: Radiology and Beyond, International Anesthesiology Clinics Gastroenterology: Endoscopy, Colonoscopy, and ERCP[J]. International Anesthesiology Clinics, 2009, 47 (2): 69–80.

[316] Lone Schou, Birte Østergaard, Susan Rydahl-Hansen, et al. A randomised trial of telemedicine-based treatment versus conventional hospitalization in patients with severe COPD and exacerbation-effect on self-reported outcome[J]. Journal of Telemedicine and Telecare, 2013, 19: 160–165.

[317] 远程医疗系统. https://www.docin.com/p-1847449853.html

[318] Roddy KJ, Starnes V, Desai SP.Sites Related to Crawford Williamson Long in Georgia [J].Anesthesiology, 2016 11; 125 (5).

[319] 杨彦伟, 程卫平. 围术期医学理念对麻醉教学方式的影响 [J]. 医学教育管理, 2018, 4: 101–104.

[320] Vetter TR, Boudreaux AM, Jones KA, et al. The perioperative surgical home: how anesthesiology can collaboratively achieve and leverage the triple aim in health care[J]. Anesth Analg, 2014, 118 (5): 1131–1136.

[321] 熊利泽, 陈宇. 从麻醉学到围术期医学 [J]. 医学与哲学, 2016, 37 (10): 8–12.

[322] Martín Delgado MC, Gordo Vidal F. Perioperative intensive care medicine[J]. Med Intensiva, 2019.

[323] Kopp SL, Horlocker TT, Warner ME, et al. Cardiac arrest during neuraxial anesthesia: frequency and predisposing factors associated with survival[J]. Anesth Analg, 2005, 100: 855–865.

[324] 金琦. 神经外科围术期并发症高危因素分析及临床护理 [J]. 齐鲁护理杂志, 2016, 22 (22): 17–19.

[325] Kunisaki C, Makino H, Yamamoto N, et al. Learning curve for laparoscopy-assisted distalgastrectomy with regional lymph node dissection for early gastric cancer[J]. Surgical Laparoscopy Endoscopy & Percutaneous Techniques, 2008, 18 (3): 236–241.

[326] Forrest JB, Rehder K, Cahalan MK, et al. Multicenter study of general anesthesia. Ⅲ. Predictors of severe perioperative adverse outcomes[J]. Anesthesiology, 1992, 77 (1): 222.

[327] 甄灼, 王辉. 老年人围术期神经系统并发症 [J]. 中国卒中杂志, 2019, 14 (3): 287–292.

[328] 潘佳佳, 彭莉敏, 万建萍. 妇科老年患者围术期心脑血管意外的危险因素及护理进展 [J]. 中外健康文摘, 2011, 7 (31): 223–224.

[329] 于楠, 边原, 闫峻峰, 等. 围术期麻醉用药错误及预防措施现状 [J]. 实用药物与临床, 2019, 22 (1): 80–85.

[330] 郭丰源. 口腔颌面外科老年患者围术期的安全性评估及处理 [D]. 长沙: 中南大学口腔医学院, 2013: 1–2.

[331] 曹娟. 围术期死亡的回顾性分析 [D]. 长沙: 中南大学湘雅医院, 2012: 17–18.

[332] 梁会秋. 影响高龄患者胃肠手术转归的危险因素分析 [D]. 上海: 上海交通大学医学院附属瑞金医院, 2017: 17–28.

[333] Weiser TG, Haynes AB, Molina G, et al. Size and distribution of the global volume of surgery in 2012[J]. Bull World Health Organ, 2016, 94 (3): 201–209.

[334] Walker IA, Reshamwalla S, Wilson IH. Surgical safety checklists: do they improve outcome?[J]. Br J Anaesth, 2012, 109 (1): 47–54.

[335] 朱斌, 黄宇光. 加强麻醉安全建设, 改善外科病人围术期转归 [J]. 中国医院管理杂志, 2013, 33 (2): 40–41.

[336] 刘晴, 许苹, 李世东等. 医疗风险影响因素评价指标体系构建 [J]. 解放军医院管理杂志, 2016, 23 (6): 510–512.

[337] Hickson OB, Clayton EW, Githens PB, et al. Factors that prompted families to file medical malpractice claims following perinatal injuries[J].JAMA, 1992, 267 (10): 1359–1363.

[338] 潘多拉. 加强麻醉医生劳动保护刻不容缓 [J]. 中国卫生人才, 2015 (4): 14–15.

[339] 胡建理, 周斌. 新形势下医疗质量管理的现状与对策 [J]. 中

国病案, 2011, 12 (5): 19–20.

[340] 卢光明, 范贞, 韩学军, 等.27 所医院医疗纠纷发生率和赔付情况调查 [J]. 中国医院管理, 2015, 35 (6): 34–36.

[341] 张跃铭. 医疗纠纷现状、成因及对策——以东莞市为例 [J]. 医学与哲学, 2015, 36 (2A): 78–81.

[342] 艾尔肯, 林立新. 论我国医疗纠纷第三方调解模式之选择 [J]. 医学与法学, 2014, 6 (6): 27–33, 42.

[343] 陈丽丽, 曹志辉, 李晶晶, 等. 医师医疗责任保险购买意愿的影响因素调查研究 [J]. 中国全科医学, 2015, 18 (6): 680–683.

[344] 刘莹莹, 李尚敏. "血荒" 危机呼唤服务型政府 [J]. 中国城市经济, 2011, 22 (2): 217–218.

[345] 戎正, 韩宇平, 吴凡, 等. "血荒" 原因分析及医疗机构应对措施 [J]. 西南军医, 2011, 19 (6): 1159–1160.

[346] 韩柳洁. "血荒" 频现, 何以解忧? [N]. 人民政协报, 2011-11-14 (B1).

[347] Cohn CS, Cushing MM. Oxygen therapeutics: perfluorocarbons and blood substitute safety[J]. Crit Care Clin, 2009, 25 (2): 399–414.

[348] Virmani S, Tempe DK, Pandey BC, et al. Acute normovolemic hemodilution is not beneficial in patients undergoing primary elective valve surgery[J]. Ann Card Anaesth, 2010, 13 (1): 34–38.

[349] 王智博. "血荒" 引发的无偿献血问题及其解决对策的研究 [J]. 法制与社会, 2012, 16 (3): 184–185.

[350] 戈力. 中国艾滋病发病进入快速增长期 [J]. 中国自然医学杂志, 2001, 22 (4): 252.

[351] 陈波, 葛春红, 林艳, 等. 回收式自体输血在肝硬化肝移植手术中的临床应用 [J]. 临床血液学杂志 (输血与检验版), 2013, 28 (1): 83–84.

[352] Sarkanovic ML, Gvozdenovic L, Savic D, et al. Autologous blood transfusion in total knee replacement surgery[J]. Vojnosanit Pregl, 2013, 70 (3): 274–278.

[353] 陈孝平, 陈义发. 合理利用外科新技术, 减少肝切除术中出血量 [J]. 中国普通外科杂志, 2008, 32 (1): 1–2.

[354] Angioli R, Plotti F, Ricciardi R, et al. The use of novel hemostatic sealant (Tisseel) in laparoscopic myomectomy: a case-control study[J]. Surg Endosc, 2012, 26 (7): 2046–2053.

[355] Sarkanovic M L, Gvozdenovic L, Savic D, et al. Autologous blood transfusion in total knee replacement surgery[J]. Vojnosanit Pregl, 2013, 70 (3): 274–278.

[356] Howell N, Senanayake E, Freemantle N, et al. Putting the record straight on aprotinin as safe and effective: results from a mixed treatment meta-analysis of trials of aprotinin[J]. J Thorac Cardiovasc Surg, 2013, 145 (1): 234–240.

[357] Siehr S, Stuth E, Tweddell J, et al. Hypersensitivity reactions to aprotinin re-exposure in paediatric surgery[J]. Eur J Cardiothorac Surg, 2010, 37 (2): 307–311.

[358] 高逸飞. 血荒拷问《献血法》[J]. 中国医院院长, 2011, 26 (23): 34–36.

[359] 向彦, 王琪. 解决 "血荒" 困境之对策探究 [J]. 知识经济, 2012, 24 (13): 60.

[360] Mitchell M. Patient anxiety and moderm elective surgery: a literature review[J]. J Clin Nurs, 2003, 12 (6): 806–815.

[361] 林桂芳. 应激反应的调节与控制 [J]. 中华麻醉学杂志, 1998, 18 (7): 445–447.

[362] 韩美君, 马殿丽. 心理应激过程中免疫功能变化的研究 [J]. 中国临床康复, 2006, 10 (2): 189–192

[363] 张云, 李雪艳, 张惠东, 等. 术前心理疏导对妇科手术患者应激状态影响的临床研究 [J]. 中国麻醉与镇痛, 2004, 6 (1): 14.

[364] 庞晓燕, 王向. 围手术期心理干预对心率变异性及疼痛耐受的影响 [J]. 临床麻醉学杂志, 2007, 23 (9): 715–716.

[365] Schulz K, Gold S. Psychological stress, immune function and disease development: The psychoneuroimmunologic perspective[J]. Bundesgesundheitsblatt Gesundheitsforschung Gesundheitsschutz, 2006, 49 (8): 759 – 772.

[366] 陈文一. 试述医疗中的亲情化服务 [J]. 中华医院管理杂志, 2008, 24: 31–32.

[367] 卢建敏. 强化人文关怀的医疗服务理念 [J]. 中华医院管理杂志, 2007, 23: 213–214.

[368] 姜天俊, 赵玉荣, 楚文剑. 患者对医院满意度的调查与思考——谈医院的人文关怀 [J]. 医学与哲学, 2004, 25: 35.

[369] Agelink MW, Majewski T, Wurthmann C, et al. Autonomic neurocardiac function in patientswithmajordepression and effects of antidepressive treatment with nefazodone[J]. J Affect Disord, 2001, 62 (3): 187–198.

[370] GerraG, ZaimovicA, ZambelliU, et al. Neuroendocrine responses to psychological stress in adolescents with anxiety disorder[J]. Neuropsychobiology, 2000, 42 (2): 82–92.

[371] 阮荣林, 陈献丽. 焦虑与功能性消化不良 48 例分析 [J]. 临床荟萃, 1997, 12 (16): 740–741.

[372] 苏占清. 脑卒中后焦虑障碍 [J]. 精神疾病与精神卫生, 2003, 3 (5): 369.

[373] 杜玉华, 洪昭毅. 情绪紧张时对儿童细胞免疫功能的影响 [J]. 临床儿科杂志, 1997, 15 (6): 411–412.

[374] Yoko Kojima, Hiroaki Ina, Takashi Fujita, et al. Relieving anxiety byentering the operating room on foots[J]. Can J Anesth, 2002, 49 (8): 885–891.

[375] 郭俊艳, 王建荣, 马燕兰. 个体化音乐对腹腔镜手术患者术前焦虑的影响 [J]. 解放军护理杂志, 2006, 23 (7): 11–13.

[376] Sajid MS, Hutson K, Akhter N, et al. An updated meta-analysis on the effectiveness of preoperative prophylactic antibiotics in patients undergoing breast surgical procedures[J]. Breast J, 2012, 18 (4): 312–317.

[377] Gulluoglu BM, Guler SA, Ugurlu MU, et al. Efficacy of prophylactic antibiotic administration for breast cancer surgery in overweight or obese patients: a randomized controlled trial[J]. Ann Surg, 2013, 257 (1): 37–43.

[378] Lin GL, Qiu HZ, Xiao Y, et al. Safety and efficacy of prophylactic single antibiotics administration in selective open colorectal surgery[J]. Zhonghua Wei Chang Wai Ke Za Zhi, 2012, 15 (10): 1040–1043.

[379] Knepil GJ, Loukota RA. Outcomes of prophylactic antibiotics following surgery for zygomatic bone fractures[J]. J Craniomaxillofac Surg, 2010, 38 (2): 131–133.

[380] Chongsomchai C, Lumbiganon P, Thinkhamrop J, et al. Placebo-controlled, double-blind, randomized study of prophylactic antibiotics in elective abdominal hysterectomy[J]. J Hosp Infect, 2002, 52 (4): 302–306.

[381] Coakley BA, Sussman ES, Wolfson TS, et al. Postoperative antibiotics correlate with worse outcomes after appendectomy for nonperforated appendicitis[J]. J Am Coll Surg, 2011, 213 (6): 778–783.

[382] 靳彩彩. 氟喹诺酮类抗生素与其他药物的相互作用 [J]. 兰州医学院学报, 2002, 28 (4): 99–100.

[383] 邹国庆. 抗生素与麻醉药物临床应用 [J]. 中国中医药现代远程教育, 2010, 8 (4): 96–97.

[384] 李银飞. 腰麻不同时期输注抗生素变态反应观察 [J]. 现代中西医结合杂志, 2007, 16 (28): 4146–4147.

[385] Duffy BL. Vancomycin reaction during spinal anaesthesia[J]. Anaesth Intensive Care, 2002, 30 (3): 364–366.

[386] 张国楼. 麻醉病人过敏 / 类过敏反应特点 [C]. 西安 : 全国第九次临床麻醉知识更新学习班暨学术研讨会论文集, 2006: 28–33.

[387] 于占彪, 黄煜湘, 白杰, 等. 麻醉药物不良反应致呼吸心搏骤停二例分析 [J]. 实用心脑肺血管病杂志, 2012, 20 (3): 575.

[388] 徐丽, 景晨盟, 卢焱, 等. 芬太尼配伍异丙酚用于无痛人工流产 3426 例麻醉并发症总结分析 [J]. 中国计划生育学杂志, 2005, 13 (10): 616–618.

[389] Cummings DR, Yamashita DD, McAndrews JP. Complications of local anesthesia used in oral and maxillofacial surgery[J]. Oral Maxillofac Surg Clin North Am, 2011, 23 (3): 369–377.

[390] 李祥, 刘皈阳, 阎媛媛.1340 例抗感染药物不良反应分析 [J]. 中华医院感染学杂志, 2001, 11 (1): 54–55.

[391] Gurrieri C, Weingarten TN, Martin DP, et al.Allergic reactions during anesthesia at a large United States referral center[J]. Anesth Analg, 2011, 113 (5): 1202–1212.

[392] 杨晓华.1230 例抗生素不良反应分析 [J]. 中国药房, 2001, 12 (2): 106–107.

[393] 雷旭红. 术前抗生素在手术室应用中存在的问题与对策 [J]. 中国中医急症, 2010, 19 (3): 543.

[394] 吕红霞, 成淑莲, 刘军锋. 氟喹诺酮类抗生素不良反应 108 例临床分析 [J]. 临床肺科杂志, 2011, 16 (6): 881–884.

[395] 李跃荣, 肖明朝, 赵庆华, 等. 术室护士术前抗生素应用执行现状调查 [J]. 重庆医科大学学报, 2011, 36 (5): 632–634.

[396] 陈文光, 章泽豹, 蒋景华. 普外科围手术期预防性使用抗菌药物调查分析 [J]. 中华医院感染学杂志, 2004, 14 (12): 1406–1409.

[397] 顾桂国, 娄继权, 王枫华, 等. 公立医院医疗纠纷现状与解决途径分析 [J]. 中国卫生质量管理, 2011, 18 (1): 51–53.

[398] 傅善来.21 世纪健康新视角 [M]. 上海: 上海科技教育出版社, 2000.

[499] He M, Wang Q, Zhu S, et al. Health - related quality of life of doctors and nurses in China: findings based on the latest open-access data[J]. Qual Life Res, 2012, 21 (10): 1727–1730.

[400] Dong J, Lu JP, Yan YX. Status of Sub - health and Its Influencing Factors in Some Professional Populations in Beijing[J]. Chinese General Practice, 2011, 14 (10A): 3275–3278.

[401] Lindfors PM, Nurmi KE, Meretoja OA, et al. On-call stress among Finnish anaesthetists[J]. Anaesthesia, 2006, 61 (9): 856–866.

[402] Mérat F, Mérat S. Risques professionnels liésà la pratique de l'anesthésie (Occupational hazardsrelated to the practice of anaesthesia) [J]. AnnalesFran aise d'Anesthésie Réanim–ation, 2008, 27 (1): 63 – 73.

[403] 杨志敏, 杨小波, 黄鹂, 等. 亚健康概念框架的文献评析 [J]. 中国中西医结合杂志, 2010, 30 (7): 757–763.

[404] 毛富强, 赵朋, 李洁, 等. 医护人员慢性疲劳综合征心理社会危险因素对照研究 [J]. 中国行为医学科学卷, 2006, 15 (4): 355–357.

[405] Morais A, Maia P, Azevedo A, et al. Stress and burnout a-mong Portuguese anaesthesiologists.[J]. European Journal of Anaesthesiology, 2006, 23 (5): 433–439.

[406] Robinson GE. Stresses on women physicians: consequencesand coping techniques[J]. Depress Anxiety, 2003, 17 (3): 180–189.

[407] 王惠, 张宁. 医生职业倦怠的现状与分析 [J]. 中国健康心理学杂志, 2008, 16 (4): 397–399.

[408] 萧凤儿, 袁仕杰, 张洁影. Burnout among public doctors in Hong Kong: cross-sectional survey[J]. Hong Kong Med J, 2012, 18 (3): 186–192.

[409] Chiron B, Michinov E, Olivier-Chiron, et al. Job Satisfaction, Life Satisfaction and Burnout in French Anaesthetists[J]. Journal Of Health Psychology, 2010, 15 (6): 948–958.

[410] 赵艾君, 陈佳琪. ICU 医护人员心理健康状况的调查分析 [J]. 华北煤炭医学院学报, 2008, 10 (5): 680–681.

[411] Nelson, Douglas MD. Prevention and Treatment of Sleep Deprivation Among Emergency Physicians[J]. Pediatric E-mergency Care, 2007, 23 (7): 498–503.

[412] Gold KJ, Sen A, Schwenk TL. Details on suicide among US physicians: data from the National Violent Death Reporting System[J]. General Hospital Psychiatry, 2012, 35 (1): 45–49.

[413] 甘小玲, 陈庆瑜, 刘小珍, 等. 广州市三甲医院医生的亚健康状况及特征分析 [J]. 中国全科医学, 2008, 11 (17): 1573–1574.

[414] Hem E, Haldorsen T, Gjerlow Aasland O, et al. Suicide rates according to education with a particular focus on physicians in Norway 1960—2000[J]. Psychological Medicine, 2005, 35 (6): 873 – 880.

[415] Leap LL. Error in medicine [J]. Journal of the American Medical Association, 1994, 272 (23): 1851–1857.

[416] Kolbe M, Burtscher M J, Wacker J, et al. Speaking up is related to better team performance in simulated anesthesia inductions: an observational study[J]. Anesthesia & Analgesia, 2012, 115 (5): 1099–1108.

[417] Estryn-Béhar M, Muster D, et al. Influence du travaild'équipe sur la satisfaction professionnelle desmédecins: Résultats de l'enquéte SESMAT[J]. LeCon-cours Médical, 2009, 131 (131): 22–25.

[418] 余立帆. 医务人员亚健康现况及影响因素分析 [J]. 当代医学, 2009, 15 (12): 154 – 155.

[419] Edwards N, Kornacki M J, Silversin J. Unhappy doctors: what are the causes and what can be done? [J]. British Medical Journal, 2002, 324 (7341): 835 – 838.

[420] 吴思英, 李煌元, 王晓蓉, 等. 医护人员亚健康状态与职业紧张因素相关分析 [J]. 中国公共卫生, 2011, 27 (8): 1038–1039.

[421] 卢仲毅, 唐时奎. 实施医患沟通制改善医患关系 [J]. 中华医院管理杂志, 2002, 18 (12): 726–728.

[422] 刘超红, 汪兵, 鲁品德, 等. 我国医院麻醉科发展存在问题分析 [J]. 医学信息: 上旬刊, 2010, 23 (5): 1522–1524.

[423] 麻伟青. 与时俱进加强麻醉科建设探讨 [J]. 中国误诊学杂志, 2010, 10 (7): 1613–1614.